PACSPLUS

PACS 따라하기

PACSPLUS Clinic으로 배우는 영상관리

최형식 저

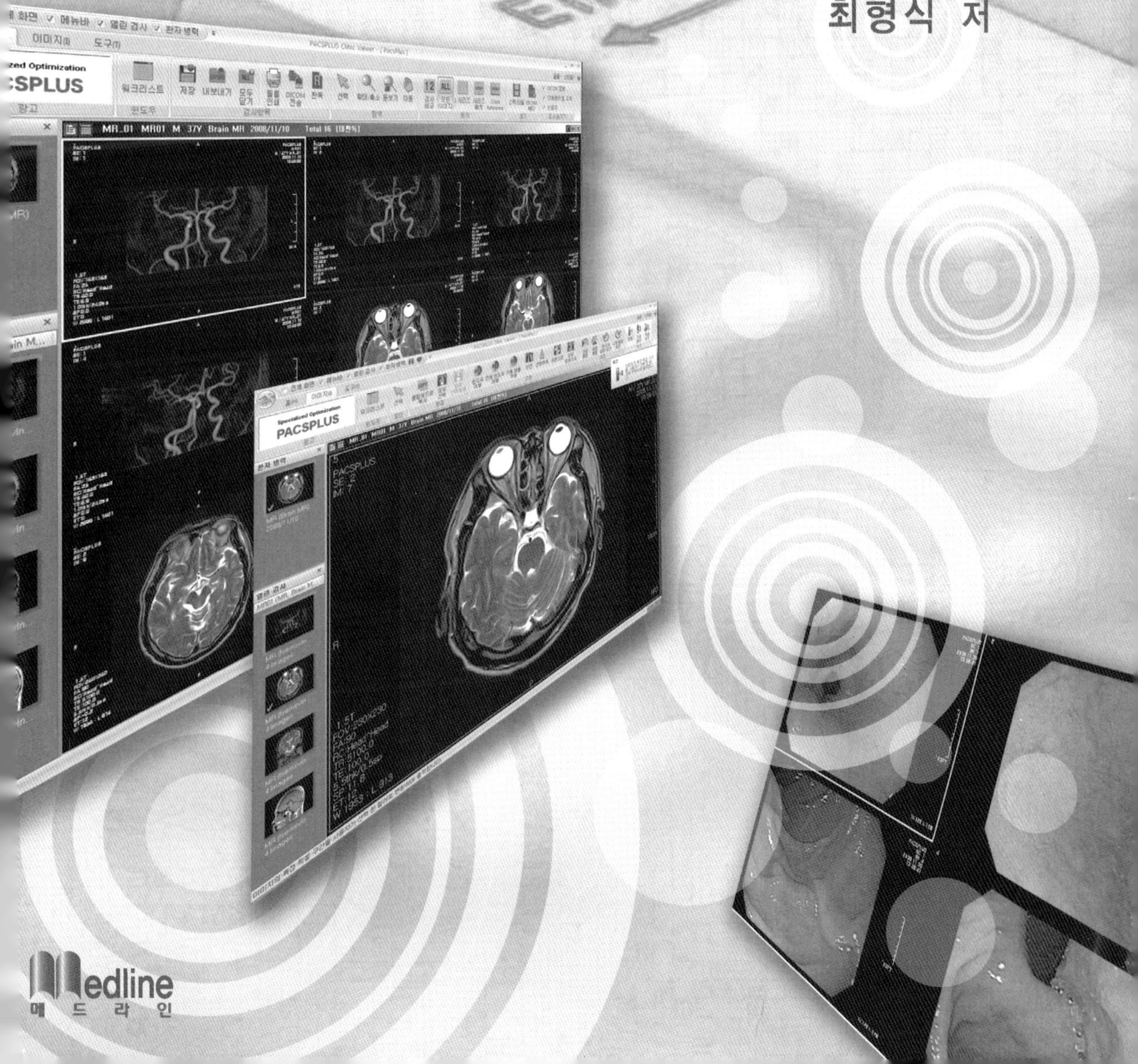

Medline
메드라인

PACS 따라하기

PACSPLUS Clinic으로 배우는 영상관리

첫째판 1쇄 인쇄 2010년 12월 8일
첫째판 1쇄 발행 2010년 12월 15일

저 자 최형식
발행인 윤준희
발행처 메드라인
주 소 경기도 오산시 오산동 대동 104-1402호
전 화 (031) 373-9113
팩 스 (031) 373-9113
이메일 medlineyoon@yahoo.co.kr

ISBN 978-89-92190-07-7 03510

정가 25,000원

서 문

과거 필름을 현상하여 판독하던 방식이, 이제는 컴퓨터 모니터를 통해서 디지털영상으로 판독하는 세상이 되었습니다. 필름을 사용하던 의료기관들도, 이제는 PACS(picture archiving and communications system)를 사용하고 있습니다.

1994년 삼성서울병원에서 국내 처음으로 PACS를 도입할 당시 PACS시스템은 고가였으나, 최근 컴퓨터, 소프트웨어와 통신기술의 발달로 가격이 엄청나게 저렴해졌습니다. 미래에는 마이크로소프트오피스처럼 PACS에 관한 소프트웨어를 구입하여 사용자가 직접 PACS를 구현하는 시대가 될 것입니다.

기존의 PACS는 영상의학과 영상을 주로 처리하는 시스템이었습니다. X선촬영 혈관촬영 초음파 CT MR 등의 장비에서 나온 흑백영상을 저장하고, 데이터베이스로 조회 검색하도록 하였습니다. 그러나 요즘은 영상의학과뿐만 아니라 내과 안과 병리과 수술실 등 많은 영역에서 디지털카메라를 사용하면서, PACS에 컬러영상을 같이 사용할 수 있게 되었습니다. 과거 컬러로 인화하던 내시경 안저촬영 현미경수술영상 등을 디지털로 저장해 전송하고 모니터로 조회할 수 있게 되었습니다.

하지만 미판독리스트를 기준으로 업무가 진행되는 기존의 영상의학과 전용 PACS 뷰어와 환자 한명을 기준으로 만든 전자차트를 통해 검사조회 및 처방이 가능하길 바라는 임상 의료진의 PACS 뷰어는 업무 특성상 사용방법이 매우 다릅니다. 이러한 특성을 감안하여 (주)메디칼스탠다드에서는 임상 의료진도 쓰기 편한 PACS 뷰어인 PACSPLUS Clinic(PPClinic)을 출시하여 수많은 의원이나 중소병원에서도 사용하기 편리하도록 하여, 임상에서도 환자명 또는 ID를 기준으로 검색 조회 및 영상처리 등의 작업을 편하게 수행할 수 있게 되었습니다.

의료현장에서 근무하는 선문 의료진은 물론 대학교수, 수련의, 보건계통 학생들이 이 책에 첨부된 CD의 PPclinic 소프트웨어(비영리 싱글유저용)를 자신의 PC에 설치한 후, 책의 내용을 읽으면서 따라 하다 보면 PACS와 DICOM(Digital Imaging and Communication in Medicine)의 개념과 기본원리는 물론 원격판독(teleradiology)에 대해서도 쉽게 이해할 수 있도록, (주)메디칼스탠다드의 PACSPLUS Clinic(PPclinic)을 중심으로 PACS와 DICOM에 대하여 설명하였습니다.

대학교수는 병원 PACS에서 교육이나 연구에 필요한 기초자료를 어떻게 불러들여 자신의 개인 PC에서 관리할 수 있는지 알게 될 것입니다. 학생 교육용이나 연구용 자료도 개인 PC에 저장하여 데이터베이스로 쉽게 관리할 수 있으며, 디지털카메라 또는 스캐너 등으로 촬영한 JPEG 영상들도 DICOM으로 변환하여 데이터베이스로 관리할 수 있습니다.

의료현장에서는 어떻게 의료기기와 PACS를 연동하고 PACS가 어떻게 기동되는 지를 이해하면, 장비선정도 효과적으로 할 수 있고 불필요한 비용절감도 가능할 것입니다. 의료기관에서 신규로 PACS를 도입하고자 할 때나 PACS를 교체하고자 할 경우에도, 자신의 PC에 PPclinic을 설치하여 경험해보면 매우 유용할 것입니다.

특히 의대 치대 간호대 및 보건계 학생은 졸업 후 현장에서 매일 쓰게 되는 시스템임에도 불구하고, 학부에서는 PACS에 관한 교육이나 실습을 거의 받지 못하는 실정입니다. 임상 실습 시에도 병원 진료용 PACS를 접할 기회는 있으나, 이를 개인 PC에 다운받아 사용하는 데는 한계가 있습니다. 따라서 이 책을 통해 PACS와 DICOM에 대한 지식을 습득하여 개인 PC에서 PACS를 구현할 수 있는 학생은 졸업 후 의료현장에서도 PACS를 주도적으로 활용할 수 있을 것입니다.

PPclinic의 사용법과 기본 원리를 최대한 상세하게 설명하고자 했으며, 지속적인 버전업을 통해 기능강화를 할 것이므로, 정기적인 업데이트를 통해 지속적으로 업데이트를 할 수 있을 것입니다.

부족한 점은 독자 여러분의 너그러운 양해를 바라며, 아무쪼록 이 책을 통하여 PACS가 여러분의 가까이에서 유용하게 활용되기를 바랍니다.

2010년 겨울

최 형 식

들어가기 전

1 이 책을 볼 때 준비물

필수조건

- 본 책자
- PPclinic CD
- PC(windows XP, Vista, 7)

권장조건

- 디지털카메라 또는 스캐너
- 프린터
- 100Mbps 허브 및 케이블
- PC 1대 추가
- DICOM 제공되는 의료기기

2 주의 사항

주의

- 본 책자에 기술된 회사명, 제품명, 프로그램명은 모두 해당 회사의 등록상표입니다. 본문 내용에 TM 등은 명기하지 않았습니다.
- PACSPLUS Clinic의 사용법은 소프트웨어의 업그레이드에 따라 사용법이 바뀔 수도 있습니다. 최신 소프트웨어 다운로드는 회사 홈페이지를 이용하시면 됩니다.
- 일부 화면은 윈도우 XP와 7에서 각각 다르게 캡쳐 되어 약간 다를 수 있으므로, 독자들께서 이해해 주시기 바랍니다.

PPclinic 무료판

- PACSPLUS Clinic은 PPclinic 서버와 PPclinic 뷰어로 구성되어 있습니다.
- 무료로 배포되는 개인 사용자 버전 PPclinic 소프트웨어는 하나의 PPclinic 서버와 PPclinic 뷰어로 구성되어 있습니다.
- 유료판인 멀티유저용 PPclinic 소프트웨어는 하나의 PPclinic 서버에 5개의 PPclinic 뷰어를 연동시킬 수 있습니다. 더 많은 뷰어를 연동시키려면 PPS(PACSPLUS Server)를 사용하셔야 합니다.
- 반출용 CD를 제작하는데 필요한 PPP(PACSPLUS CD/DVD Publisher) 소프트웨어는 옵션 판매용입니다.

데이터 백업

참조 Section 51

- PACSPLUS Clinic을 사용하면서, 매일 또는 정기적으로 데이터를 백업하십시오.
- 제 9장의 데이터 백업을 읽은 후에 백업을 해야, 혹시라도 있을 수 있는 영상 데이터손실을 예방할 수 있습니다. 데이터 백업은 USB 하드디스크나 DVD 등의 매체를 이용하면 됩니다.

다운로드 및 업데이트

본 책자에서 다루는 PPclinic은 2010년 5월 버전을 중심으로 하였습니다. 이 후 버전업된 내용의 설명은 없을 수도 있으니 유념하십시오. 최신 다운로드는 다음 사이트에서 받으시면 됩니다.

www.medicalstandard.com, www.pacsplus.co.kr,
www.pacsplus.com, www.pacsplus.co.jp

3 약어 설명

약어	용어	비고
AE	Application entity	
CR	Computed radiography	
DB	Database(데이터베이스)	
DICOM	Digital imaging and communication in Medicine	
DR	Digital radiography	
EMR	Electronic medical record	
Exam	Examination(검사)	
GW	Gateway(게이트웨이)	
HIS	Hospital information system	
HL7	Health level 7	
HW	Hardware(하드웨어)	
JPEG	Joint photographic expert group	
JPEG2K	JPEG 2000	
LAN	Local area network	
MPEG	Motion picture expert group	
MWM	Modality worklist management	
NAS	Network attached storage	
NW	Network(네트워크)	

약어	용어	비고
OS	Operating system(Microsoft Windows OS)	
PACS	Picture archiving and communications system	
PC	Personal computer	
PPA	PACSPLUS archive	
PP	PACSPLUS	
PPclinic	PACSPLUS clinic viewer	
PPdicom	PACSPLUS DICOM gateway	
PPE	PACSPLUS engine(DICOM acquisition server)	
PPfocus	PACSPLUS focus viewer(안과전용 뷰어)	
PPH	PACSPLUS HIS interface	
PPint	PACSPLUS intergation(HIS/RIS/EMR 연동)	
PPmammo	PACSPLUS mammography(유방전문 뷰어)	
PPorder	PACSPLUS order generator	
PPMWM	PACSPLUS MWM server	
PPP	PACSPLUS publisher(반출용 CD 제작 SW)	
PPS	PACSPLUS server	
PPscreen	PACSPLUS screen viewer(건강검진전용 뷰어)	
PPW	PACSPLUS viewer	
PPweb	PACSPLUS web server	
QC	Quality control	
RAID	Redundant arrays of inexpensive discs	
RIS	Radiology information system	
SAN	Storage area network	
SW	Software(소프트웨어)	
WAN	Wide area network	
WS	Workstation(워크스테이션)	

목 차

Contents

PACS 따라하기

01장 PACS의 기본

02장 PPclinic의 설치, 업데이트, 제거

03장 PPclinic의 기본

04장 워크리스트창 사용법

Contents

Contents

07장 응용편

08장 DICOM 기능

Contents

10장 PACSPLUS 제품군

부록 DICOM Conformance

제 1 장

PACS의 기본

Section

SECTION 01 PACS의 개요

1 PACS란 무엇인가?

설명 PACS 약어

PACS는 Picture Archiving and Communications System의 약자입니다. 의료영상저장전송시스템 또는 모니터 진단 시스템이라고도 합니다.

설명 DICOM 약어

PACS에서 사용하는 영상 및 통신 프로토콜은 DICOM(digital image communication in medicine) 표준방식을 사용합니다.

MEMO PACS 도입효과

과거 필름 또는 인화지를 이용한 영상관리는 자료 분실이나 보관상의 문제점이 많았습니다. PACS 도입으로 의료기관은 비용절감, 화질개선, 촬영 후의 신속 정확한 판독을 통한 생산성향상을 이룰 수 있으며 의료분쟁에 대한 대비도 쉬워졌습니다.

PACS는 의료영상을 디지털로 획득 저장하고 전송 조회하는 시스템을 말합니다. 즉 컴퓨터 모니터로 디지털영상을 보고 진단하고, 네트워크로 데이터를 전송하며, 전자적으로 영상 데이터를 보존하는 시스템입니다.

영상(picture)은 의료영상을 의미합니다. 초기 PACS는 영상의학과 영상 위주였으나, 점차 내과, 외과, 안과, 피부과, 병리과 등 의료 전반으로 확산되는 추세입니다. 영상의학과 영상은 CR(computed radiography), DR(digital radiography), CT(computed tomography), MR(magnetic resonance), 초음파 검사, 핵의학 검사 등을 통해 생성되는 흑백 정지영상이 대부분입니다. 내시경, 복강경, 관절경, 조직병리, 현미경 사진, 안저촬영(fundoscopy), 핵의학 검사 등의 컬러영상도 디지털로 전환되고 있습니다.

저장(archiving)은 영상들을 디지털 상태로 받아 컴퓨터에 저장하고 데이터베이스로 관리하는 것을 말합니다. 의료영상 표준방식은 DICOM 방식을 사용합니다.

전송(communication)은 네트워크 통신망을 의미합니다. 영상을 획득, 저장, 조회하는 PACS 각 제품들을 연결합니다. 의료영상 통신은 DICOM 표준방식을 사용합니다.

시스템(system)이라 함은, PACS는 컴퓨터, 저장장치, 네트워크, 데이터베이스, 소프트웨어, 네트워크 등이 결집된 전산시스템이라는 의미입니다.

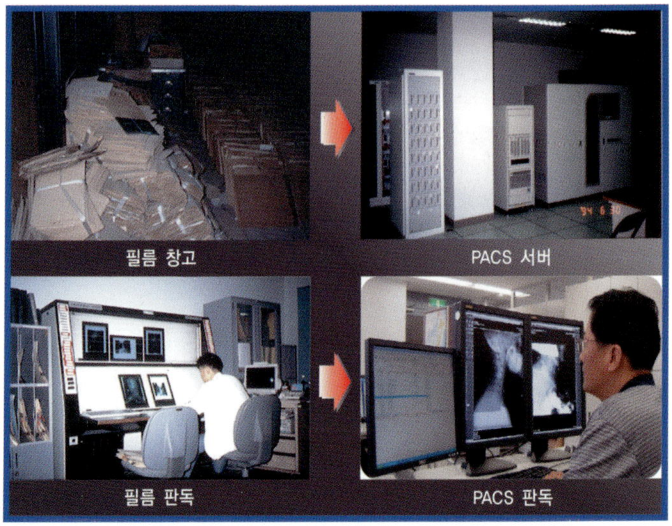

2 모니터 진단

의료진이 필름이나 종이로 인쇄된 영상을 보는 대신에, PACS 컴퓨터 모니터에 뜬 영상을 보고 판독하는 것을 모니터 진단이라고 합니다. 과거 필름으로 판독하던 방식에서 디지털화 된 영상을 직접 모니터로 판독하는 filmless PACS가 보편화 되었습니다. 또한 내시경 안저촬영 등 컬러영상을 폴라로이드 종이로 인쇄하던 방식도 최근 모니터 판독으로 바뀌는 추세입니다.

흑백영상과 컬러 영상

과거 X-선 필름을 사용하던 영상의학과 영상은 대체로 흑백영상을 씁니다. 흉부사진, 뼈 사진과 같은 일반촬영(radiography)은 CR(computed radiography)과 DR(digital radiography)을 이용하여 디지털로 변환합니다. CT, MR, 혈관촬영, 초음파, 감마카메라 등도 흑백영상 위주입니다. 일부 심혈관, 초음파, PET과 같은 동위원소 장비가 컬러영상을 제공하기도 합니다. 이들은 대부분 DICOM 표준방식을 따르고 있습니다.
과거 종이에 인쇄하던 내시경, 관절경, 안저촬영, 현미경 사진, 조직표본 사진, 피부 사진 등 CCD 카메라 또는 디지털카메라를 쓰는 의료기기는 대부분 컬러영상을 제공하고 있습니다.

설명 JPEG을 DICOM으로 변환

많은 의료용 컬러영상은 대부분 JPEG, TIFF, bitmap 등의 표준양식을 지원하고 있습니다. 이들은 PPclinic의 JPEG importer를 사용하면, DICOM으로 변환할 수 있습니다.

PACS 모니터 진단에 필요한 모니터는?

요즘은 대부분 LCD 모니터가 주류입니다. 영상의학과 영상처럼 고화질의 흑백영상을 보려면, 컬러모니터보다는 3백만 또는 5백만 화소의 흑백모니터가 좋습니다. 컬러영상은 컬러모니터로 봐야 합니다. 또한 환자 검사리스트 등의 문자정보와 전자차트를 보려면 컬러모니터가 좋습니다.
뷰어용 워크스테이션(PC)은 여러 형태의 모니터를 조합하여 씁니다. 영상의학과 전문의는 컬러모니터 1개와 흑백모니터 2개를 선호합니다. 컬러모니터 1개와 흑백모니터 1개를 쓰는 경우도 많습니다. 컬러영상을 많이 보는 임상 의사는 컬러모니터 2개 또는 1개를 씁니다. 의사 선호도에 따라, 대형 컬러모니터 1대를 쓰는 사람도 있습니다.

설명 의료용 모니터

흑백모니터가 컬러모니터보다 비쌉니다. 컬러는 대량생산되며, 흑백은 소량으로 생산되기 때문입니다. 흑백과 컬러에 관계없이 의료용은 더 고가입니다.
요즘은 기술발달로 상용 모니터에서도 의료영상이 잘 보입니다. PC 및 TV 모니터는 계속 발전하기 때문에, 머지않아 의료용 모니터를 고수할 필요가 없어질 것입니다.

참조 Section 05, 55

판독 소견서의 중요성

영상검사를 모니터로 진단한 후, 의사는 판독소견을 의무기록으로 남깁니다. 전문의 면허를 걸고 진단내용을 기록으로 남겨 이를 근거로 향후 치료가 진행되며, 법적인 책임문제도 동반되므로 검사영상과 함께 판독소견이 매우 중요합니다. 따라서 PACS에서는 영상과 함께 검사소견을 기록하고 조회할 수 있는 기능이 제공되어야 합니다.

설명 전자차트와의 연동

판독소견을 전자차트(EMR)에서 기록하고 조회하기도 합니다. 이 경우, PACS와 전자차트 간의 연동이 필요합니다.
PPclinic의 PPINT 기능을 이용하면 EMR과 쉽게 연동할 수 있습니다.

참조 Section 36

SECTION 02 PACS 구성

1 종합병원용 PACS 구성

설명 **PACS 구성**

PACS는 의료기관의 규모, 의료기기, 영상조회용 워크스테이션의 수에 따라 시스템의 구성이 달라질 수 있습니다. 규모에 관계없이 PACS는 영상획득(Image acquisition), 데이터베이스 및 영상저장(Database and image storage), 영상표시(Image display), 네트워크(Network) 등 4개의 하부시스템(Subsystem)으로 구성됩니다.

참조 Section 54

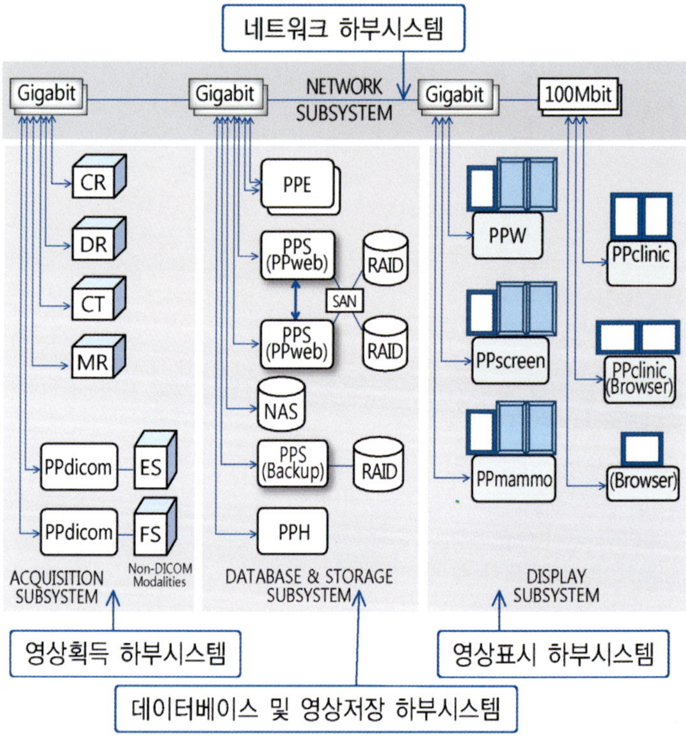

설명 **DICOM 서버와 PACS 서버의 차이**

DICOM 서버와 PACS 서버를 혼동하는 경우가 있습니다. DICOM 영상을 받는 부분 즉 DICOM Storage SCP 기능을 가지는 것을 DICOM 서버라고 합니다. PACS 서버는 DICOM 영상을 디스크에 저장하고 그 정보를 데이터베이스로 관리하는 서버를 의미합니다. 일반적으로 PACS 서버가 DICOM 서버기능을 포함하고 있는 경우도 많고, DICOM 뷰어가 DICOM 서버기능을 가지고 있기도 합니다.

1) 영상획득 하부시스템

의료영상을 생성하는 의료장비로부터 DICOM 영상을 받는 부문입니다. 대부분의 영상의학과 의료기기는 DICOM을 지원하고 있어, 특별한 인터페이스 장비 없이도 직접 DICOM 네트워크에 연결됩니다. 영상획득부문은 전문기사나 간호사들이 많이 사용하는 부문입니다.

2) 데이터베이스 및 영상저장 하부시스템

전송된 DICOM 영상을 받아 서버에 저장하고 데이터베이스로 관리하는 부문입니다. 통상 PACS 서버(server)라고 합니다. 여기에는 서버용 컴퓨터, 저장장치, 데이터베이스 및 PACS 서버용 소프트웨어가 포함됩니다. PACS 서버에는 DICOM 서버, 파일저장 서버, 데이터베이스 및 관리 툴 등이 포함됩니다. 저장공간활용의 극대화와, 빠른 조회속도를 위해 영상압축기술이 활용됩니다.

3) 영상표시 하부시스템

컴퓨터 모니터를 통하여 영상을 조회하는 부문을 말합니다. 환자 진료 및 판독을 하는 의사들이 가장 많이 사용하는 부문입니다. 모니터로 영상을 조회 판독하는 컴퓨터를 워크스테이션(workstation)이라고 합니다. 환자 검사와 검색, 영상표시, 판독, 각종 영상처리 등 진단에 필요한 여러 기능을 지원합니다. PACS에 보관된 영상을 불러 필름인쇄를 하거나, CD에 구울 수 있습니다.

4) 네트워크와 통신 하부시스템

서버에 저장된 의료영상을 2~3초 이내의 빠른 속도로 모니터에 표시하기 위하여, PACS는 고속 네트워크를 사용합니다. 일반적으로는 1기가바이트(Gbps) 또는 100메가바이트(Mbps)를 많이 사용합니다. 종합병원은 기가바이트 백본 장비를 사용합니다. 의원은 100메가바이트로도 충분합니다.

원격판독(teleradiology)은 인터넷 통신망을 사용합니다.

설명 워크스테이션의 유래

과거에는 PC기능이 낮아 영상을 빠르게 조회하기 위하여 특수 그래픽카드나 메모리보드를 내장한 고기능, 고가의 워크스테이션을 사용하던 시절이 있었습니다.

설명 뷰어(Viewer)

워크스테이션은 컴퓨터 모니터 등의 하드웨어 관점에서 유래한 용어라면, DICOM 뷰어(viewer)는 소프트웨어 관점에서 표현한 것입니다.
DICOM 뷰어를 그냥 뷰어라고도 하며, DICOM 영상을 표시하는 소프트웨어를 말합니다. 뷰어소프트가 설치된 PC를 뷰어 PC라고도 합니다.

PACS에 연결되는 의료장비

DICOM 장비

CR: Computed Radiography (컴퓨터 방사선촬영)
CT: Computed Tomography (X선 단층촬영)
DR: Digital Radiography (디지털 방사선촬영)
DX: Digital X-ray fluoroscopy (디지털 투시촬영)
MG: Mammography (X선 유방촬영)
MR: Magnetic Resonance (자기공명영상)
NM: Nuclear Medicine (핵의학검사)
OT: Other modality (기타 DICOM 기기)
PT: Positron Emission Tomography (양전자 방출 단층촬영)
RF: Radiofluoroscopy (투시촬영)
US: Ultrasound (초음파검사)
XA: X-ray Angiography (혈관촬영술)
DICOM Film Printer (필름인쇄기)

Non-DICOM 장비(JPEG 영상)

Bone densitometry (골밀도)
Digital camera (디지털카메라)
ECG (심전도)
ES: Endoscopy (내시경검사)
Fundoscopy (안저촬영)
Scanner (스캐너)
Slit lamp (슬릿 램프)
Thermography (서모그라피)

설명 Non-DICOM 장비

영상의학과 및 핵의학에서 사용하는 대부분의 의료기기는 DICOM을 지원합니다. 그러나 임상에서 사용하는 각종 내시경, 안과장비 등은 DICOM 대신에 JPEG 영상을 제공하거나, 아날로그 장비가 많습니다.
JPEG를 지원하는 장비는 PPclinic의 JPEG importer를 사용하여 DICOM으로 변환할 수 있습니다. 전용 DICOM 게이트웨이를 쓰면 더욱 좋습니다.
아날로그 신호만 제공하는 장비의 경우(내시경 장비가 많음)는 비디오 캡처보드를 사용하는 게이트웨이를 써야 합니다. PACSPLUS사의 PPvideo 500 또는 P-Pdicom 100을 쓰시면 됩니다.

2 의원급 및 소형 PACS도 기본구성은 같습니다.

제 1 장

소형병원 PACS 구성 예

설명 **소형과 대형 PACS**

의원급 및 소형 PACS도 대형병원의 구성요소를 모두 갖추고 있습니다. 다만 장비 수, 의료진 수, 검사 건수 등이 적기 때문에, 컴퓨터 하드웨어와 네트워크 시설이 적게 들어가는 것뿐입니다.
PACS를 확장한다는 의미는 의료기관이 의료장비를 증설하고 의료진이 많아지면서, PACS관련 장비가 늘어나는 것입니다.
대형병원 PACS는 컴퓨터 서버를 이중화해서 사용합니다.
요즘은 PC 성능이 좋아, 의원용 PACS 서버로는 PC로도 충분합니다.

참조 Section 54

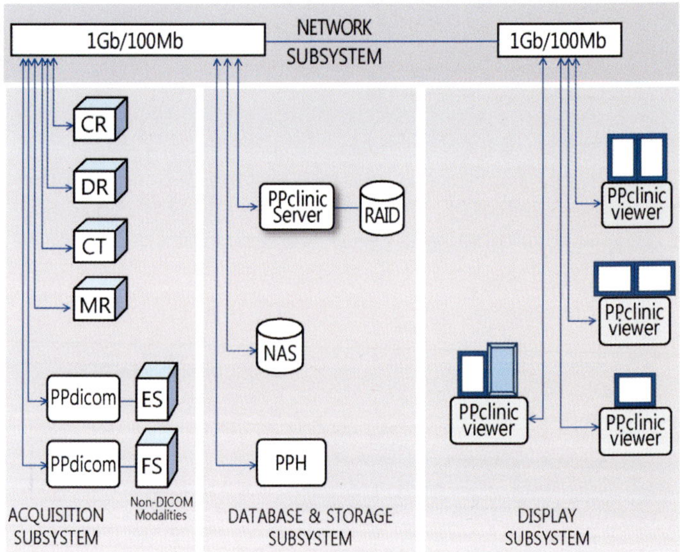

의원급 PACS 구성 예

설명 **PPclinic은 의원과 소병원용 PACS 솔루션**

PACS 소프트웨어 관점에서 보면, 대형병원은 대량의 데이터를 처리하고 전송하며, 특수검사 및 판독의사의 전문성에 특화된 뷰어를 사용하는 경향입니다.
그러나 의원급은 좀 더 간편하고 단순한 소프트웨어를 사용합니다.
PPclinic은 의원이나 소형병원에 적합한 PACS 솔루션입니다.

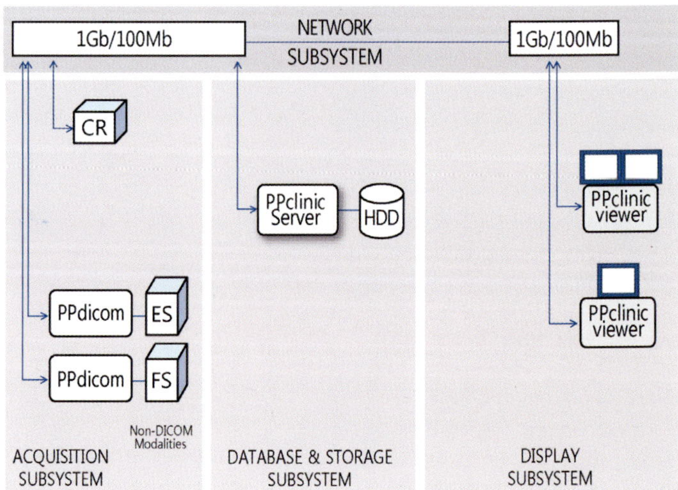

3 PACS 회사는 응용 소프트웨어 개발업체

많은 사람들은 PACS 전문 회사가 특수한 하드웨어를 사용한다고 착각하고 있습니다. 과거에는 컴퓨터나 네트워크 등의 속도나 용량의 저하로, 의료영상을 처리하기 위한 특수 컴퓨터 하드웨어나 부품들을 조립하여 사용한 시절이 있었습니다. 따라서 주문생산으로 인해 가격도 비싸고, 품질관리도 어렵고, 서비스 문제도 많았습니다.

그러나 요즘은 가격도 저렴하고, 품질 관리와 서비스 등도 좋아져 상용 컴퓨터나 네트워크 장비를 그대로 사용합니다. 따라서 PACS 도입비용도 많이 저렴해졌습니다.

PACS 전문회사는 의료영상의 획득, 저장, 표시 및 통신에 관련된 응용(application)프로그램을 개발하는 업체입니다. 컴퓨터와 네트워크 하드웨어뿐만 아니라, 운영체제 및 데이터베이스 관리 소프트웨어 및 DICOM 툴 소프트웨어도 상용제품을 구입하여 사용합니다.

설명 **PACS 소프트웨어 구입**

과거엔 워드프로세서를 도입하기 위해, 하드웨어와 소프트웨어를 한 회사에서 만들어진 것을 구입하던 시절이 있었습니다. 하지만 요즘은 사용자들이 컴퓨터를 구입하고, 워드프로세서 소프트웨어만 별도로 구입하여 직접 본인들이 설치하고 있습니다.
PACS도 마찬가지입니다. 컴퓨터나 네트워크를 별도로 구입하고, PACS 소프트웨어만 구입하여 본인들이 직접 설치하고 관리하는 시대가 다가옵니다.

PACS 구성에 필요한 상품들

부문	회사	예
서버 컴퓨터	컴퓨터 제조업체	HP, IBM, Dell 등
저장장치(RAID)	컴퓨터 또는 RAID 제조업체	HP, IBM, Fujistu, Dell 등
PC 컴퓨터	컴퓨터 제조업체	Dell, Samsung, Sony 등
고해상도 모니터	모니터 제조업체	NDS, Dome, EIZO, Wide 등
네트워크 장비	네트워크 제조업체	Cisco 등
운영체제(OS)	컴퓨터 운영체제 업체	Microsoft
데이터베이스(DB)	DBMS 제조업체	Microsoft, Oracle
PACS 응용 SW	**PACS 업체**	**Medical Standard 등**

SECTION 03 의료영상과 DICOM

영상의학과 영상 및 기타 검사영상들은 DICOM을 지원합니다. 디지털카메라 또는 스캐너가 좋은 의료기기가 될 수 있습니다. 안과촬영, 피부사진, 현미경사진, 구강 내 사진 등은 디지털카메라를 사용하고 있습니다. PPclinic의 JPEG importer를 이용하여 PPclinic에 저장 및 표시를 할 수 있습니다.
병의원은 검사영상을 외부 반출용으로 CD에 구워 환자에게 줍니다. CD 내의 영상들은 DICOM 영상이므로 PPclinic의 DICOM import 기능을 이용하면 PPclinic에서 사용할 수 있습니다.

1 DICOM 방식의 영상의학과 영상

우리가 흔히 보는 방사선 촬영 즉 흉부촬영이나 뼈 사진 등을 일반 X-선 촬영이라고 합니다. 과거에는 필름을 대고 방사선촬영을 한 다음, 필름을 현상 정착한 후 필름을 보고 진단하였습니다.
90년대부터 디지털 X-선 장비 즉 CR(computed radiography)과 DR(digital radiography)이 보급되면서 필름 대신에 컴퓨터 모니터로 영상을 보게 되었습니다.

설명 **DICOM**

의료영상 데이터의 전달과 영상보존 포맷은, DICOM으로 통일되고 있습니다. DICOM은 Digital Imaging and Communication in Medicine의 약자로, 미국 방사선학회(ACR)와 북미전자기기공업회(NEMA)가 개발한 의료용 영상과 통신의 표준규격입니다.

DICOM 영상은 일반 JPEG 영상과 다른 개념이 있습니다. 각 DICOM 영상파일은 헤더에 위치정보를 갖고 있습니다. JPEG영상처럼 단순히 그림으로 만들면, 진단에 필요한 영상처리를 할 수 없습니다.

CR로 촬영한 흉부사진

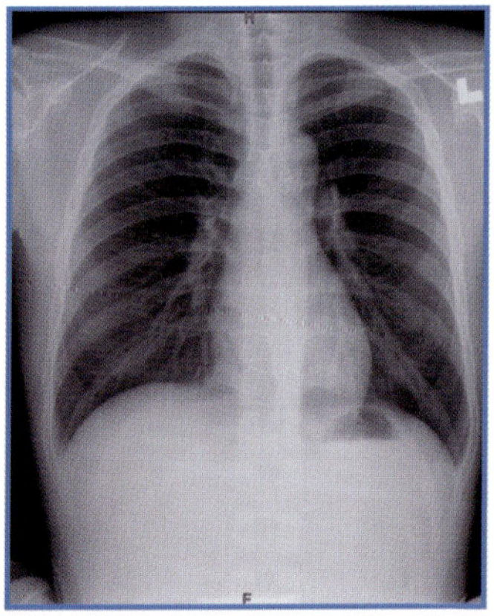

DR로 촬영한 유방사진

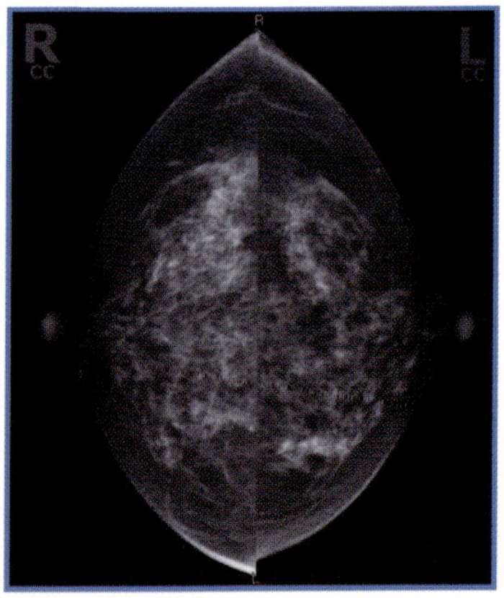

CT(computed tomography)와 MR(magnetic resonance), 그리고 DSA(digital subtraction angiography), PET(positron emission tomography) 등은 이미 모두 디지털 DICOM 파일을 생성합니다.
의원에서도 많이 쓰이는 초음파 장비(US, ultrasound)도 대부분 DICOM 영상파일을 생성합니다.

CT로 촬영한 흉부사진

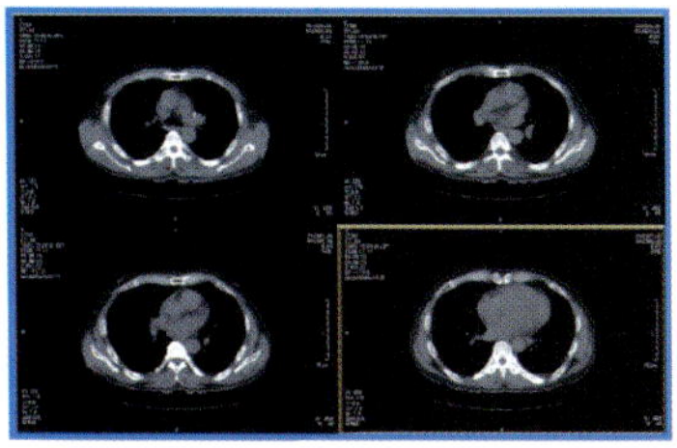

MR로 촬영한 뇌사진

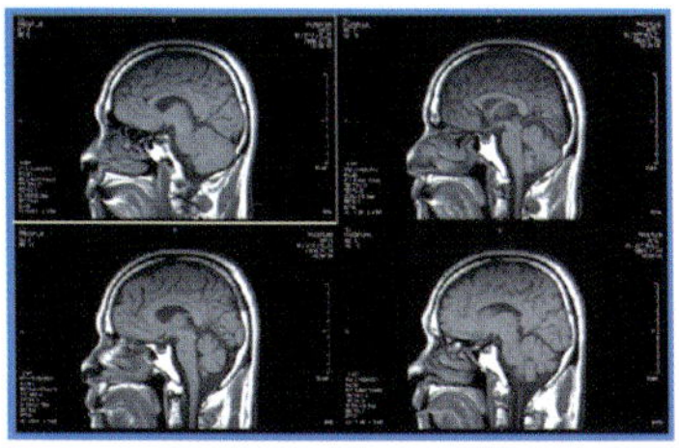

초음파로 촬영한 복부사진

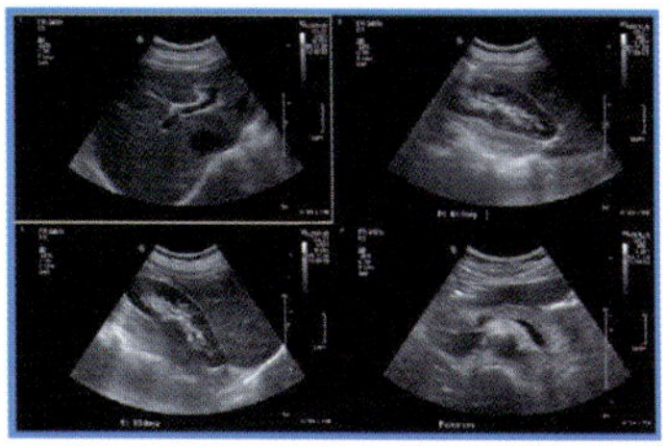

2 DICOM 방식이 아닌 의료영상

요즘도 의료기기 중에 DICOM 영상을 사용하지 않고, JPEG BMP TIFF 같은 일반 디지털영상을 사용하는 경우가 많습니다. 미래에는 이러한 장비도 DICOM 영상을 생성할 전망입니다.

내시경 사진

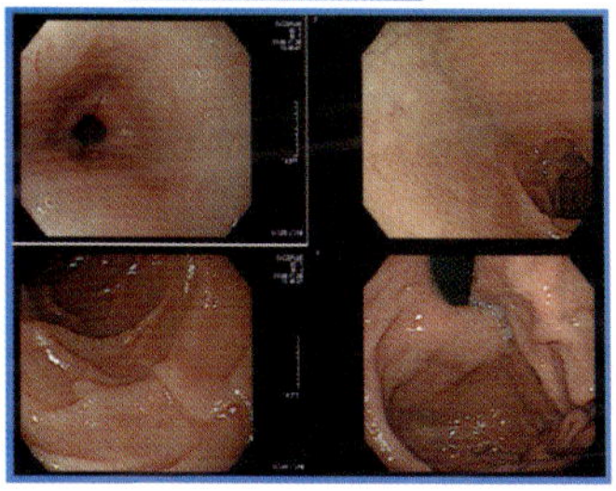

안저촬영 사진

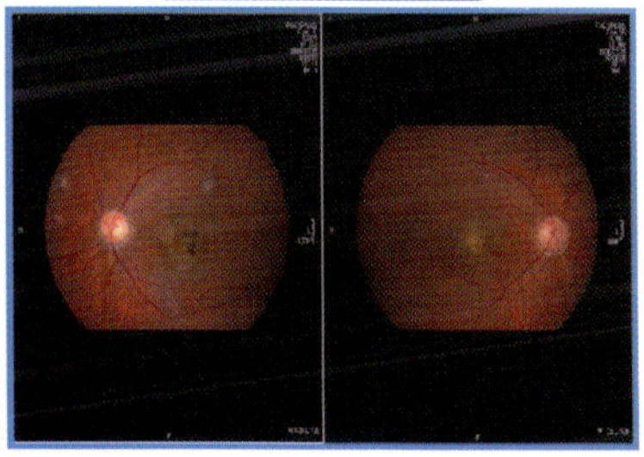

설명 내시경 및 안저촬영

내과 외과 등에서 많이 사용하는 각종 내시경(endoscopy) 장비는 요즘도 아날로그 장비가 많습니다. 일부 디지털 내시경 장비들도 JPEG 영상을 제공합니다. 이러한 장비는 DICOM 기반의 PACS에는 직접 연결되지 않으므로 중간에 DICOM 게이트웨이가 필요합니다. 안저촬영과 수술현미경 등도 비슷한 상황입니다.

3 디지털카메라와 스캐너

'나는 의료기기가 없는 데 PPclinic이 무슨 필요가 있는가?'라는 독자도 있을 것입니다. 그러나 디지털카메라, CCD 카메라와 스캐너 등도 병원에서 많이 사용되고 있습니다.

예를 들면, 안과의 안저촬영이나 현미경에 붙는 디지털카메라 또는 CCD 카메라도 상용 카메라를 쓰고 있습니다. 또한 thermography나 심전도, 골밀도 등의 결과지도 일반 스캐너를 이용해서 디지털화해서 컴퓨터에 저장 관리합니다. 피부과는 디지털카메라로 피부병변을 찍습니다.

참조 Section 42

4 왜 일반 디지털영상을 DICOM으로 바꾸어야 하는가?

임상에서는 촬영이 끝나면 서버나 다른 DICOM 장비로 자동으로 전송하며, 이를 데이터베이스로 관리합니다. 이들을 하나의 시스템으로 연결하거나, 타 병원으로 전송하려면 DICOM 네트워크 통신이 필요합니다.

DICOM 의료영상은 각각의 영상파일 헤더정보에 위치정보, 신호의 강도, 농도 등의 정보를 가지고 있어, 다양한 영상배열, 표시 및 처리가 가능합니다. 예를 들어, MR 영상은 한 검사 내에 여러 개의 시리즈가 있으며, 이를 시리즈별로 자동배열하고, 시리즈 간의 영상을 서로의 위치정보로 연동하여 동시에 표시해야 합니다.

JPEG영상은 이러한 위치정보가 없어 영상배열과 표시를 할 수 없습니다. 또한 JPEG 영상은 통신이 지원되지 않으므로, 전자메일 등의 통신방법을 별도로 사용해야 합니다. 이는 의료현장에서 촬영 즉시 전송이 되는 운영 취지에 맞지 않습니다.

참조 Section 20,21,47

SECTION 04

PPclinic으로 PACS 배우기

1 PPclinic으로 PACS 구성 이해하기

본 책자에서는 ㈜메디칼스탠다드의 PPclinic(PACSPLUS Clinic) 무료판(비영리 single user용)을 이용하여 PACS 개념을 설명합니다. PPclinic을 설치하고 무조건 따라 하면, PPclinic의 상세한 기능을 통해 PACS와 DICOM의 개념을 이해하게 됩니다.

대형병원에서 쓰는 PACS와 의원에서 쓰는 PACS는 개념적으로 동일합니다. 대형병원에서 쓰는 의료영상이나 의원에서 사용하는 의료영상이 같습니다. 모두 DICOM 표준방식을 따르므로 PACS 워크스테이션 즉 DICOM 뷰어에서 조회됩니다. 환자 이송/전원 시, 영상을 CD에 구워주므로 재검사가 필요하지 않습니다. PPclinic을 통해 대형병원 PACS의 구성과 업무의 흐름, 작동방법 등도 쉽게 파악할 수 있습니다.

설명 PPclinic?

PPclinic은 PACSPLUS Clinic의 약자입니다.

Tip PPclinic 무료판은 비영리 single user용.

PPclinic 무료판은 비영리 single user용 DICOM 뷰어입니다. PC 1대에 PACS 서버인 PPclinic 서버와 PACS 뷰어인 PPclinic 뷰어가 모두 설치됩니다.
PPclinic 서버 하나에 PPclinic 뷰어가 5개까지 연결됩니다.
여러 대의 PPclinic 뷰어를 연결하려면, 유료판을 사용하셔야 하며, ㈜메디칼스탠다드의 www.medicalstandard.com 또는 www.pacsplus.co.kr로 문의하시기 바랍니다.

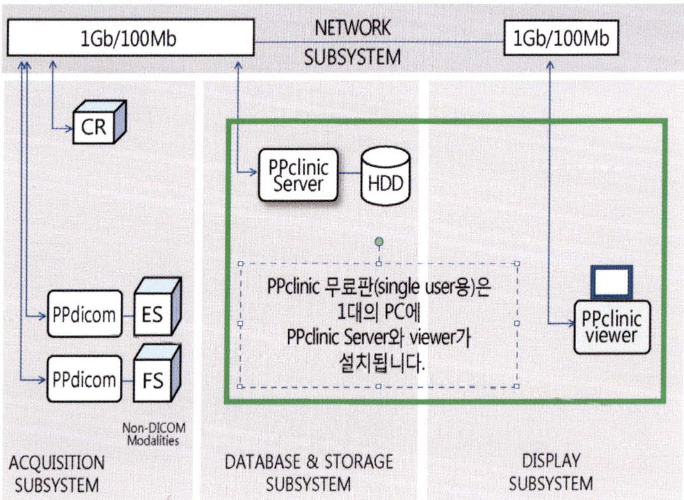

PACS 구성	PPclinic 부문명	기 능
영상획득 하부 시스템	JPEG importer	JPEG, TIFF, BMP 등의 영상을 DICOM 영상으로 변환하여 PPclinic 서버에 저장합니다.
	DICOM importer	DICOM 파일을 배치로 읽어들여서 PPclinic 서버에 저장합니다.
데이터베이스 및 영상저장 하부시스템	DICOM 네트워크	의료기기로부터 DICOM 영상을 전송받아 PPclinic 서버에 저장합니다.
	PPclinic server	DICOM 영상파일을 하드디스크에 저장하고, 데이터베이스로 관리합니다. PPclinic 서버는 마이크로소프트사의 SQL Express 를 사용합니다.
영상표시 하부시스템	PPclinic viewer	PPclinic 서버의 검사를 검색하고, 필요한 영상을 불러와 모니터 화면에 표시합니다. 진단에 필요한 많은 영상처리 및 조작 기능이 제공됩니다.
	DICOM print	영상을 DICOM 방식으로 필름에 출력합니다.
	Paper print	영상 또는 판독결과를 종이에 출력합니다.
	CD Publisher (PPP) [옵션 판매]	검사영상을 CD/DVD에 구워, 백업용 또는 타 의료기관에서 사용하도록 합니다. CD에 영상을 구울 때, 간단한 DICOM 뷰어가 탑재되어 자동 실행되므로 별도의 DICOM 뷰어가 없어도 영상조회가 가능합니다.
네트워크 하부시스템	DICOM 전송	검사영상을 타 PACS나 DICOM 뷰어로 전송합니다. 원격판독 시 사용 가능합니다. PC 2대에 PPclinic 무료판을 각각 설치하고, 네크워크 허브로 연결하면 네트워크를 구성할 수 있습니다.

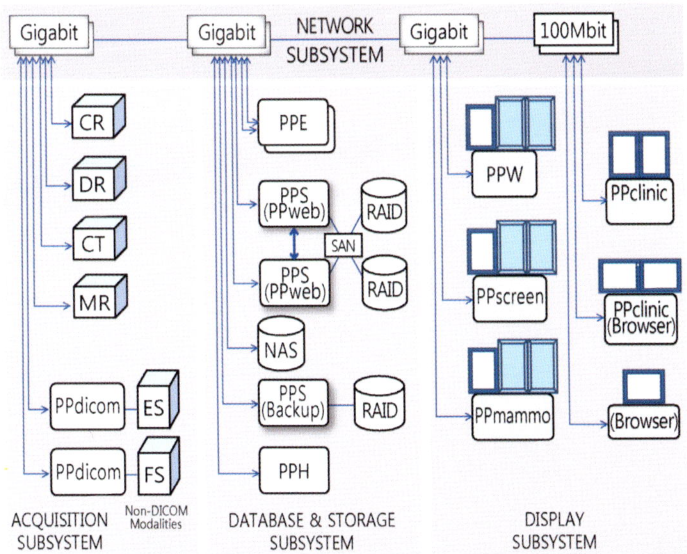

MEMO 대형 PACS

대형 PACS도 영상획득, 데이터베이스 및 저장, 영상표시 및 네트워크 부분으로 구성됩니다.
단지, 의료기기의 종류와 수가 많고 의료진이 많아 워크스테이션 수가 많습니다.

제 1 장

2 DICOM의 기본 기능

PPclinic으로 DICOM의 기본적인 기능을 쉽게 배울 수 있습니다. DICOM 표준 프로토콜에 있는 많은 기능을 모두 이해할 필요는 없습니다. 기본적인 DICOM 기능만 이해하면 사용하기에 충분합니다.

DICOM Storage
DICOM Query/Retrieve(Q/R)
DICOM Print
DICOM Modality Worklist Management(MWM)
DICOM DIR

참조 08장

제 1 장

MEMO **DICOM SCP & SCU**

DICOM 장비 사이에서 영상이나 정보를 주고받기 위해서는 SCP(service class provider)와 SCU(service class user)가 필요합니다.
서버 클라이언트개념으로 볼 때 SCU는 클라이언트 역할을, SCP는 서버의 역할을 하는 것으로 이해하면 됩니다.

MEMO **DICOM과 JPEG 차이**

DICOM 영상은 일반 JPEG 영상과 다른 개념이 있습니다. 각 DICOM 영상파일은 위치정보를 갖고 있습니다.
JPEG 영상으로는 단순히 도식화한 MR, CT에서 생성되는 여러 시리즈 영상을 위치정보를 이용하여 동일한 부위를 조회하는 영상표시가 불가능합니다.

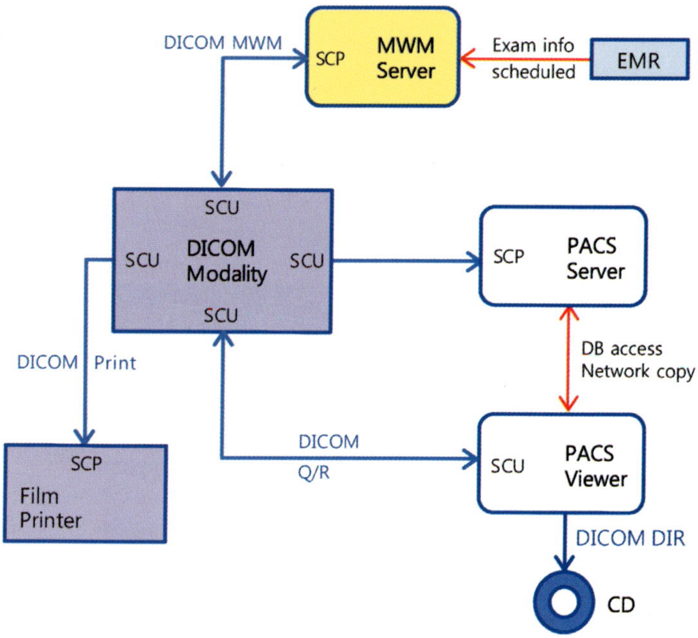

DICOM storage (DICOM 영상 전송)

의료장비(DICOM modality), PACS 및 원격판독의 DICOM 관련 장치에서 가장 많이 사용하는 기능입니다. 의료기기에서 PACS 서버로 한 방향으로 영상을 전송할 때는, 의료장비는 DICOM Storage SCU 기능이 필요하며, PACS 서버는 DICOM Storage SCP 기능이 필요합니다. 예를 들면, CT에서 PACS 서버로 보낼 때, CT는 CT DICOM Storage SCU 기능이 필요하게 됩니다. PACS 서버는 CT DICOM Storage SCP 기능이 필요합니다.

DICOM Query/Retrieve (DICOM 영상 끌어오기)

PACS 뷰어에서 PACS 서버 또는 의료장비 콘솔에 저장된 검사목록을 조회하면서 필요한 영상을 능동적으로 끌어오는 기능입니다. PACS 뷰어는 DICOM Q/R SCU 기능이 필요하며, PACS 서버나 의료장비 콘솔에는 DICOM Q/R SCP 기능이 필요합니다. 예를 들면, PPclinic에서 MR의 영상을 DICOM Q/R 기능을 이용해 끌어올 수 있습니다. 이 때 MR은 MR DICOM Q/R SCP 기능이 있어야 합니다. PACS 뷰어는 MR DICOM Q/R SCU 기능이 있어야 합니다.

DICOM Print (필름인쇄)

PACS 뷰어에서 DICOM 필름 프린터로 인쇄하는 기능입니다. PACS 뷰어는 DICOM Print SCU 기능이 필요하며, 필름 프린터는 DICOM Print SCP 기능이 필요합니다. PACS 뷰어는 필름 프린터가 아니므로, DICOM Print SCP 기능은 필요 없습니다.

DICOM Modality Worklist Management (검사정보 끌어오기)

의료장비 또는 DICOM 게이트웨이 장비에서 많이 사용되는 기능입니다. 의료기관의 정보시스템 즉 HIS(hospital information system), RIS(radiology information system), 전자차트는 검사예약정보를 관리하고 있는데, 검사예약정보를 의료장비에서 끌어가면, 입력을 간단하고 정확히 할 수 있습니다. 환자의 검사정보를 키보드로 입력할 경우 오타가 발생하고 PACS에서 검색하는 데 많은 어려움이 발생합니다.

의료장비는 DICOM MWM SCU를 지원해야 합니다. 또한 환자의 검사정보를 끌어갈 수 있게 DICOM MWM SCP가 별도로 있어야 합니다. 원래는 HIS, RIS, 전자차트 업체에서 DICOM MWM SCP를 지원해야 합니다. 그러나 DICOM에 대한 노하우가 적은 경우가 많기 때문에 PACS업체가 DICOM MWM SCP를 제공하기도 합니다.

DICOM DIR (CD에 영상 굽기)

PACS 뷰어에서 외부 반출용으로 CD에 환자의 검사영상을 구워줄 경우, 타 병원에서 CD내의 검사목록을 조회하기 위하여는 DICOM DIR 방식으로 검사목록을 만들어 주어야 합니다.

다른 의료기관에서 PC에 CD를 넣으면, CD 내의 검사목록을 조회할 수 있습니다.

제 1 장

3 PPclinic이 지원하는 DICOM 기능

PPclinic 서버가 지원하는 기능
- DICOM Storage SCP

PPclinic 뷰어가 지원하는 기능
- DICOM Storage SCP
- DICOM Query/Retrieve(Q/R) SCU
- DICOM Print SCU

PACSPLUS CD Publisher(PPP)가 지원하는 기능
- DICOM DIR
- DICOM Storage SCU

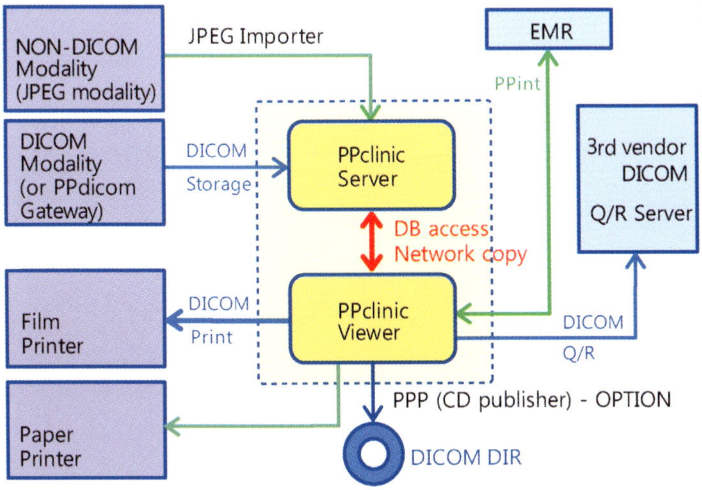

MEMO PPclinic의 DICOM 기능

PPclinic은 DICOM Storage SCU/SCP, DICOM Query/Retrieve SCU, DICOM Print SCU 기능을 지원합니다. PPclinic에 연동하여 사용하는 PACSPLUS Publisher(PPP)라는 별도의 판매용 소프트웨어에서 DICOM DIR 기능을 지원합니다. PACSPLUS 서버(PPS)는 DICOM Q/R SCP 기능을 지원하고 있습니다. 그러나 PPclinic 서버는 DICOM Q/R SCP 기능은 지원하지 않습니다.

참조 08장

MEMO DICOM MWM

PACSPLUS 사의 DICOM 게이트웨이는 DICOM MWM SCU를 지원합니다. 이들 게이트웨이는 DICOM을 지원하지 않는 의료장비를 PACS에 연결하기 위하여 필요합니다.

제 2 장

PPclinic의 설치, 업데이트, 제거

Section

SECTION 05

PPclinic의 설치

PPclinic 프로그램을 개인 PC에 설치하기 위한 준비 및 설치과정을 설명합니다. 모니터 디스플레이는 1280x1024 이상으로 하는 것이 좋습니다.

1 PPclinic을 위한 PC 사양

Tip 모니터 구성

컴퓨터 모니터는 1~2대 사용하십시오. PPclinic은 5백만 화소 모니터 1대를 뷰어용으로 지원하므로, 흑백모니터 1대와 컬러모니터 1대를 PC에 연결하셔도 됩니다.

PPclinic을 설치할 PC 사양은 다음과 같습니다.

1. 최소 시스템 요구사항(일반용)

CPU: Dual Core Processor
Memory: 2GB 이상
HDD: 80GB 이상
Ethernet network card: 100Mb NIC
OS: Windows XP Professional/Vista/7
Monitor: 해상도 1280×1024 이상, 32bit Color 17" 이상

2. 권장 환경(판독용)

CPU: Dual/Quad Core Processor
Memory: 4GB 이상
HDD: 500GB 이상
Ethernet network card: 100Mb 또는 Gigabit NIC
OS: Windows XP Professional/Vista/7
Monitor: 해상도 1280×1024 이상, 32bit Color 19" 이상
3M 또는 5M 흑백모니터 1대 추가 설정 가능.

2 PPclinic의 설치

Tip PPclinic 다운로드

www.medicalstandard.com,
www.pacsplus.co.kr,
www.pacsplus.co.jp,
www.pacsplus.com에서
최신버전을 다운로드 받으면 됩니다.

MEMO 언어 지원

OS 언어에 따라 자동표기됩니다. PPclinic은 한국어, 영어, 일본어가 지원됩니다.

본 책자에 부속된 PPclinic 설치 CD를 PC에 넣고 setup.exe를 실행합니다.

1 '한국어'를 클릭하고,

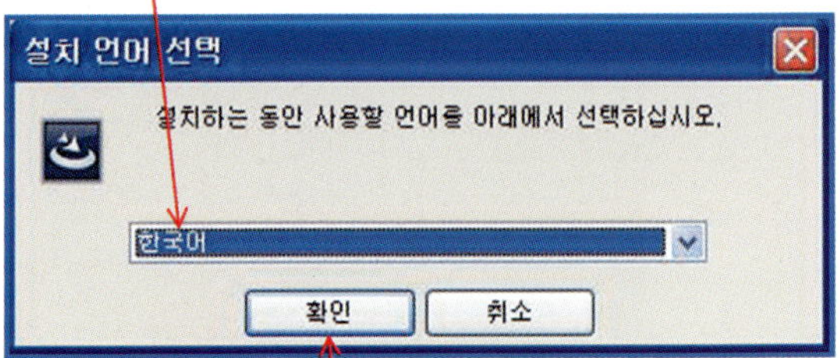

2 확인을 클릭합니다.

제 2 장

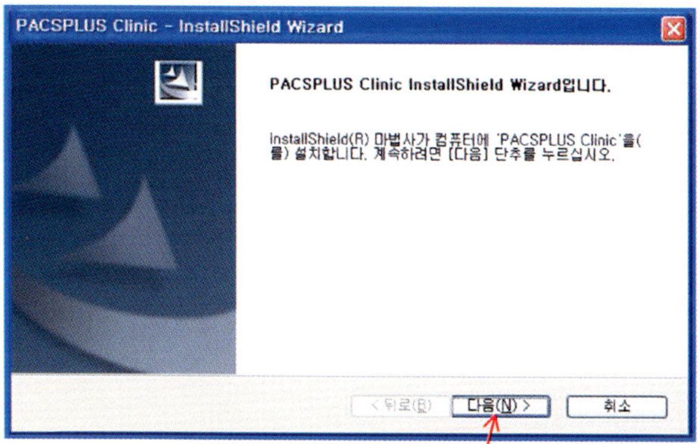

3 다음을 클릭,

4 '이름'과 '회사' 정보를 입력한 후,

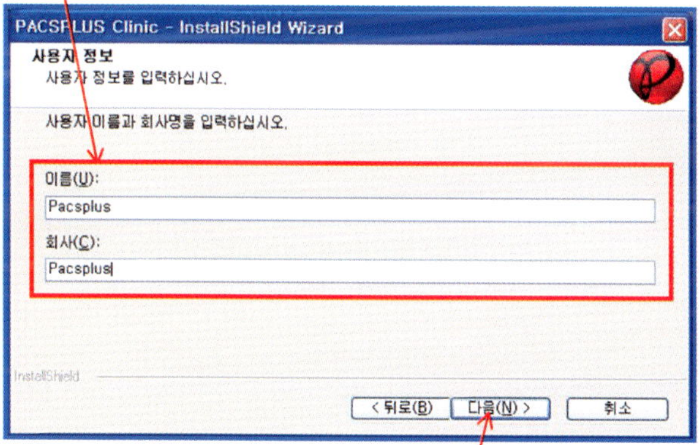

5 다음을 클릭,

6 '사용권 계약의 조항에 동의합니다'를 체크,

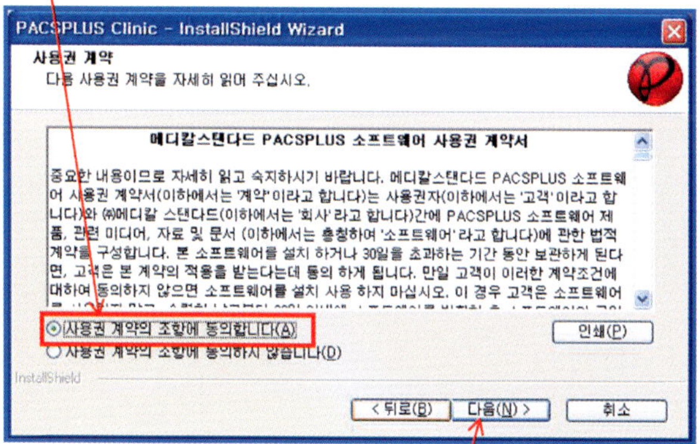

7 다음을 클릭합니다.

MEMO **이름과 회사 입력**

이름과 회사는 원하는 내용으로 바꾸십시오. 여기서는 편의상 이름과 회사를 Pacsplus로 입력합니다.

제 2 장

8 전체설치를 선택한 후,

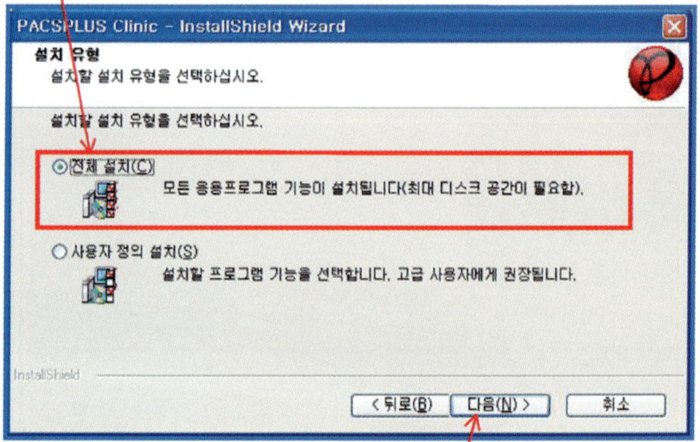

9 다음을 클릭하면,

10 설치 프로그램의 압축 파일이 풀리고,

11 우선, SQL 데이터베이스가 설치됩니다.

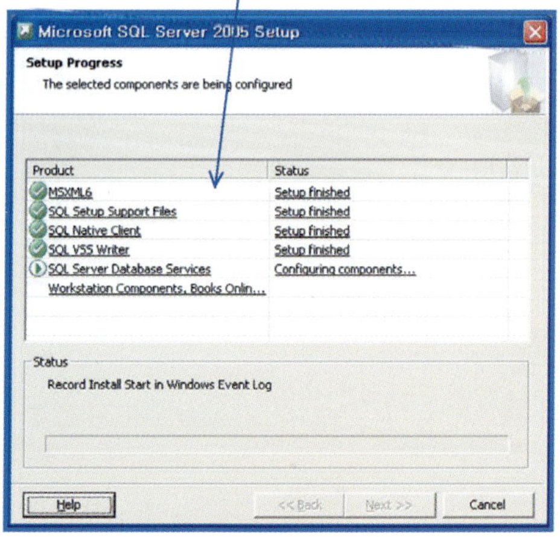

주의 설치는 천천히 여유 있게

설치 중에 불필요한 키 조작을 절대 삼가 해 주십시오. 설치가 제대로 되지 않을 수 있습니다.
데이터베이스가 설치되는 데 시간이 걸릴 수 있으므로, 여유를 가지고 잠시만 기다려 주십시오. 컴퓨터 성능이나 환경에 따라 시간이 많이 지체될 수도 있습니다. 다음 설치화면이 나타날 때까지 여유를 가지고 기다려 주십시오.

주의 설치 시, 보안은 승인해야

보안프로그램에 의하여, 설치를 묻는 창이 나타나면, 모두 승인하셔야 합니다.
만일 모두 다 승인하지 않으면, 프로그램이 불안정하게 설치되며, 제대로 작동되지 않을 수도 있습니다.

12 데이타베이스 설치가 끝나면, PPclinic 설치 창이 뜹니다.

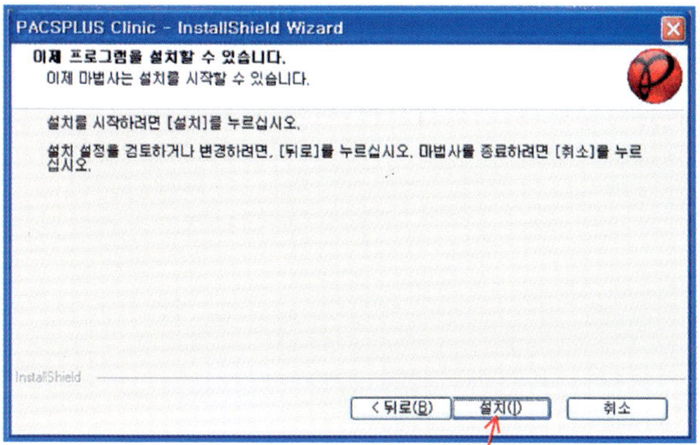

13 설치를 클릭하면,

14 PPclinic 설치가 진행됩니다.

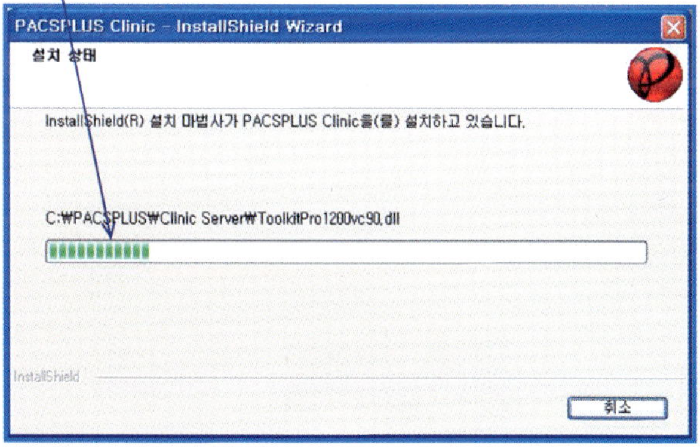

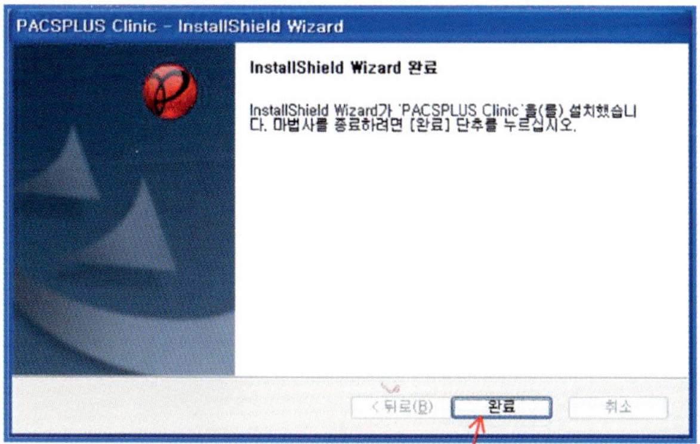

15 완료를 클릭합니다.

주의 **설치는 천천히 여유있게**

PC 사양이나 환경에 따라, 시간이 소요될 수 있으므로 여유를 가지고 다음 단계로 넘어갈 때까지 기다려 주십시오.

MEMO **PPclinic 서버 실행**

설치완료되면, 바탕화면의 PACSPLUS Clinic 서버아이콘을 더블클릭하여 PPclinic 서버를 실행합니다.

제 2 장

MEMO PPclinic 아이콘

설치 후에는 PACSPLUS Clinic Server, PACSPLUS Clinic 5, PACSPLUS JPEG Importer 등 3개의 아이콘이 바탕화면에 생성됩니다.

주의 PPclinic 재설치

PPclinic이 설치되었으나 제대로 기동하지 않거나, 데이터베이스가 작동하지 않을 경우는, PPclinic 프로그램 제거를 매뉴얼의 순서대로 한 후에 천천히 다시 재설치 하십시오.

참조 Section 09

16 설치 후, 바탕화면에 3개의 아이콘이 생성됩니다.

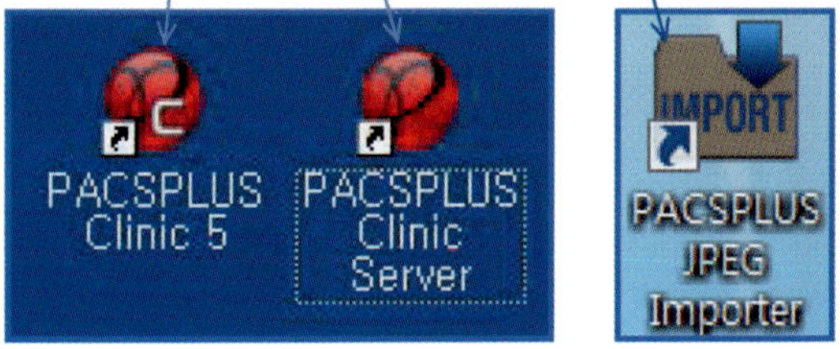

3 모니터 세팅은 1280×1024 이상으로

MEMO 모니터 설정

모니터 디스플레이 설정은 1280×1024 이상으로 하십시오.

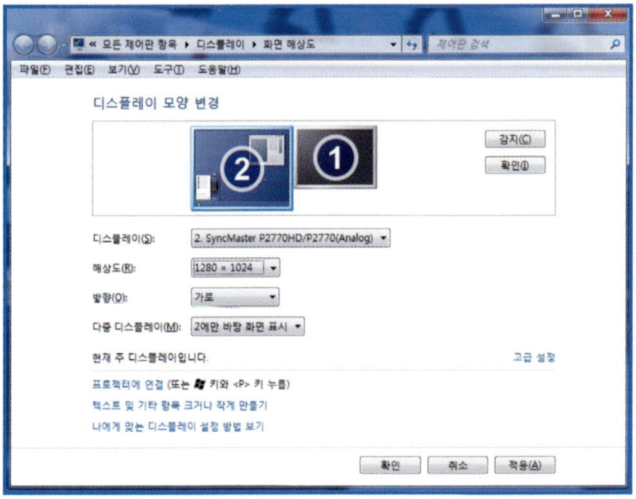
디스플레이 모양 변경
감지(C)
확인(I)
디스플레이(S): 2. SyncMaster P2770HD/P2770(Analog)
해상도(R): 1280 × 1024
방향(O): 가로
다중 디스플레이(M): 2에만 바탕 화면 표시
현재 주 디스플레이입니다.
고급 설정
확인
취소
적용(A)

모니터 디스플레이설정이 1280x1024 경우

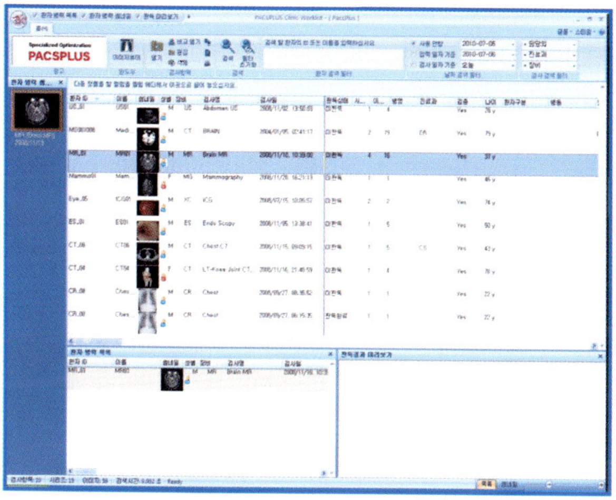

모니터 디스플레이설정이 1366x768 경우

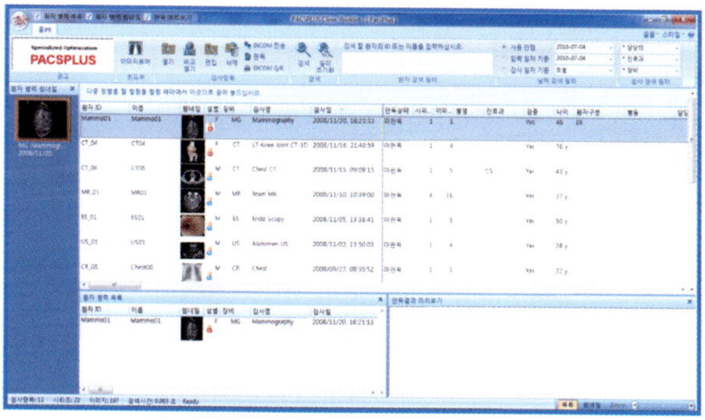

모니터 디스플레이설정이 1024x768 경우

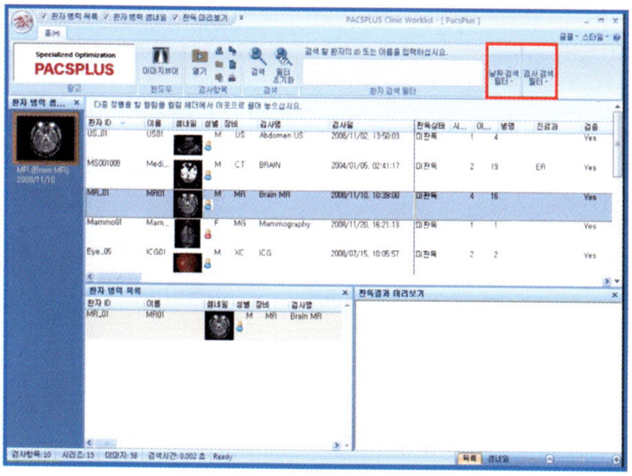

MEMO **모니터 해상도 낮으면?**

모니터 디스플레이 설정을 1024×768로 하여도 프로그램은 사용할 수 있으나, 툴바 아이콘이 가려지는 불편이 있습니다.

MEMO **와이드 모니터에서는?**

노트북 화면같이 와이드 모니터 스크린을 쓰면 폭은 문제가 없으나, 상하 표시가 좁아집니다. 특히 뷰어창에서 뜨는 영상의 크기가 1280×1024보다 작게 표시됩니다.

MEMO **툴 바가 합쳐 보일 때**

상단의 툴 바가 작게 표시되거나, 합쳐져 표시됩니다. 날짜검색필터를 누르면 항목이 표시됩니다. 워크리스트 항목들이 폭이 적게 표시됩니다.

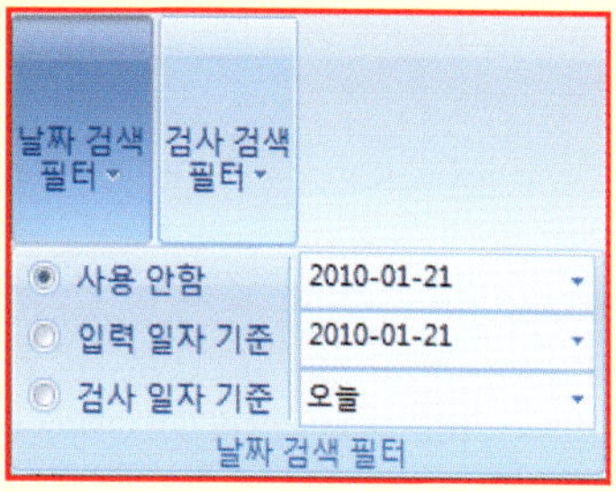

MEMO 와이드 모니터

와이드 스크린을 쓰면 폭이 넓어지므로, 툴 바가 모두 표시되며, 화상표시화면도 넓게되어 사용하기 편리합니다.

모니터 디스플레이설정이 1920x1080 경우

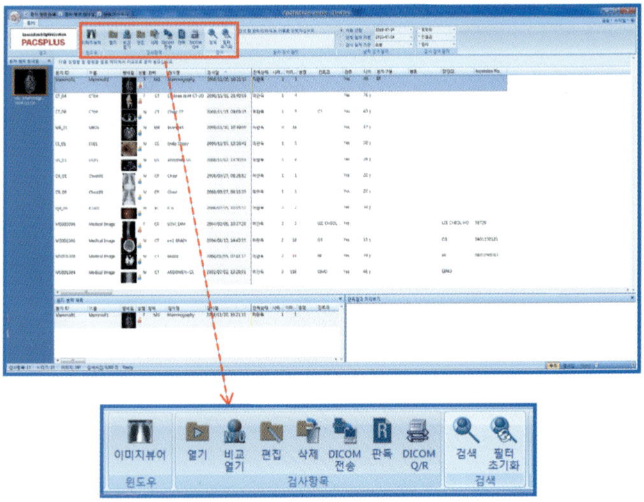

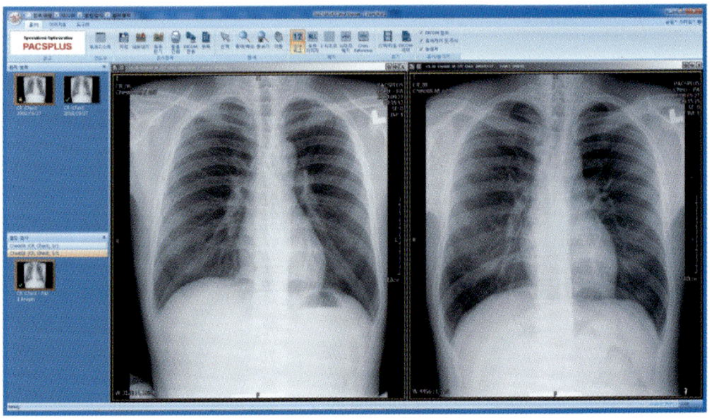

MEMO 영상보기는 portrait(상하)형 모니터가 좋습니다.

PPclinic은 창의 크기에 자동으로 영상을 맞춰서(fit on monitor) 표시합니다.
시계방향으로 회전하면 영상이 커지게 됩니다. 따라서 흉부사진과 같이 길이가 긴 영상은 landscape(좌우)보다 portrait(상하)형 모니터가 좀 더 크게 영상을 표시합니다.

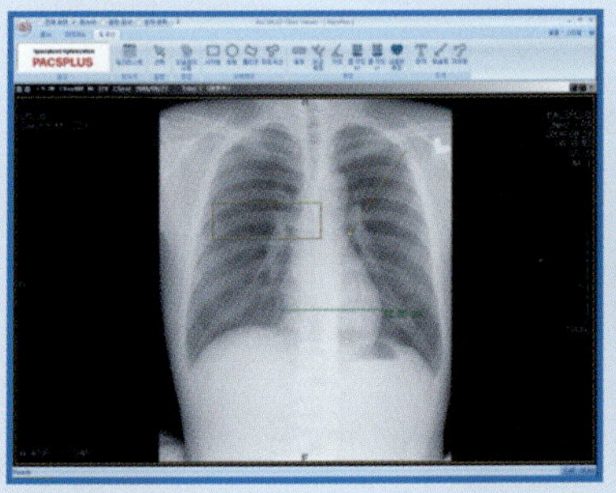

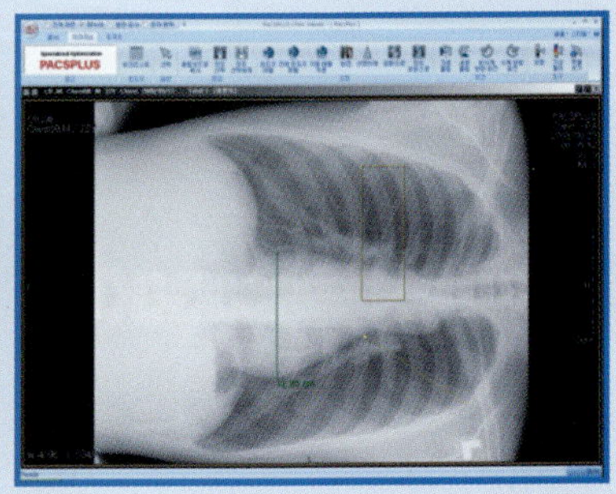

4 5메가 픽셀 모니터 사용(2개 모니터)

1 창크기 줄이기를 클릭,

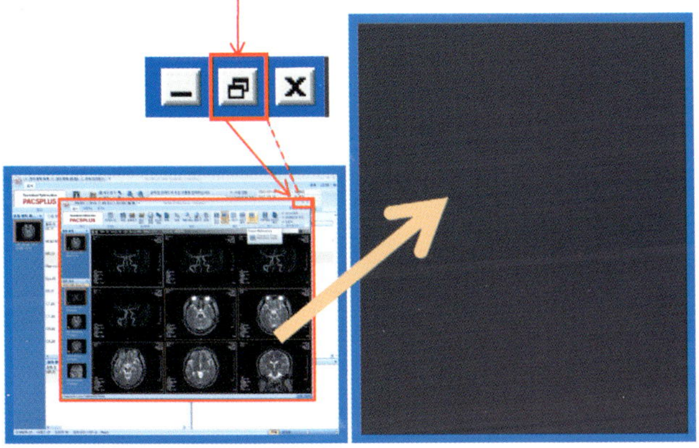

2 뷰어창을 다른 모니터로 **드래그 드롭**,

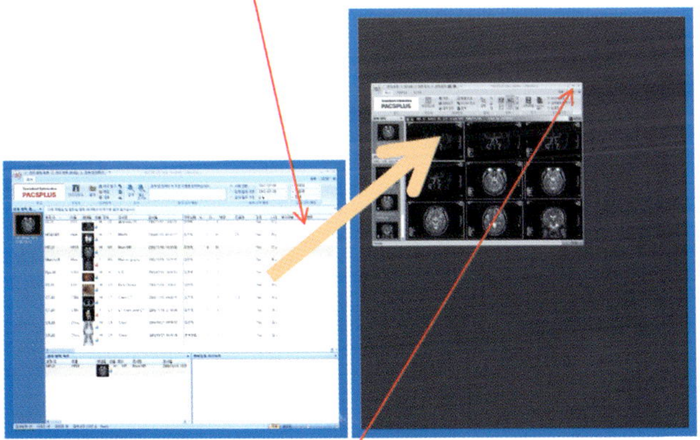

3 창 확대 버튼을 **클릭**하면 됩니다.

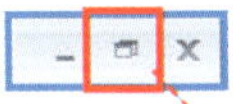

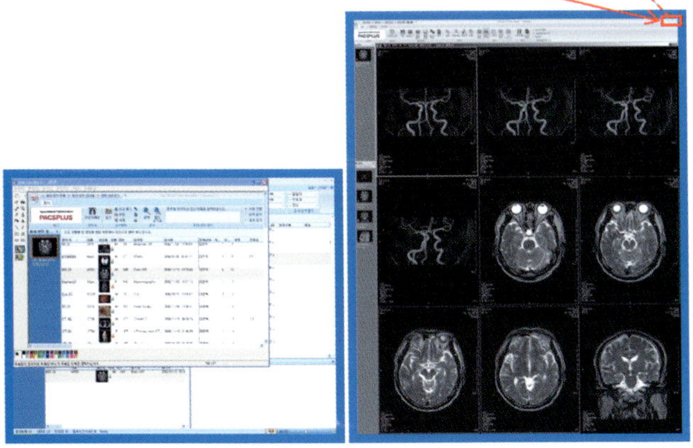

MEMO 고해상도 흑백모니터

PPclinic은 5메가(또는 3메가) 픽셀 흑백모니터에 영상을 표시할 수 있습니다. 따라서 컬러모니터에는 워크리스트창을, 고해상도 흑백모니터에는 영상을 띄울 수 있습니다.

MEMO 모니터 2개 사용 시

컬러모니터 2개를 사용할 경우도 같은 방법으로 뷰어창을 이동하여, 한 모니터 화면에는 워크리스트창을, 다른 모니터에는 뷰어창을 각각 사용할 수 있습니다.

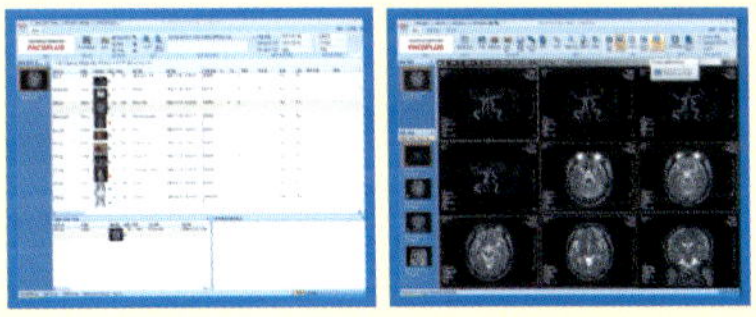

MEMO 컬러모니터

내시경, 안저촬영과 같은 컬러영상을 볼 때는 뷰어창 윈도우를 줄여 좌측 컬러모니터로 드래그하면, 컬러로 볼 수 있습니다.

SECTION 06 PPclinic의 기동과 종료

1 PPclinic 기동(로그인)

주의 **PPclinic 서버 기동**

PPclinic 뷰어를 사용하려면 반드시 PP-clinic 서버가 기동되어 있어야 합니다. 윈도우의 하단 작업표시줄의 알림영역에 PPclinic 트레이 아이콘이 표시되어 있는지 확인합니다.
PC를 재시작하면, PPclinic 서버는 자동으로 작동합니다.

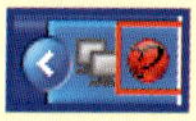

MEMO **사용 중인 네트워크 IP**

IP 주소가 이미 사용 중이면, IP 주소를 선택하는 창 대신 로그인 화면이 바로 뜹니다.

MEMO **데이터베이스는 Local**

Single user용 무료판 PPclinic은 로그인 서버가 Local로 설정되어 있습니다. 유료판 PPclinic multi-user용을 사용할 경우는 로그인 서버를 설정해 줍니다.

MEMO **ID와 비밀번호 입력**

사용자 ID와 비밀번호를 Admin을 입력해서 사용할 수도 있습니다. Admin을 사용하실 경우, 모든 기능사용이 가능합니다. 'pacsplus'로 로그인 한 경우는 판독 입력 기능의 제한을 받습니다.

1 바탕화면의 PACSPLUS Clinic 5 아이콘을 **더블클릭**,

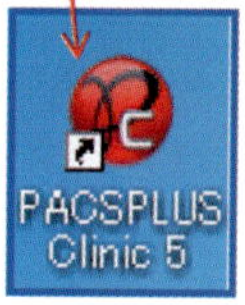

2 'IP 주소'를 **클릭**,

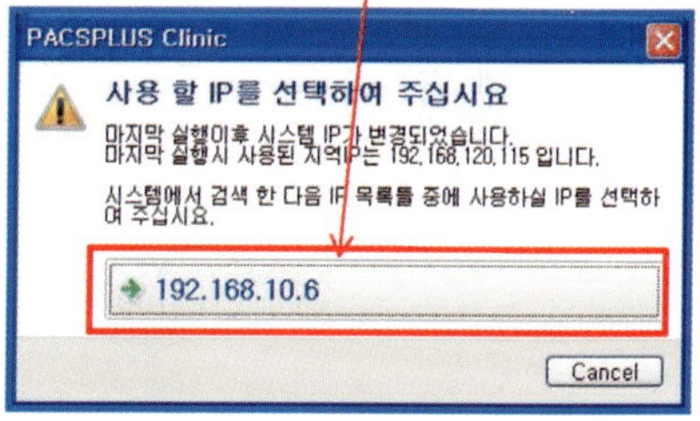

3 사용자 ID와 비밀번호에 'pacsplus'를 **입력**한 후,

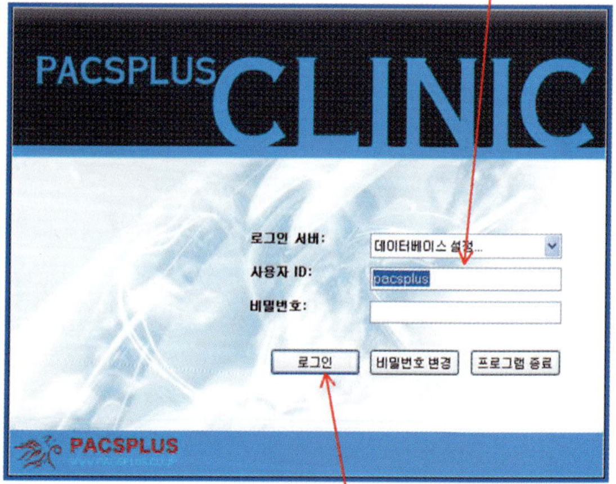

4 로그인을 **클릭**합니다.

MEMO **Windows Vista OS 사용 시**

Windows Vista를 사용 시, 사용자계정 제어(UAC)를 사용하면 프로그램 시작 시에 사용자 제어(UAC) 기능에 의하여 PPShellAdmin.exe 프로그램 실행여부를 확인하는 메시지가 나타납니다. 이 때 반드시 [계속]을 선택하십시오.

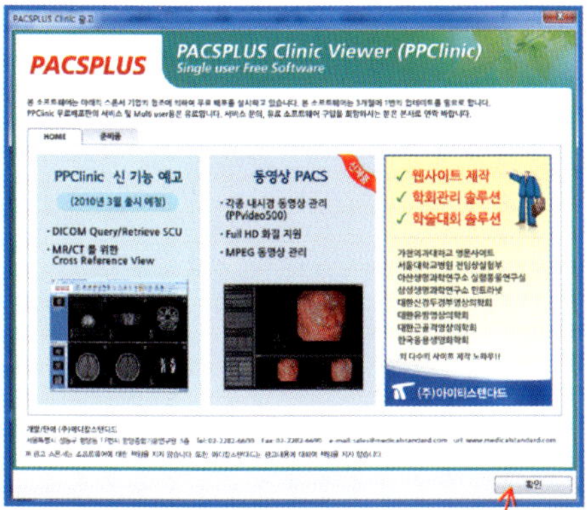

5 약 10초 기다린 후, **확인**을 **클릭**하면,

6 PPclinic Viewer의 Worklist 창이 나타납니다.

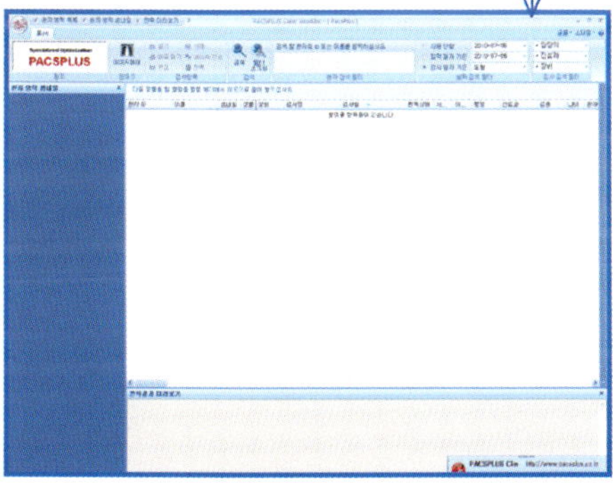

MEMO 스폰서 광고페이지

무료판 PPclinic은 로그인되면 스폰서 광고창이 나타납니다. 약 10초 정도 지나면 오른쪽 하단에 확인버튼이 활성화 됩니다.
PPclinic 유료판은 스폰서 광고창이 나타나지 않습니다.
인터넷 속도가 느릴 경우, 광고내용이 늦게 올라오는 수도 있습니다. 확인버튼이 활성화 되면 클릭한 다음 PPclinic을 사용할 수 있습니다.

MEMO 로그인이 되어야 광고페이지가 나타남.

로그인이 제대로 되지 않으면, 스폰서 광고창이나 PPclinic의 워크리스트창이 올라오지 않습니다.

MEMO 최소화 버튼

PPclinic의 워크리스트창의 오른쪽 상단의 최소화 버튼을 누르고, PPclinic 뷰어창도 최소화하면, 윈도우 상태표시줄 하단에 PPclinic 워크리스트와 뷰어 2개의 상태 바를 확인할 수 있습니다.

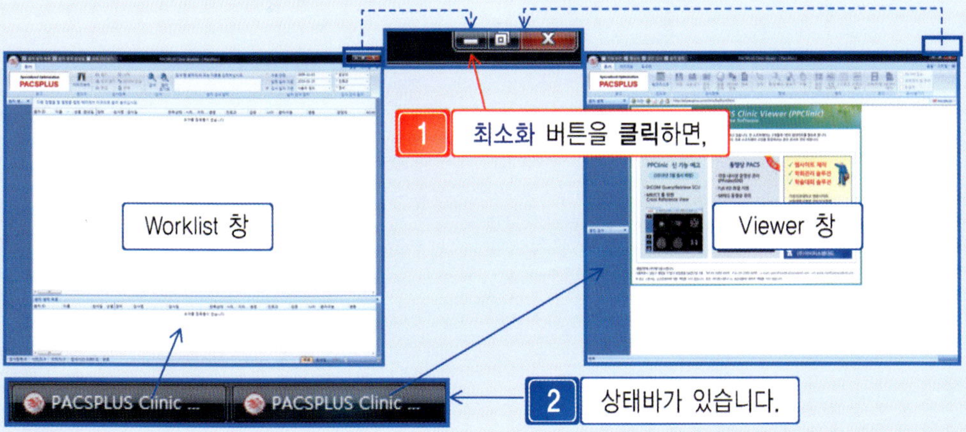

주의 네트워크 연결 안된 경우

PC의 네트워크 케이블이 빠져 있거나, 인터넷 사용을 중지한 경우, 127.0.0.1이라는 로컬 호스트 IP 주소로 새로 설정하라는 메시지창이 나타납니다.

MEMO 새 IP 주소 표시

PC를 이동하여 새로운 네트워크 케이블이나 무선네트워크를 사용할 경우, 새로 잡힌 네트워크 IP 주소가 나타납니다.

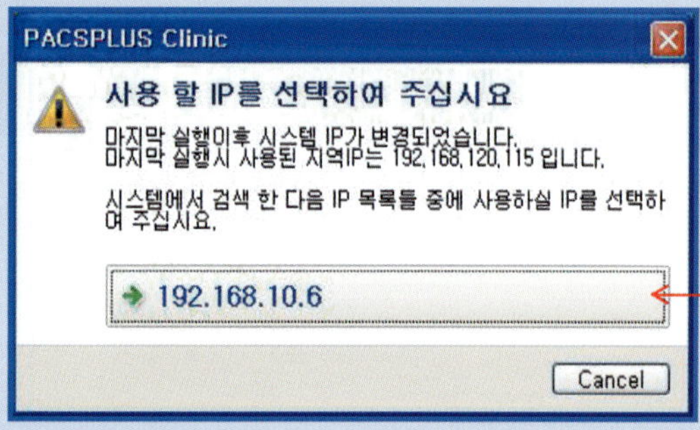

1 'IP주소'를 **클릭**하십시오.

주의 PPclinic 서버가 실행되지 않을 경우

PPclinic 뷰어를 기동하면 로그인창에서 데이터베이스 설정이라는 메시지가 보입니다. PPclinic 서버가 정지된 상태입니다. 바탕화면 오른쪽 하단의 PPclinic 트레이 아이콘을 더블클릭하고, 시작버튼을 눌러서 기동하십시오.
PPclinic 서버가 실행되지 않은 경우는 PPclinic 뷰어를 사용할 수 없습니다.

1 데이터베이스 설정이 보이면,

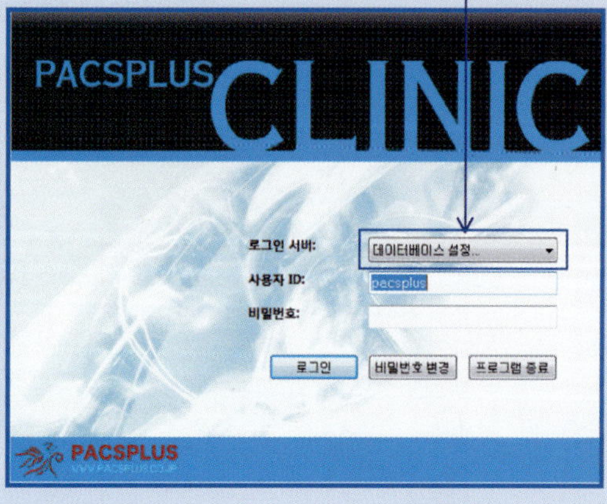

2 PPclinic **트레이** 아이콘을 **더블클릭**한 후,

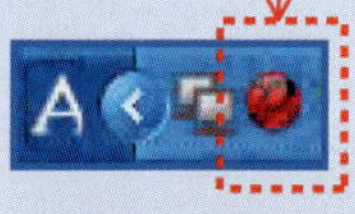

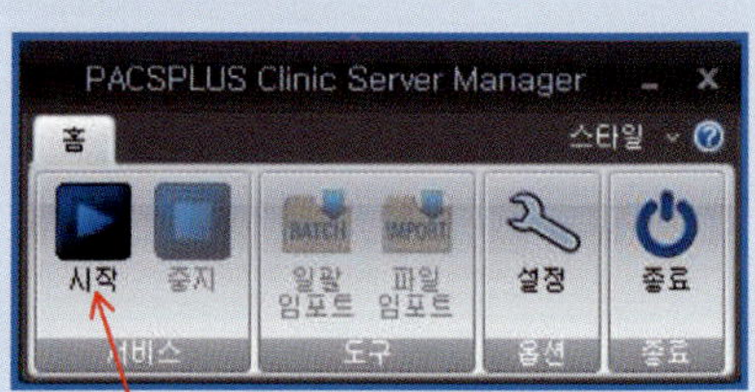

2 시작을 **클릭**하여,
PPclinic Server를 기동합니다.

2 PPclinic 종료(로그아웃)

1 종료를 **클릭**하면, 프로그램이 종료됩니다.

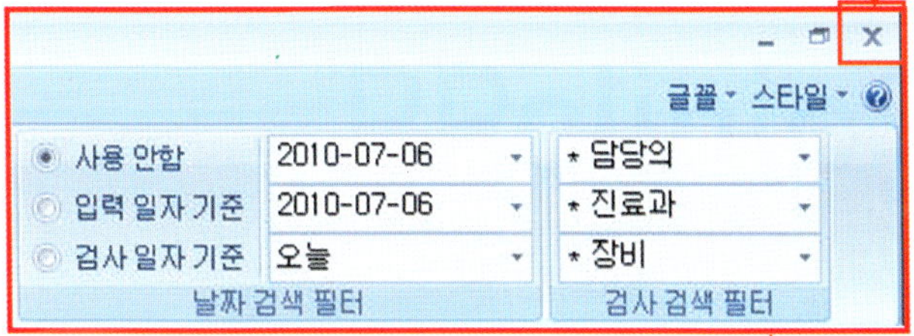

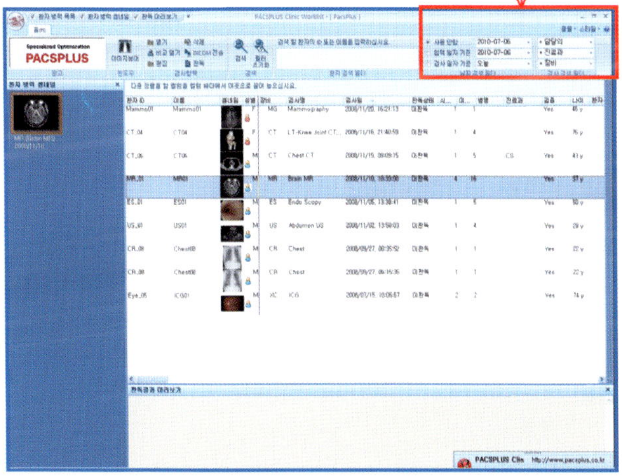

MEMO **프로그램 종료**

워크리스트창의 우측 상단의 종료버튼을 누르면 PPclinic 뷰어 프로그램이 종료(로그아웃)됩니다.
그러나 PPclinic 서버 프로그램은 종료되지 않고 기동 중으로 남습니다.

MEMO **뷰어창 닫기**

뷰어창의 종료버튼을 누르면, 뷰어창만 닫히고, 워크리스트창은 남습니다.

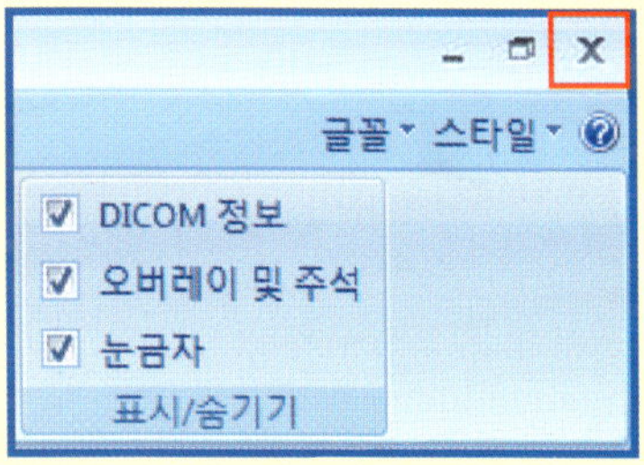

윈도우 상태표시줄 하단의 PPclinic viewer 상태가 사라집니다.

SECTION 07 PPclinic의 간단한 조작법

의료진이 가장 많이 쓰는 방법은, 1) 워크리스트창에서 해당 환자를 찾은 후, 2) 환자 영상을 뷰어창에 표시하고, 3) 윈도우레벨을 조정하거나, 4) 영상레이아웃의 변경 확대 축소 등으로 병변 부위를 살피게 됩니다.

1 검사영상 열기(영상보기)

참조 Section 14

MEMO 기간 '사용안함' 체크

PPclinic을 초기에 가동하면 검색창에 아무런 표시가 되지 않는 경우가 있습니다. 이 경우는 날짜검색필터의 검사일자가 '오늘'로 디폴트 값 설정되어 있기 때문입니다.
날짜검색필터는 사용자가 적절한 조건 값으로 설정하면, 그 값이 저장됩니다.

주의 검사일자 사용이 필요

실제 임상에서 날짜검색을 사용하지 않으면 과거의 모든 검사가 검색되고 검색 시간이 너무 많이 걸릴 수 있으므로 주의해야 합니다.

MEMO 검사일자

검사일자란 촬영한 일자를 의미합니다. 입력일자는 PPclinic 서버에 저장된 일자를 의미합니다. 검사일자가 20100103이고 다음날 PPclinic 서버로 영상을 보냈을 경우, 입력일자는 20100104가 됩니다.

1 Worklist 창에 검사가 표시 안되면,

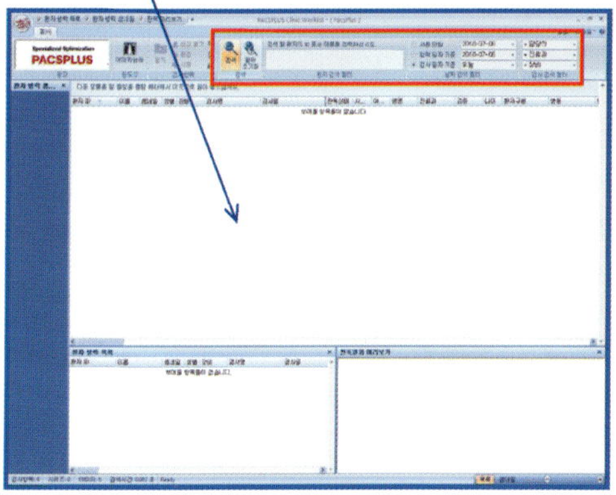

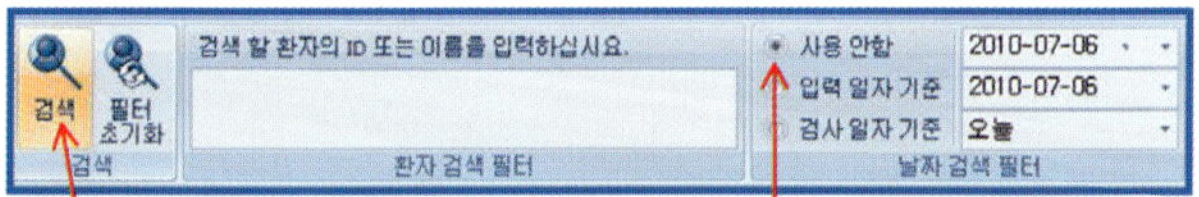

3 검색을 클릭하면, 2 사용안함을 선택한 후,

4 Worklist 창에 검사 리스트가 표시됩니다.

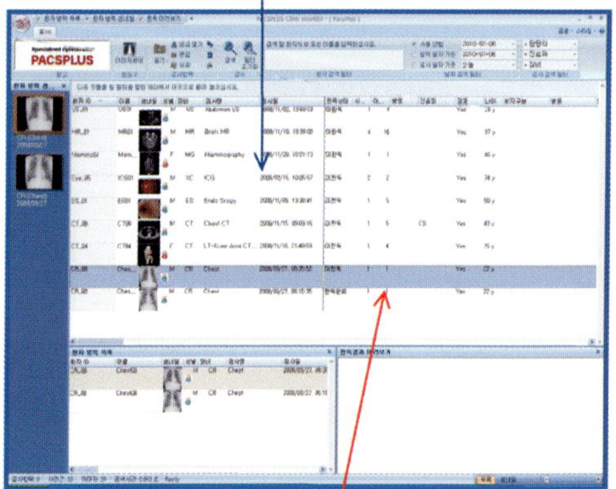

5 '검사'를 선택하여, 더블클릭하면,

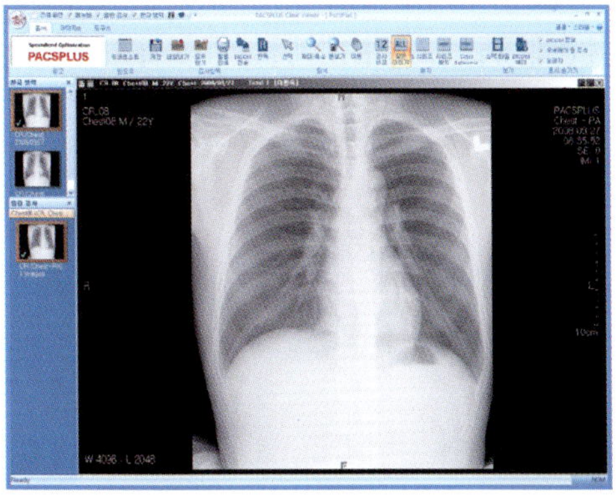

6 Viewer창에 선택한 검사 영상이 표시됩니다.

2 W/L 조정

1 영상에 커서를 대고, **마우스 우클릭**,

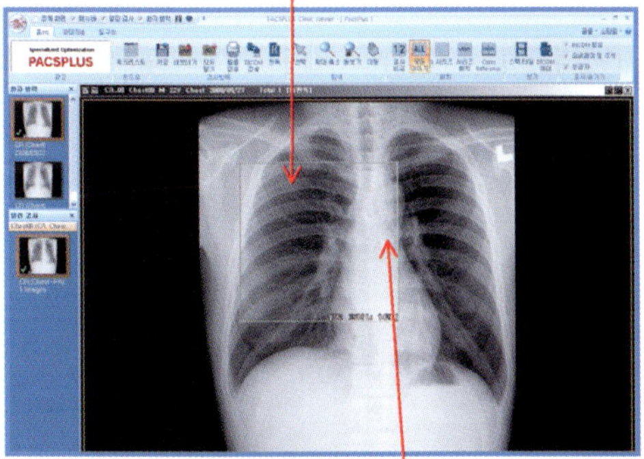

2 상하 좌우로 **드래그**하면서 WL을 맞춘 후, 손을 뗍니다.

참조 Section 24

설명 **윈도우레벨**

W/L 또는 WL은 window leveling의 약어입니다.

Tip **W/L 빠르게 조정하기**

장비특성에 따른 통상적인 마우스 드래그 시, 영상의 W/L 변화가 매우 작은 경우가 있습니다. 윈도우레벨(W/L) 조절을 빠르게 하기 위해서는 Shift 키를 누르고 마우스를 우 클릭한 상태에서 상하 좌우로 드래그하면 됩니다.

3 원본으로 리세트(Reset) 하기

1 이미지탭의 원본으로 또는 모두 원본으로를 **클릭**합니다.

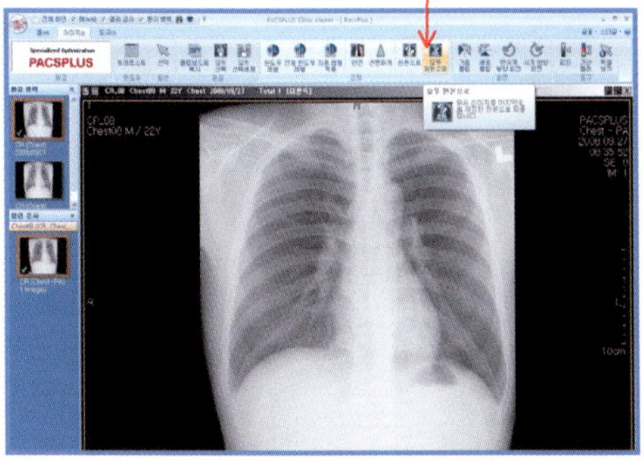

참조 Section 25

설명 **원래 저장상태로 되돌리기**

W/L 조정이나 확대 축소 등의 영상처리를 한 후에, 원래 저장된 상태로 되돌리는 것을 리세트라고 합니다.
원본이라는 의미가 의료장비에 처음 보내진 상태의 원본이라는 의미는 아니며, 가장 마지막에 저장된 상태를 의미합니다.

제 2 장

4 영상조작 후 저장하기

Tip **저장하기(Ctrl + S)**

Ctrl + S 키를 누르면, 현재 작업한 영상처리 및 판독내용이 저장됩니다.
영상처리는 WL 조정 확대 측정 오버레이 등이 포함됩니다.

주의 **리세트하면 가장 최근에 저장된 영상으로**

원본보기를 할 경우는 항상 가장 최근에 저장된 상태가 원본의 역할을 합니다. 의료기기에서 최초로 전송된 원본영상과는 다른 개념입니다. 착오 없으시기 바랍니다.
일단 저장을 한 후 다시 영상처리를 하다가 원본으로 리세트를 하면, 마지막 저장된 상태로 표시됩니다.

1 도구 탭을 클릭하고,

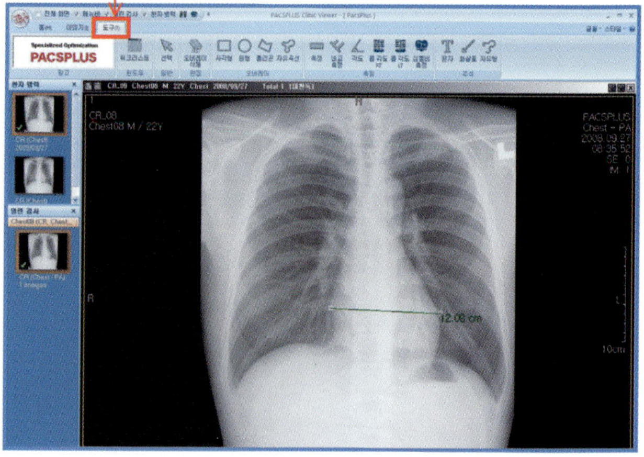

2 측정을 클릭하고,

3 측정부위를 드래그 드롭하여 거리를 잽니다.

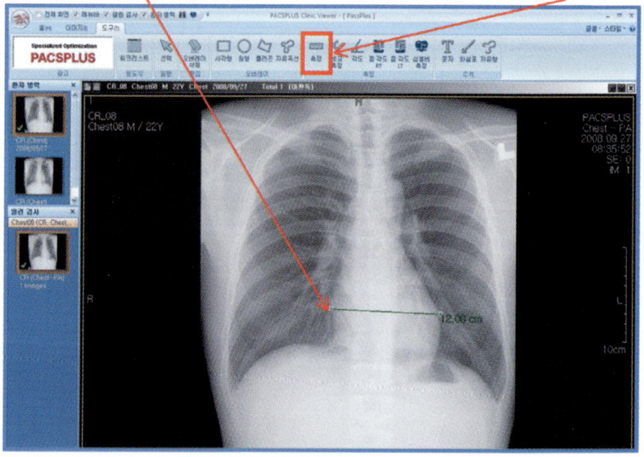

4 홈 탭의 저장을 클릭하면, 측정 오버레이가 저장됩니다.

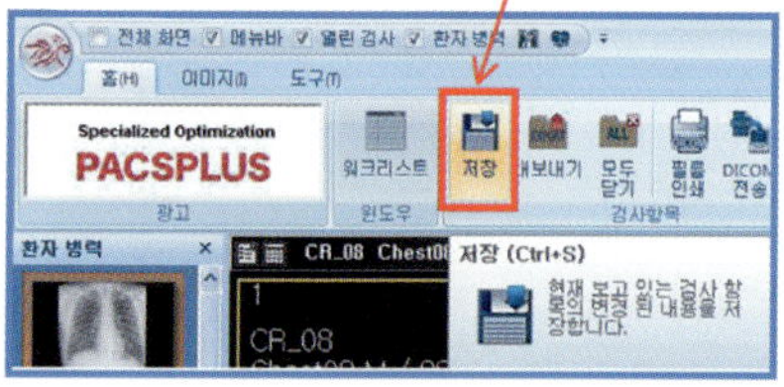

5 Worklist 에서 이 검사를 다시 열면, 오버레이가 표시됩니다.

5 다른 검사열기(모든 영상)

1 워크리스트를 클릭한 후,

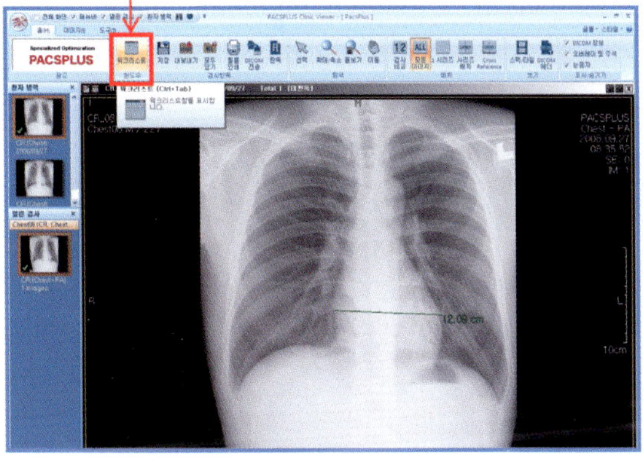

2 다른 '검사'를 더블클릭하면,

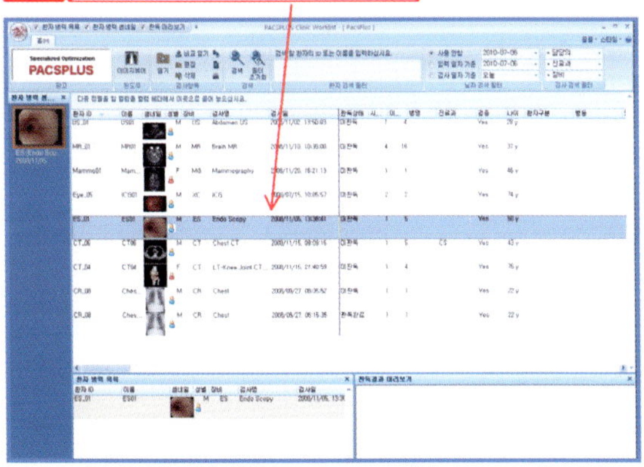

3 해당 검사가 열립니다.

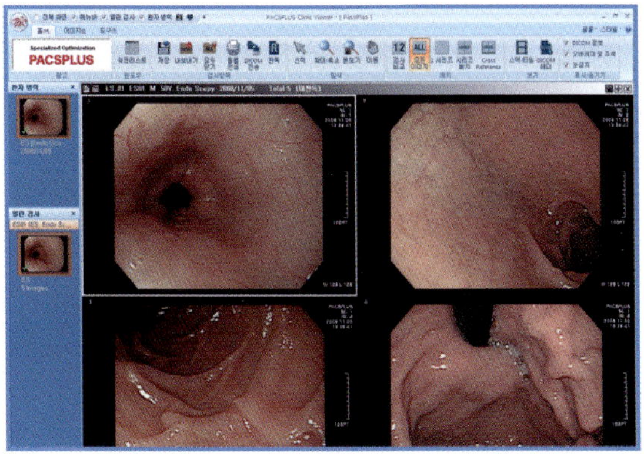

MEMO 이전 검사 닫힘

다른 검사를 열면, 이전 검사영상은 자동으로 닫힙니다.

MEMO 모든 검사 닫기

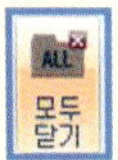

1 영상 모두닫기를 클릭하면,

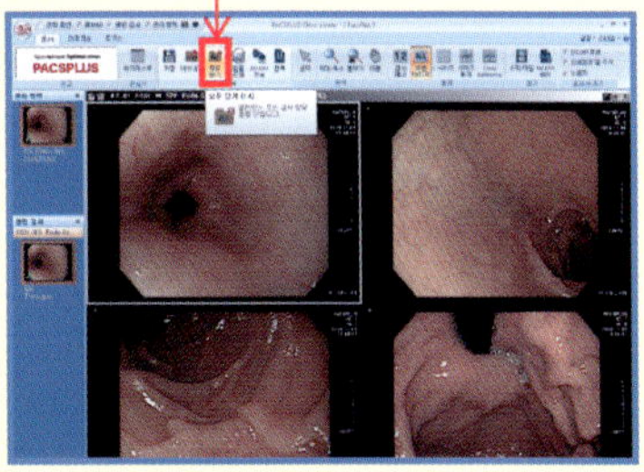

2 영상이 사라집니다.

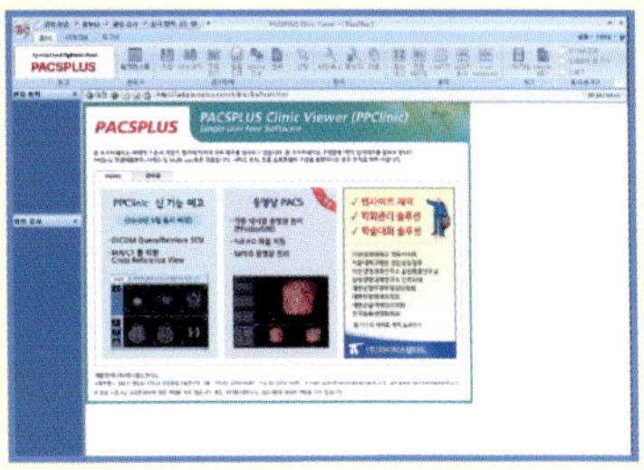

제 2 장

6 영상의 확대와 축소

참조 Section 23

MEMO 확대/축소

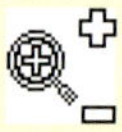

영상 확대 시 커서의 모양이 달라집니다.
마우스를 위로 드래그하면 확대가 되고, 아래로 드래그하면 축소됩니다.
마우스 버튼에서 손을 떼면, 확대된 상태로 표시됩니다.

MEMO 확대/축소 저장

확대된 상태를 저장하려면, 홈 탭의 저장버튼을 클릭하면 됩니다.
다시 같은 영상을 조회하면 확대된 상태로 나타납니다.

1 영상을 **클릭**하면, 흰색테두리가 나타납니다.

2 영상 확대/축소를 **클릭**하고,

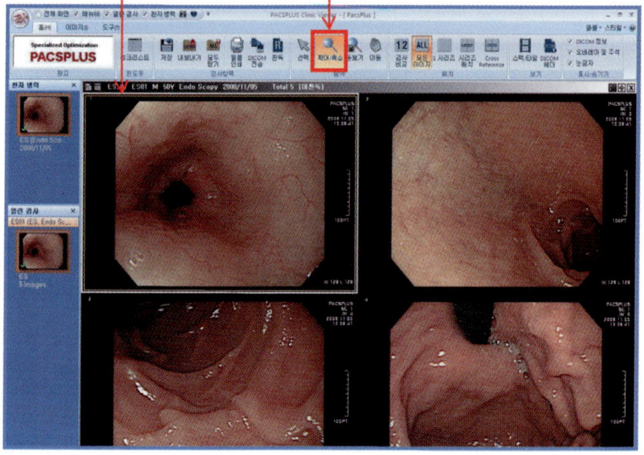

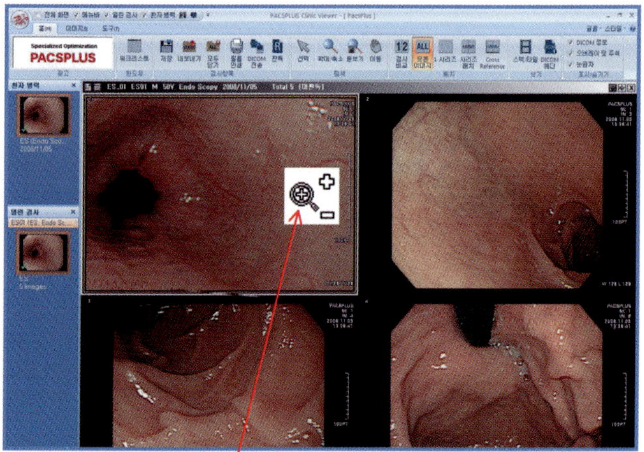

3 영상에 커서를 대고 **드래그**하면서, 확대/축소를 할 수 있습니다.

7 영상의 레이아웃 변경

1 영상레이아웃 변경을 **클릭**한 후,

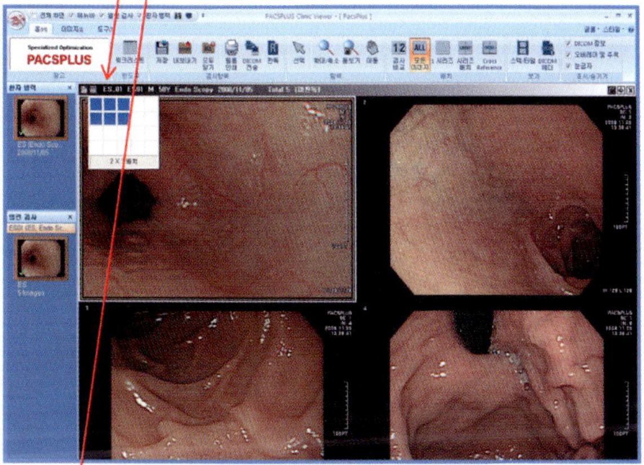

2 원하는 레이아웃만큼 **드래그 드롭**하면,

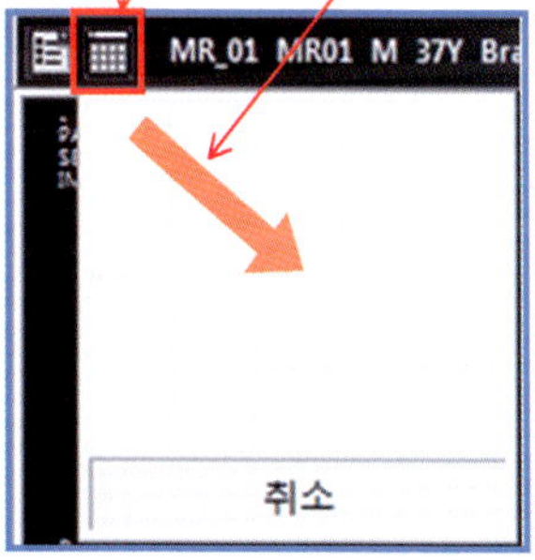

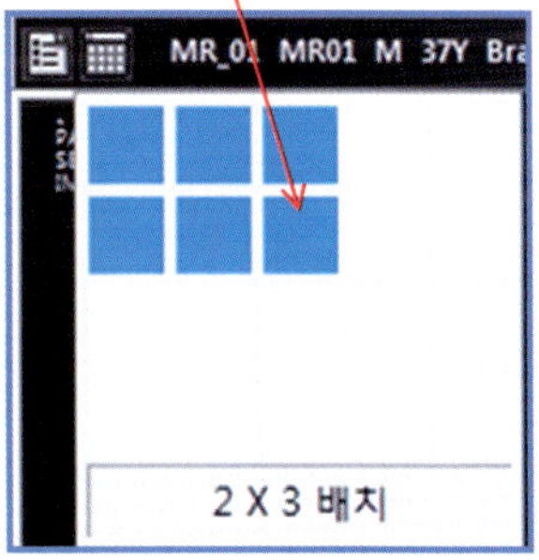

3 영상레이아웃이 변경됩니다.

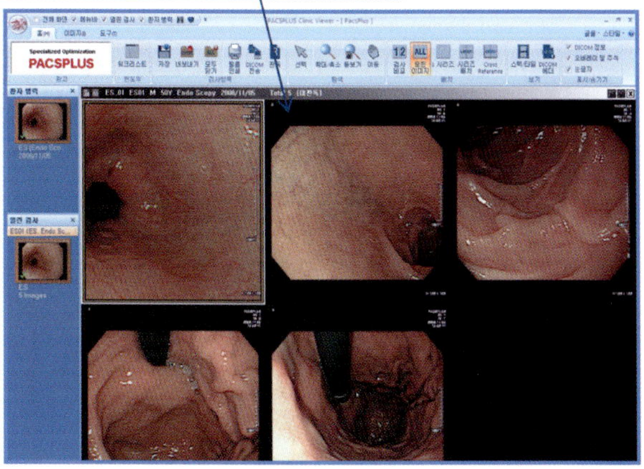

참조 Section 19

MEMO **영상의 레이아웃 변경**

영상 윈도우의 왼쪽 상단의 레이아웃버튼을 누르면 레이아웃창이 나타납니다. 마우스로 드래그하면 해당 레이아웃창이 파란색으로 변하여 바꾸고자하는 레이아웃을 정할 수 있습니다.

8 페이지 이동

참조 Section 13

MEMO 영상 페이지 이동

오른쪽 화살표는 다음 페이지로, 왼쪽 화살표는 전 페이지로 이동합니다.

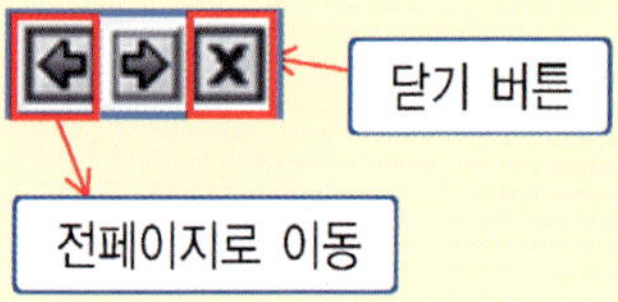

페이지 이동은 검사 중인 영상에 한정됩니다.

MEMO 스크롤 이용

마우스 스크롤 버튼을 상하로 이동하면 전후 페이지로 이동이 가능합니다.

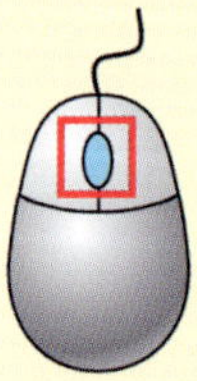

MEMO PgUp/PgDn 키 이용

PC 키보드의 상하 키 또는 PgUp PgDn 키를 눌러도 페이지 이동이 가능합니다. 또한 Home은 첫 페이지, End는 마지막 페이지를 표시합니다.

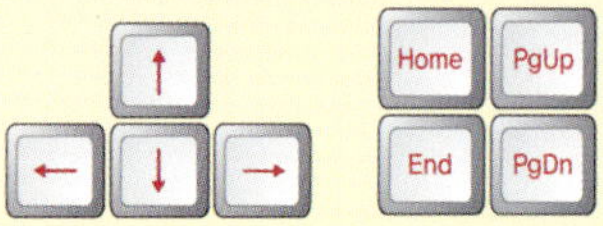

1 을 클릭하면

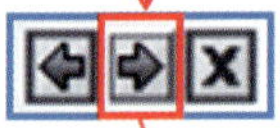

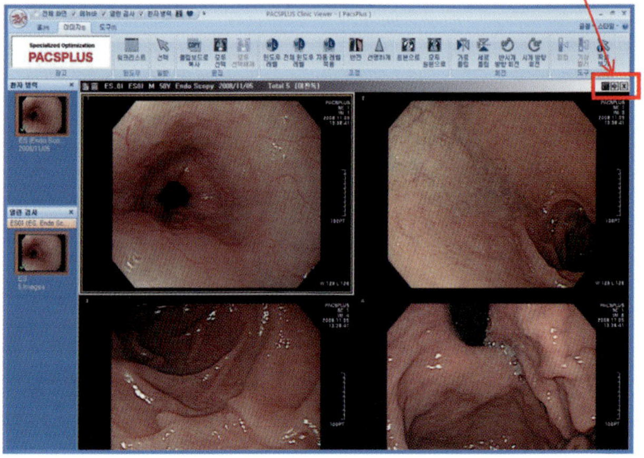

2 다음 페이지 영상이 표시됩니다.

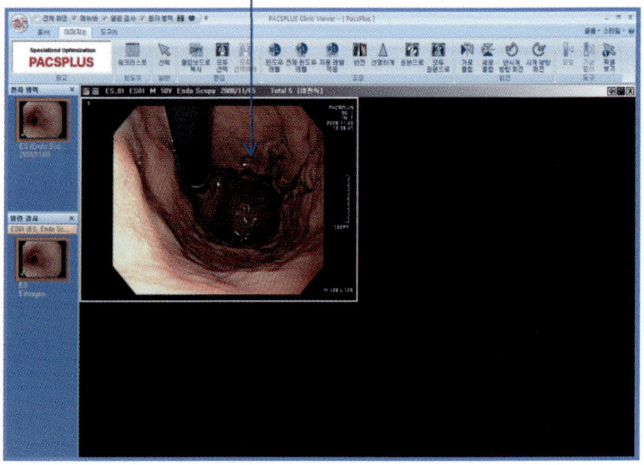

9 판독하기

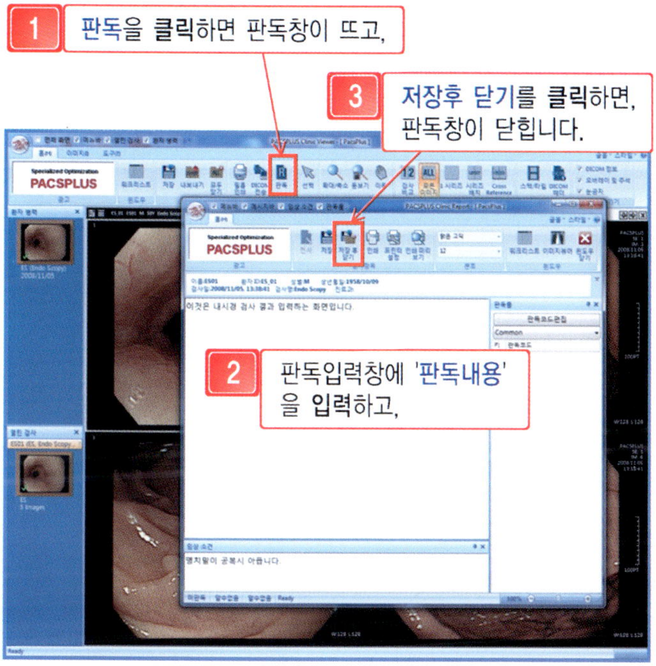

참조 Section 36

MEMO 워크리스트서 판독하기

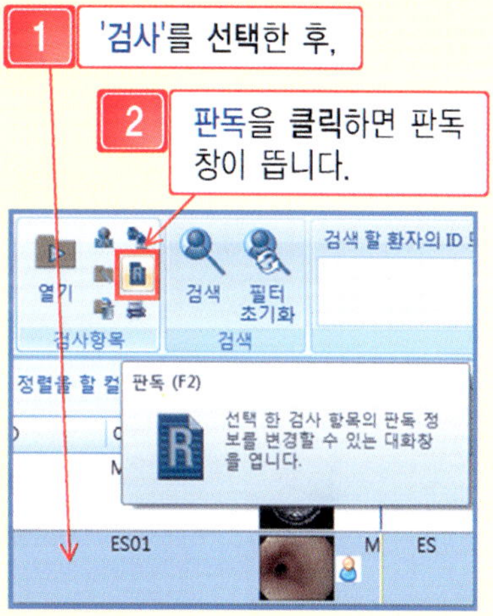

제 2 장

SECTION 08

PPclinic의 업데이트

인터넷에서 최신 프로그램을 업데이트하려면 다음 사이트에 접속하여 회원등록을 하신 후에 업데이트 파일을 받아 설치하면 됩니다.

www.medicalstandard.com www.pacsplus.co.kr
www.pacsplus.com, www.pacsplus.co.jp

1 PPclinic 업데이트 파일 받기

제 2 장

MEMO 업데이트 메시지

PPclinic 사용 중에 아래의 메시지 팝업창이 모니터 화면 오른쪽 하단에 나오면 업데이트 하면 됩니다.

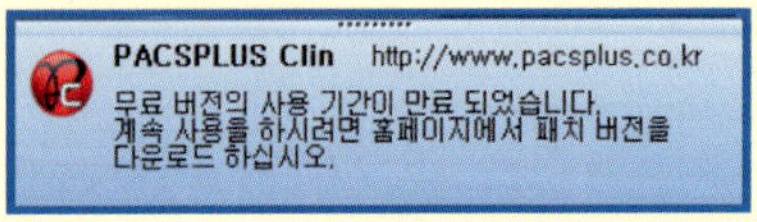

업데이트를 하기 전에는 팝업창이 계속 유지됩니다. 그러나 사용 중인 프로그램은 그대로 사용할 수 있습니다.

MEMO 패치파일 받기

패치파일을 복사할 위치를 확인하십시오.
압축풀기 프로그램은 자동으로 뜹니다.
만일 압축풀기 프로그램이 설치되지 않은 경우에는 압축풀기 프로그램을 다운로드 받아야 합니다.

1 다운로드 받으신 **패치 파일**을 **더블클릭**하고,

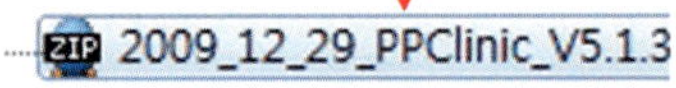

2 **압축풀기**를 **클릭**하고,

3 **확인**을 **클릭**하여, 압축을 풉니다.

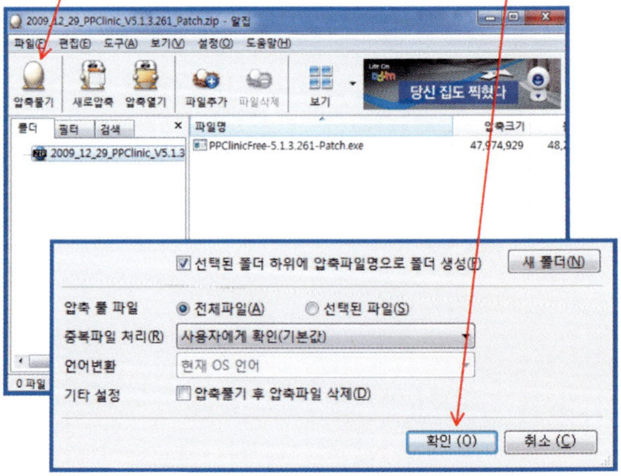

4 압축 해제된 **폴더**로 들어가서,

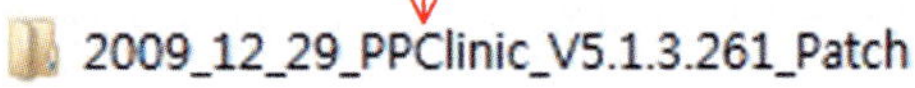

5 **패치파일**을 **더블클릭**하면, 설치가 진행됩니다.

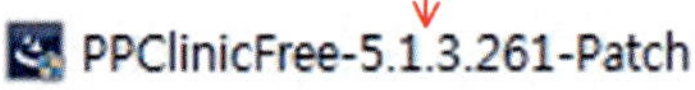

2 PPclinic 업데이트 설치

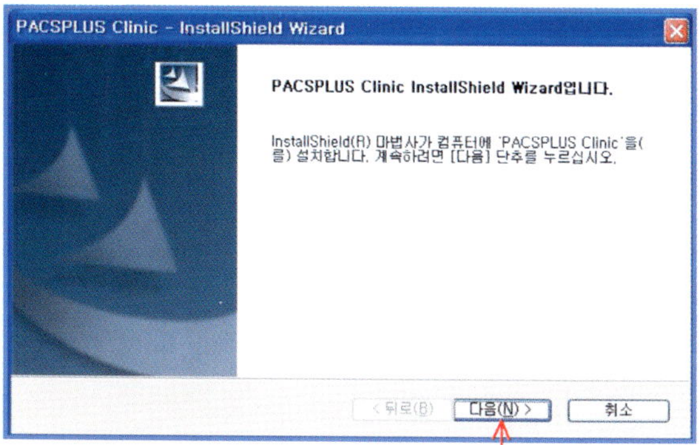

1 다음을 클릭하고,

2 '이름'과 '회사' 정보를 입력한 후,

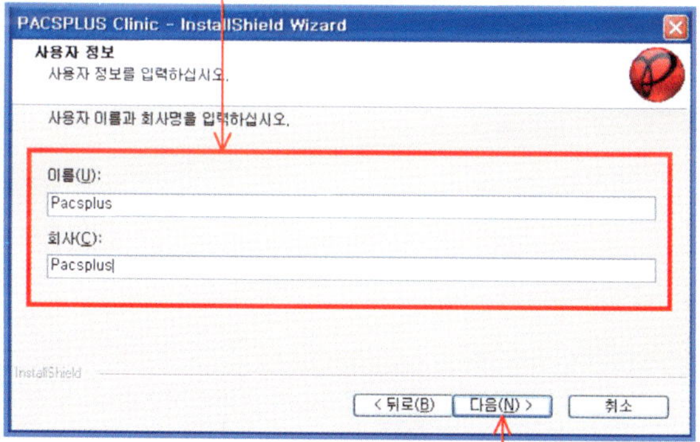

3 다음을 클릭하고,

4 '사용권 계약의 조항에 동의합니다'를 체크하고,

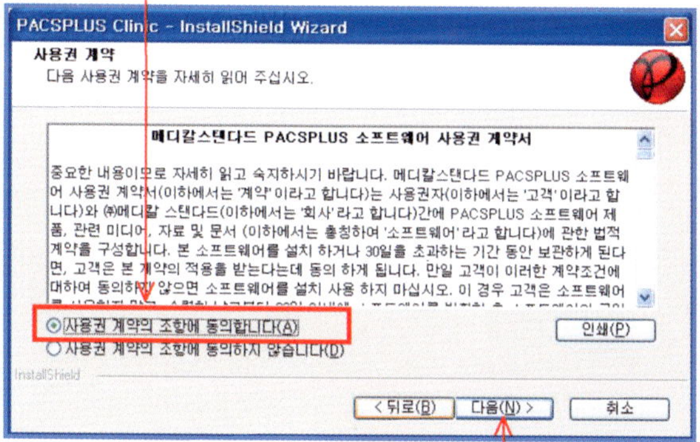

5 다음을 클릭합니다.

MEMO 이름과 회사

여기서는 편의상 이름과 회사를 Pacsplus로 입력합니다. 사용자가 원하는 내용을 입력하면 됩니다.

제 2 장

6 설치 상태 바가 진행되고, 창이 사라지면,

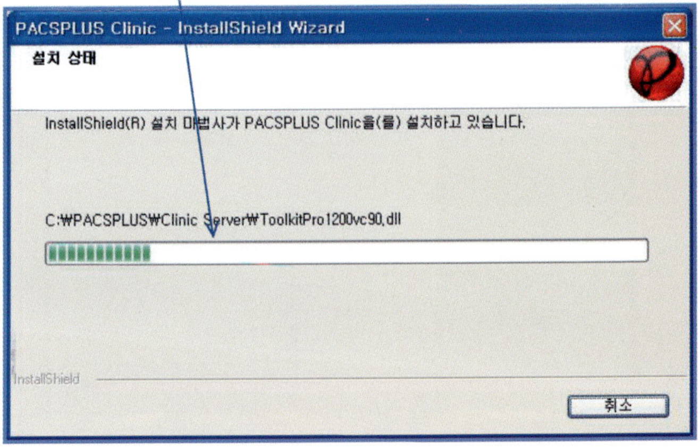

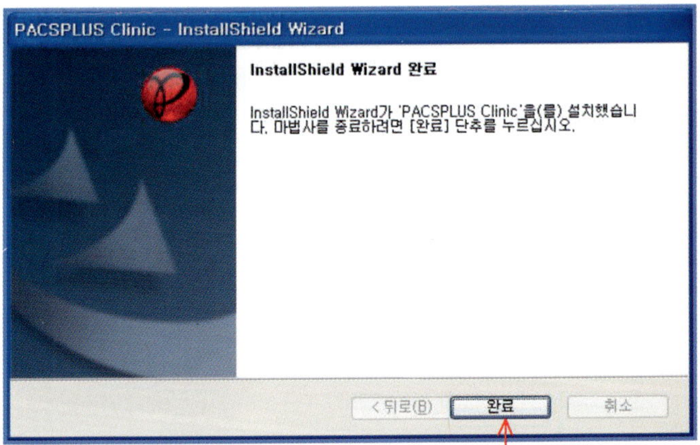

7 완료를 클릭합니다.

MEMO **설치 후 PC 재가동**

설치완료 후, 컴퓨터를 다시 시작해 주십시오.

제 2 장

쉬어가기... 의원에서 PPclinic 활용 예

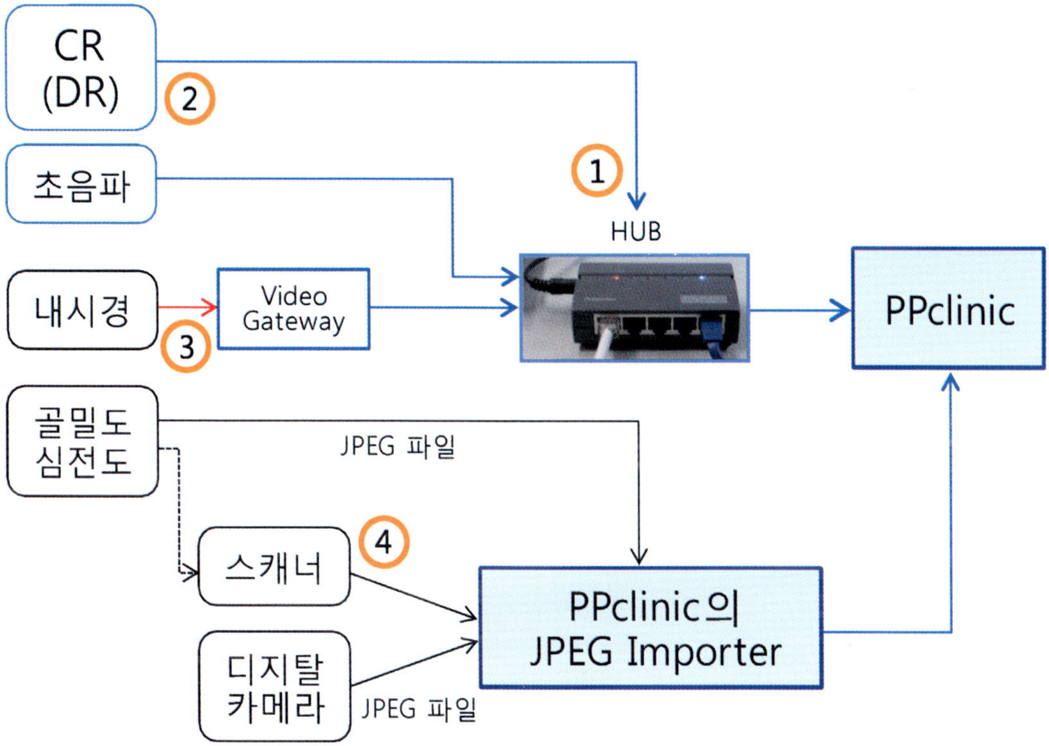

1 DICOM 네트워크는 일반적인 HUB(100M 또는 1Gbps)와 UTP 네트워크 케이블을 이용하면 됩니다. HUB나 UTP 케이블은 컴퓨터 매장에서 쉽게 구할 수 있습니다.

2 CR, DR, CT, MR 등은 요즘은 대부분 DICOM 전송이 가능하기 때문에 장비의 네트워크 포트와 HUB 간에 UTP 케이블을 연결하면 됩니다.

참조 Section 47

3 내시경은 비디오단자(보통 S-video 또는 RGB)가 있으며, DICOM 게이트웨이를 구입하여 연결하면 됩니다. PACSPLUS는 여러 의료장비에 맞는 다양한 게이트웨이를 판매하고 있습니다.

참조 Section 55

4 골밀도 사진 또는 일반 종이문서는 스캐너나 디지털카메라를 이용하여 영상을 찍습니다. JPEG 영상을 받아들인 후 PPclinic에서 제공되는 JPEG importer를 이용하여 DICOM으로 변환한 후 PPclinic으로 집어넣으면 됩니다.
피부과, 안과 등에서는 디지털카메라를 많이 사용하고 있으므로 편리하게 PPclinic으로 영상을 저장 관리할 수 있습니다.

참조 Section 55

SECTION 09 PPclinic의 제거

PPclinic 프로그램을 제거하기 위해서는 다음 사항을 잘 읽어보시고 순서대로 제거하십시오. PPclinic은 마이크로소프트사의 MS SQL Express를 사용하기 때문에, 데이터베이스를 순서대로 제거할 필요가 있습니다. 특히 PPclinic을 재설치 하시는 독자는 기존의 PPclinic 데이터베이스를 반드시 제거하신 후, 재설치 해야 합니다.

1 PPclinic 프로그램 제거

MEMO **PPclinic 프로그램 제거**

일반 프로그램 제거방법과 같습니다. 그리고 PPclinic은 마이크로소프트사의 SQL Express를 사용하므로, 제거할 때 데이터베이스를 수동으로 같이 제거해야 합니다.

또한 기존 PPclinic 서버에 보관된 영상 데이터의 분실을 막기 위하여 컴퓨터가 자동으로 폴더 삭제를 하지 않습니다. 만일 기존 데이터를 삭제하려면 수동으로 폴더 내용을 삭제해야 합니다.

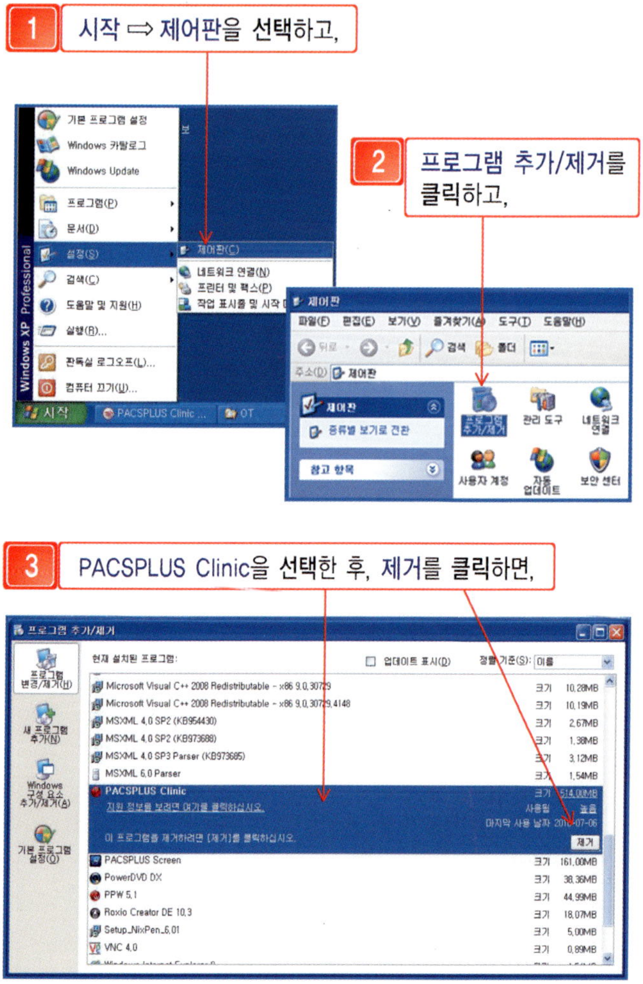

제 2 장

4 진행된 후,

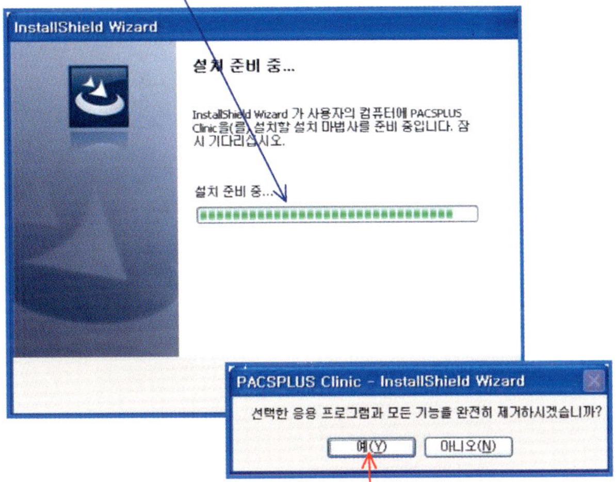

5 예를 클릭하면,

6 제거 작업이 진행된 후, 창이 사라지고,

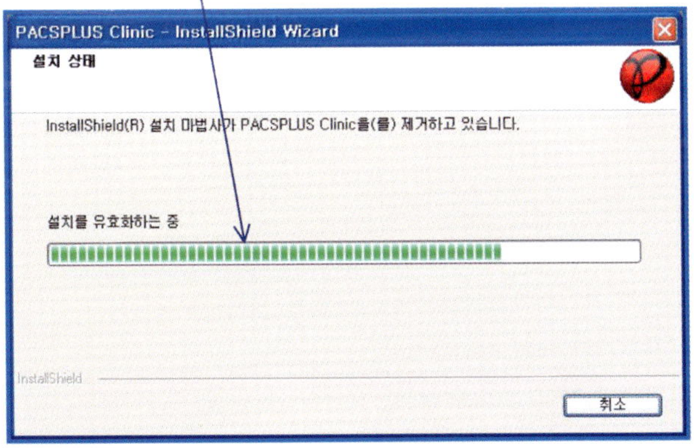

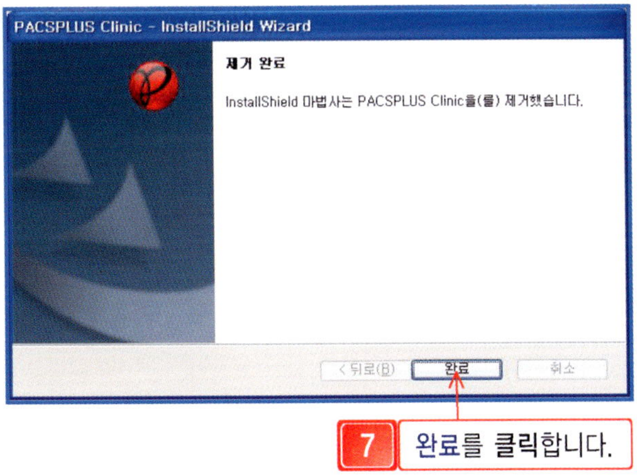

7 완료를 클릭합니다.

MEMO 바탕화면 아이콘 삭제됨

PPclinic을 제거하면 바탕화면 아이콘도 제거됩니다.

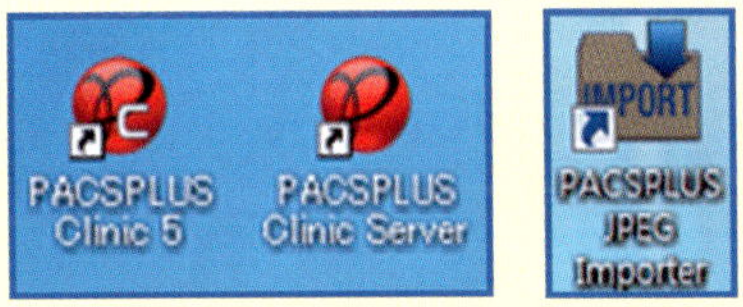

주의 데이터베이스 삭제 필요

PPclinic 프로그램을 제거한 후에 반드시 다음 페이지와 같이 데이터베이스 삭제를 해야 합니다.

제 2 장

2 PPclinic 데이터베이스 제거

1 시작 → 제어판을 선택하고, 프로그램 추가/제거를 선택,

2 'Microsoft SQL Server 2005' 제거를 클릭한 후,

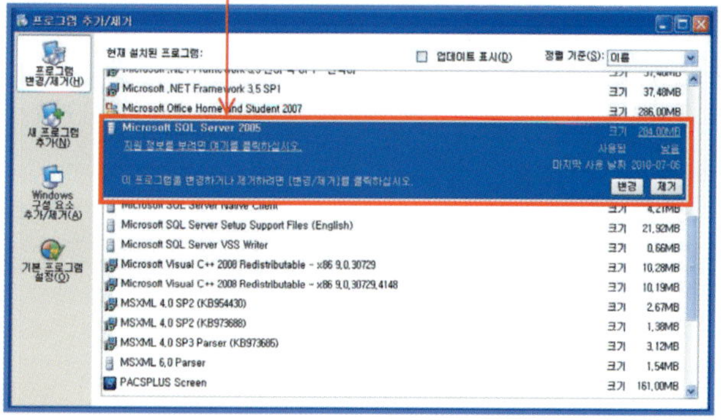

3 'MSSQL_PACS: Database Engine'을 선택,

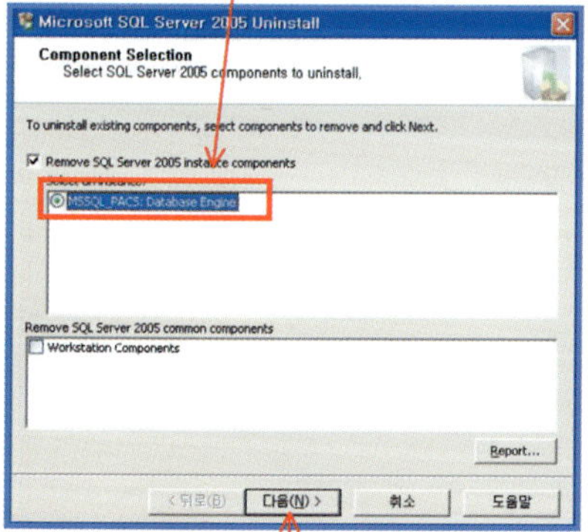

4 다음을 클릭,

5 C:₩Program Files₩Microsoft SQL Server 폴더로 들어가서,

6 MSSQL_PACS:Database Engine을 삭제합니다.

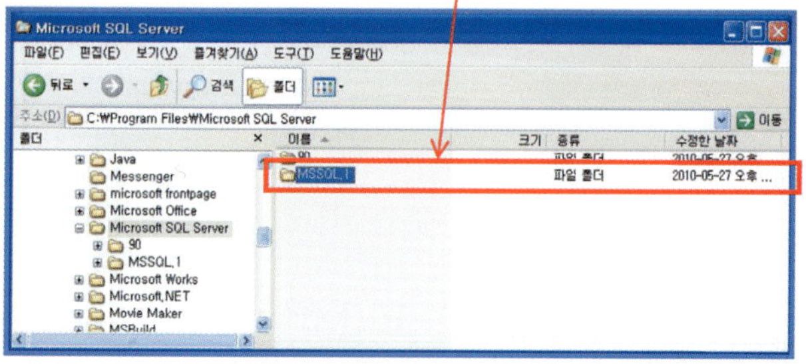

7 C:₩PACSPLUS₩Clinic Server와 C:₩PACSPLUS₩Clinic Viewer 폴더를 수작업으로 모두 제거합니다.

주의 데이터베이스 확인 필요

만일 여러 MS SQL 데이터베이스가 설치된 경우, MS SQL Data 폴더 내에 PacsPlus.mdf, PacsPlus_log.LDF가 있는 폴더만을 삭제해야 합니다.

MEMO PPclinic 폴더

PPclinic 프로그램은 C: ₩PACSPLUS ₩Clinic Server와 C: ₩PACSPLUS ₩Clinic Viewer 폴더 2개로 구성됩니다.

제 3 장

PPclinic의 기본

Section

SECTION 10

PPclinic 서버와 PPclinic 뷰어

PPclinic은 PPclinic 서버와 PPclinic 뷰어로 구성됩니다. PPclinic 무료판을 설치하면, PC에 모두 설치됩니다. PPclinic 뷰어를 사용하려면 먼저 PPclinic 서버가 기동되어 있어야 합니다.

1 PPclinic은 PPclinic 서버와 PPclinic 뷰어로 구성

MEMO **PPclinic 서버기동 필요**

PPclinic을 설치하면, 바탕화면에 PPclinic 서버 아이콘과 뷰어 아이콘(Clinic 5)이 생성됩니다.
PPclinic 서버를 실행하려면, 바탕화면의 PPclinic 서버 아이콘을 더블클릭합니다.

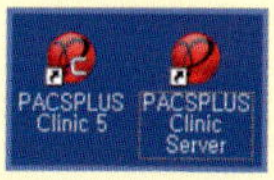

PC를 재기동하면, PPclinic 서버가 자동으로 실행되며 윈도우 하단 표시줄에 DICOM 네트워크와 PPclinic 서버 트레이 아이콘들이 표시됩니다.

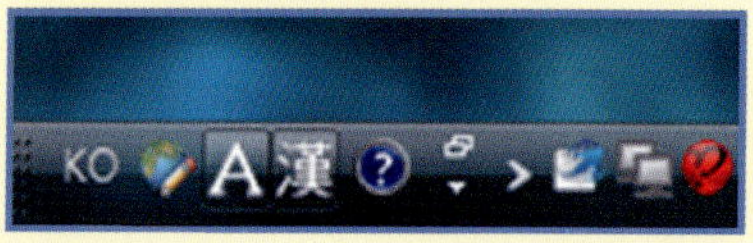

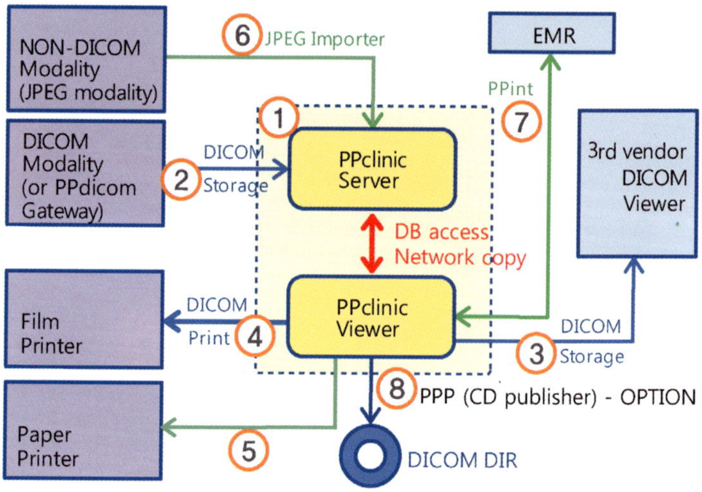

PPclinic은 PPclinic 서버와 PPclinic 뷰어로 구성됩니다.

1) PPclinic 무료판을 설치하면 PC에 PPclinic 서버와 PPclinic 뷰어의 각 실행파일이 설치됩니다.
2) PPclinic의 DICOM 네트워크 기능을 이용하여, 의료기기로 부터 DICOM 영상을 전송받는 기능(DICOM Storage SCP).
3) 저장된 DICOM 영상을 외부 PACS 또는 DICOM 장치로 영상 전송하는 기능(DICOM Storage SCU).
4) DICOM 필름 프린트로 DICOM 영상을 출력하는 기능(DICOM Print SCU).
5) 일반 종이 프린트로 인쇄하는 기능.
6) JPEG TIFF BMP 영상을 DICOM으로 변환하여 PPclinic 서버에 저장하는 기능(JPEG Importer)
7) 전자차트나 외부에서 PPclinic을 호출하는 기능(PPint)
8) 외부 반출용 DICOM 영상과 간단 뷰어를 CD에 굽기(PPP) 등의 기능이 지원됩니다.

제 3 장

2 의료기기로부터 PPclinic까지의 영상표시 흐름

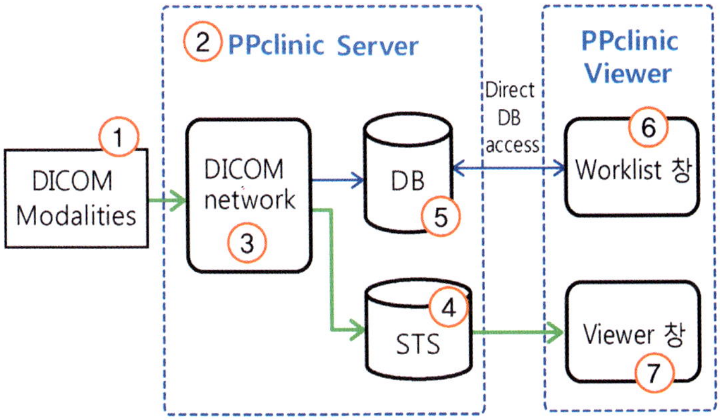

의료기기에서 PPclinic으로 DICOM 영상 흐름을 설명합니다.

1) 의료기기에서 DICOM 영상을, PPclinic 서버로 전송하면,
2) PPclinic 서버의 DICOM 네트워크가 DICOM 영상을 받아,
3) PPclinic의 로컬 하드디스크(STS)에 저장하면서,
4) DICOM 영상파일의 헤더정보를 분석하여 PPclinic 서버의 데이터베이스에 환자 및 영상정보를 저장합니다.
5) PPclinic 뷰어의 워크리스트창에서 PPclinic 서버의 데이터베이스를 검색하여, 필요한 영상을 조회하면,
6) PPclinic 뷰어의 뷰어창에 영상을 표시합니다.

설명 **DICOM Storage 기능**

PPclinic 서버의 DICOM 네트워크가 DICOM 영상을 받는 DICOM Storage SCP 즉 DICOM 서버기능을 합니다.
의료기기는 DICOM Storage SCU 즉 DICOM client 기능을 지원합니다.
DICOM 전송을 하려면, 먼저 의료기기에 PPclinic의 DICOM 정보(AE title, IP address, Port No.)를 설정해야 합니다.

정보

PPclinic 유료판과 무료판의 차이점

본 책자에 동봉된 PPclinic 비영리 single user용 무료판은 하나의 PC에 서버와 뷰어가 같이 설치됩니다. PPclinic 뷰어를 확장하여 사용할 수 없습니다. 또한 광고페이지가 표시됩니다. 확장 제한과 광고페이지 외에는 유료판과 기능이 거의 같습니다. 확장을 하려면 multi-user용 PPclinic를 구입하셔야 합니다. 유료판은 PPclinic 서버 1대에 5개의 뷰어를 연결하여 소형 PACS를 구성할 수 있습니다.

JPEG Importer(비매품)

PPclinic의 JPEG importer는 비매품입니다. 일반 JPEG 영상을 DICOM 영상으로 변환하여 PPclinic에 저장하는 보조프로그램입니다. 이는 응용편의 JPEG importer를 참조하세요.

PPINT(비매품)

전자차트나 병원정보시스템에서 PPclinic을 호출하는 기능을 지원하는 비매품 보조프로그램입니다. 이는 응용편의 PPINT를 참조하세요.

PPP(PACSPLUS CD Publisher) (옵션판매용)

PPclinic에 저장된 검사영상을 외부반출용으로 CD나 DVD에 굽는 PPP는 옵션판매용 소프트웨어입니다. CD/DVD에 자동실행 뷰어를 같이 구울 수 있으므로, 별도의 DICOM 뷰어없이 내부영상을 볼 수 있습니다. 이는 응용편의 PPP를 참조하세요.

3 PPclinic 서버

PACSPLUS Clinic 서버는 DICOM 의료기기로부터 DICOM 영상을 전송받아 저장하면서, 영상의 헤더정보를 이용하여 검사정보 데이터베이스를 생성합니다.

MEMO **PPclinic 서버 주요기능**

- 간단하고 사용하기 쉬운 디자인
- DICOM Storage SCP
- 데이터베이스 관리
  (MS SQL express 사용)
- DICOM 영상배치 임포트
- 클라이언트 라이선스 관리

1 **트레이** 아이콘에 **마우스 우클릭**한 후,

2 **보이기/숨기기**를 **클릭**하면,

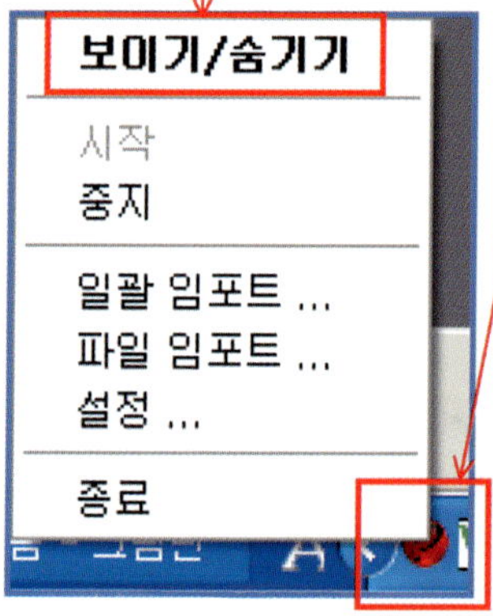

3 PPclinic server 창이 뜹니다.

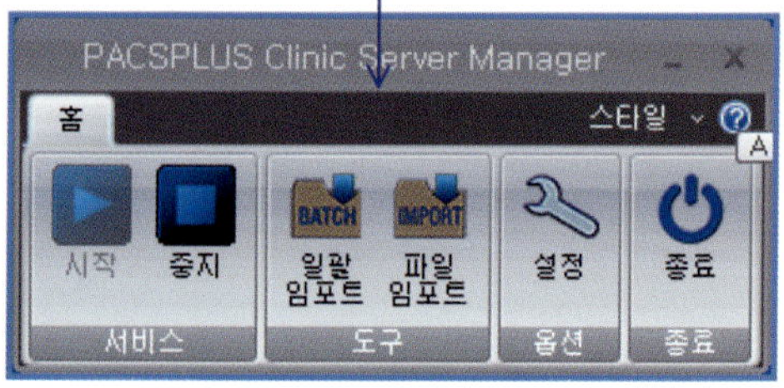

보이기/숨기기: PPclinic 서버창을 표시.
시작: PPclinic 서버(DICOM 서버와 라이선스 서버)를 시작.
중지: PPclinic 서버를 일시적으로 중지.
일괄 임포트(Batch import): 지정 폴더의 DICOM 영상들을 일괄적으로 임포트하여 PPclinic의 데이터베이스에 입력.
설정: PPclinic 서버의 동작에 필요한 다양한 설정을 변경.
종료: PPclinic 서버를 종료

4 PPclinic 뷰어는 워크리스트창과 뷰어창으로 구성

PPclinic 뷰어는 임상의를 위한 DICOM 뷰어입니다. PPclinic 뷰어는 워크리스트창과 영상 뷰어창으로 구성됩니다. 바탕화면에 있는 뷰어 아이콘(Clinic 5)을 더블클릭하여 PPclinic 뷰어를 로그인하면 PPclinic 뷰어가 기동됩니다.

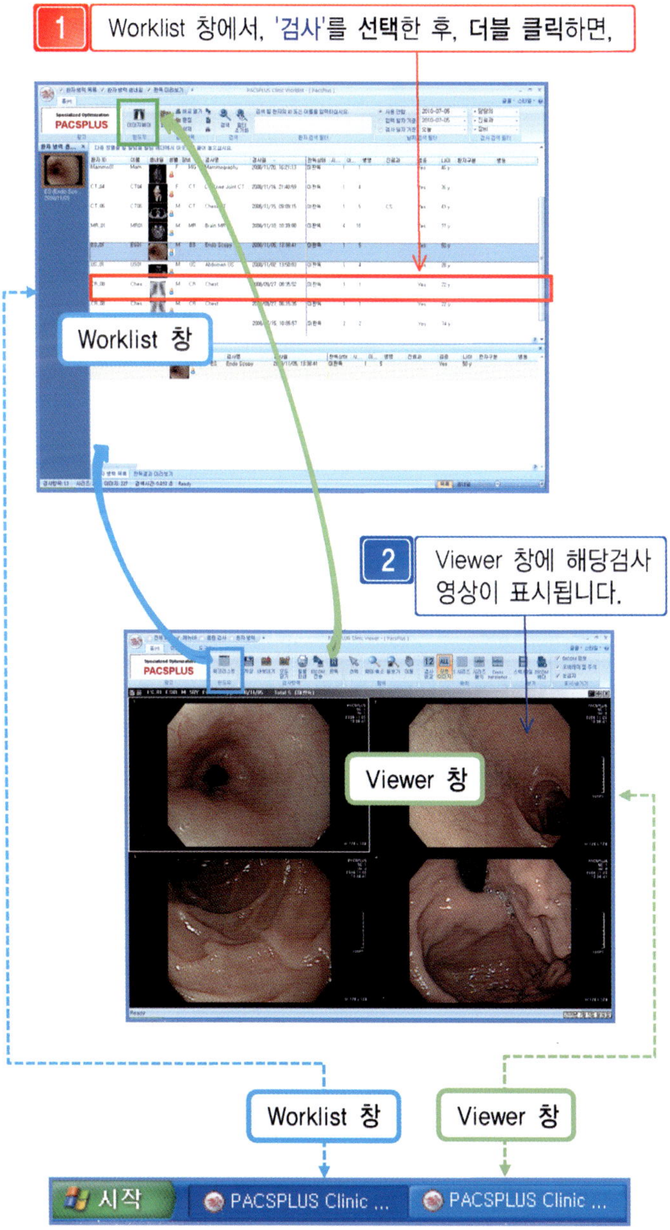

MEMO PPclinic 뷰어의 주요기능

- DICOM Storage SCU
- DICOM Print SCU
- DICOM Q/R SCU
- 환자 검사정보 변경 시, DICOM 헤더 정보도 변경함
- MR과 CT 영상을 위한 scout view (cross reference 기능)
- 과거 현재의 검사 비교모드
- 병원정보시스템과의 연동(PPINT)
- DICOM JPEG 2000 표시
- 검사리스트를 문자형 또는 썸네일 모드로 간단히 전환
- 화면 스타일의 변경이나 글꼴크기를 취향에 따라 선택가능함
- 환자 이름 또는 ID의 일부로 환자 검색 가능
- 심흉비(cardiothoracic ratio)기능

Tip 모니터 1대 PC 사용 시

PC 모니터가 1대면 워크리스트창의 이미지뷰어 버튼과 뷰어창의 워크리스트 버튼을 눌러 창을 이동합니다.
뷰어용 모니터는 300Mb 또는 500Mb인 고해상도 흑백모니터를 사용해도 됩니다.

MEMO 창 크기조절

원래 크기의 버튼으로 창 크기를 조절할 수 있습니다.

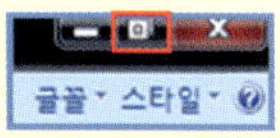

MEMO 광고페이지

의료관계자와 학생 등의 무료사용을 위해, PPclinic 무료판은 스폰서 광고를 게재하고 있습니다. 무료판 PPclinic은 워크리스트와 뷰어의 왼쪽 상단에 광고 배너가 표시됩니다.

SECTION 11 PPclinic 뷰어의 워크리스트창

워크리스트창은 목록형 또는 썸네일형으로 설정할 수 있습니다(기본값은 목록보기로 설정).

목록형

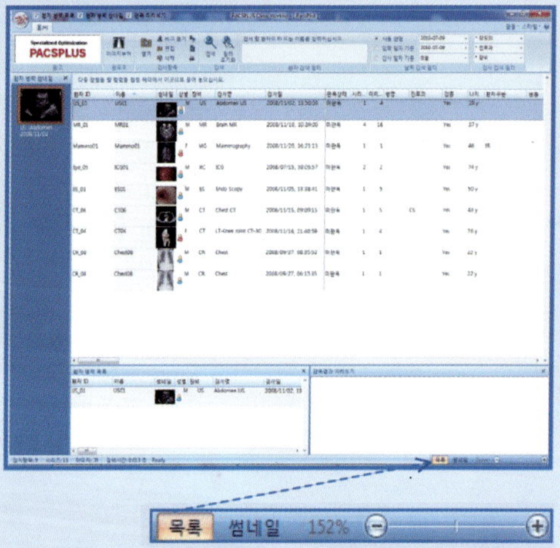

썸네일형

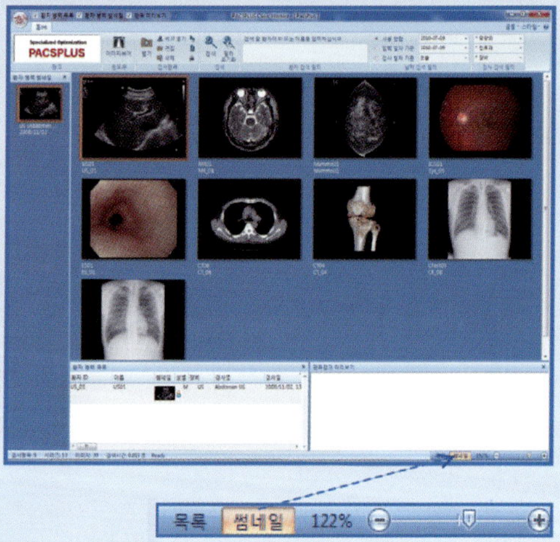

MEMO 썸네일 크기 조정

썸네일 크기를 확대하려면, (+)버튼을 클릭하거나, 스크롤 바를 오른쪽으로 끌면, 배율이 커집니다.
썸네일 크기를 축소하려면, (−)버튼을 클릭하거나, 스크롤 바를 왼쪽으로 끌면, 배율이 작아집니다.

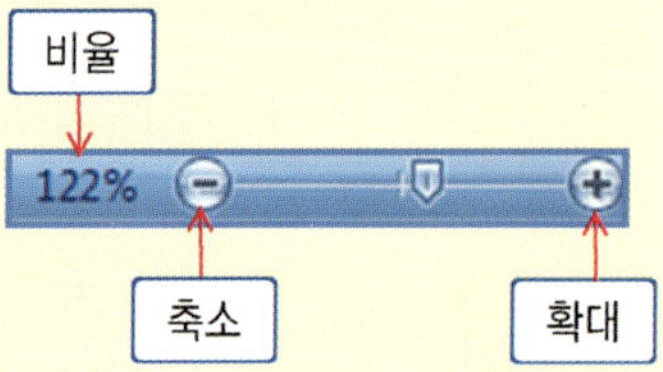

MEMO 썸네일의 환자정보

썸네일의 좌측 하단에 환자명과 ID가 표시되어, 의료진은 썸네일을 보면 어느 부위의 어떠한 검사인지 쉽게 압니다.

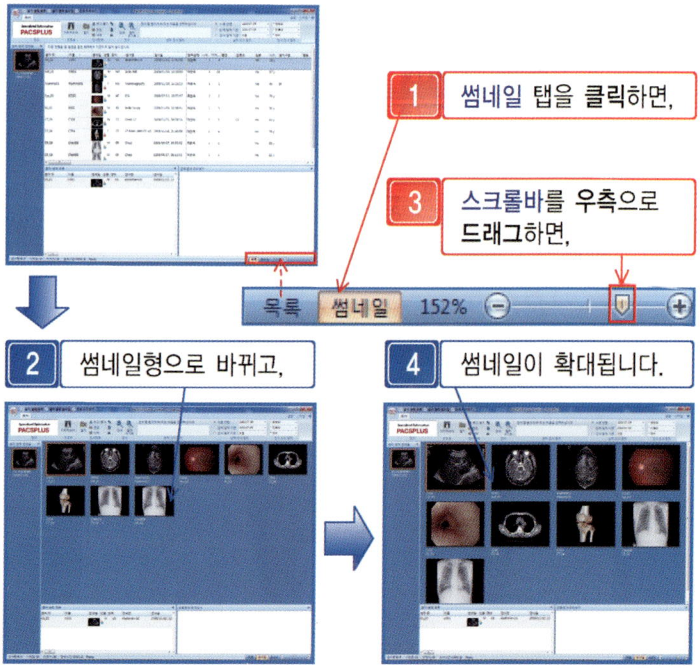

1 워크리스트창의 기본화면 구성

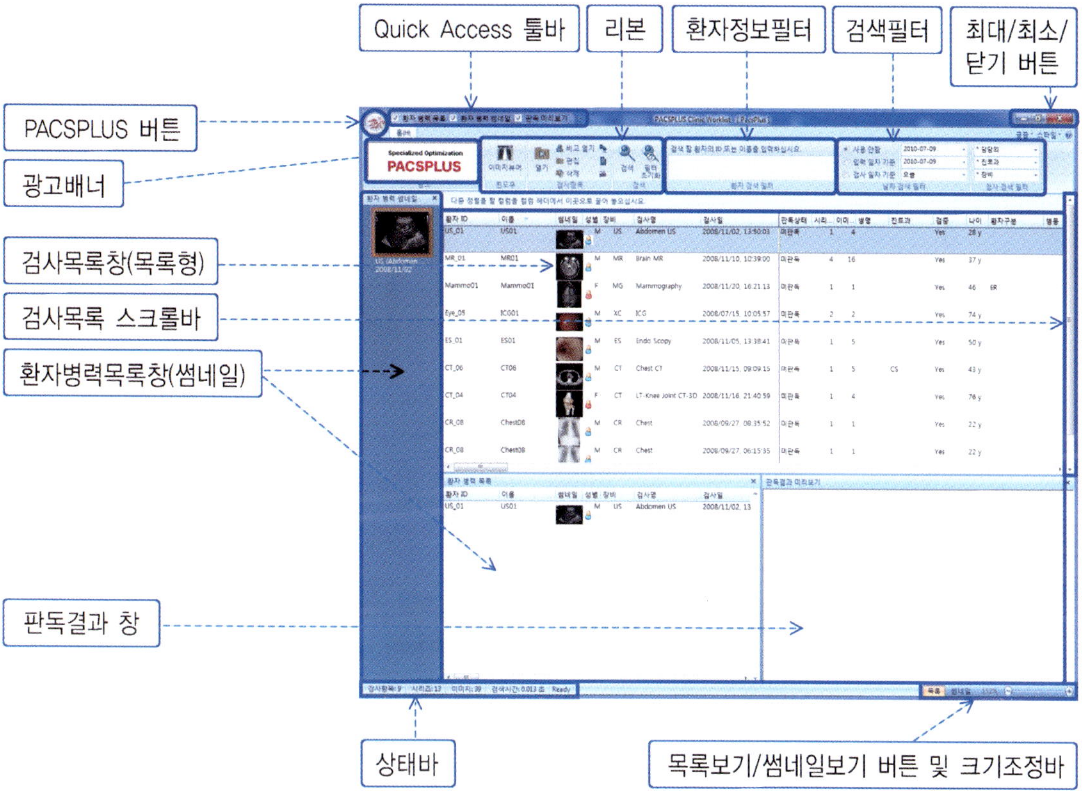

항목명	해 설
PACSPLUS 버튼	인쇄 등 기본기능이 있습니다.
Quick Access 툴 바	툴 바를 Quick Access로 저장을 하면, 탭의 이동없이 바로 사용할 수 있습니다.
리본	툴 바는 기능별로 리본 바로 구별하였습니다.
환자정보필터	환자 ID 또는 환자명의 일부를 입력하면, 그 일부 문자를 포함한 검사항목이 아래 검사목록 창에 표시합니다.
검색필터	일자검색 부분은 해당일자를 이용하여 검사목록을 조회할 수 있습니다.
최대/최소/ 닫기 버튼	워크리스트창 닫기는 PPclinic 프로그램을 종료합니다.
검사목록 창	검사목록 창에는 환자 ID, 이름, 검사명 등의 각종 정보를 조회할 수 있습니다.
검사목록 스크롤 바	검사목록을 위 아래로 스크롤합니다. 마우스 스크롤 바를 굴리면 됩니다.
환자병력 목록 창	검사목록에서 하나의 검사를 선택하면, 그 환자의 과거검사들이 썸네일로 표시됩니다.
판독결과 창	검사의 판독결과가 있으면 판독결과보기 창에 표시됩니다.
상태 바	검사의 영상 수, 시리즈 수, 영상 수의 합계가 좌측 하단에 표시됩니다.
목록보기/썸네일 보기	검사목록 창을 목록형 또는 썸네일형으로 설정할 수 있고, 후자는 영상크기를 조절합니다.

2 툴 기능에 관한 설명보기

MEMO **모니터 해상도**

모니터의 해상도에 따라 리본 바 및 툴 버튼의 배열이 다르게 보일 수 있습니다. 툴 버튼만 표시될 수도 있습니다.

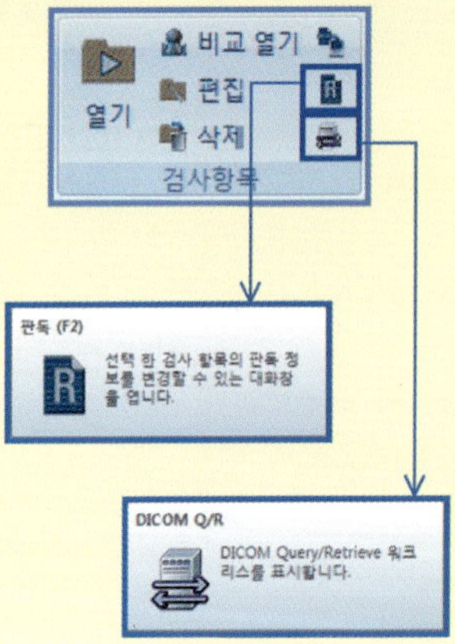

1 '툴' 버튼에 커서를 대면,

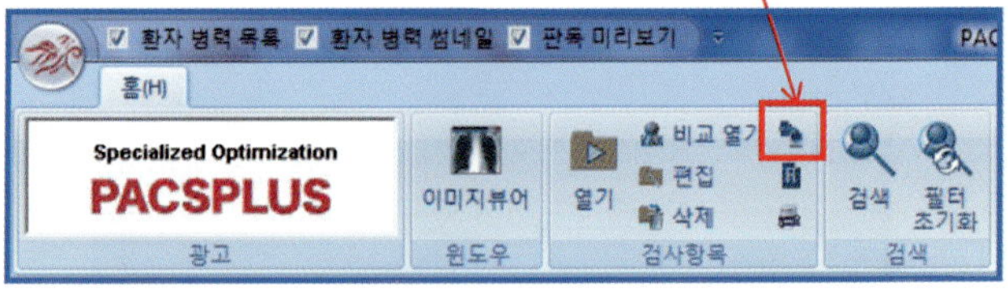

2 '툴' 버튼명과 간단한 기능 설명이 창으로 표시됩니다.

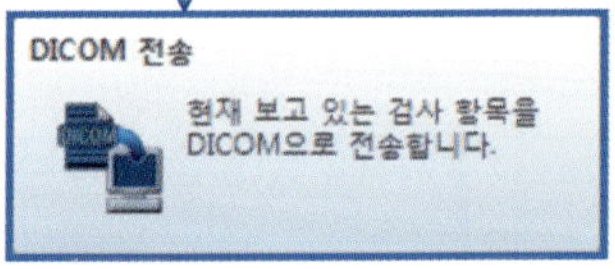

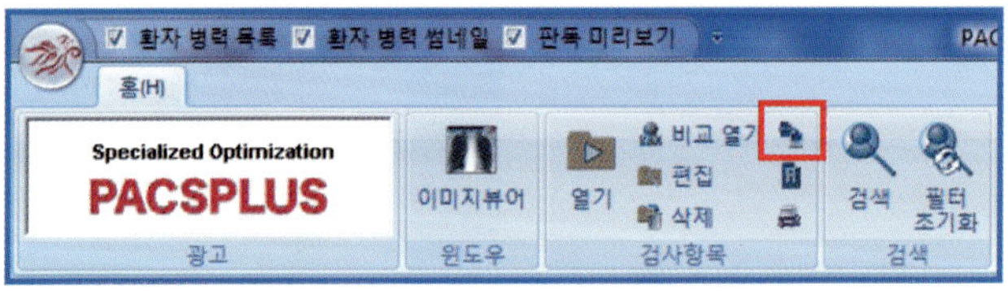

윈도우 리본 바	**이미지뷰어:** 워크리스트창에서 뷰어창으로 넘어갑니다.
검사항목 리본 바	**열기:** 검사목록에서 선택한 검사영상을 뷰어에 표시합니다. **비교열기:** 검사목록에서 선택한 검사영상과 과거검사를 동시에 화면에 표시합니다. **편집:** 선택한 검사에 관련된 정보를 편집할 때 사용합니다. **삭제:** 현재 선택한 검사를 데이터베이스에서 삭제합니다. **DICOM 전송:** 현재 선택한 검사를 타 PACS나 DICOM 장치로 전송합니다. **판독:** 현재 선택한 검사에 대한 판독창을 띄웁니다. **DICOM Q/R:** 타 PACS 서버(의료기기)에 저장된 검사를 조회하고, 필요한 영상을 호출하여 표시하는 기능입니다.
검색 리본 바	**검색:** 필터 조건에 따른 검사목록 조회기능입니다. **필터 초기화:** 검색조건을 모두 리세트하여 초기화하는 기능입니다.

로고 버튼

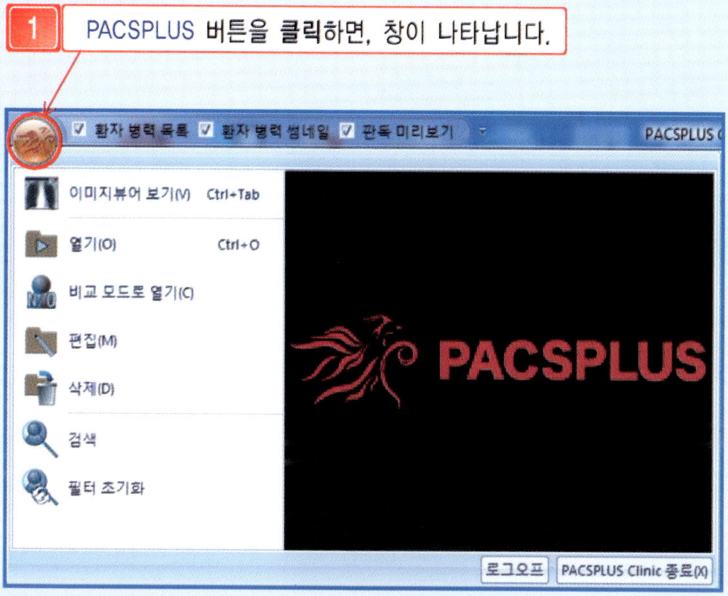

이미지뷰어 보기: 뷰어창이 나타납니다.
열기: 검사목록에서 선택한 검사영상을 뷰어에 표시합니다.
비교모드로 열기: 검사목록에서 선택한 검사영상과 과거검사를 동시에 화면에 표시합니다.
편집: 선택한 검사에 관련된 정보를 편집할 때 사용합니다.
삭제: 현재 선택한 검사를 데이터베이스에서 삭제합니다.
검색: 현재 필터의 조건에 따른 목록을 검색합니다.
필터 초기화: 현재 필터의 조건을 초기화하여, 디폴트인 오늘 검사를 표시합니다.
로그오프: 프로그램을 로그오프하는 기능입니다. 다시 로그인해야 합니다.
PACSPLUS Clinic 종료: PPclinic 뷰어를 모두 종료합니다.

창 조절 버튼

워크리스트창의 오른쪽 상단에 창 조절에 관한 버튼들이 있습니다. 이 버튼들의 기능은 뷰어창에서도 같습니다.

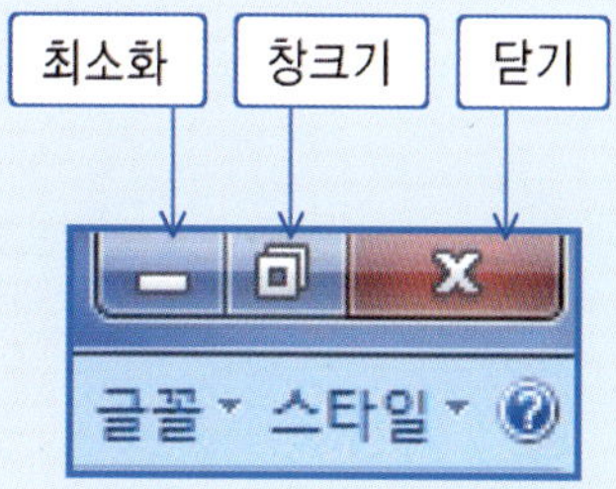

SECTION 12

PPclinic 뷰어의 뷰어창

Viewer 창의 기본 화면 구성

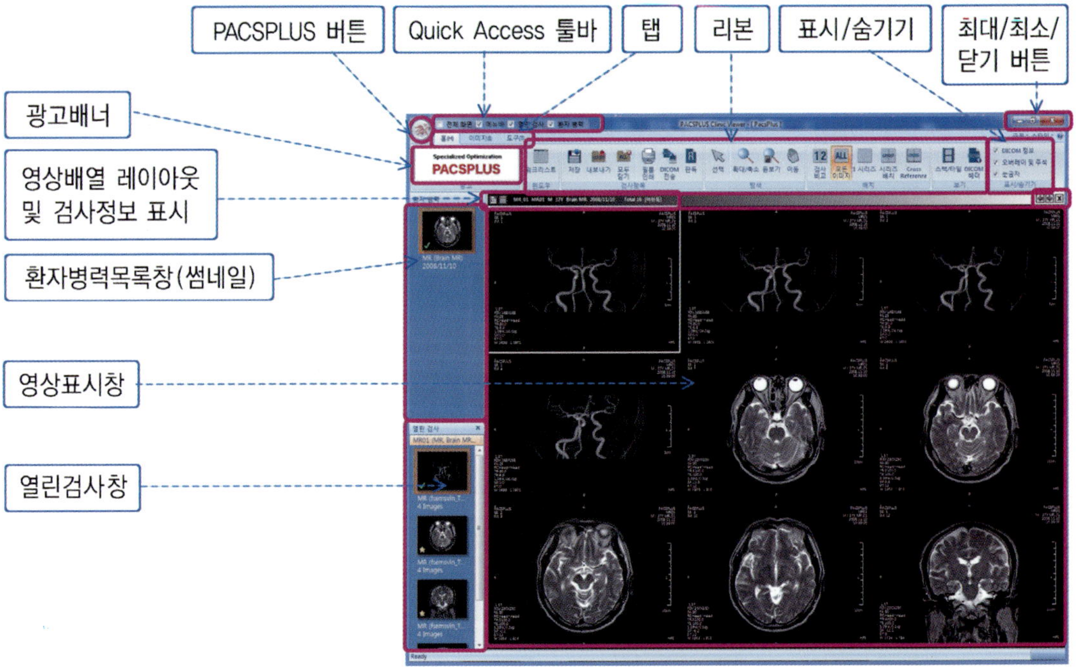

항목 명	해설
PACSPLUS 버튼	인쇄와 인쇄 미리보기 및 간단한 기능들이 있습니다.
Quick Access 툴 바	툴 바 버튼을 Quick Access 툴 바에 미리 넣으면, 탭의 이동없이 쉽게 그 기능을 쓸 수 있습니다.
탭	홈, 이미지, 도구 탭 중 하나를 선택합니다.
리본	각 탭 별로 여러 기능이 툴 바로 배열되어 나타납니다.
표시/숨기기	환자 또는 검사정보를 표시/숨기기를 설정합니다.
최대/최소/ 닫기 버튼	뷰어창 닫기를 해도 PPclinic 뷰어 프로그램을 종료시키지 않습니다.
페이지 이동	전/후 페이지로 이동하면서 영상을 표시합니다.
영상배열 레이아웃	표시된 영상의 레이아웃을 변경합니다.
검사정보 표시	표시된 영상의 환자정보가 보입니다.
환자병력 목록 창	표시된 환자의 과거검사들이 썸네일로 표시됩니다. 다른 썸네일을 누르면 해당 검사 영상이 표시됩니다.
영상표시 창	워크리스트에서 선택한 검사영상을 표시하는 창입니다.
열린검사 창	표시된 검사의 시리즈별 썸네일들이 표시됩니다.

제 3 장

1 영상정보의 표시

PPclinic 뷰어창에서 영상을 표시하면, 영상의 네 곳의 모서리 쪽에 환자, 검사, 촬영조건 등에 관한 정보가 표시됩니다. 전후좌우 배치는 아래 그림과 같이 표시됩니다. 촬영조건의 상세정보는 의료기기 및 모달리티 종류에 따라 다르게 표시됩니다. 이들 정보는 DICOM 헤더정보의 내용과 일치합니다.

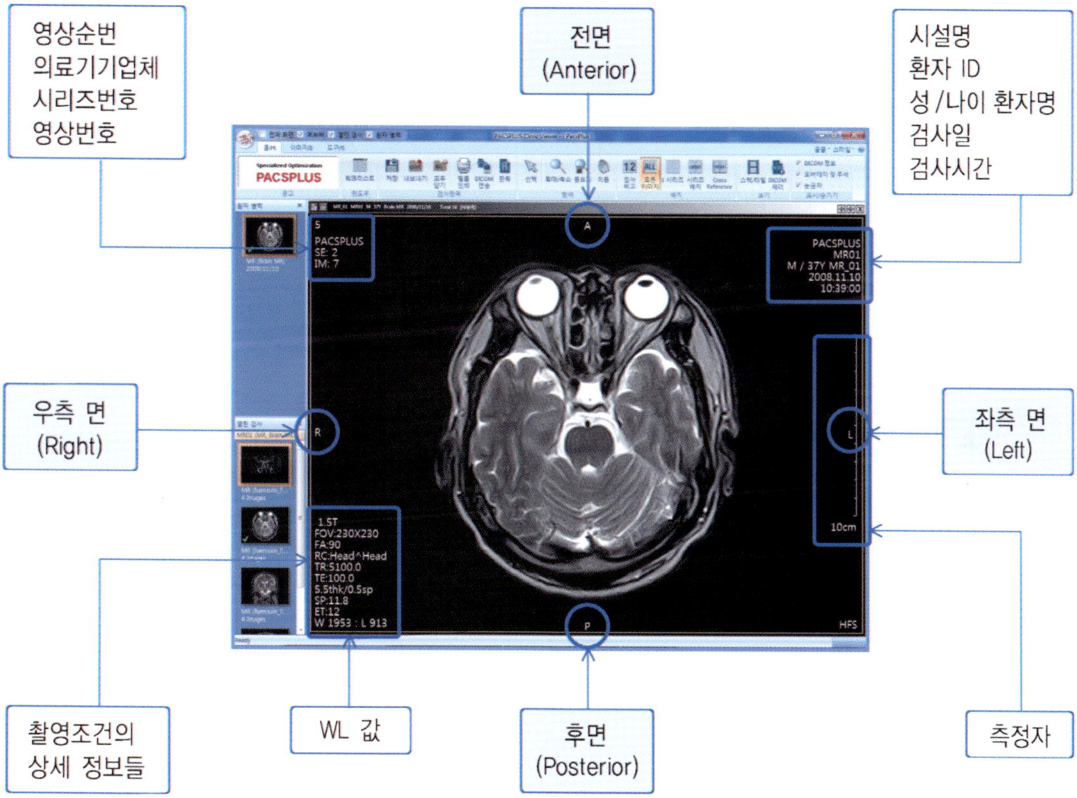

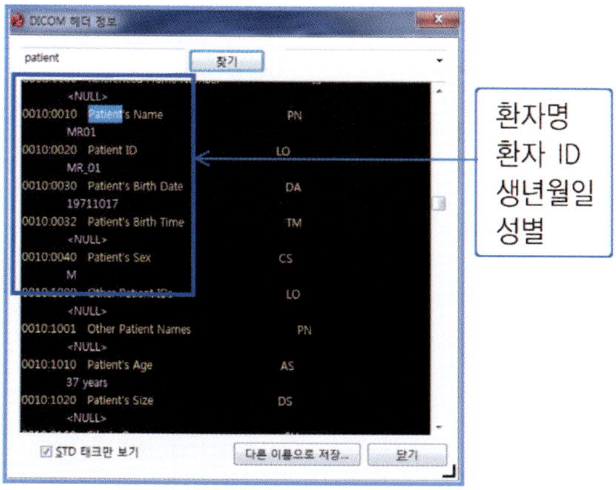

MEMO DICOM 정보

모든 영상은 각각의 DICOM 헤더정보가 있습니다.
이를 자세히 보기위하여 DICOM 헤더버튼을 클릭하면 정보창이 나타납니다.

참조 Section 35

2 뷰어 탭 종류

MEMO **뷰어창의 3개 탭**

뷰어창은 홈, 이미지, 도구 3개의 탭이 있고, 각 탭 별로 툴 리본이 표시됩니다.

세 종류의 탭 리본

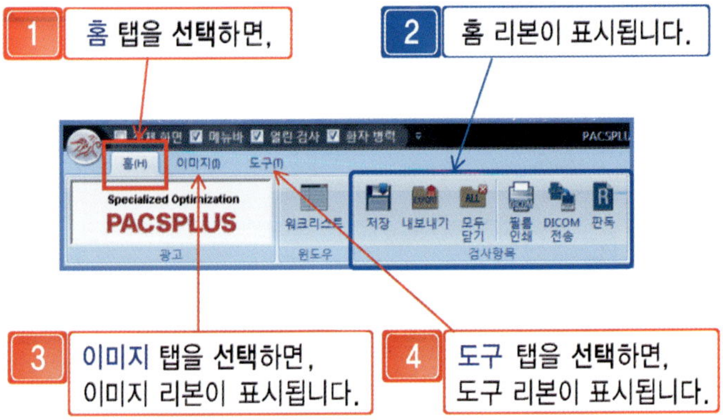

홈 탭 리본

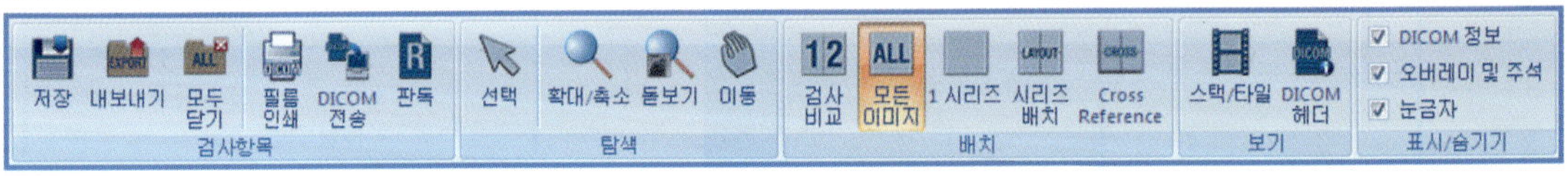

검사항목 리본 바	**저장:** 현재 영상의 조작 및 처리결과를 데이터베이스에 저장하고, 다음 조회 시에는 저장된 상태로 표시됩니다. **내보내기:** 현재의 DICOM 영상들을 JPEG, TIFF, BMP 등으로 변환하여 저장합니다. **모두 닫기:** 현재 표시된 영상들을 모두 닫습니다. **필름인쇄:** 현재 영상을 DICOM 필름 프린터로 인쇄합니다. **판독:** 현재 조회 중인 검사에 대한 판독창을 띄웁니다.
탐색 리본 바	**선택:** 여러 영상처리를 하다가 처음 상태로 리세트하여 되돌리는 선택을 합니다. **확대/축소:** 선택한 영상을 확대 또는 축소합니다. **돋보기:** 현재 선택한 영상에 돋보기 기능을 사용합니다. **이동:** 확대된 영상의 위치를 이동합니나.
배치 리본 바	**검사비교:** 화면을 분할하여 2개의 검사를 비교할 수 있습니다. **모든검사 이미지:** 현재의 검사를 시리즈에 관계없이 모두 한 화면에 표시합니다. **1시리즈:** 선택한 영상에 해당하는 시리즈만 표시합니다. **시리즈배치:** 현재 검사시리즈를 여러 개로 표시하여 스택/타일 모드로 배열합니다. **Cross Reference:** 시리즈 간의 위치정보를 연동하여 조회합니다.
보기 리본 바	**스택/타일:** 영상을 하나로 쌓은 스택/타일 형태로 배열하여 동적 모드로 조회합니다. **DICOM 헤더:** 현재 영상의 DICOM 헤더정보 창을 표시합니다.
표시/숨기기리본바	**DICOM 정보:** 영상에 보이는 DICOM 정보를 표시 또는 비표시합니다. **오버레이 및 주석:** 각종 오버레이나 주석을 표시 또는 비표시합니다. **눈금자:** 영상의 크기 자를 표시 또는 비표시합니다.

이미지 탭 리본

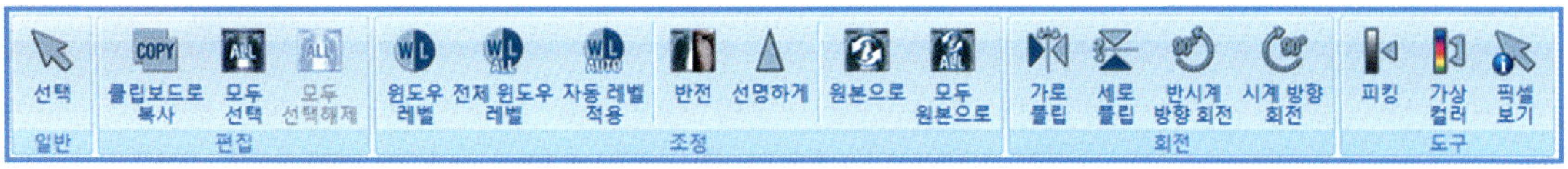

일반 리본 바	**선택:** 여러 영상처리를 하다가 초기의 작업상태로 되돌리는 선택을 합니다(ESC 키).
편집 리본 바	**클립보드로 복사:** 현재 영상을 복사하여 클립보드에 저장합니다(워드나 파워포인트로 복사합니다). **모두 선택:** 현재 표시된 영상들을 모두 선택합니다. **모든 선택 해제:** 현재 선택된 모든 영상을 해제합니다.
조정 리본 바	**윈도우레벨:** 현재 선택된 영상에 대한 윈도우레벨(W/L)을 조정합니다. **전체 윈도우레벨:** 표시중인 시리즈의 전체영상에 동일한 윈도우레벨을 조정합니다. **자동레벨 적용:** PPclinic에서 자동으로 영상의 윈도우레벨을 계산하여 표시합니다. **반전:** 흑백을 반대로 변환하여 표시합니다. **선명하게:** 영상의 선명도를 조절하는 기능입니다. **원본으로:** 영상에 조작된 처리를 적용하지 않고, 마지막으로 저장된 상태로 리세트 합니다.
회전 리본 바	**모두원본으로:** 전체영상을 마지막에 저장된 상태로 리세트 합니다. **가로플립:** 좌우대칭으로 영상을 바꿉니다. **세로플립:** 상하대칭으로 영상을 바꿉니다. **반시계방향회전:** 영상을 반시계방향으로 90도 회전합니다. **시계방향회전:** 영상을 시계방향으로 90도 회전합니다.
도구 리본 바	**피킹:** 픽셀 값에 따른 컬러영상을 적용하여 표시할 수 있습니다. **가상컬러:** 가상컬러를 적용하는 창을 띄웁니다. **픽셀보기:** 커서를 댄 점의 픽셀 위치와 값을 표시합니다(HU 값으로 표기).

도구 탭 리본

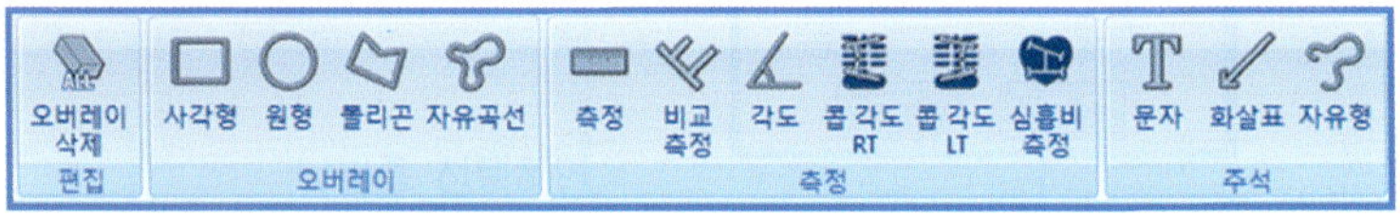

편집 리본 바	**오버레이 삭제:** 영상에 표시된 오버레이 측정치 주석 등을 삭제합니다.
오버레이 리본 바	**사각형:** 사각형을 그립니다. **원형:** 원형을 그립니다. **다각형:** 다각형을 그립니다. **자유곡선:** 자유곡선을 그립니다.
측정 리본 바	**측정:** 거리를 측정합니다. **비교 측정:** 두 개의 평행선 거리를 비교, 측정합니다. **각도:** 각도를 측정합니다. **콥 각도 RT:** 콥스 각도를 측정합니다. **콥 각도 LT:** 콥스 각도를 측정합니다. **심흉비 측정:** 심흉비율(cardiothoracic ratio)을 측정합니다.
주석 리본 바	**문자:** 영상에 문자를 삽입합니다. **화살표:** 화살표를 그려 넣습니다. **자유형:** 자유형 선을 그려 넣습니다.

제 3 장

3 툴 사용법

MEMO 홈 탭과 리본 바

뷰어창의 왼쪽 상단을 보면 홈, 이미지, 도구 3개 탭이 보입니다.
홈 탭이 기본으로 설정되어 있으며, 아래 리본 바에 홈 탭에서 지원되는 기능들이 툴 버튼으로 표시됩니다.

MEMO 시리즈별 조회상태

열린검사 창에 표시중인 검사의 각 시리즈 영상들이 표시됩니다.
녹색 화살표는 현재 선택된 영상(하얀 테두리)의 시리즈를 의미하고, 노란색 별은 열려 있는 시리즈라는 의미가 됩니다.

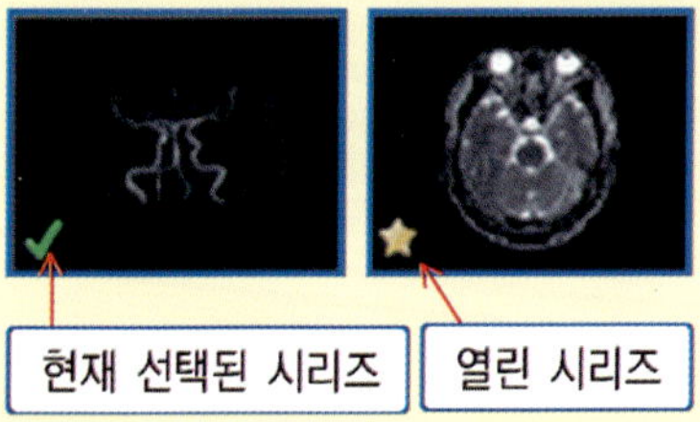

MEMO 영상페이지 스크롤

영상이 많은 경우 다음 페이지로의 이동은 마우스 스크롤 버튼을 상하로 굴리면 전후 페이지로 쉽게 이동합니다.

MEMO Quick Access

이미지 탭 또는 도구 탭의 기능을 사용하려면, 탭 이동을 한 후 필요한 툴 버튼을 누르고 실행해야 합니다.
자주 쓰는 툴은 Quick Access에 저장하여 사용하면 편리합니다.

1 **영상**을 **클릭**하면, 테두리가 나타나며,

2 **확대/축소**를 **클릭**하고,

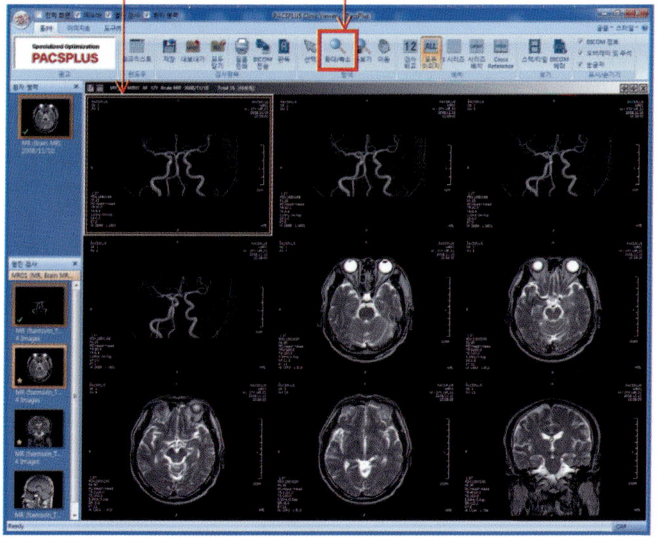

3 상하로 **드래그**하면, 확대/축소 기능이 적용됩니다.

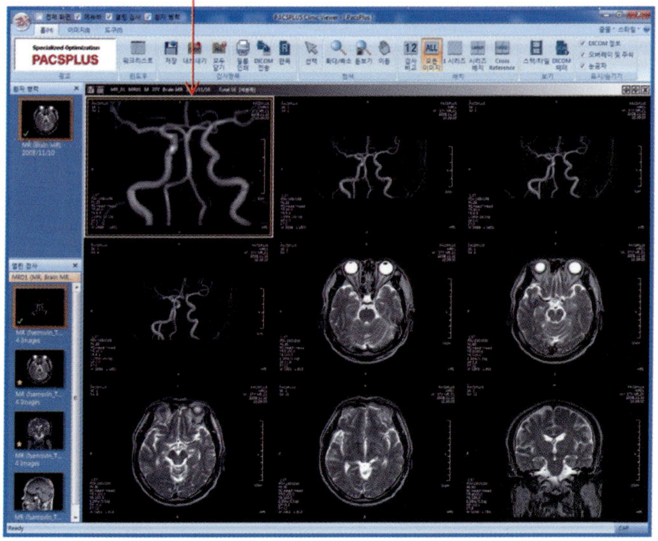

4 Quick Access에 버튼 추가/제거

PPclinic 뷰어창의 이미지 탭 또는 도구 탭의 기능을 사용하려면 탭 이동을 해야 합니다. 따라서 자주 쓰는 툴 버튼을 미리 Quick Access에 추가하면, 탭 이동을 하지 않고 Quick Access에 있는 버튼을 눌러서 바로 툴 기능을 실행할 수 있습니다.

Quick Access에 버튼 추가

1 버튼을 선택하고, 마우스 우클릭한 후,

2 'Addto Quick Access'를 클릭하면,

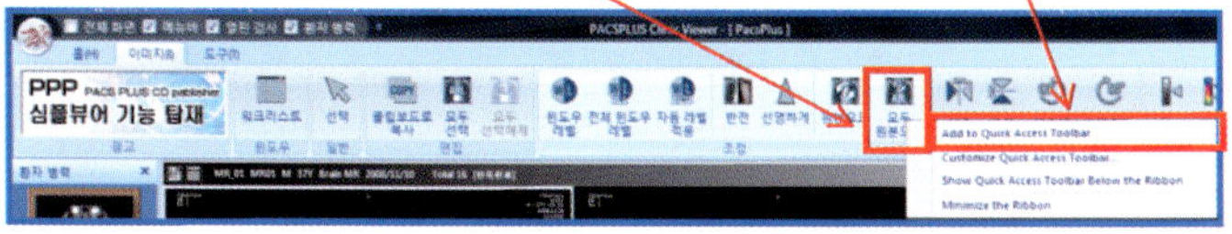

3 Quick Access에 작은 버튼이 생성됩니다.

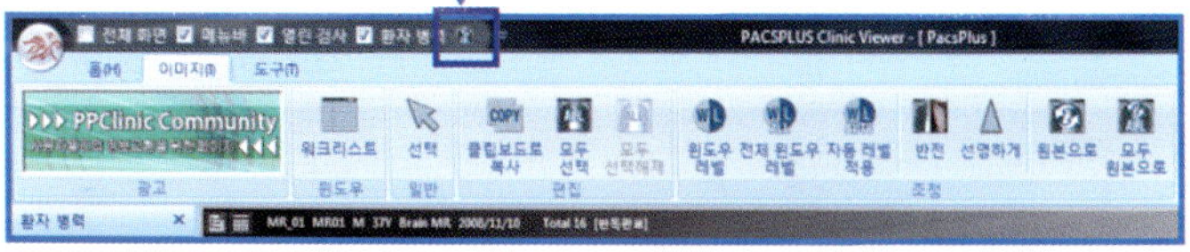

4 버튼을 선택하고, 마우스 우클릭한 후,

5 'Addto Quick Access'를 클릭하면, 추가됩니다.

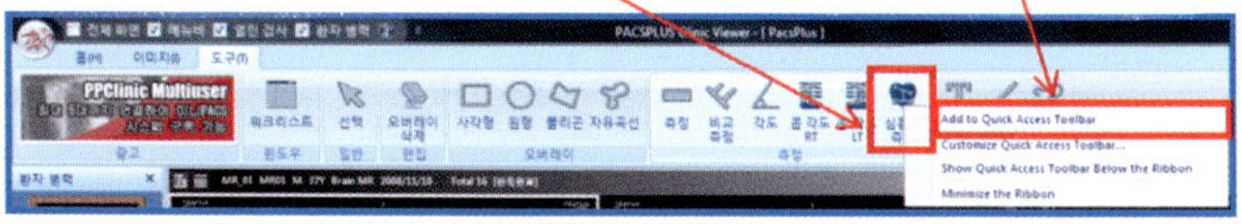

Quick Access의 버튼 제거

1 버튼을 선택하고, 마우스 우클릭한 후,

2 'Remove from Quick Access'를 클릭하면,

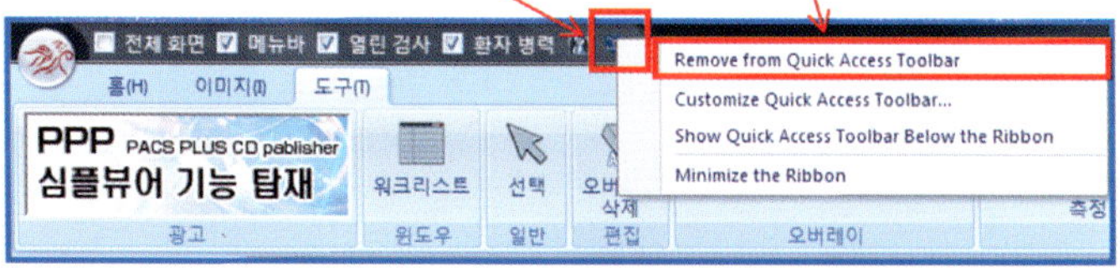

3 버튼이 제거됩니다.

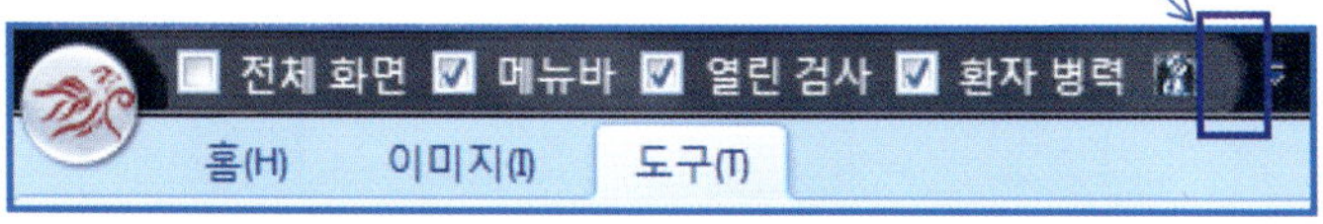

MEMO Quick Access

Quick Access에 추가된 작은 버튼을 누르면 그 기능이 작동됩니다.

MEMO Quick Access 버튼 추가

Quick Access에 툴 버튼을 여러 개 추가할 수 있습니다.

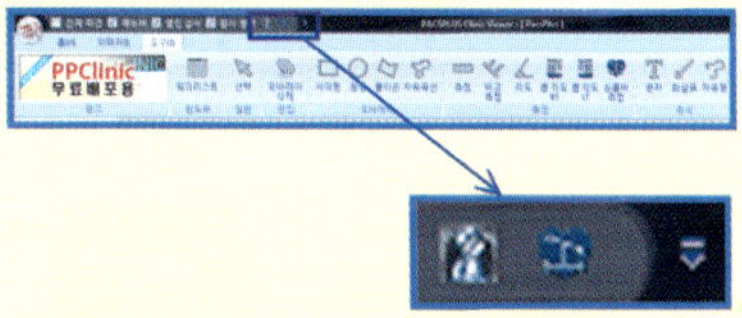

제 3 장

SECTION 13 마우스와 키보드 조작법

1 마우스 조작법

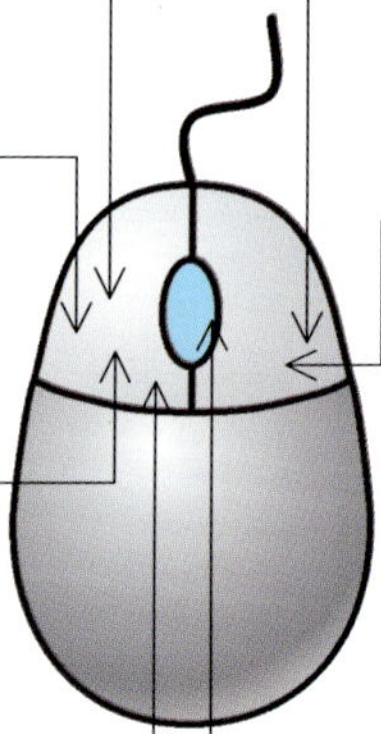

클릭(마우스 왼쪽 버튼 클릭)
가장 많이 쓰는 기능입니다. 워크리스트창에서 검사를 선택하거나 뷰어창에서 영상을 선택할 때 또는 워크리스트창과 뷰어창에서 툴 버튼을 선택할 때 사용합니다.

더블클릭(마우스 왼쪽 버튼 더블클릭)
워크리스트창에서 검사목록의 한 검사를 선택하여 더블클릭하면 검사영상이 뷰어창에 표시됩니다.

드래그(마우스 왼쪽 버튼을 누른 상태로 마우스를 끌어감)
뷰어창에서 확대/축소 버튼을 누르고, 해당 영상에서 마우스 드래그하면 해당 영상이 확대/축소됩니다.

드롭(마우스를 드래그한 후, 손을 뗌)
영상표시 창의 썸네일 영상을 끌어 영상표시 창에 드래그한 후 드롭하면, 해당 시리즈의 영상이 표시됩니다.

마우스 우 클릭
영상에서 마우스 우 클릭하면, 팝업창이 뜨면서 기능들이 표시됩니다.

마우스 우 드래그(마우스를 우 클릭한 상태에서 끌어감)
뷰어창에서 표시된 영상들을 시리즈별로 W/L을 변경할 수 있습니다.
Shift 키를 누르고 마우스 우 드래그하면 빠른 속도로 W/L을 조절합니다.

스크롤(마우스 롤러를 돌림)
워크리스트창에서 검사목록을 상하로 스크롤할 때 사용하거나, 뷰어창에서 표시된 영상들을 전후로 이동할 때 사용합니다.

2 마우스 우 클릭

1 **영상**에 커서를 대고, **마우스 우클릭**하면,

4 팝업창이 뜹니다.

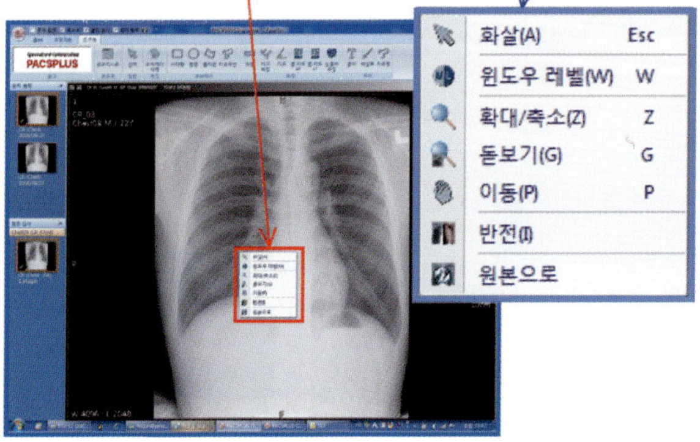

화살[ESC키]: 일부 툴 기능을 사용하다가, 초기상태로 빠져나갈 때 사용합니다. 특히 On/Off 기능의 툴 버튼의 사용 중, 끝내고 싶을 때 사용합니다.
윈도우레벨[W키]: WL 조절을 합니다.
확대/축소[Z키]: 영상을 확대 또는 축소합니다.
돋보기[G키]: 영상에서 돋보기 기능을 합니다.
이동[P]: 확대한 영상을 이동(panning)하며 볼 수 있습니다.
반전: 영상의 흑백을 반대로 반전시켜 표시합니다.
원본으로: 저장된 상태로 리세트합니다.

3 주요 버튼 및 단축키

툴 버튼	기능	단축키	비고
	열기	**Ctrl + O**	해당 검사열기(영상표시)
	워크리스트	**Ctrl+Tab**	워크리스트 보기
	저장	**Ctrl+S**	영상의 처리내용을 저장
	닫기	**F3**	검사닫기
	모든 검사닫기	**F4**	열려있는 모든 검사닫기
	프린터	**Ctrl+P**	인쇄
	포인트	**ESC**	초기상태로 복원
	확대	**Z**	확대/축소
	돋보기	**G**	부분 확대, 윈도우레벨 조정
	이동	**P**	이동
	검사 비교	**F6**	현재/과거검사 비교모드
	전체보기	**F7**	검사 내의 모든 영상
	복사	**Ctrl+C**	영상 부분복사
	전체 선택	**Ctrl+A**	표시된 모든 영상선택
	전체 선택 취소	**Ctrl+E**	선택한 영상해제
	윈도우레벨(W/L)	**W**	Window level 조정
	보고서	**R**	판독 조정
	픽셀보기	**Alt+P**	화소(pixel) 단위 값 표시

주의

단축키를 사용하려면 자판이 영어로 되어야 합니다. 한글로 되어 있으면 단축키 기능이 작동되지 않으므로 자판의 한/영키를 눌러 주십시오.

4 키보드 사용법

단축키를 이용한 PPclinic 조작법

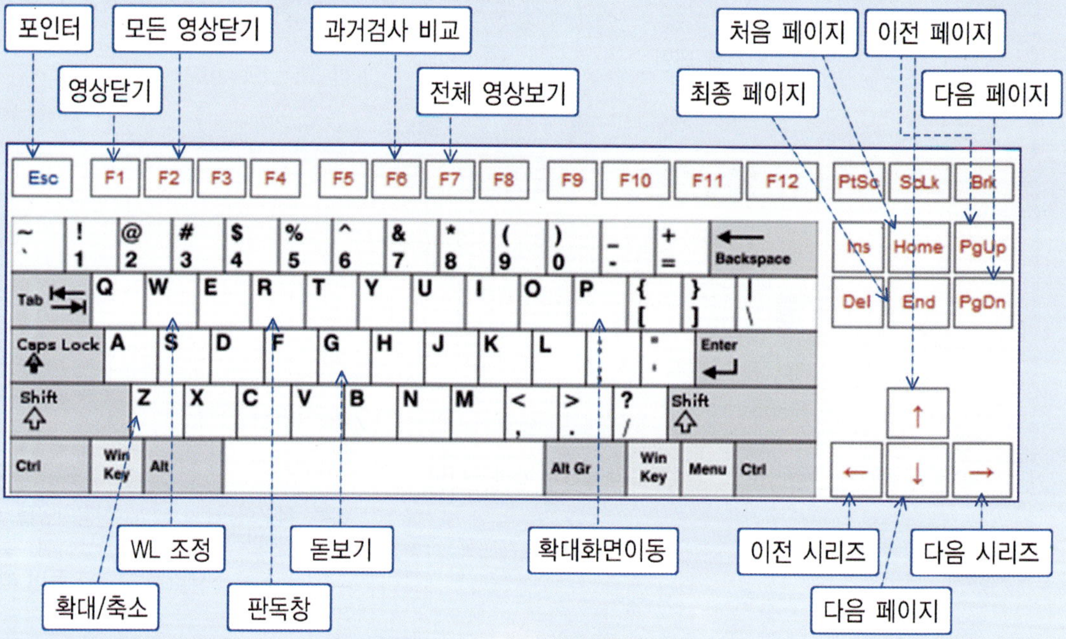

Ctrl키를 이용한 PPclinic 조작법

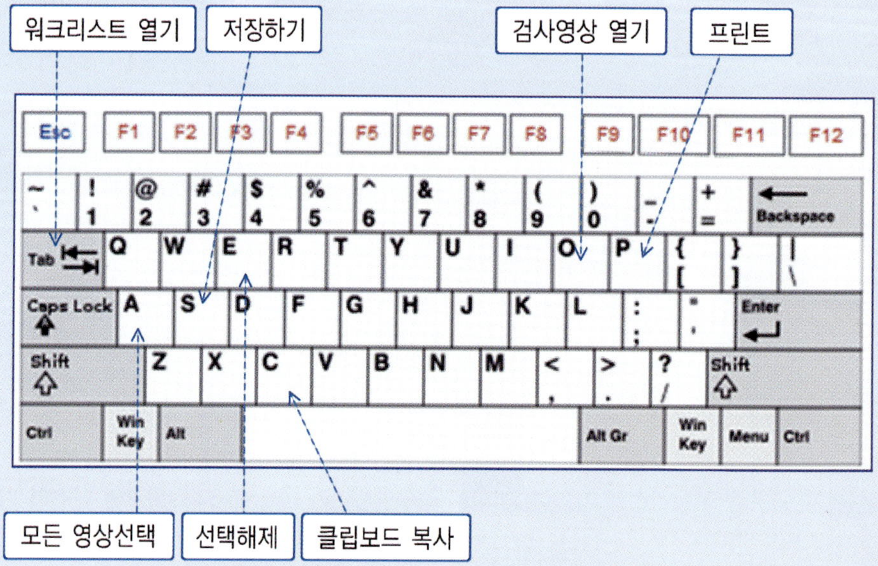

제 3 장

5 커서의 형태

툴 버튼	기능	단축키	커서의 형태
	포인터	ESC	
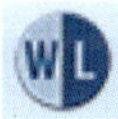	윈도우레벨(W/L)	W	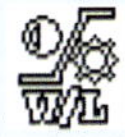
	확대	Z	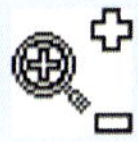
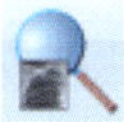	돋보기	G	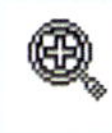
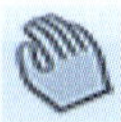	이동	P	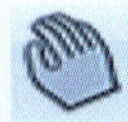
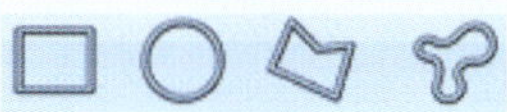	오버레이 (사각형, 원형 등)		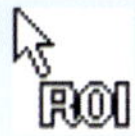
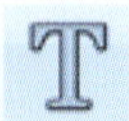	문자 입력		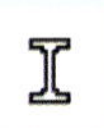
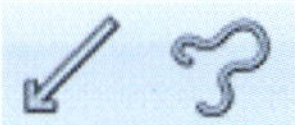	화살표, 거리, 각도		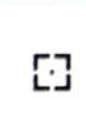
	창 크기조절		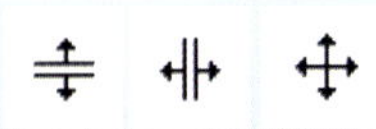
	피킹		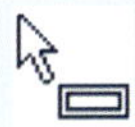
	픽셀보기	Alt+P	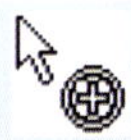

제 3 장

제 4 장

워크리스트창 사용법

Section

SECTION 14

검사열기(영상표시) 및 검사닫기

1 워크리스트창에서 검사영상 열기

주의 **검사일 사용 안함**

검사일자를 정하거나 사용안함으로 선택한 후, 검색 버튼을 누르면, 모든 검사가 목록에 나타납니다.

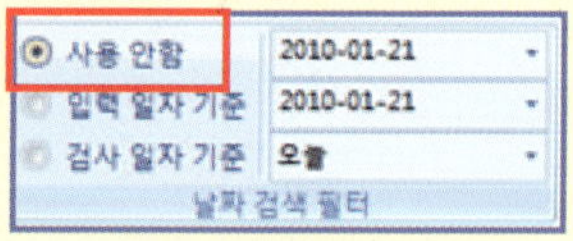

MEMO **검사열기(영상표시)**

검사를 더블클릭하면 영상이 표시됩니다.
검사를 선택한 후, Ctrl + O 키를 눌러도 검사가 열립니다.

MEMO **썸네일 창**

환자병력 창에 과거검사 썸네일이 표시됩니다.

현재 열린검사

과거 검사

현재 열린검사

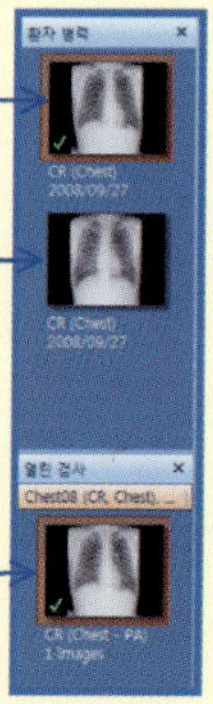

1 '검사'를 선택하면,

2 그 환자의 검사가 썸네일 표시됩니다.

3 열기를 클릭하면, 뷰어창에 표시됩니다.

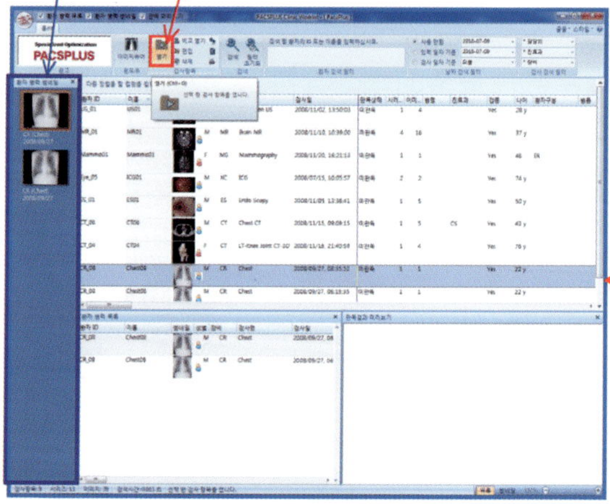

4 다른 검사 썸네일을 영상표시창으로 드래그 드롭하면,

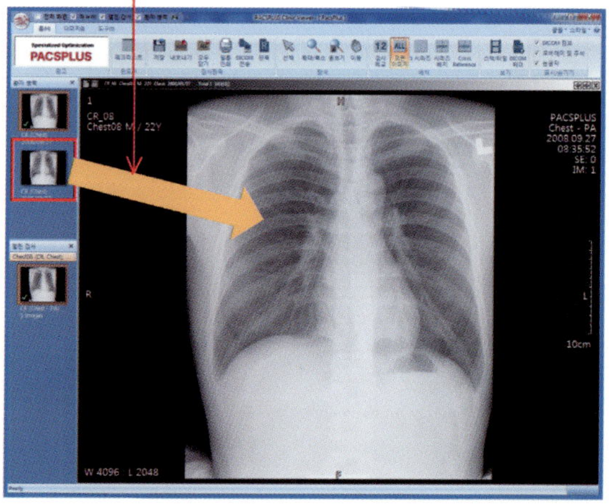

5 드래그한 검사 영상이 표시 됩니다.

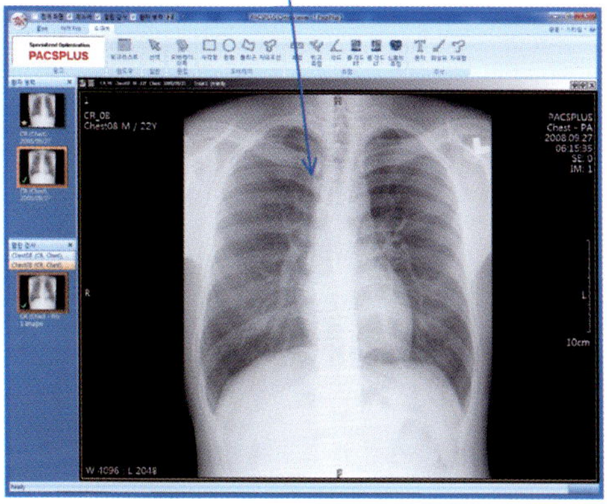

MEMO 표시중인 검사와 시리즈

환자병력 창과 열린검사 창의 썸네일 중 녹색 화살표로 표시된 영상이 현재 영상 표시 창에 표시된 검사입니다. 테두리가 주홍색으로 표시됩니다.

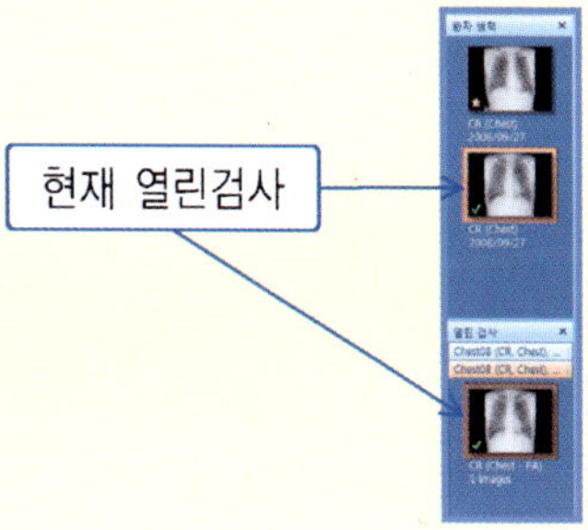

검사 열기(영상 표시)

1 '검사'를 **더블클릭**하거나,

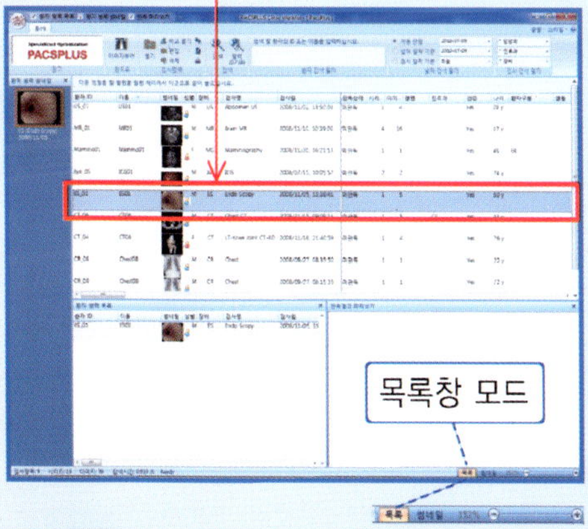

2 썸네일을 더블클릭,

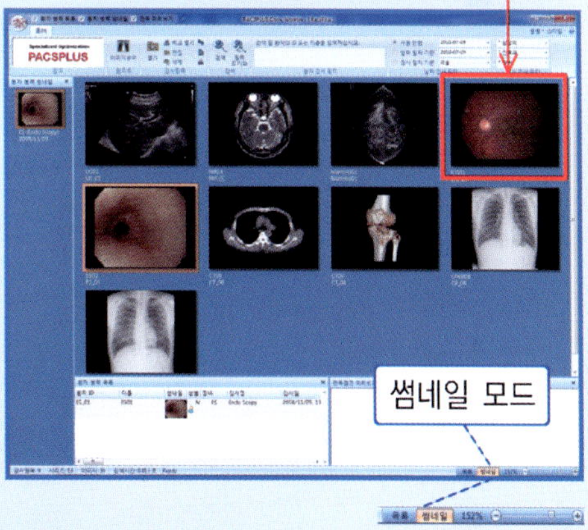

참조 Section 12

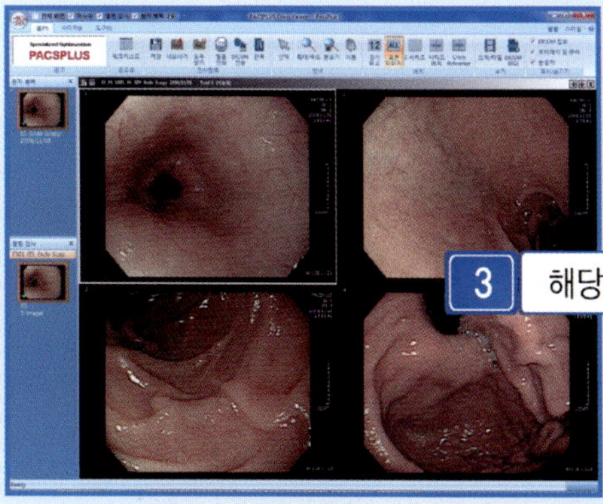

3 해당 검사 영상이 표시됩니다.

제 4 장

2 다른 검사영상 열기

Tip 워크리스트창 열기 (Ctrl + Tab)

Ctrl + Tab 키를 누르면 워크리스트창이 나타납니다.

Tip 검사열기(Ctrl+O)

검사를 선택한 후, Ctrl + O 키를 눌러도 검사가 열립니다.
검사를 선택한 후, 열기 버튼을 눌러도 검사가 열립니다.

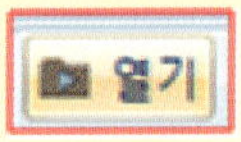

MEMO 과거검사 썸네일 표시

환자병력 창에 과거검사 썸네일이 표시됩니다.

1 워크리스트를 클릭하고,

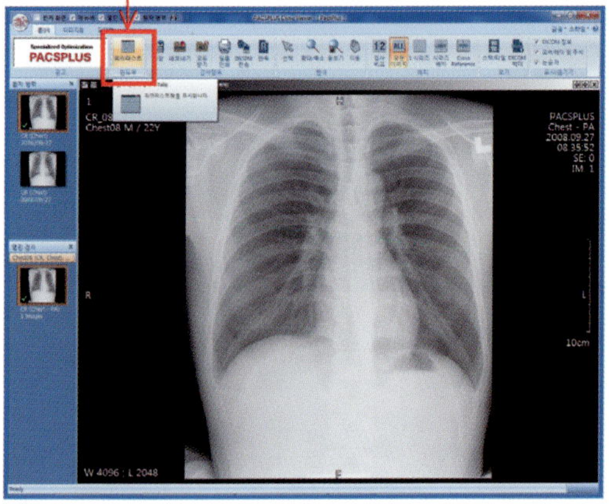

2 다른 '검사'를 더블클릭하면,

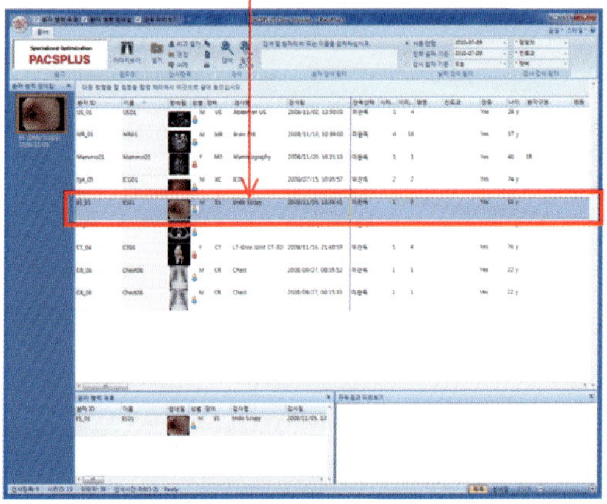

3 이전 검사는 닫히고 다른 검사 영상이 표시됩니다.

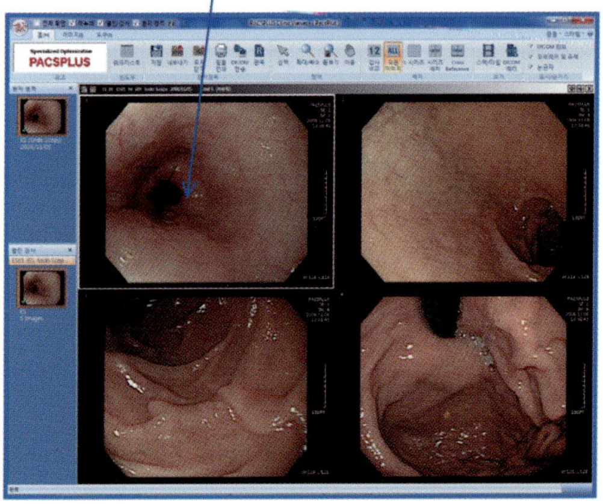

제 4 장

3 검사닫기(영상닫기)

1 모두 닫기를 **클릭**하면,

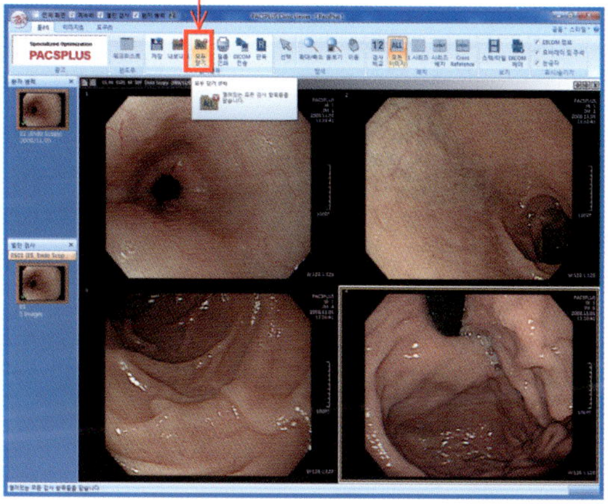

2 영상이 닫히고, Viewer 창 배경에 광고가 표시됩니다.

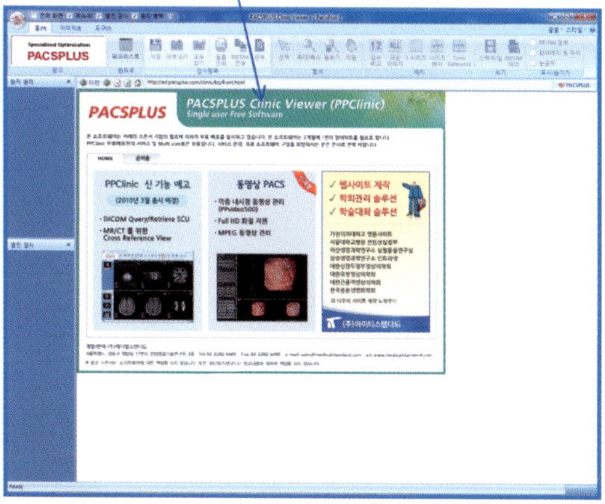

Tip 현재 검사닫기(F3)와 모든 검사닫기(F4)

F3 키를 누르면 현재의 검사영상이 닫힙니다.
F4 키를 누르면 모든 검사영상들이 닫힙니다.

제 4 장

SECTION 15

과거검사와 비교하기

1 워크리스트창에서 과거검사 비교열기

주의 **과거검사와 비교모드**

과거검사 비교열기는 현재 선택한 검사와 같은 환자의 과거에 찍은 검사를 같이 영상을 표시합니다.
만일 과거검사를 선택하고, 비교열기하면 최근 검사가 표시되지 않습니다.

MEMO **현재는 왼쪽, 과거는 오른쪽**

비교열기를 하면 가장 최근의 과거검사 영상이 오른쪽에 표시됩니다.

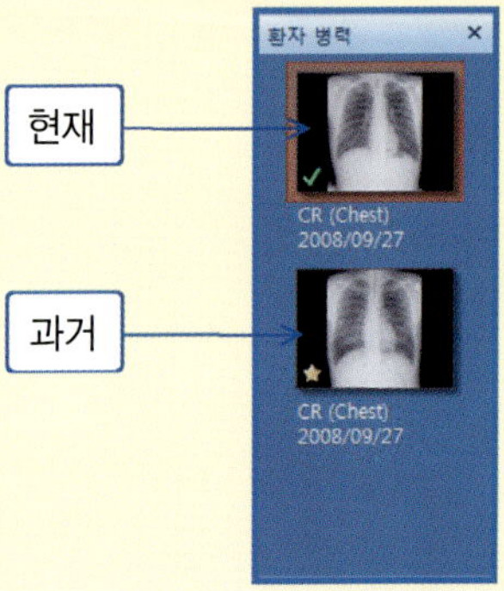

1 '검사'를 **선택**하면,

2 그 환자의 검사가 썸네일로 표시됩니다.

3 비교열기를 **클릭**하면,

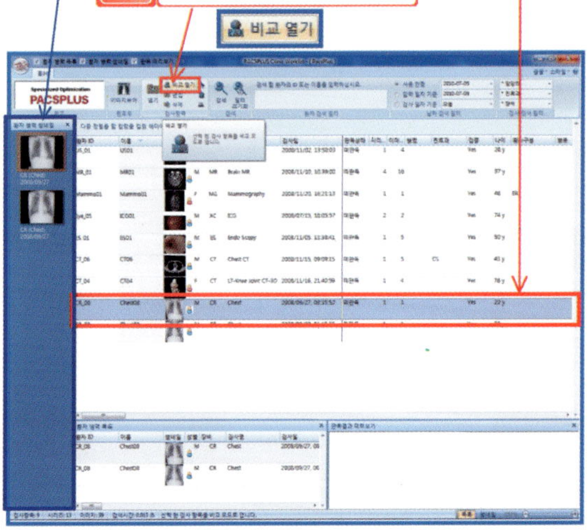

4 그 환자의 검사가 썸네일로 표시됩니다.

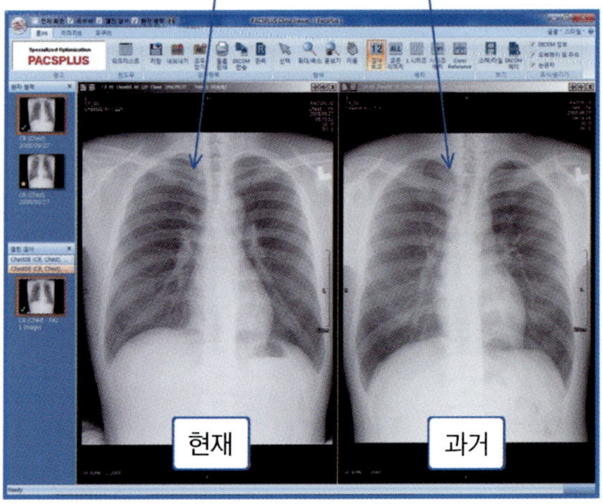

제 4 장

5 **'썸네일'을 클릭하여,**

6 뷰어창에 **드래그 드롭**하면,

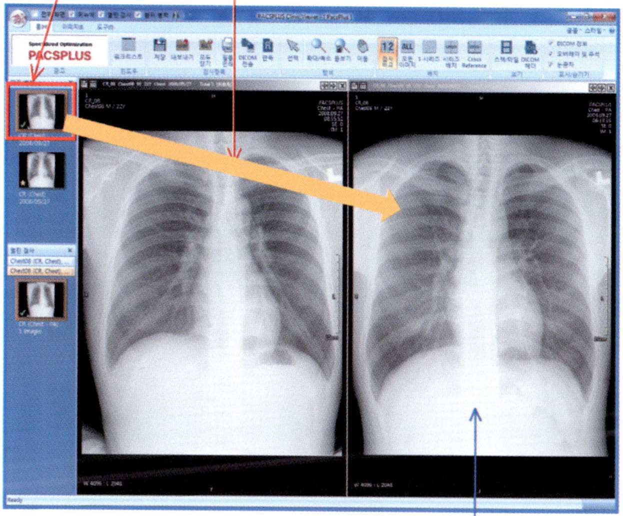

7 검사 영상이 바뀝니다.

MEMO 과거검사 썸네일 창

비교열기를 하면 가장 최근의 과거검사 영상이 오른쪽에 표시됩니다.

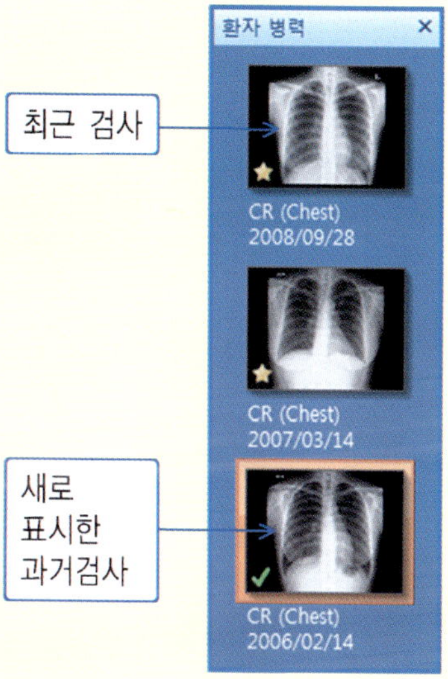

2 뷰어창에서 과거검사 비교열기

1 Worklist 창에서 한 '검사'만 **더블클릭**하면, 한 검사영상만 표시됩니다.

2 검사비교를 **클릭**하면,

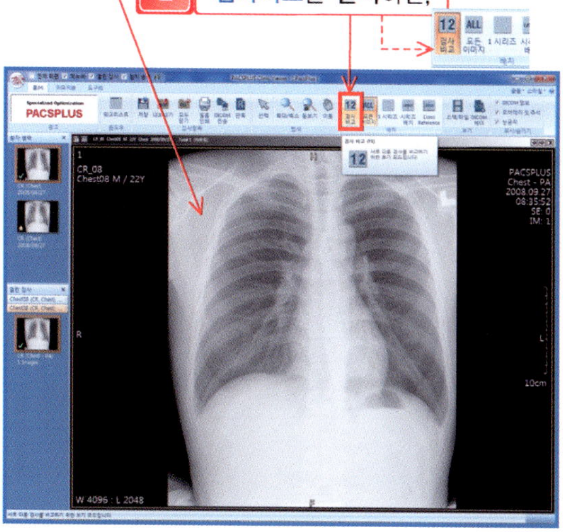

3 화면 분할되어, 현재/과거 검사가 표시됩니다.

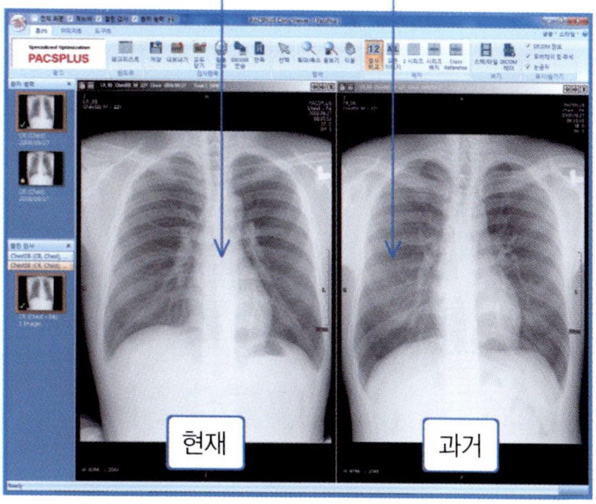

SECTION 16

검색필터 사용하기

1 과거검사 모두보기(일자검색 사용하지 않음)

MEMO **'오늘'이 디폴트 검사일**

임상에서는 오늘 촬영한 검사를 주로 많이 보기 때문에, PPclinic은 날짜검색필터 초기 설정 값이 '오늘'로 설정되어 있습니다.
사용자 편의에 따라 검색일자조건을 주어서 검색하면 됩니다.

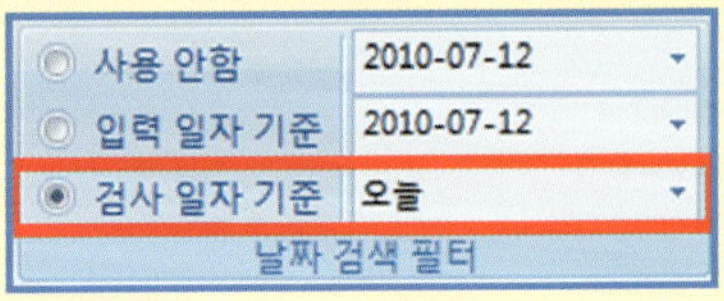

MEMO **검사일자와 입력일자**

검사일자는 촬영을 실시한 일자를 의미합니다. 입력일자는 PPclinic 서버에 저장된 일자를 의미합니다. 예를 들면, 검사일 20100103에 촬영한 검사를 다음날 PPclinic으로 영상을 보냈을 경우는 입력일자는 20100104가 됩니다.

주의 **검사일은 짧게**

실제 임상에서 일자검색을 사용하지 않으면('사용안함'을 선택한 경우) 모든 검사가 검색되기 때문에 검색시간이 많이 걸릴 수 있으므로 주의해야 합니다. 특히 검사 건수가 많은 병원은 주의하십시오.

MEMO **검색조건 초기화**

검색조건을 주어 검색을 하다가, 초기값으로 되돌리려면 필터초기화 버튼을 누르십시오.

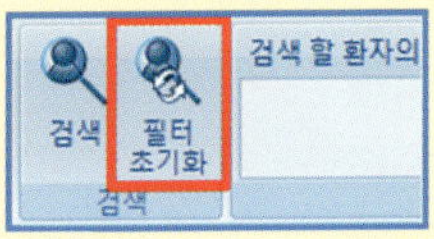

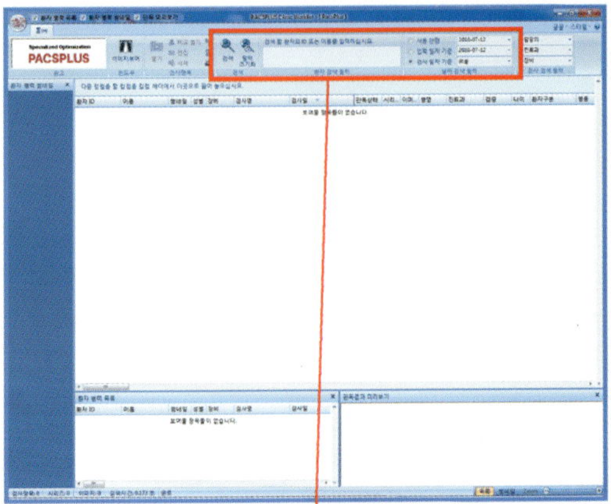

1 사용안함을 **체크**하고,

2 검색을 **클릭**하면,

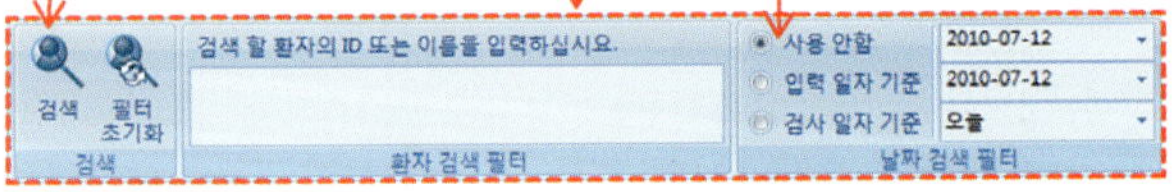

3 목록창에 모든 검사가 표시됩니다.

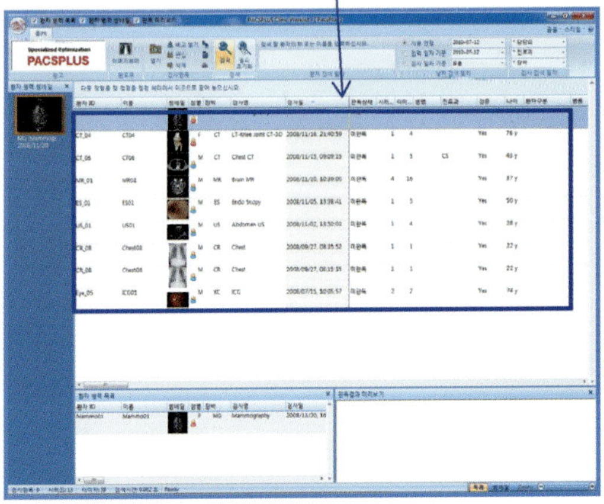

제 4 장

2 검사일자 검색필터

PPclinic 서버에 보관된 검사 건수가 아주 많을 경우, 검사일자를 '사용안함' 상태에서 모두 검색하면 검색시간이 많이 걸립니다. 따라서 날짜검색필터를 사용하시길 바랍니다.
일단 필터에 입력된 상태는 보관되므로, 다음에 PPclinic 뷰어를 기동할 때 편리하게 사용할 수 있습니다.

1 검사일자기준를 **체크**하고,

2 검사 시작일을 **클릭**하면,

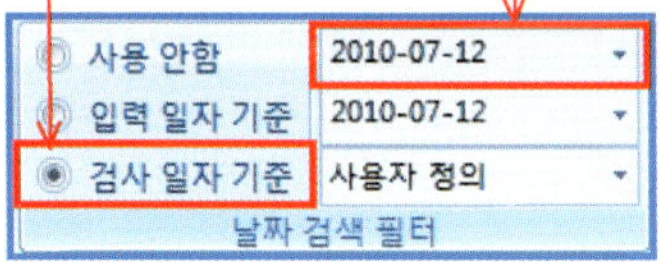

3 오늘이 표시됩니다.

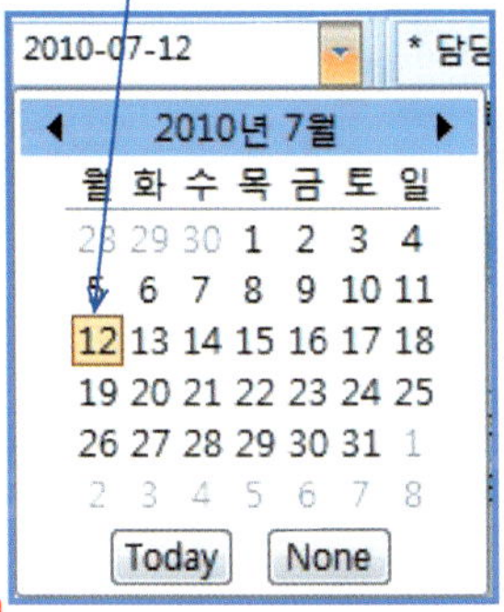

4 ◀ 을 **클릭**하여, 전월로 이동,

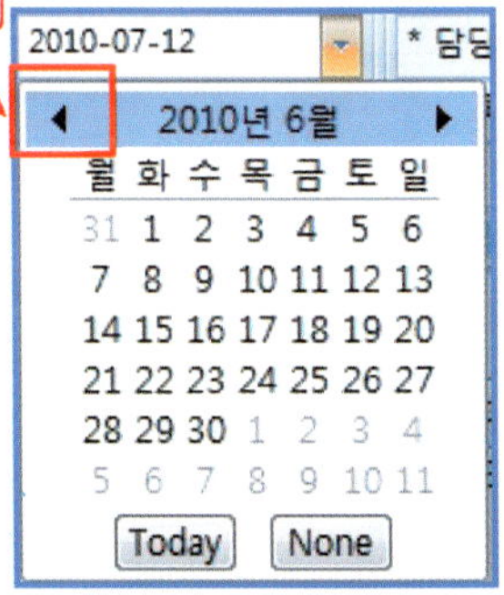

5 날짜를 **선택**하면,

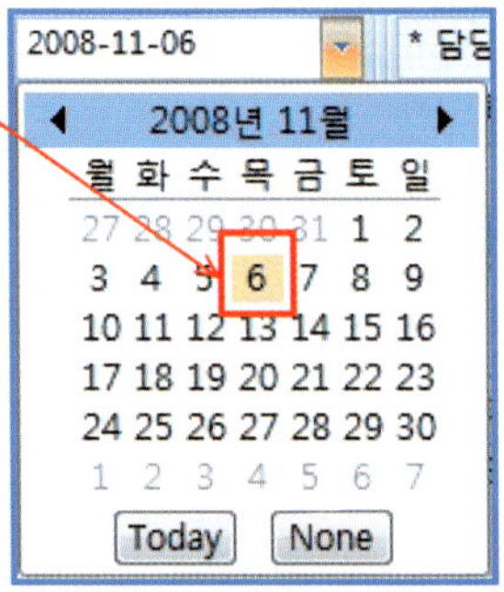

6 시작일이 표시됩니다.

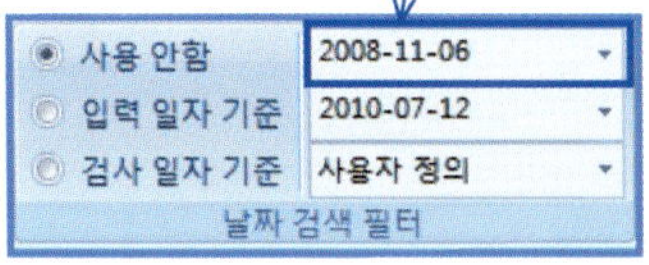

MEMO 오늘검색이 디폴트 설정

임상에서는 오늘 촬영한 검사를 주로 많이 보기 때문에, 디폴트 설정 값이 '오늘'로 되어 있습니다.

MEMO 시작일부터 종료일까지

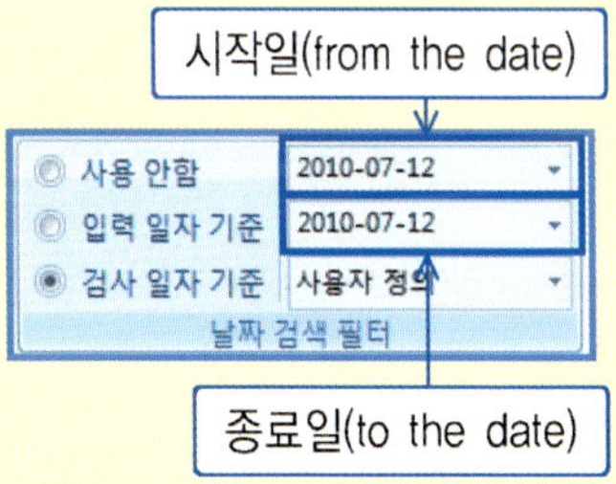

사용자 정의는 오늘을 기준으로 며칠 또는 몇 주 간을 선택할 수 있습니다.

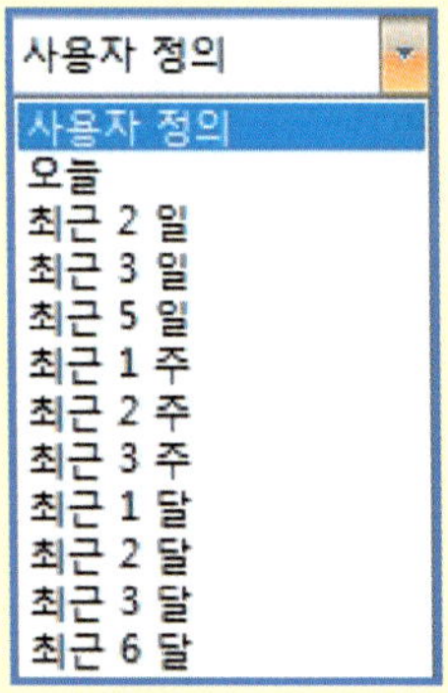

사용안함: 날짜검색필터를 사용하지 않습니다. 과거검사를 조회할 때 유용합니다.
입력일자 기준: PPclinic 서버에 저장된 날짜를 의미합니다. 의료기기에서 촬영한 날짜와는 관계없습니다.
검사일자 기준: 실제 의료기기에서 촬영된 날짜를 의미합니다.

3 환자명 또는 ID로 검색하기

환자검색필터 칸에 환자명 또는 환자 ID의 일부를 입력하면 환자별 검사들을 쉽게 검색할 수 있습니다.

MEMO **ID 마지막 4자리로 검색**

통상적으로 환자 ID의 마지막 4자리 수를 입력하면, 쉽게 환자를 구분할 수 있습니다. 예를 들면, '2345673'이라는 ID를 가지는 환자의 경우 '5673'만 치면 쉽게 그 환자를 검색할 수 있습니다.

정보 **바코드 또는 카드리더**

환자검색필터 칸에 키보드로 입력을 하거나, 바코드 또는 카드리더를 통한 입력도 가능합니다.

1 'CR'을 **입력**하고,

2 검색을 **클릭**하면,

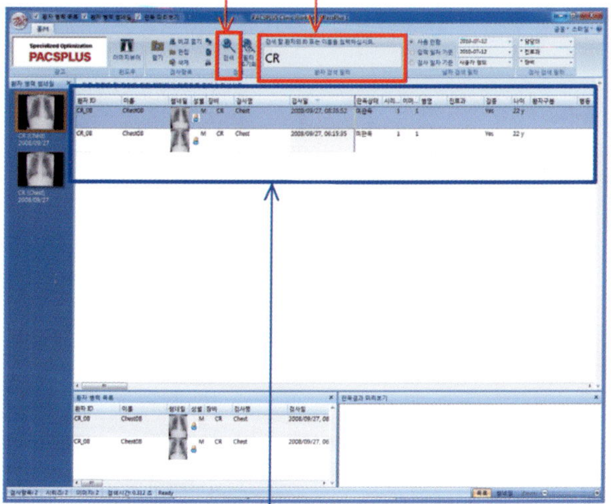

3 'CR'이 포함된 환자 목록이 표시됩니다.

4 필터 초기화

환자검색필터가 복잡하게 꼬인 경우, 필터를 초기화 하면, 초기 디폴트 상태로 되돌아갑니다.

주의 **검색일자의 설정**

실제 임상에서 날짜검색을 사용하지 않으면, 과거의 모든 검사가 검색되어 검색시간이 많이 걸릴 수 있으므로 주의해야 합니다.

1 필터초기화를 **클릭**하면,

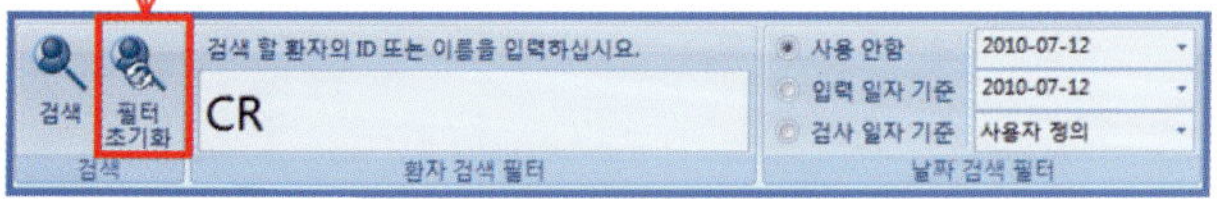

2 검색 필터 조건이 초기화됩니다.

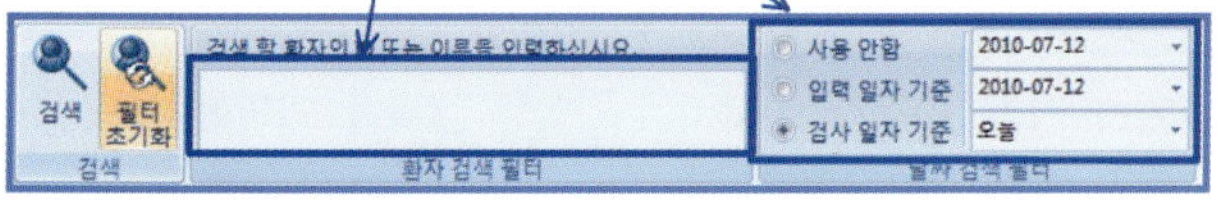

제 4 장

5 장비별로 검색하기

1 장비의 우측 ▼를 클릭하고,

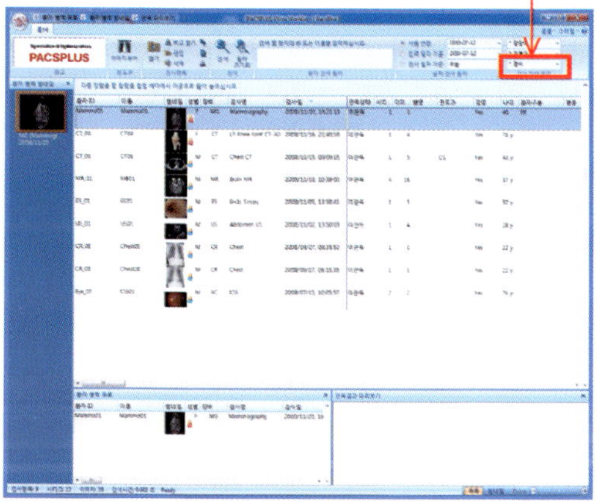

2 스크롤바를 드래그하여 검색한 후,

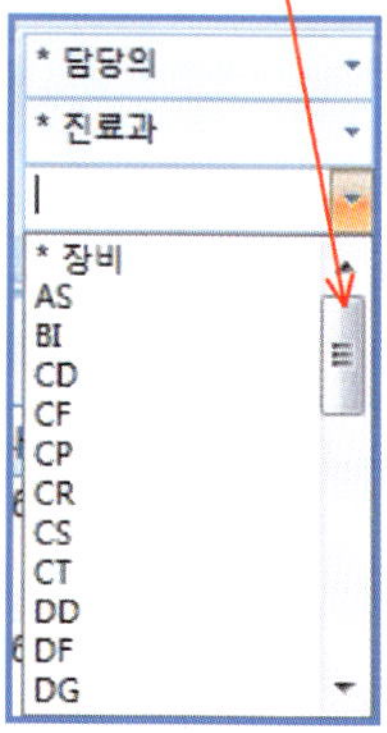

3 'MR'을 선택하면,

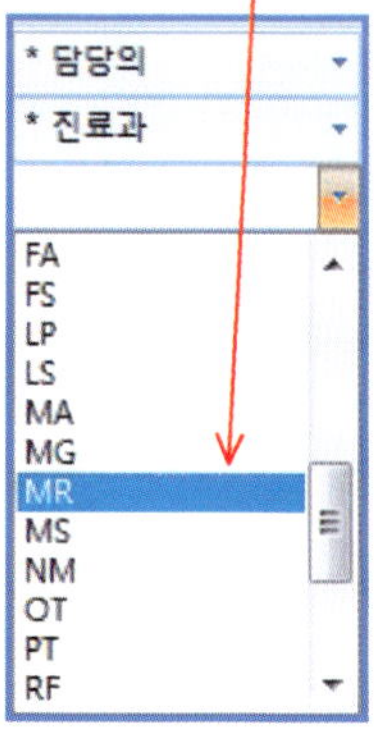

4 'MR' 검사 목록이 표시됩니다.

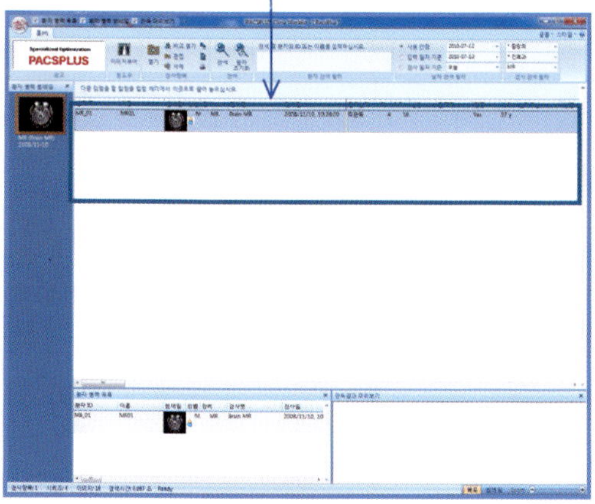

정보 장비 (모달리티)

CR (computed radiography)
CT (computed tomography)
DR (digital radiography)
MG (mammography)
MR (magnetic resonance)
SC (screen capture)
NM (nuclear medicine)
US (ultrasound)
XA (X-ray angiography)

MEMO 장비명을 직접 입력

장비에 커서를 대고 직접 입력하셔도 됩니다.

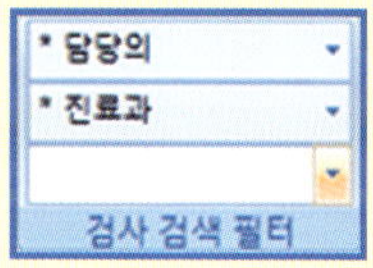

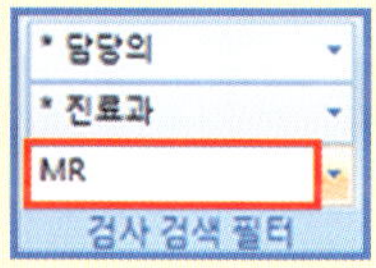

MEMO 모든 장비를 선택

모든 장비를 검색하려면 '*장비'를 선택하면 됩니다.

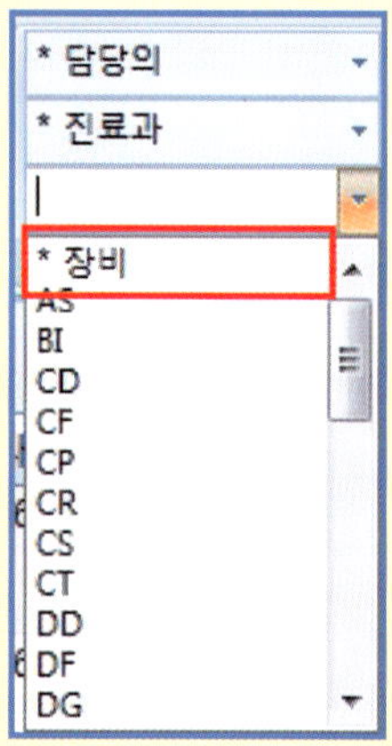

이미 선택된 장비를 Delete 키를 이용하여 지우면 *장비가 표기되면서 모든 장비가 선택됩니다.

제 4 장

SECTION 17

컬럼 사용법

1 컬럼 이동

MEMO 컬럼을 드래그하여 이동

사용자의 편의에 따라, 컬럼 순서를 재배치할 수 있습니다.
컬럼을 드래그하여 다른 컬럼에 위치시키면 빨간 화살표시가 나타나므로 드롭할 위치를 정할 수 있습니다.

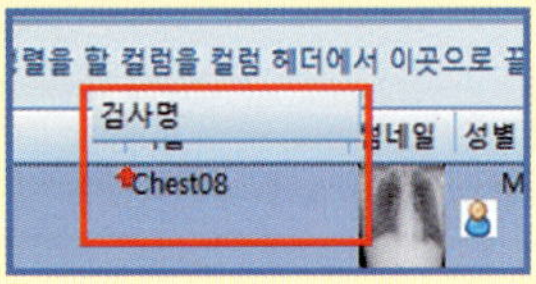

1 '검사명' 컬럼을 **드래그**하여,

2 '이름' 컬럼 앞에 **드롭**하면,

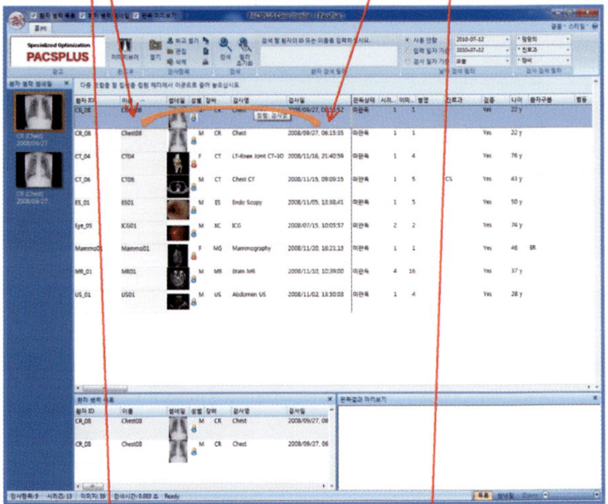

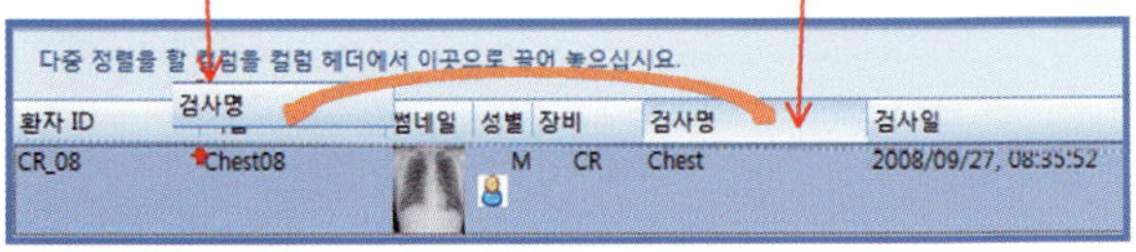

3 '검사명' 컬럼이 '이름' 컬럼 앞으로 이동합니다.

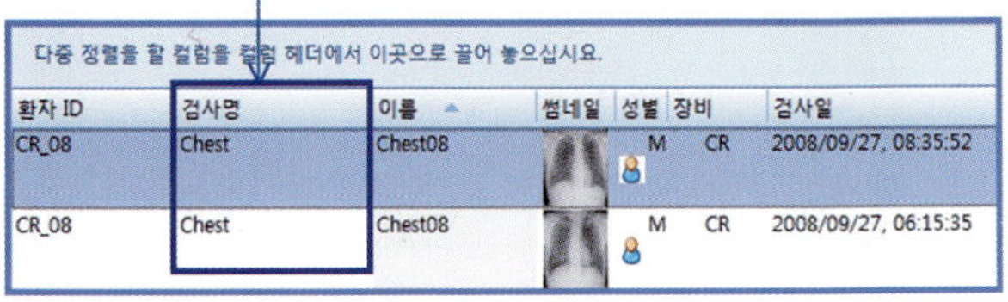

MEMO 검색조건 초기화

검색조건을 주어 검색을 하다가, 초기 값으로 되돌리려면 필터초기화 버튼을 누르십시오.

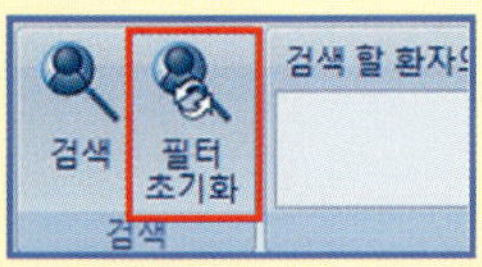

제 4 장

2 컬럼 폭 조정

사용자 편의에 따라 컬럼 폭을 넓히거나 줄일 수 있습니다.

1 '이름' 컬럼의 우측에 커서를 대면,

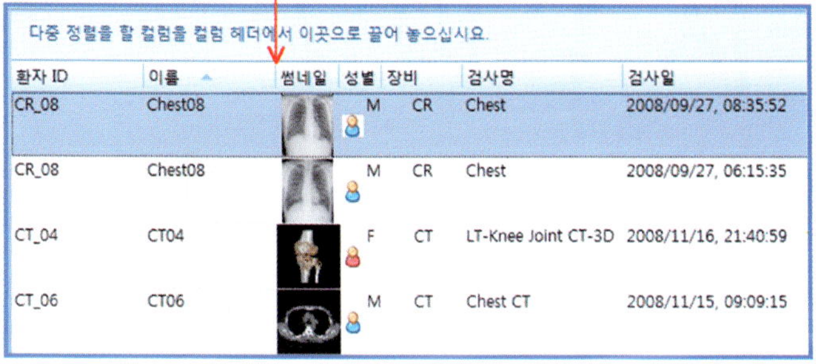

2 창크기 커서가 나타나며, 3 우측으로 **드래그**하면,

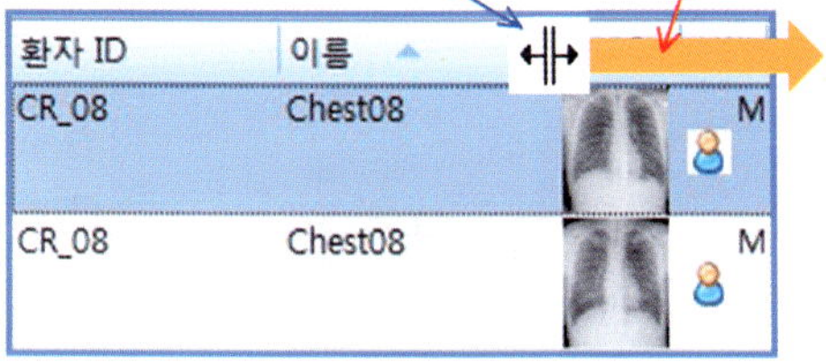

4 '이름' 컬럼의 폭이 넓어집니다.

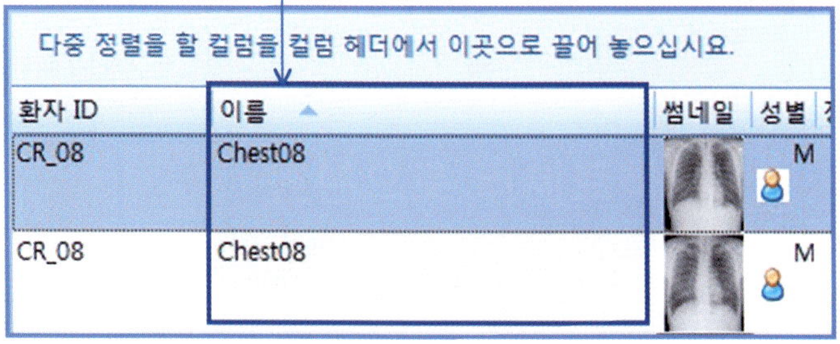

MEMO **컬럼 최적 맞춤**

이름 컬럼의 폭이 넓게 설정되었을 때, 이름 컬럼에 마우스 우 클릭하여 '컬럼 최적 맞춤'을 선택하면 컬럼의 폭이 최적의 상태로 자동으로 조정됩니다.

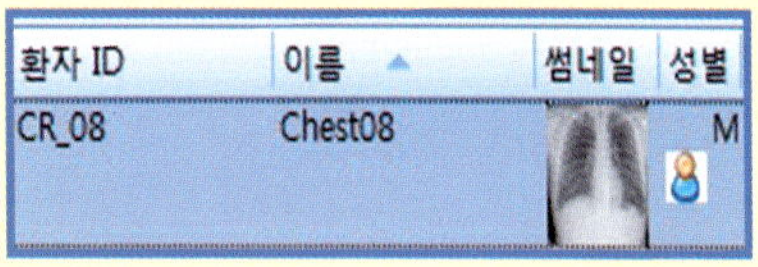

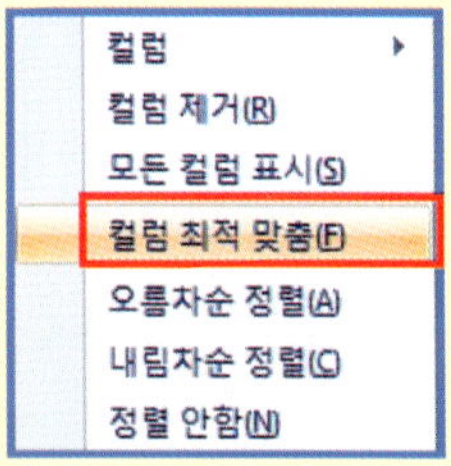

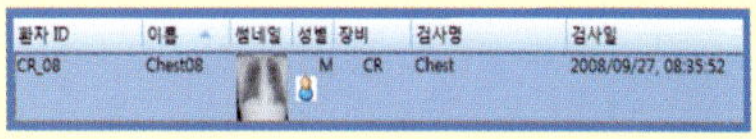

3 컬럼 스크롤

MEMO **검색목록 스크롤**

왼쪽의 환자ID, 이름, 성별, 썸네일 컬럼은 고정되어 있습니다. 스크롤 바를 이동하면 오른쪽 창이 스크롤되어 다른 컬럼을 볼 수 있습니다.

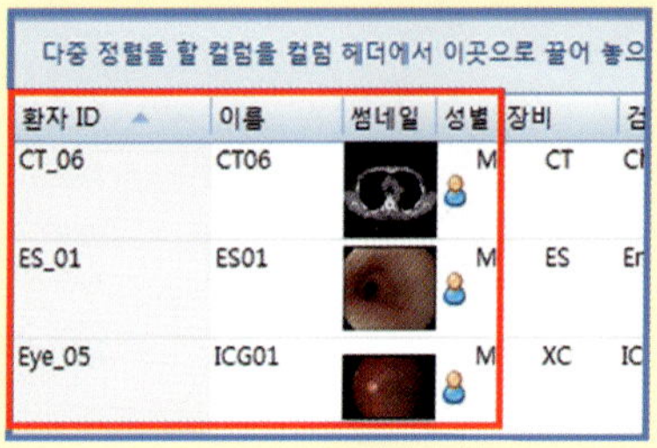

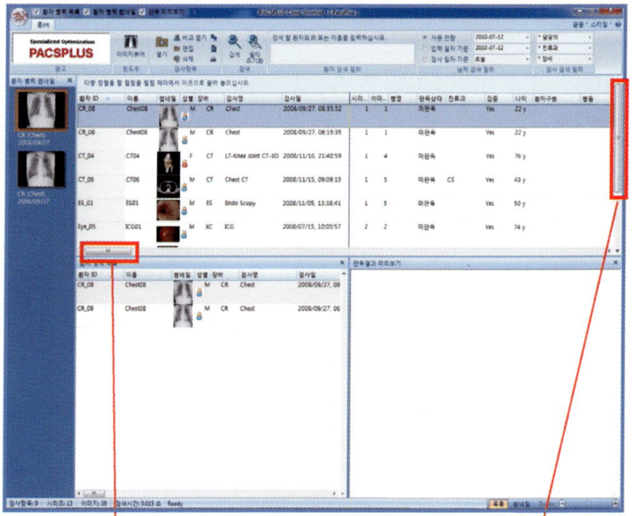

1 좌우 스크롤바를 드래그하면,

2 목록이 우측으로 이동합니다.

3 상하 스크롤바를 드래그하면,

4 목록이 아래로 스크롤됩니다.

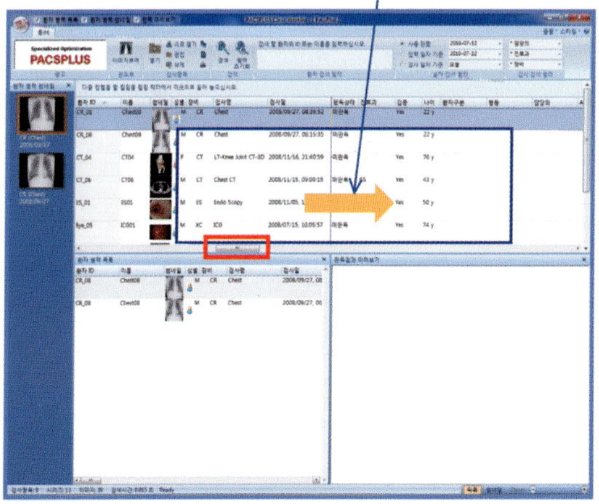

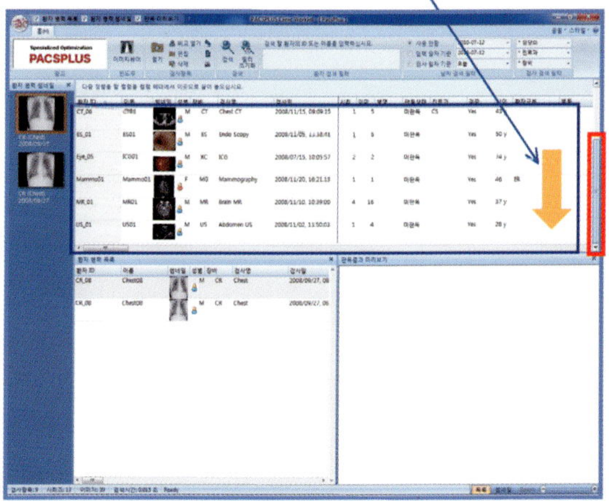

4 컬럼별 오름차순/내림차순 정렬

1 '환자 ID' 컬럼을 **클릭**하면,

2 환자 ID가 오름차순으로 정렬합니다.

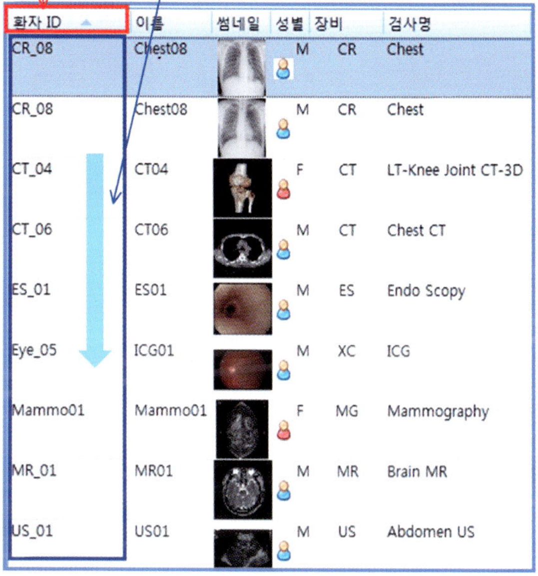

3 '환자 ID' 컬럼을 한번 더 **클릭**하면,

4 환자 ID가 내림차순으로 재정렬합니다.

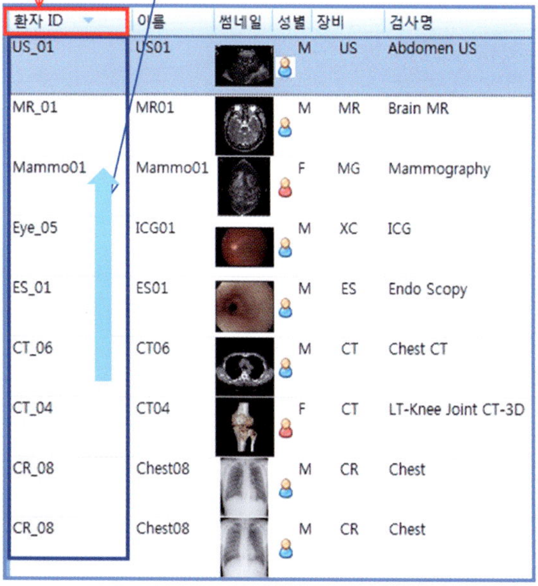

MEMO **정렬**

오름차순으로 정렬할 경우, 컬럼 오른쪽의 화살촉이 위로 향하고, 내림차순으로 정렬하면 아래로 향합니다.

환자 ID ▲	오름차순
환자 ID ▼	내림차순

제 4 장

5 다중컬럼 정렬

1 '이름' 컬럼을 선택하여, 위칸으로 **드래그 드롭**하면,

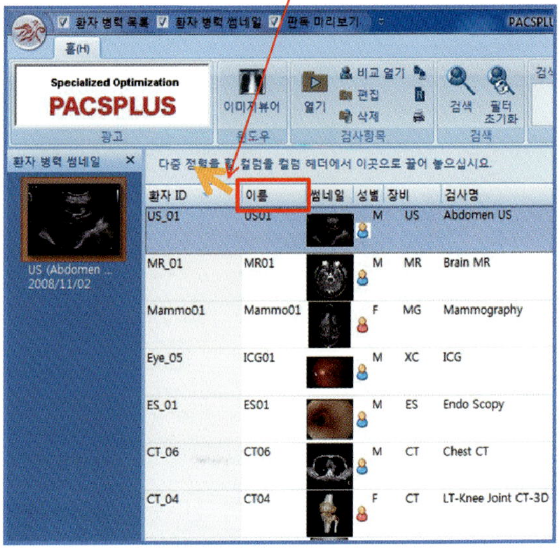

2 다중 컬럼란에 '이름' 컬럼이 표시되며,

3 이름순으로 정렬됩니다.

4 '검사명'을 **드래그 드롭**하면,

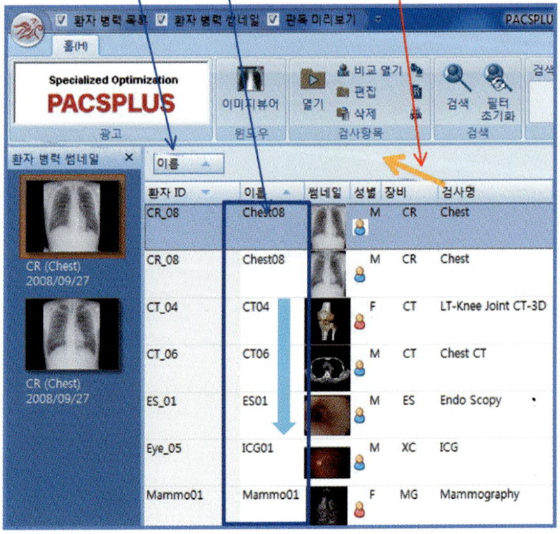

MEMO **다중컬럼에서 컬럼제거**

다중컬럼에서 삭제하려면, 해당 컬럼을 드래그해서 아래 컬럼 쪽으로 드래그하여 드롭하면 다중컬럼에서 사라집니다.

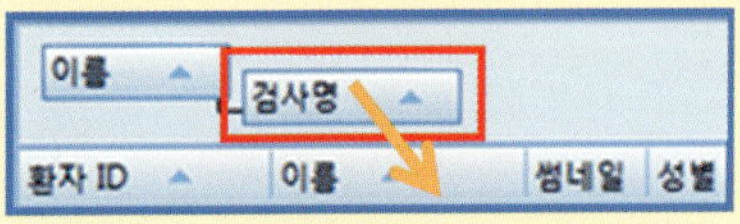

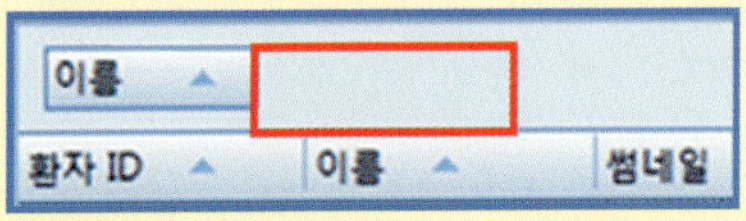

5 컬럼란에 '검사명'이 추가되며,

6 '검사명' 순으로 정렬됩니다.

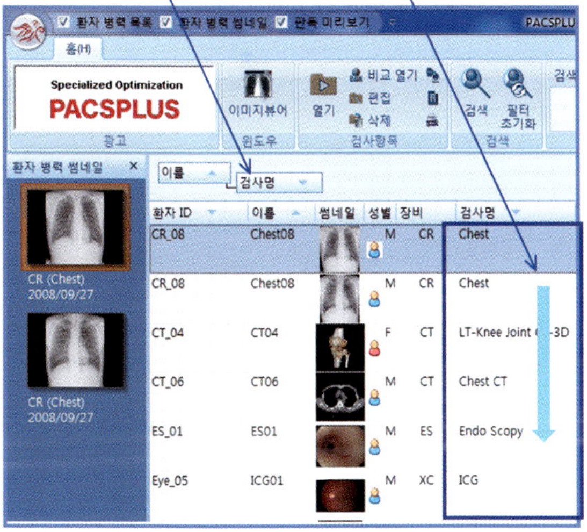

6 다중컬럼 정렬순서 변경

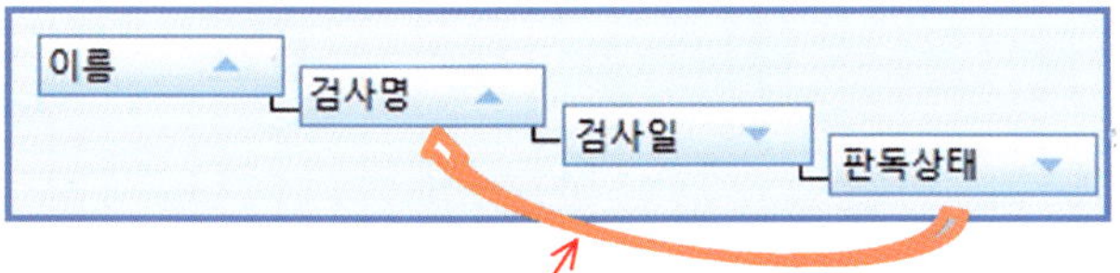

1 '판독상태' 컬럼을 선택하여 **드래그**하여,

2 '검사명' 컬럼 앞에서 **드롭**하면,

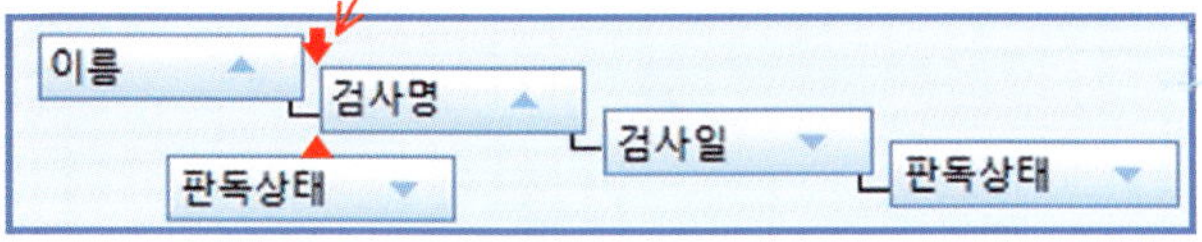

3 '판독상태' 컬럼이 앞으로 배열됩니다.

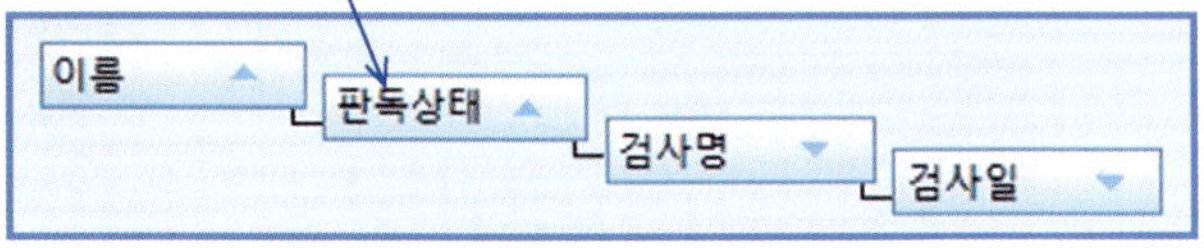

MEMO **컬럼 재배치**

빨간 화살표가 컬럼 뒤에 나타나면 그 컬럼의 뒤에 배열됩니다.

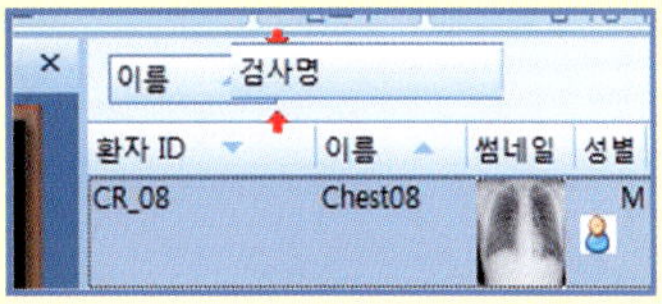

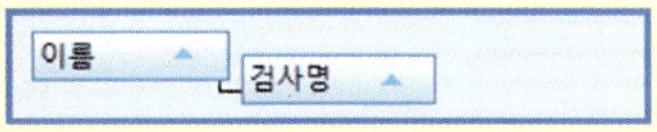

컬럼의 앞쪽에 화살표가 나타날 때 드롭하면 그 컬럼 앞에 배열됩니다.

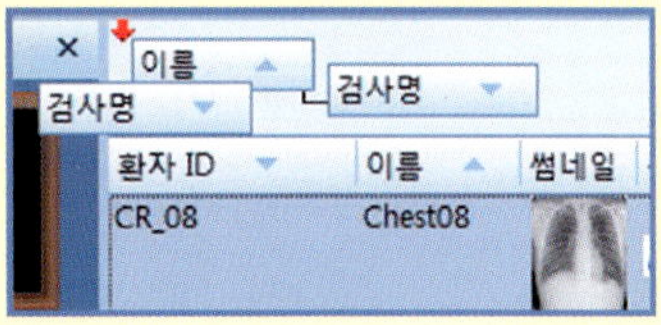

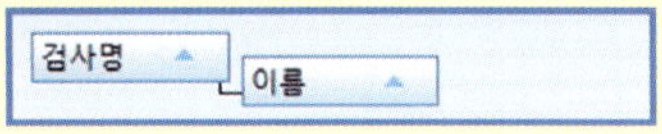

제 4 장

7 컬럼표시/비표시

검사목록 창의 컬럼 바에서 컬럼을 표시하거나, 비표시할 수 있습니다.

MEMO 컬럼 설정

조정하기 원하는 컬럼에 마우스 우 클릭 후, 항목을 선택하면 그 기능이 동작합니다.

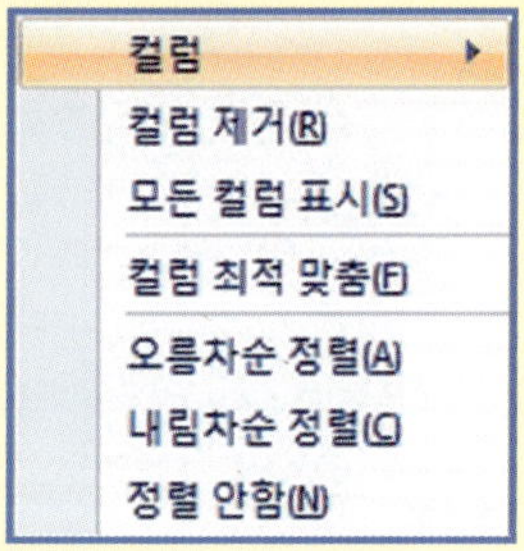

컬럼 제거:

썸네일 컬럼에 마우스 우 클릭 후, '컬럼제거'를 누르면 제거(비표시)됩니다.

모든 컬럼 표시:

비표시된 컬럼들을 모두 표시하려면, '모든 컬럼 표시'를 클릭하면 됩니다.

컬럼 최적 맞춤:

컬럼의 폭을 최적의 상태로 재조정합니다.

오름차순 정렬:

이름 컬럼을 오름차순으로 정렬하면 이름 컬럼 오른쪽에 위 화살촉이 나타납니다.

내림차순 정렬:

이름 컬럼을 내림차순으로 정렬하면 이름 컬럼 오른쪽에 아래 화살촉이 나타납니다.

정렬 안함:

'정렬 안함' 선택 시, 이름 컬럼 오른쪽에 화살촉이 없어지면서, 무순위로 배열됩니다.

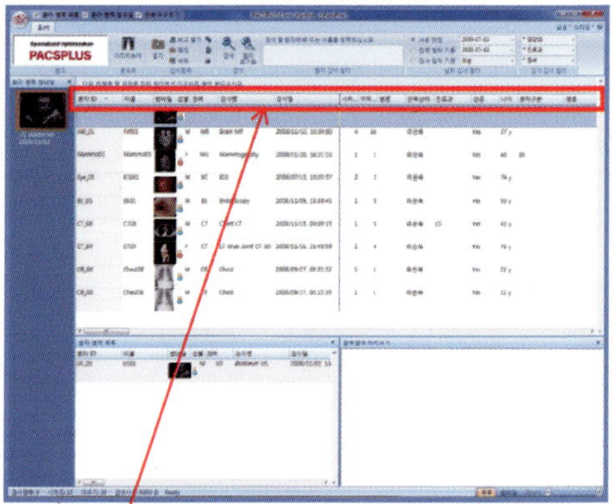

1 '컬럼'에 커서를 대고 **마우스 우클릭**하고, '컬럼'을 **선택**한 후,

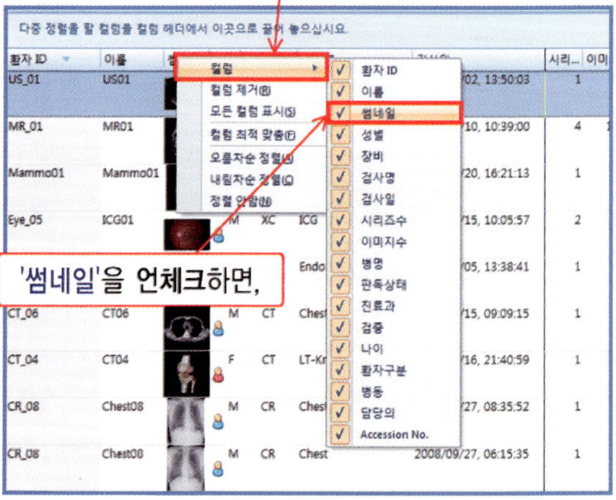

2 '썸네일'을 **언체크**하면,

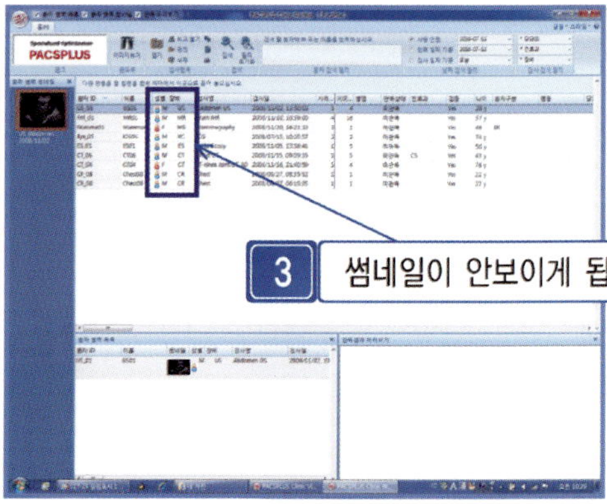

3 썸네일이 안보이게 됩니다.

제 4 장

컬럼 비표시(제거)

1 '썸네일' 컬럼에 커서를 대고 **마우스 우클릭**하고,

2 '컬럼 제거'를 **클릭**하면,

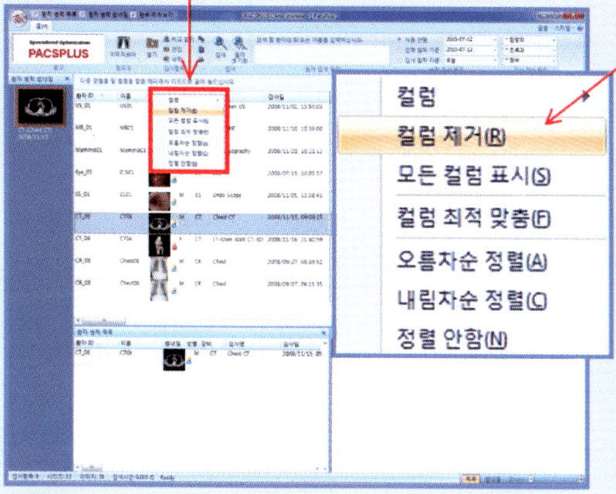

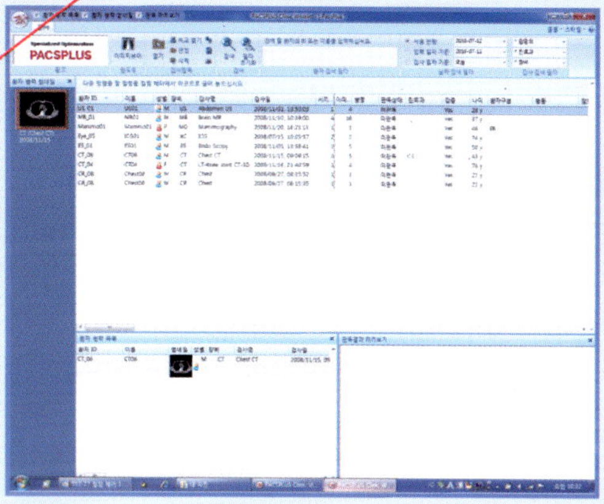

3 썸네일이 안보입니다.

컬럼 표시(재생성)

1 '컬럼'에 커서를 대고 **마우스 우클릭**하고,

2 '모든 컬럼 표시'를 **클릭**하면,

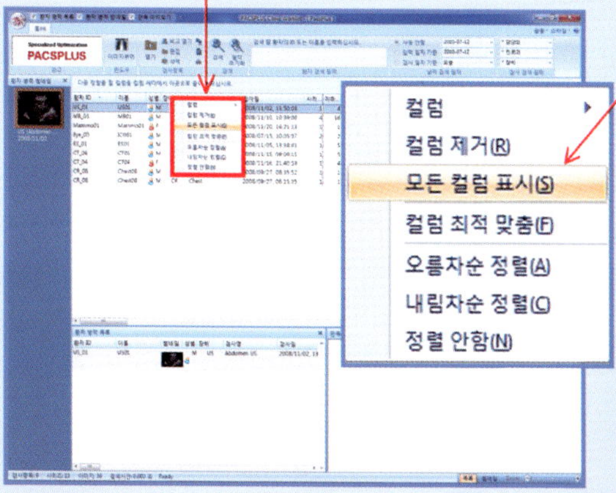

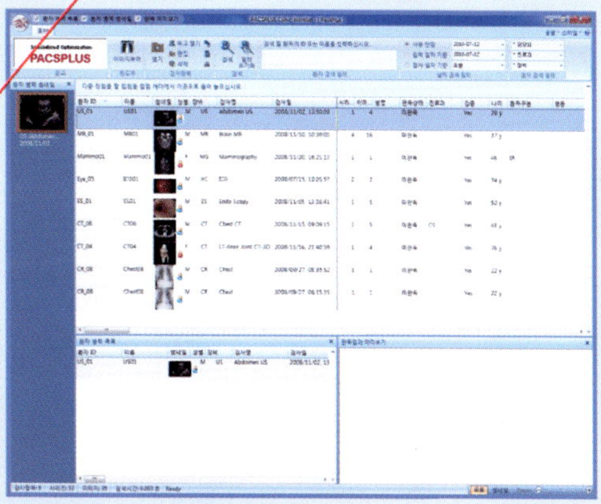

3 모든 컬럼이 다시 보입니다.

SECTION 18 워크리스트창 설정의 변경

1 목록 창 표시/비표시

MEMO 목록설정

워크리스트창 왼쪽 상단에, 환자 병력 목록, 환자 병력 썸네일, 판독 미리보기 등 3개의 체크박스가 있습니다. 초기상태는 모두 체크된 상태가 됩니다.

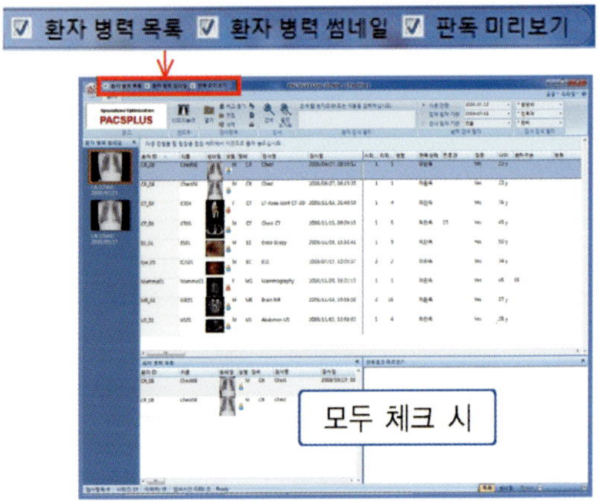

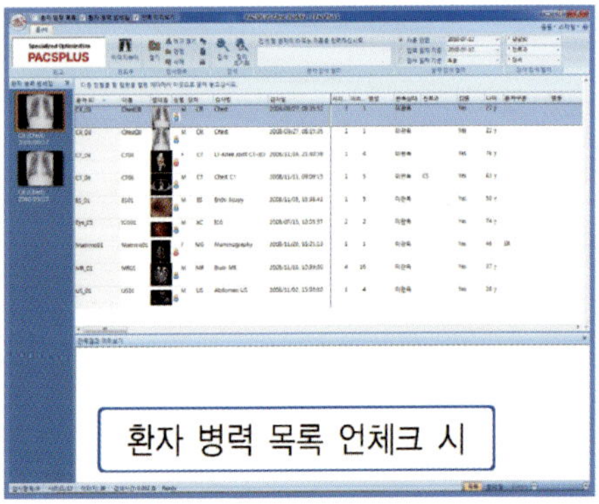

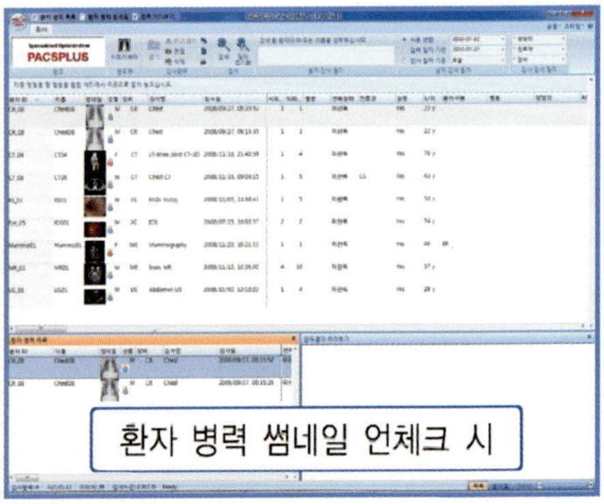

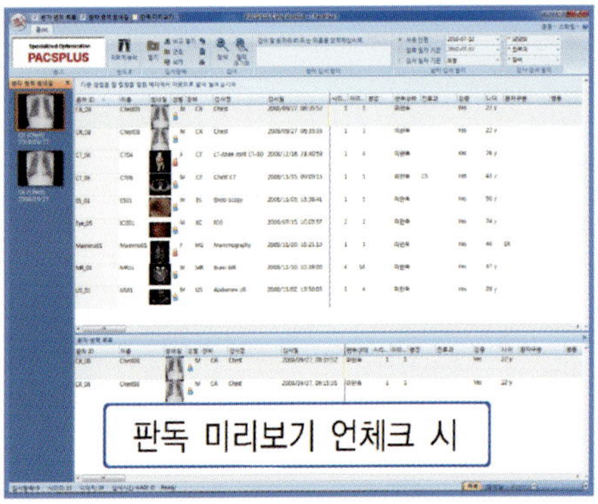

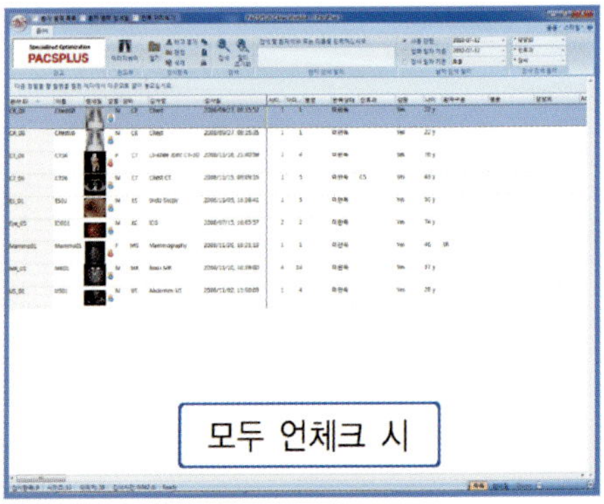

2 창 항목 표시의 설정

1 우측 화살표를 클릭한 후,

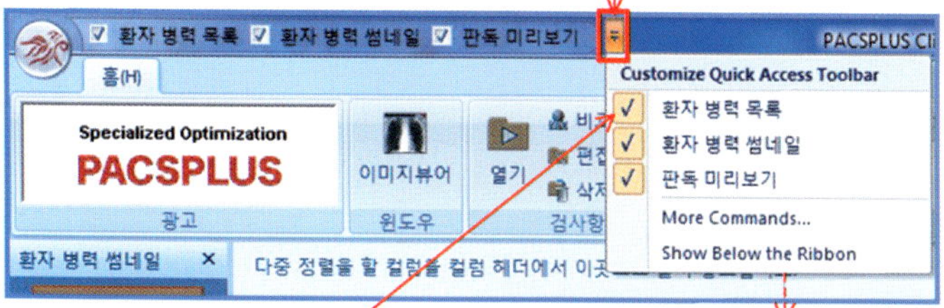

2 '환자 병력 목록'을 언체크하면,

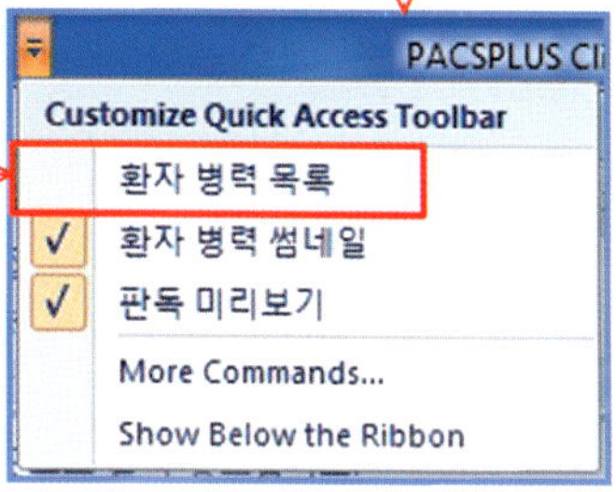

3 '환자병력목록' 항목이 사라집니다.

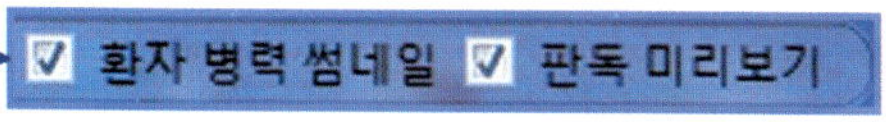

MEMO 목록설정변경

환자 병력 목록, 환자 병력 썸네일, 판독 미리보기 등 3개의 체크박스는 초기상태에는 모두 체크된 상태가 됩니다.
모두 언체크하면(체크하지 않으면) 항목은 안보이고 작은 화살표만 나타납니다. 이 화살표를 눌러서 재설정 할 수 있습니다.

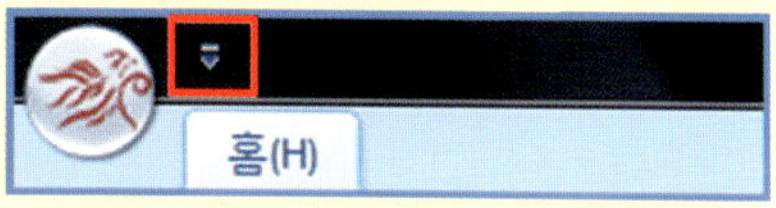

체크리스트 위치 설정

설정에서 Show below the Ribbon을 누르면 Quick Access Toolbar가 리본 바 밑으로 표기됩니다.

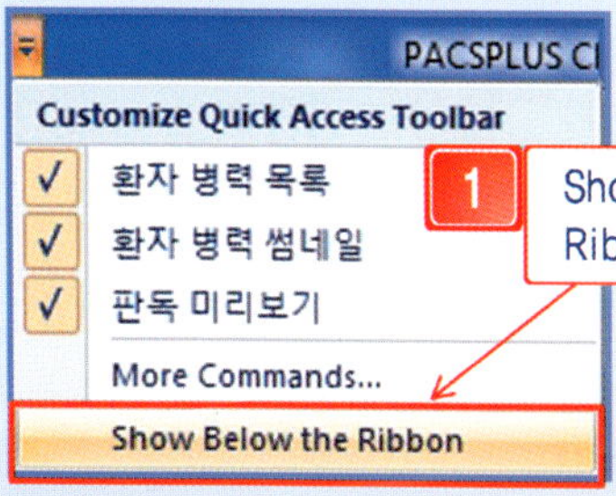

1 Show Below the Ribbon을 클릭하면,

2 리본바 밑으로 이동합니다.

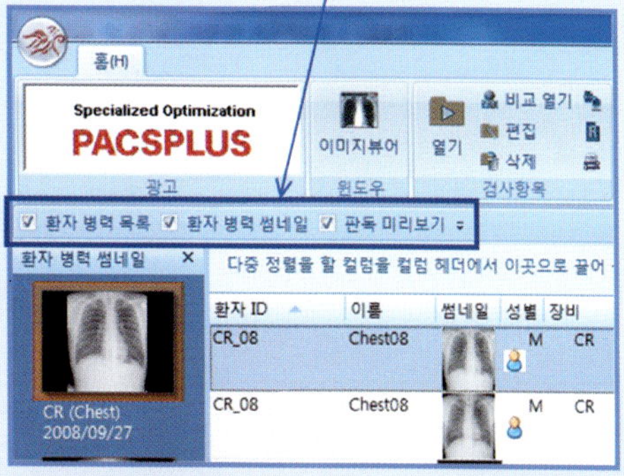

MEMO 체크리스트를 위로 원위치

'Show above the Ribbon'을 누르면 원래대로 위로 올라갑니다.

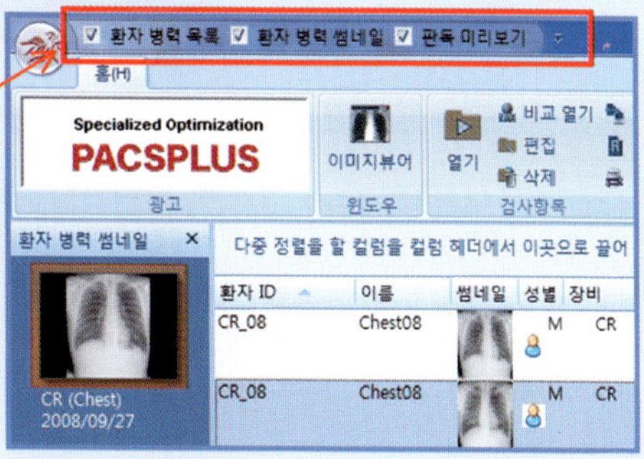

제 4 장

3 글꼴크기 조정

워크리스트창 또는 뷰어창의 글꼴의 크기와 배경색을 사용자 취향에 맞게 조정할 수 있습니다.

MEMO **작은 글꼴이 디폴트**

시스템의 기본 값과 일반 크기는 작은 글꼴의 형태로 리본과 버튼이 표시됩니다.

MEMO **글꼴 키울 때 툴 바 크기조정**

1280×1024 모니터 상에서 글꼴크기를 키우면 버튼이 작게 몰리면서 버튼형태로 나타나게 됩니다.

MEMO **노안인 경우 큰 글씨로**

노안이 있는 의료진은 글꼴과 버튼의 크기를 키우면, 돋보기를 쓰지 않고도, 쉽게 조작할 수 있습니다.

1. 일반 크기

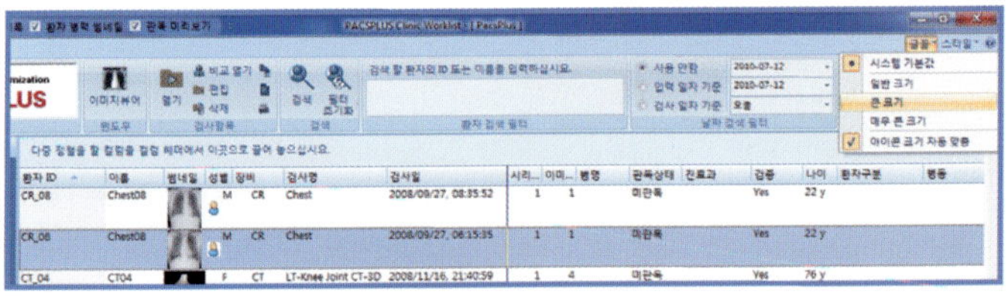

1 글꼴을 클릭하고,

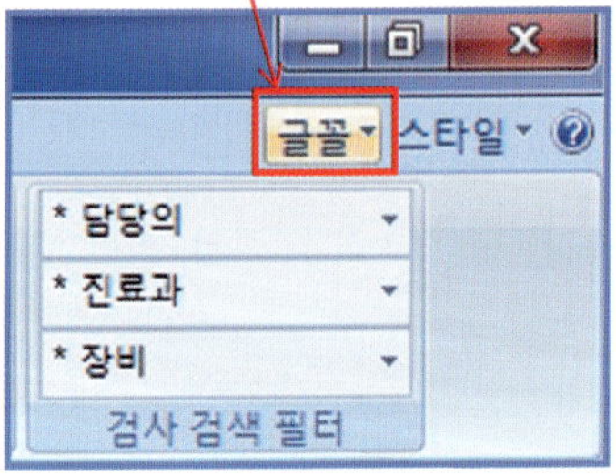

2 큰크기 선택하면,

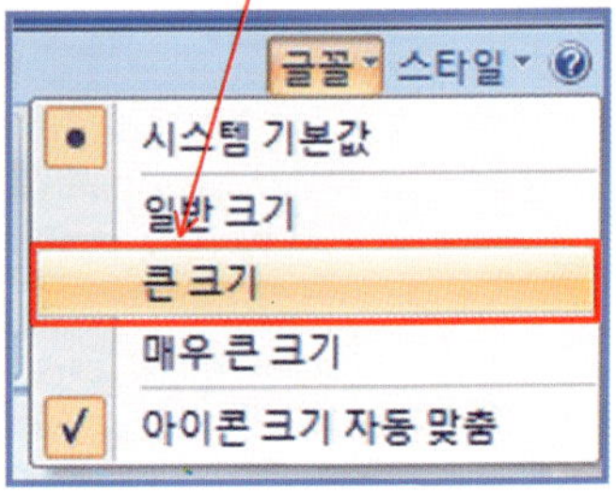

2. 큰 크기

3 글꼴이 '큰 크기'로 변하고, 버튼도 커집니다.

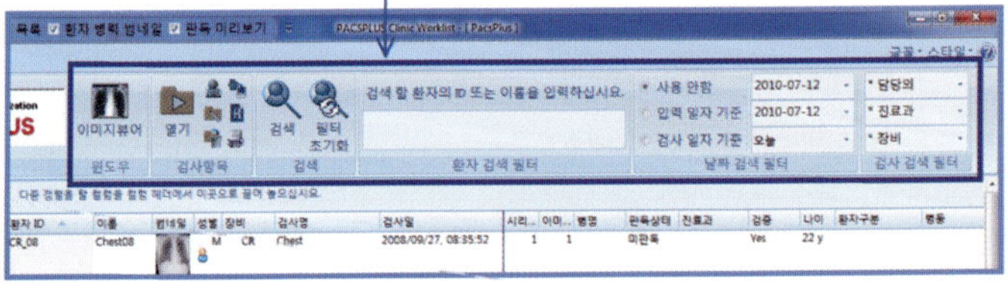

3. 매우 크기

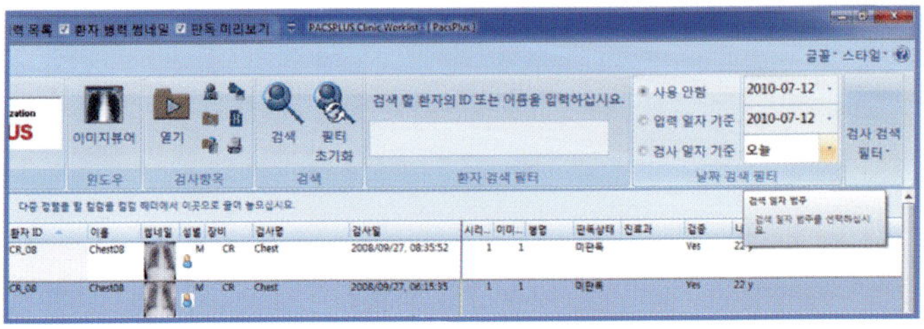

제 4 장

4 배경색 조정

1 스타일을 **클릭**하고,

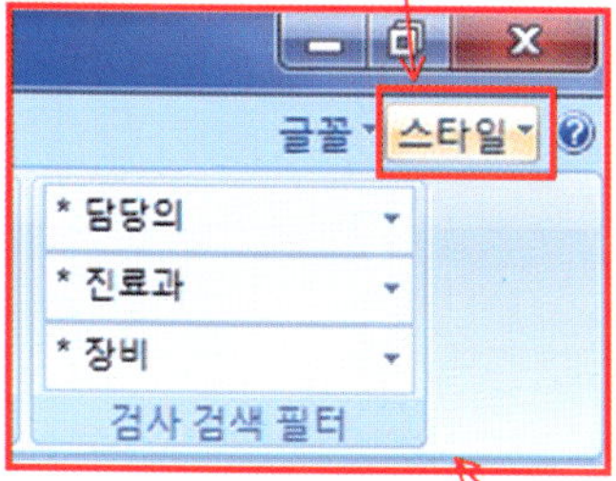

2 검정색을 **선택**하면,

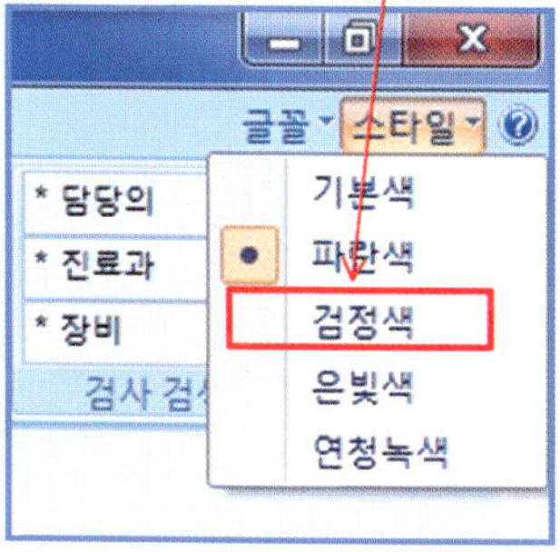

MEMO

배경색은 파란색이 디폴트

워크리스트창은 파란색이 기본으로 설정되어 있습니다.

3 바탕색이 검정색으로 변합니다.

1. 배경색(기본)

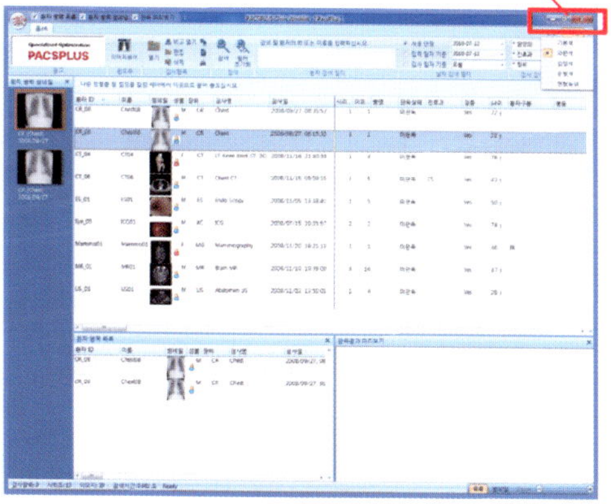

2. 검정색

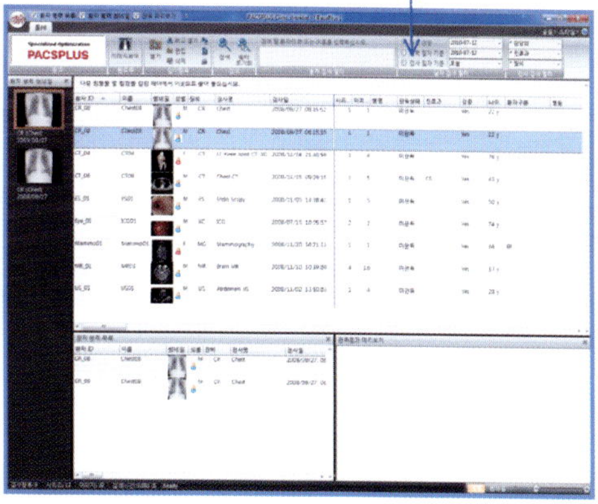

2. 은색

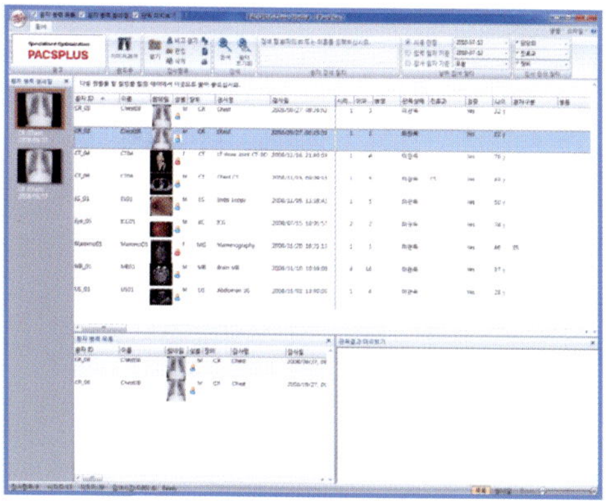

2. 연청녹색

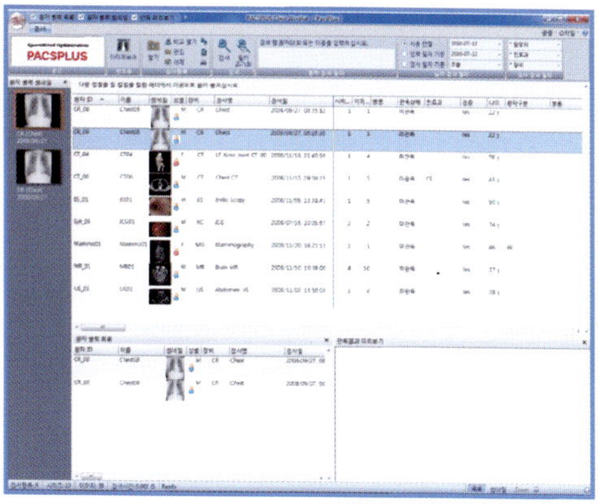

제 4 장

5 PPclinic 정보보기

1 '정보보기' 버튼을 **클릭**하면,

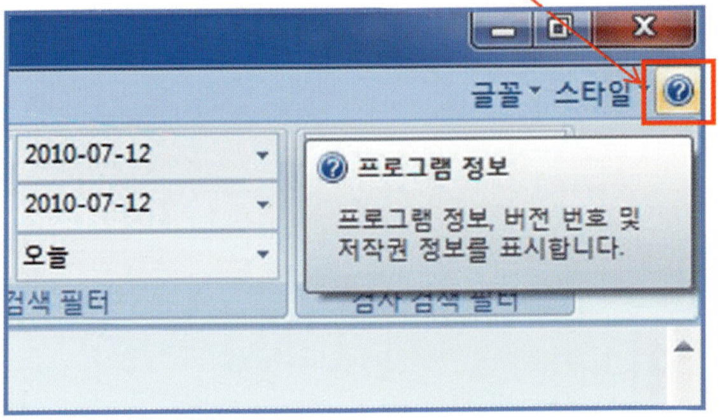

2 PPclinic에 대한 정보창이 뜹니다.

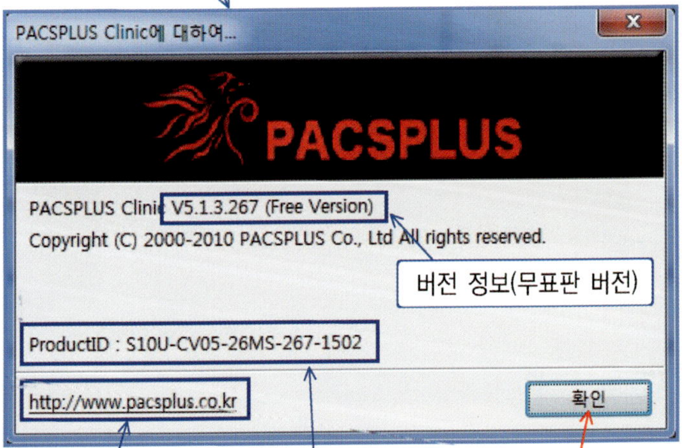

버전 정보(무표판 버전)

제품 ID 정보

홈페이지 정보

3 확인을 **클릭**하면, 창이 닫힙니다.

Tip 다운로드 사이트

버전정보를 확인하고, 업데이트는 www.pacsplus.co.kr, www.medicalstandard.com, www.pacsplus.com, www.pacsplus.co.jp에서 패치파일을 다운로드 받으시면 됩니다.

6 워크리스트창 위치변경

1 환자병력 썸네일창의 상단바를 우측으로 드래그하면,

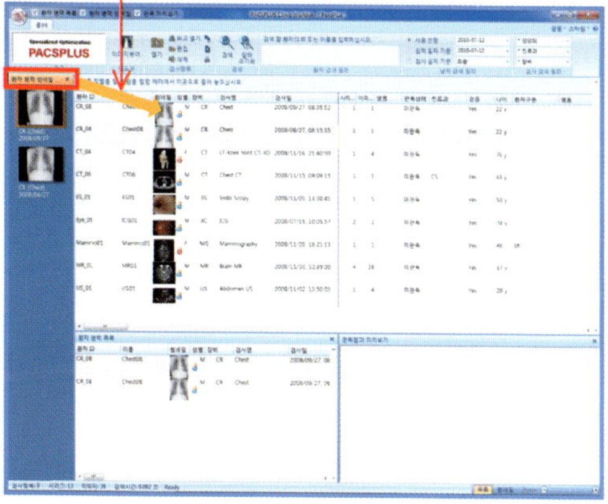

2 창이 떨어지면서,

3 배경에 화살표가 나타나며

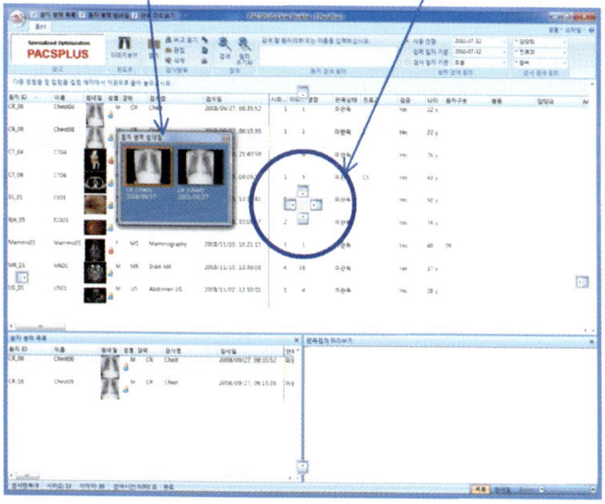

4 우측 화살표에서 드롭하면,

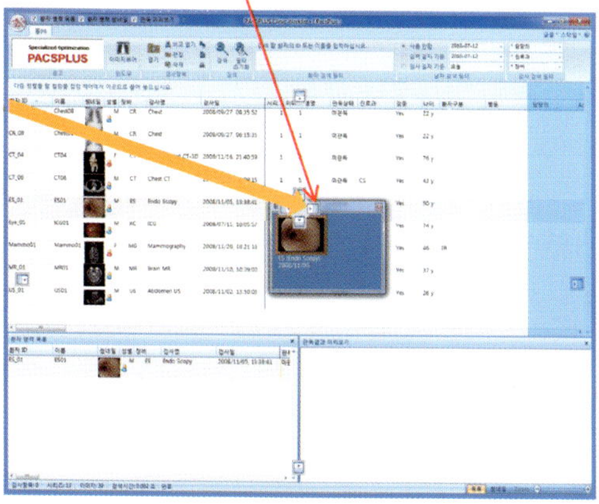

참조 Section 37

MEMO **창 위치 화살표**

화면의 바깥 좌우상하 화살표와 중앙 화살표들이 나타납니다.

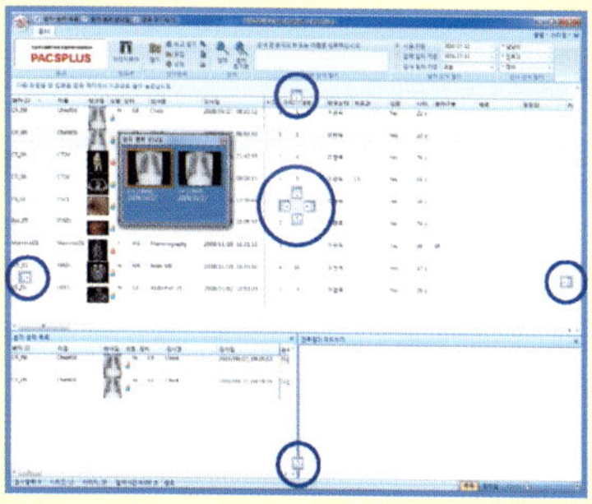

창 위치를 변경할 때, 창을 드래그하여 배경 화살표로 옮겨놓으면, 조작 후 창이 놓이는 상황을 그림자로 미리 보여줍니다.

MEMO **창을 오른쪽에 배열**

가운데 오른쪽 화살표에 커서를 대면 화면 오른쪽에 그림자가 나타납니다. 이때 마우스 버튼을 드롭하면 환자 병력 썸네일 창이 그림자 위치에 정돈됩니다.

5 창이 화면 우측에 배열됩니다.

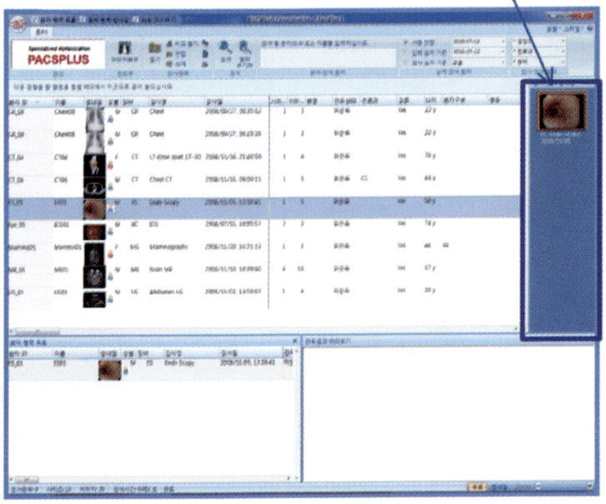

MEMO 창 배열

만일 중앙 화살표 대신에 화면 오른쪽 화살표에 대면 그림자가 상하로 길게 생깁니다. 이 때 마우스 버튼을 드롭하면 환자 병력 썸네일 창이 그림자가 있는 위치에 길게 정돈됩니다.

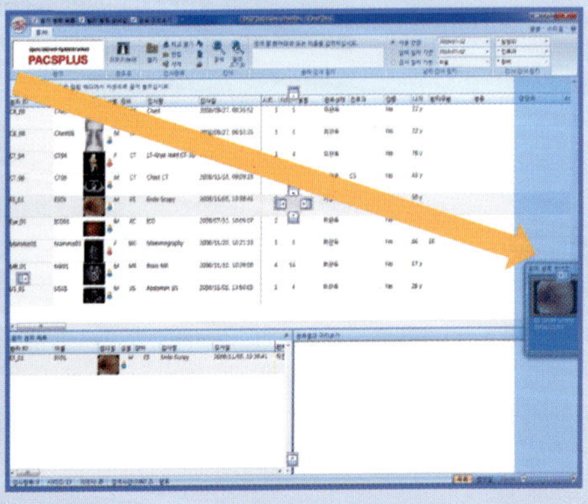

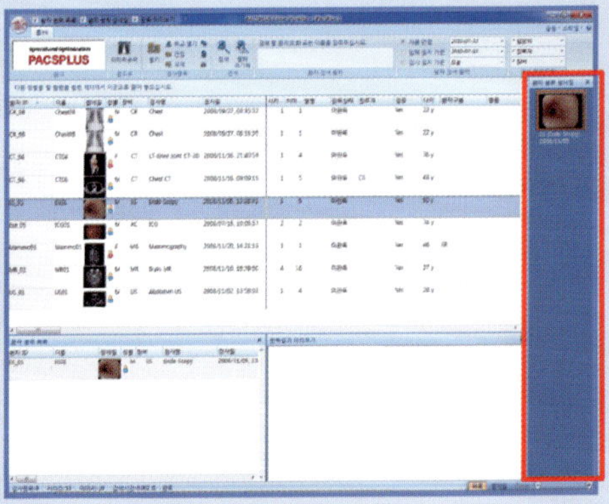

만일 중앙 화살표 중 위 측 화살표를 선택하면, 화면의 상단에 정돈됩니다.

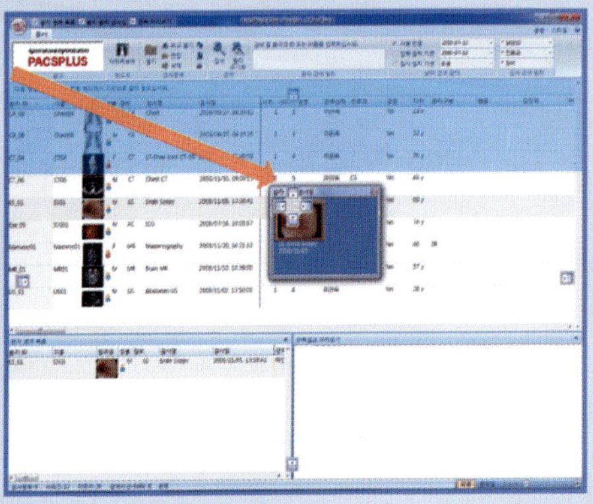

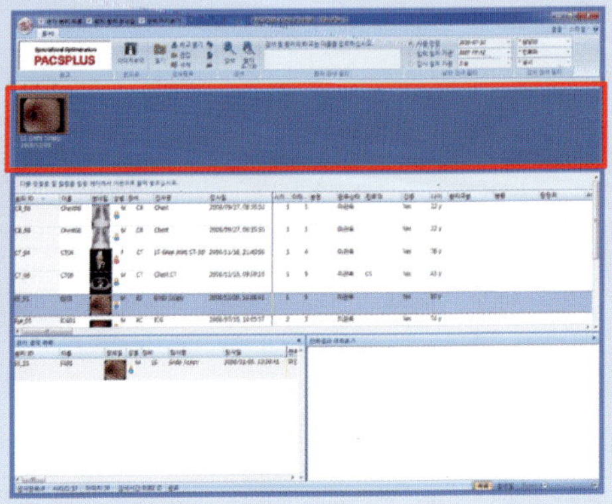

7 환자 병력 목록 창과 판독 미리보기 창의 위치변경

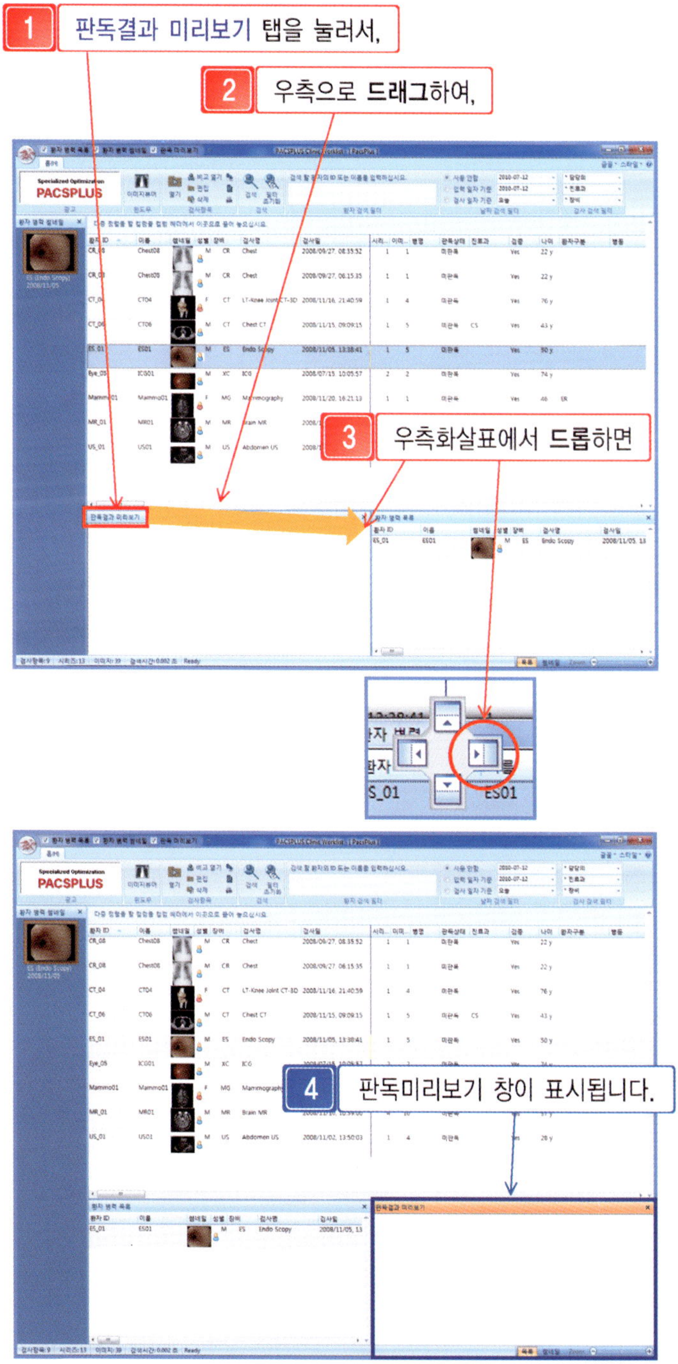

MEMO 창 위치배열

하단의 환자 병력 목록창과 판독 미리보기 탭을 선택하여 하단의 창을 환자 병력 목록보기 또는 판독보기로 정할 수 있습니다.

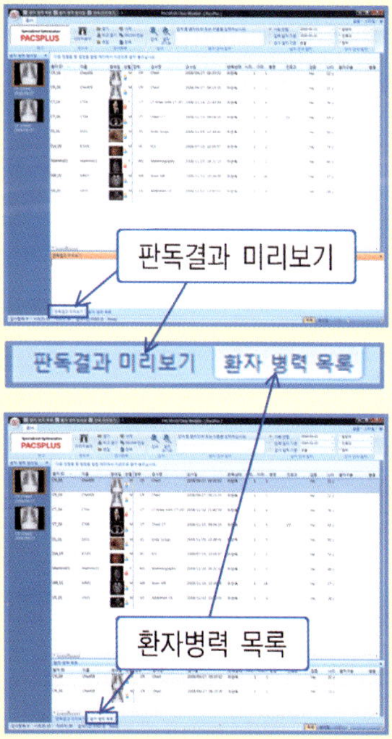

판독 미리보기 창을 드래그하여 왼쪽 화살표에서 드롭하면, 창 위치가 바뀝니다.

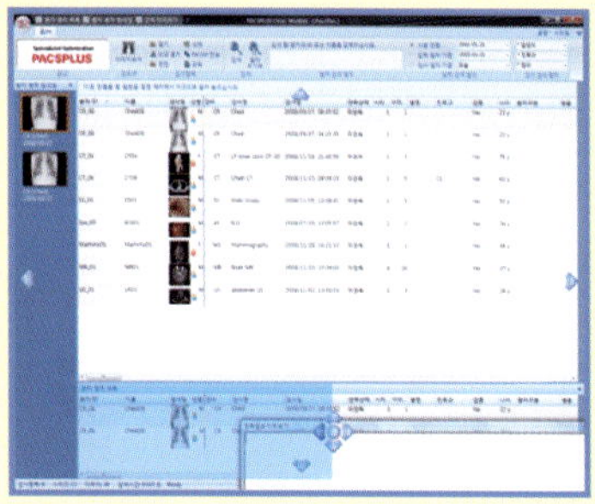

제 4 장

제 5 장

뷰어창 사용법 (I)

SECTION 19

영상보기(기본), 저장하기

1 검사, 시리즈, 영상이란?

검사(Exam)는 시리즈(Series)와 영상(image)들로 구성됩니다. 예를 들면, MR 검사의 경우 여러 개의 시리즈가 있으며, 각 시리즈에 해당 영상들이 다수 존재합니다(한 환자가 여러 가지 검사를 찍기도 합니다).

- Exam
  - Series #1
    - Image #1
    - Image #2
    - Image #n
  - Series #2
  - Series #n

2 검사별 기본 레이아웃

MEMO 장비별 디폴트 레이아웃

검사별로 표시되는 영상 레이아웃은 다음과 같습니다.
CR과 DR 영상: 1매(1×1)
CT와 MR 영상: 9매(3×3)
내시경과 초음파 영상: 4매(2×2)
기타 영상: 1매(1×1)

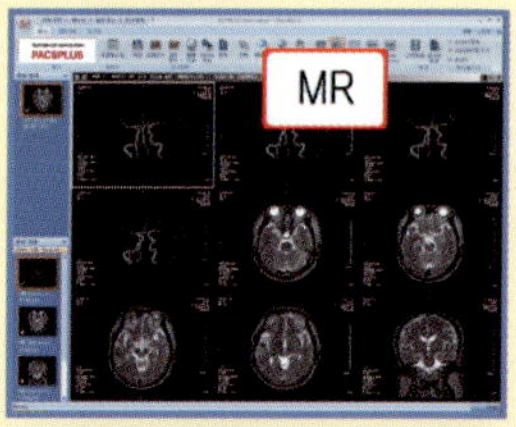

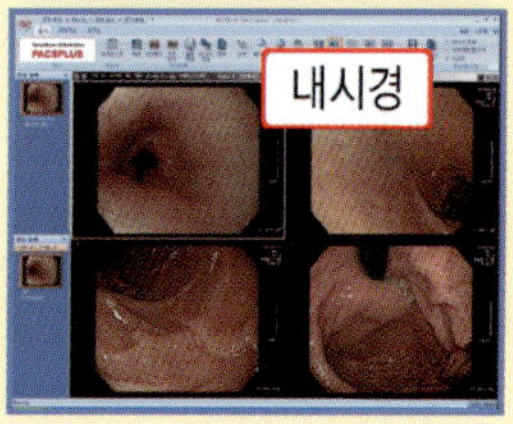

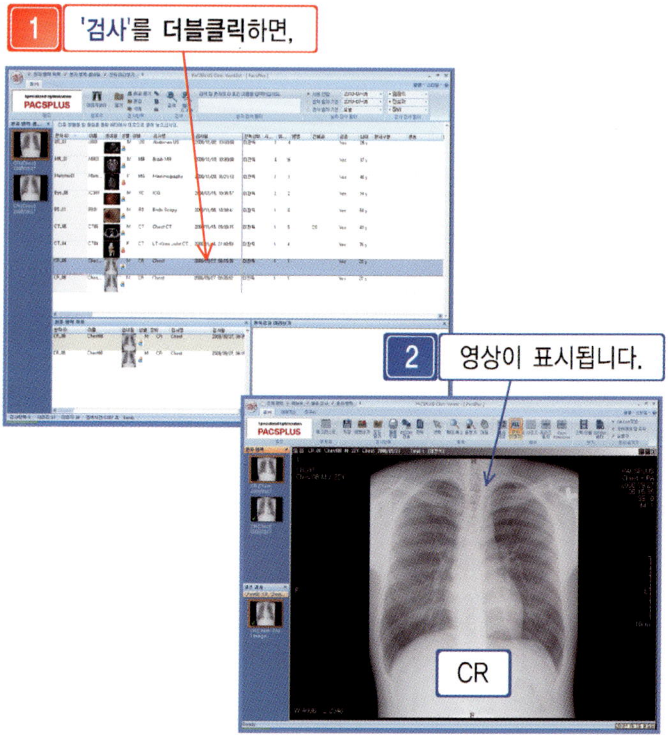

제 5 장

다른 검사 끌어보기

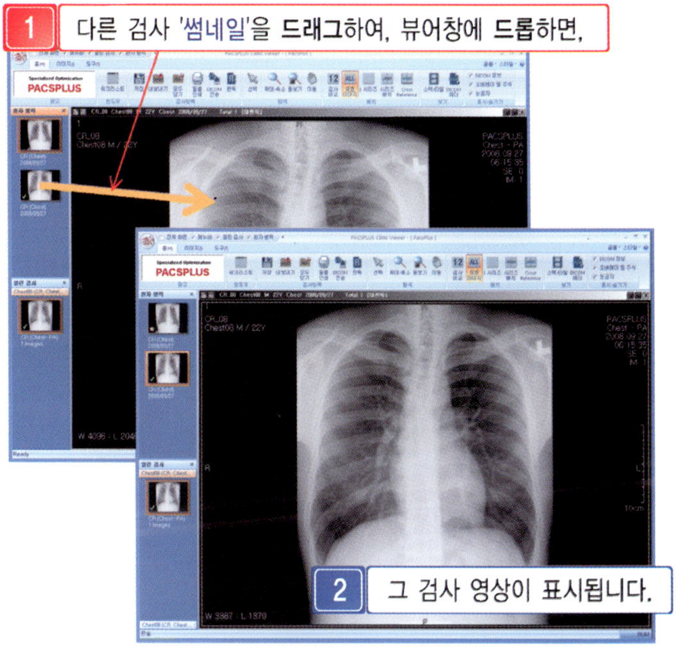

MEMO 환자 과거검사목록

같은 환자의 검사들이 왼쪽의 환자병력창에 썸네일로 나타납니다. 현재 표시되는 영상은 썸네일에 녹색체크무늬가 나타납니다.
만일, 2번째 썸네일 영상을 끌어다 표시하면, 2번째 썸네일 녹색체크가 표시됩니다.

3 과거검사와 비교하기

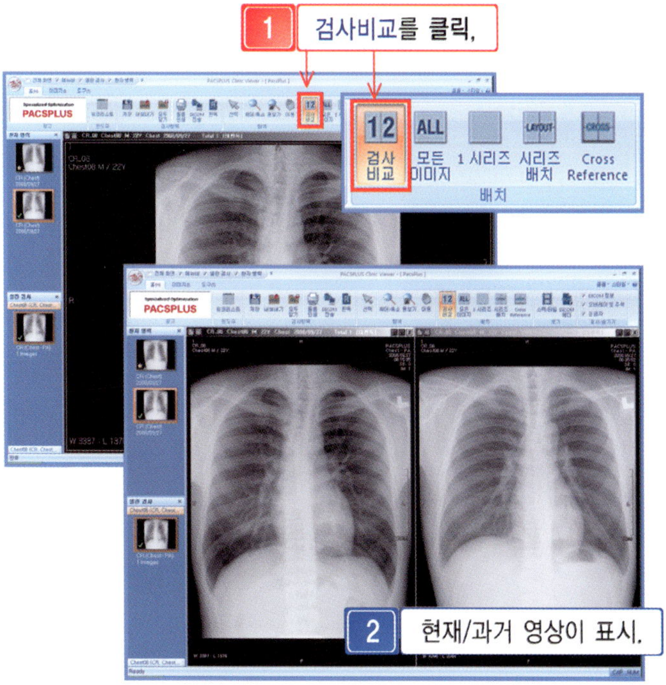

참조 Section 15

MEMO 과거검사 비교모드

검사 비교모드에서는 화면이 분할되면서, 모니터 오른쪽에 과거검사영상이 표시됩니다.

주의 과거검사 안보일 때

모니터 왼쪽의 현재검사보다 나중에 촬영한 검사들은 오른쪽에 표시되지 않습니다.
만일 비교모드에서 한 영상이 표시되지 않으면, 현재 표시된 영상이 과거검사일 수 있습니다. 워크리스트창에서 검사일시를 확인하시기 바랍니다.

4 영상의 레이아웃 변경

한 화면에 9매(3×3)로 표시된 영상을 6매(2×3)으로 변경해 보겠습니다.

MEMO 영상 레이아웃 조정

영상표시 창의 왼쪽 상단에 레이아웃변경 버튼을 클릭하면 레이아웃 창이 뜹니다. 여기에 마우스 커서를 대고 드래그하면, 레이아웃이 청색으로 변하고, 하단에 2×3배치라는 문자가 나타납니다.

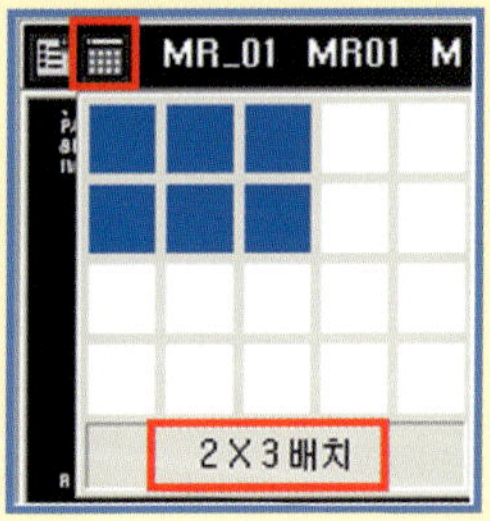

참조 Section 07

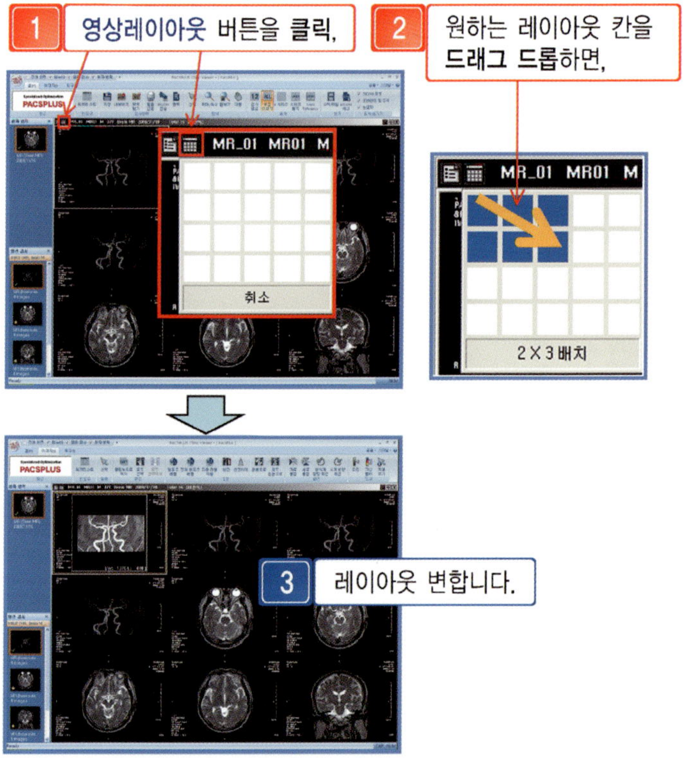

5 모든 영상보기(페이지 이동)

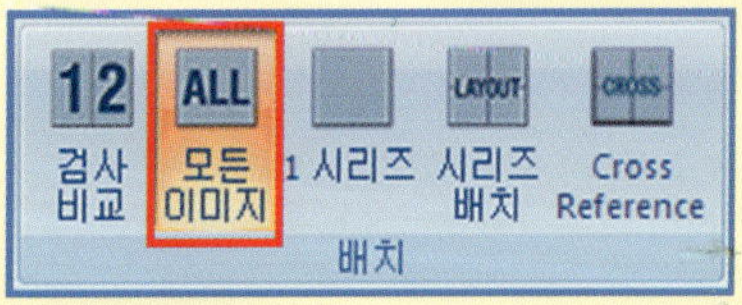

MEMO 스크롤로 페이지 이동

PPclinic의 기본설정은 모든 이미지 보기로 되어 있습니다. 한 검사 내의 모든 시리즈의 모든 영상을 화면에 전부 표시합니다.

마우스 스크롤 버튼을 상하로 굴리면 페이지가 전후로 이동합니다. 아래로 스크롤하면 다음 페이지 영상들이, 위로 스크롤하면 전 페이지 영상들이 표시됩니다.

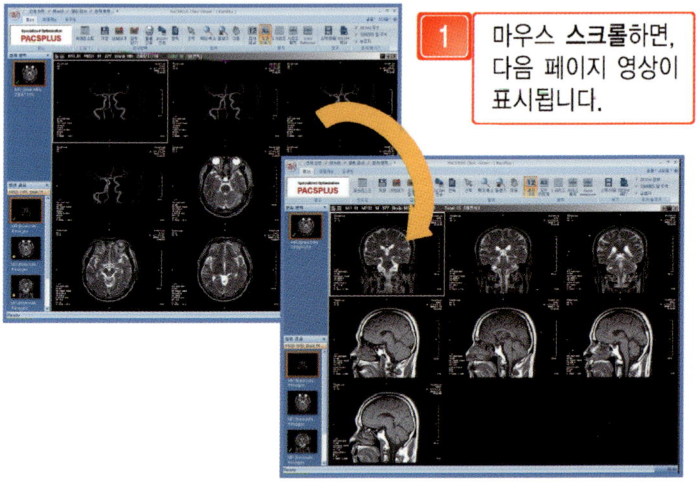

제 5 장

영상 크게 하기/되돌리기

1 영상을 더블클릭,

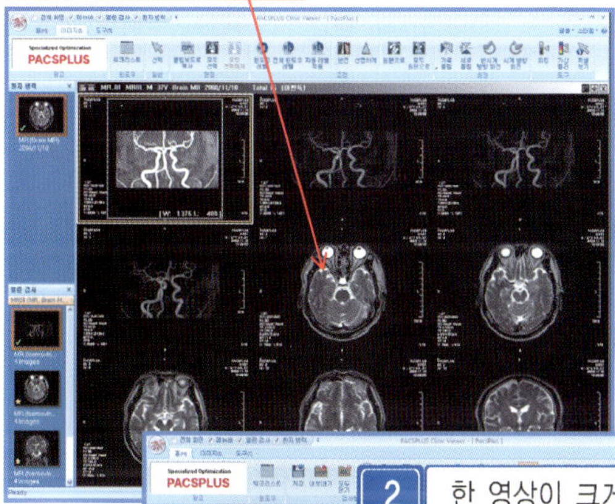

2 한 영상이 크게 나타납니다.

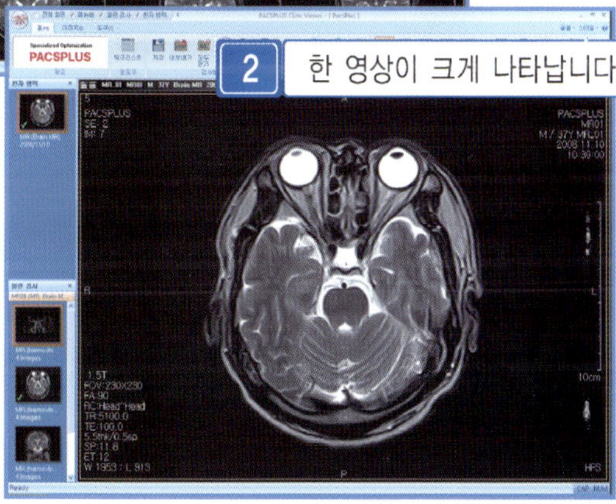

MEMO 영상 확대/되돌리기

확대영상을 더블클릭하면 원래의 레이아웃으로 되돌아갑니다.

MEMO 영상 확대/축소

더블클릭하여 영상을 크게 한 상태는 스택/타일 형태로 배열됩니다. 마우스를 상하로 스크롤하면 다음 영상으로 이동할 수 있습니다.

6 오버레이 넣기

1 측정을 클릭하고,

2 화면에 드래그하면,

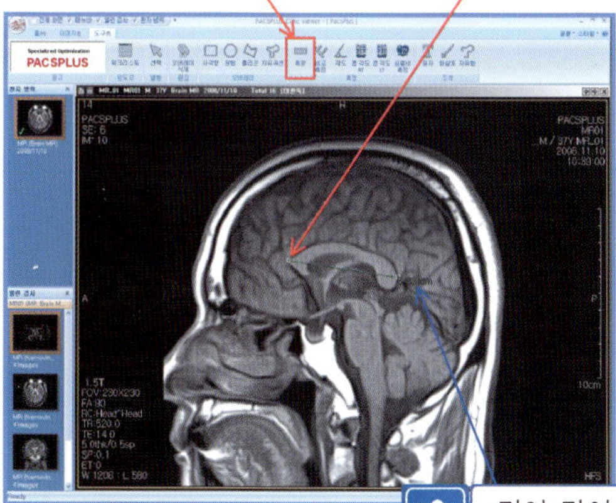

3 길이 값이 표시됩니다.

참조 Section 30

Tip 오버레이

오버레이(사각형, 원형, 화살표, 측정 등) 넣기 작업을 하려면, 이미지 탭에서 사각형, 원형, 화살표, 측정(거리) 버튼을 선택한 후, 영상에서 드래그하거나, 클릭하면 됩니다. 자세한 사항은 오버레이 쪽을 참조하세요.

MEMO ON/OFF

영상 확대, WL 조정, 계측, 문자 삽입 등은 ON/OFF 기능입니다. 사용 중에, 작업을 OFF로 하기 위해서는(커서를 화살표로) 선택버튼을 누르거나 ESC 키를 눌러야 합니다.

제 5 장

7 시리즈별 WL 조절

WL(window leveling) 조정은 가장 많이 쓰는 툴 중의 하나입니다.

참조 Section 24

MEMO 시리즈 단위 WL 조정

가장 많이 쓰는 기능 중 하나입니다. 마우스 우 클릭하고 상하좌우로 드래그한 후 손을 떼면, 시리즈 단위로 동시에 WL을 조정하게 되어 있습니다.

MEMO 한 영상 WL 조정

하나의 영상이나 또는 선택한 영상들을 WL 조정하려면, 선택 영상 WL 조정버튼을 클릭한 후 드래그해야 합니다.

MEMO 영상 저장하기

영상의 WL, 확대, 회전, 오버레이 등을 서장하려면 홈 탭의 저장버튼을 누르면 마지막 상태로 저장이 됩니다.
다음에 그 검사를 열면, 마지막으로 저장된 상태로 표시됩니다.

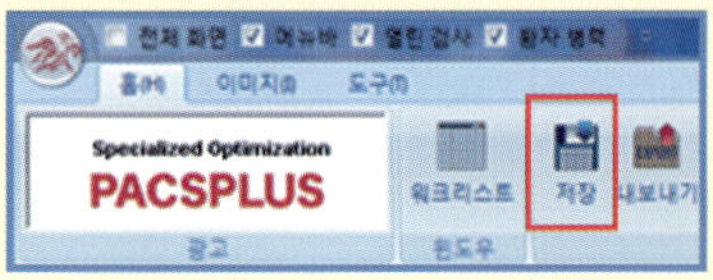

1 '영상'을 선택한 후, 마우스 우드래그하여 WL 조정하고 드롭하면,

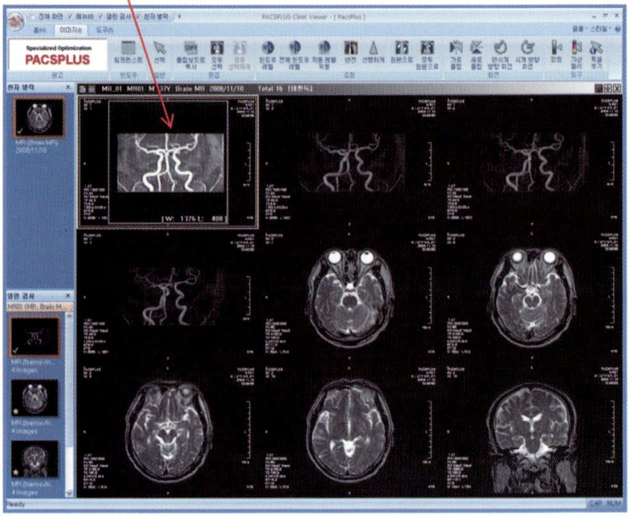

2 해당 시리즈의 영상들이 WL 조정됩니다.

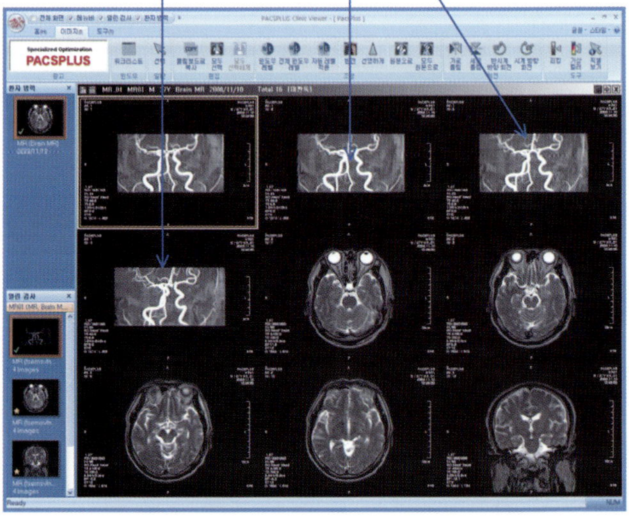

8 Shift 키를 이용하여 여러 영상을 선택한 후 확대하기

Tip **Z 키로 확대 축소**

Z 키를 누르면 확대/축소 기능이 됩니다.

1 5번째 '영상'을 **선택**하고, Shift 키를 누른 상태에서 8번째 '영상'을 **클릭**하면, 5-9번째 영상들이 선택되고,

2 확대/축소를 **클릭**하고, 5번째 '영상'에서 **드래그**하여 확대한 후,

3 **드롭**하면, 선택된 영상들 모두 확대 적용됩니다.

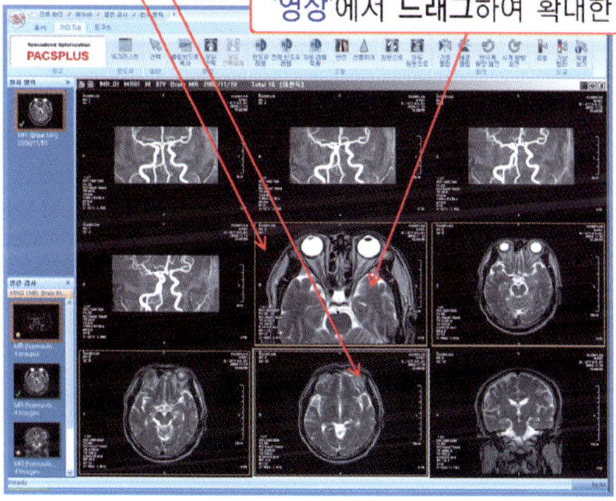

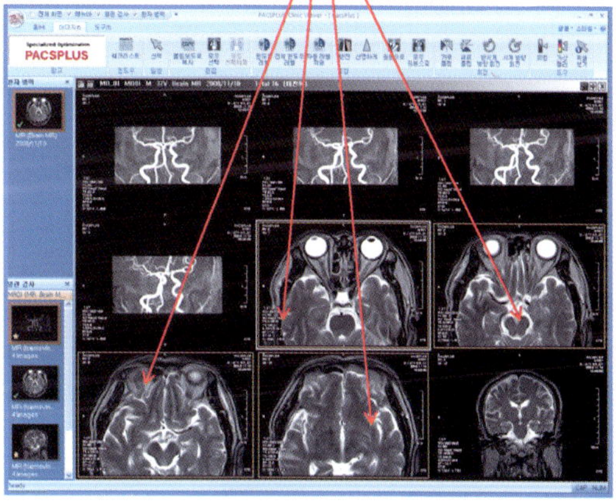

9 저장하기

MEMO **영상 저장하기**

영상의 WL, 확대, 회전, 오버레이 등을 저장한 후, 다음번에 같은 검사를 열면 마지막으로 저장된 상태로 표시됩니다. 방사선사는 주로 영상회전 및 WL 조절 후에 저장하여, 전문의가 판독할 때 편리하도록 화질을 중심으로 업무를 합니다. 전문의는 측정이나 중요 병변을 표식한 후 저장하여, 임상의가 쉽게 알아볼 수 있도록 도와줍니다.
일단 저장하고 나면, 장비에서 처음 받은 상태로 돌아가지 못하므로 주의해서 저장해야 합니다.

1 홈 탭의 **저장**을 클릭하면, 현재의 영상 처리 상태가 그대로 저장됩니다.

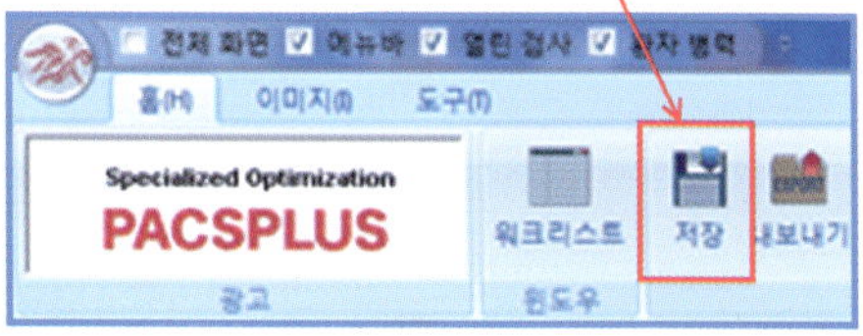

제 5 장

SECTION 20 스택/타일 보기

MEMO 동영상 모드

스택/타일은 카드놀이에서 카드(영상)를 정리해서 하나로 쌓은 상태로 생각하면 됩니다. 마우스를 스크롤하면, 한 장씩 넘겨가면서 볼 수 있습니다.
빨리 넘기면 동영상으로 보게 됩니다. 심장초음파나 혈관촬영 영상을 이 모드로 보면 좋습니다.

MEMO ON/OFF

스택/타일은 ON/OFF 모드입니다. 스택/타일 모드 ON 상태에서는 스택/타일 버튼의 바탕이 황색으로 나타나고 영상뷰어 하단에 재생관련기능 버튼들이 표시됩니다. 그러나 영상 레이아웃 버튼이 없어지며, 레이아웃 변경을 할 수 없습니다. 스택/타일 버튼을 한번 더 클릭하면 OFF로 됩니다.

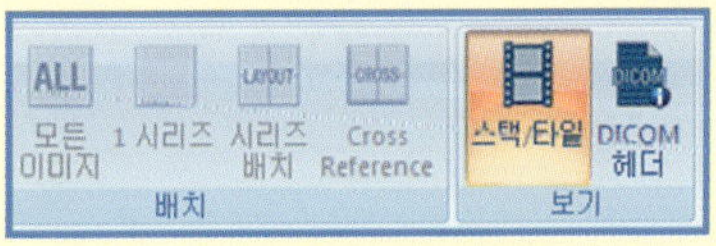

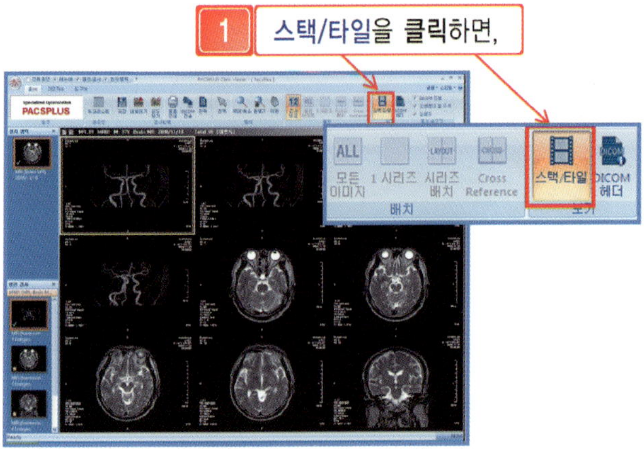

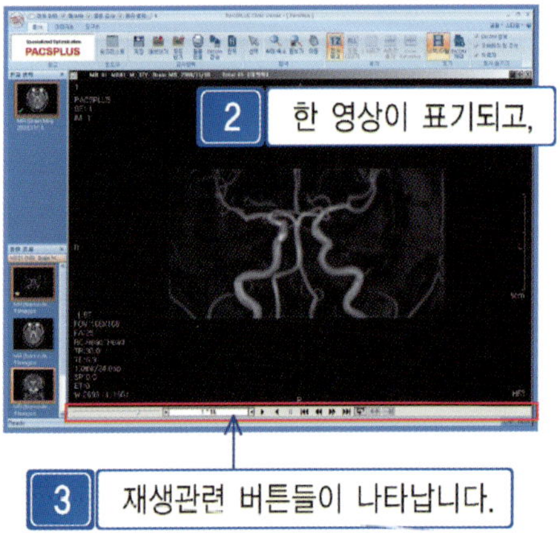

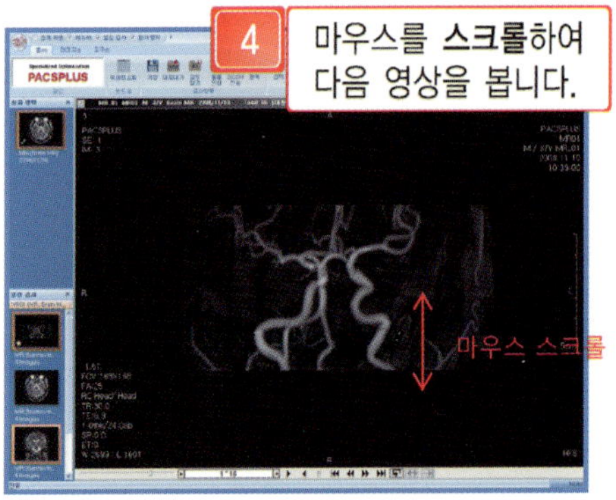

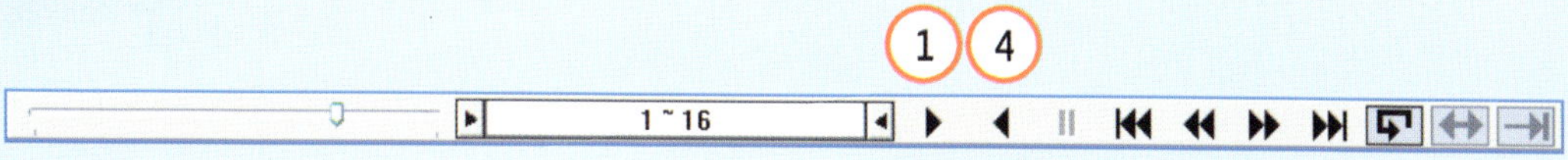

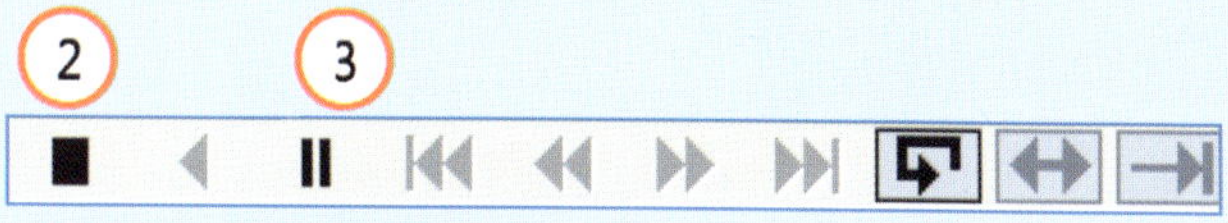

재생버튼①을 누르면, 다음 영상으로 화면이 넘어갑니다. 정지버튼② 또는 일시정지③ 버튼을 누를 때까지 반복됩니다. 역 재생버튼④를 누르면 거꾸로 영상이 넘어갑니다.

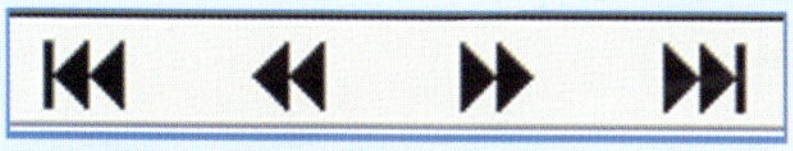

첫 영상　전 영상　다음 영상　마지막 영상

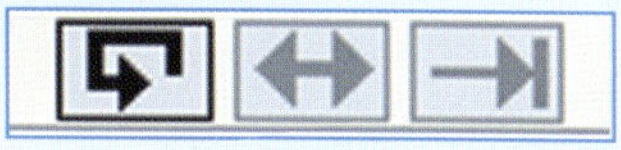

재생반복 재생반복 1회 재생
(되돌리기)

스택/타일 보기 해제

스택/타일 모드 ON 상태에서는 영상 뷰어창 하단에 재생관련 버튼들이 표시됩니다. ON 상태에서는 영상 레이아웃 버튼이 없어지며, 레이아웃변경을 할 수 없습니다.

스택/타일 버튼을 한번 더 클릭하면, OFF 상태로 변합니다. 스택/타일 버튼 대신에 모든 이미지 버튼의 바탕이 황색으로 변하고, 재생 관련 버튼이 없어집니다.

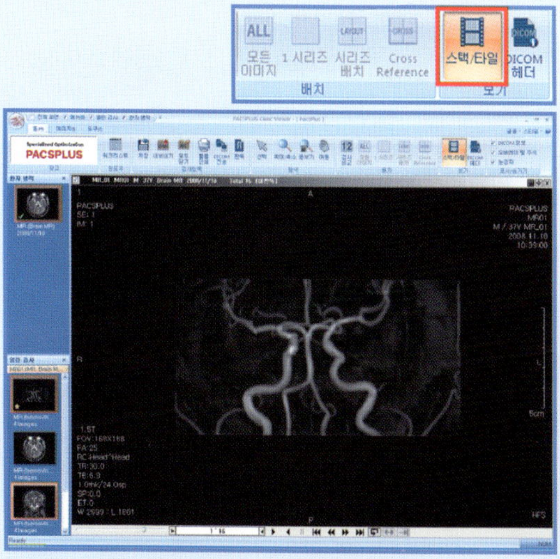

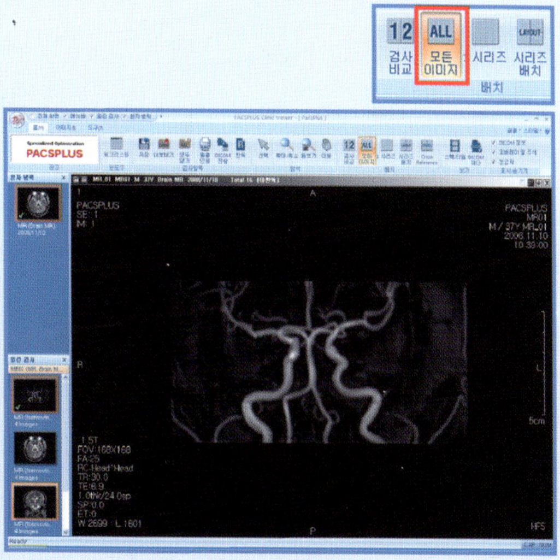

SECTION 21 시리즈 보기

1 시리즈창의 썸네일

왼쪽의 환자 병력 썸네일 창을 보면 현재 보고있는 검사의 썸네일이 표시됩니다. 아래 열린검사 창을 보면 현재 검사의 시리즈별 썸네일이 나타납니다. 녹색 마크는 현재 표시된 영상의 시리즈를 의미합니다. 노란색 별 마크는 현재 화면의 표시중(창이 열려 있음)을 의미입니다.

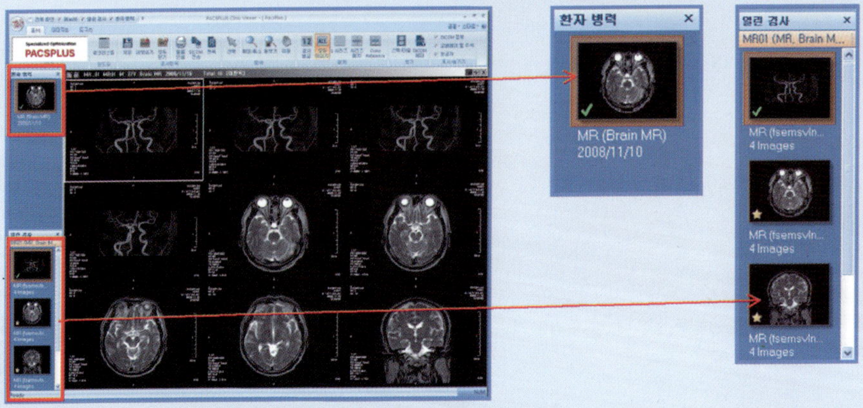

이 MR 검사는 4개의 시리즈로 구성되며, 총 16매의 영상으로 구성됩니다. A시리즈는 4매, B시리즈 4매, C 시리즈 4매, D 시리즈 4매로 구성된 것을 알 수 있습니다.
현재 영상보기 창에 3개의 시리즈(A, B, C)가 있고, 열린검사 창에 A 시리즈 썸네일에는 녹색 마크가, B와 C 시리즈 썸네일에는 노란색 별 마크가 되어 있습니다.

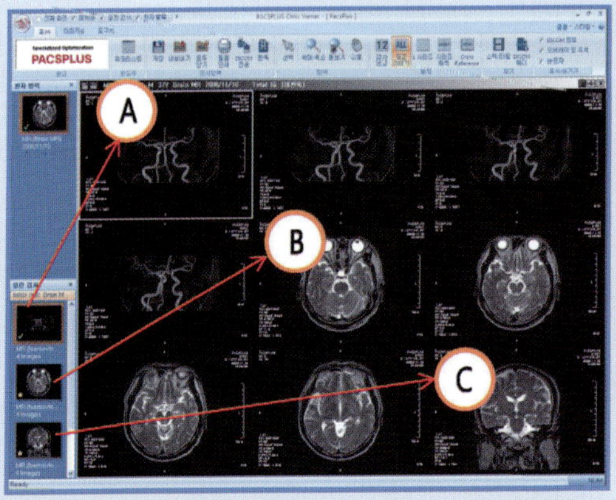

마우스를 아래로 스크롤하면 다음 페이지로 넘어가며, C 시리즈의 다음 영상들이 표시됩니다(열린검사 창의 썸네일에 녹색 마크와 별 마크가 이동하여 표시됩니다).

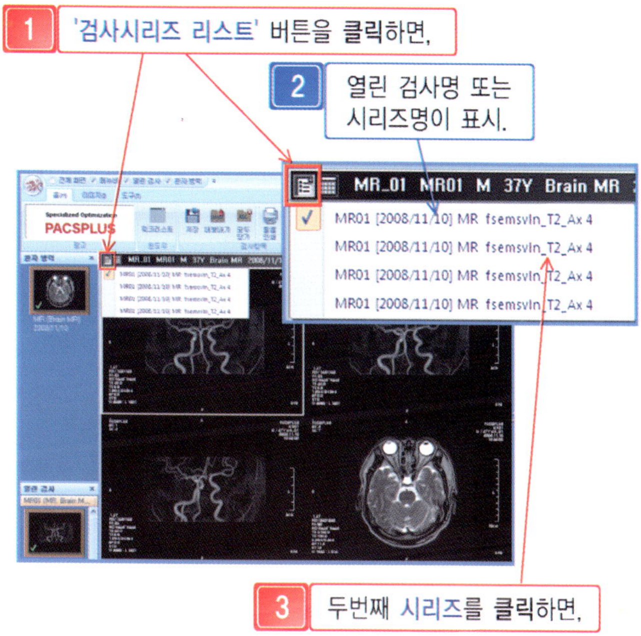

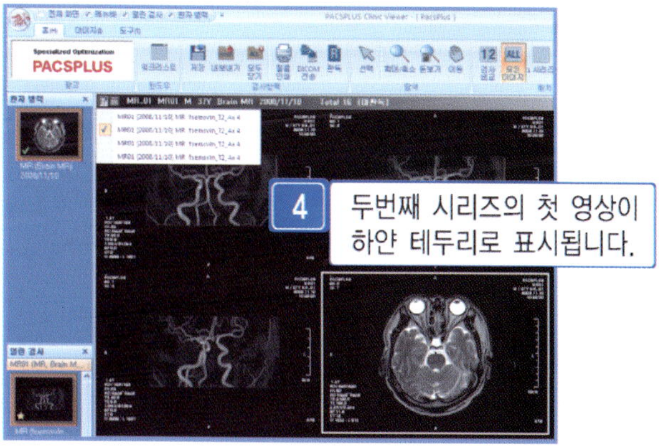

MEMO **디폴트는 첫 영상선택**

디폴트로 커서는 첫 영상에 있으며, 흰 테두리로 표시되어 있습니다. 검사시리즈 리스트창에서 첫 번째 시리즈에 체크되고, 열린검사 창의 첫 시리즈 썸네일에 녹색으로 체크됩니다.

MEMO **시리즈명은 장비에서**

검사리스트창에서 표시되는 시리즈명은 의료장비에서 생성한 시리즈명이 그대로 표시됩니다.

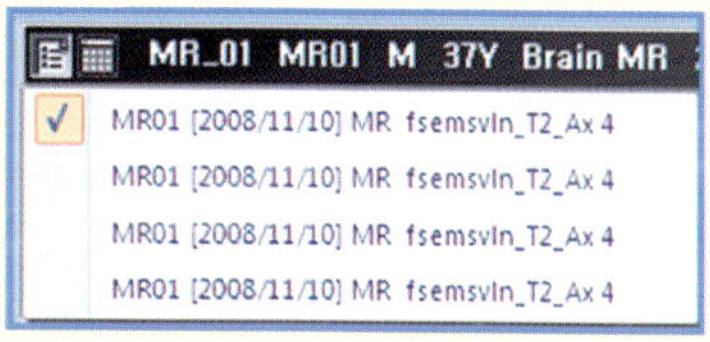

MEMO **열린 시리즈 표시**

검사시리즈 리스트창에서 두 번째 시리즈를 체크하면, 그 시리즈의 첫 영상인 5번째 영상의 테두리가 흰색으로 표시되며, 열린검사 창의 두 번째 썸네일이 체크된 것을 알 수 있습니다. 또한 열린검사 창의 두 번째 썸네일이 녹색으로 체크됩니다.

2 1 시리즈 보기

MEMO 열린 시리즈 표시

1 시리즈 보기에서는 1번째 시리즈의 썸네일만 녹색으로 표시되며, 다른 시리즈들은 썸네일에 마크가 되지 않습니다. 2번째 시리즈 영상들이 뷰어창에 표시되면, 열린검사 창의 2번째 썸네일이 노란색 별로 마크됩니다.

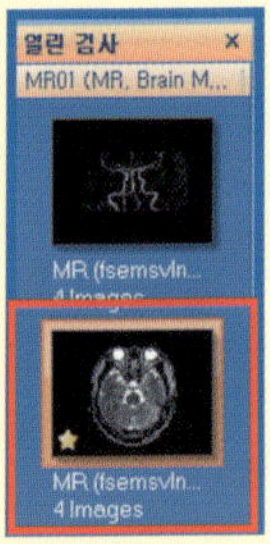

MEMO 모든 시리즈 모든 영상

모든 영상을 다 보려면 모든 이미지버튼을 클릭하면 됩니다.

주의 시리즈별 필름인쇄

필름 프린트를 시리즈 단위로 하시려면, 1 시리즈 보기 모드에서 하셔야 합니다.

MEMO 시리즈 목록에서 열기

검사시리즈 버튼을 눌러 나타난 창에서 2번째 시리즈를 선택해도 됩니다.

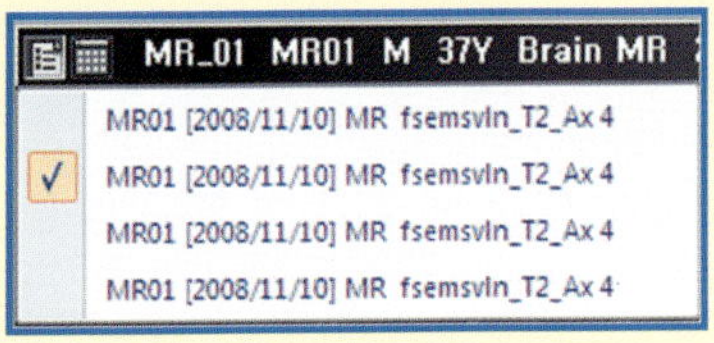

1 1 시리즈를 **클릭**하면,

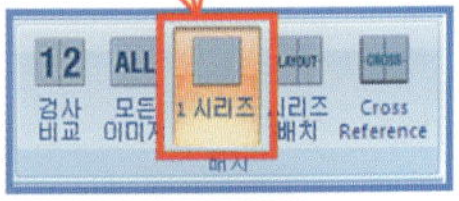

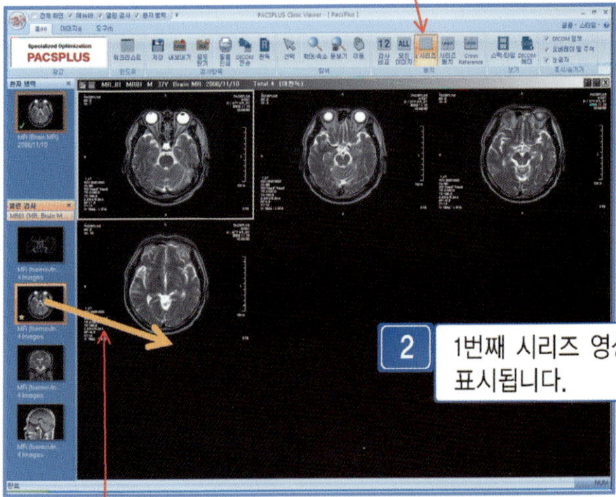

2 1번째 시리즈 영상들만 표시됩니다.

3 2번째 시리즈 썸네일을 뷰어창으로 **드래그 드롭**하면,

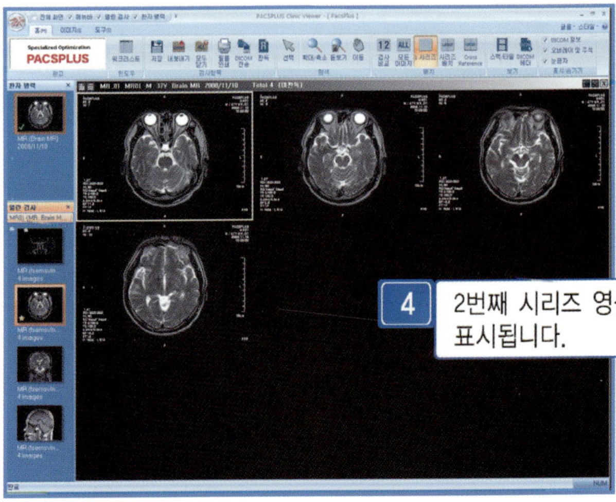

4 2번째 시리즈 영상들만 표시됩니다.

3 시리즈 배치(시리즈별 스택모드)

시리즈 배치는 한 화면에 여러 시리즈 영상을 동시에 조회하면서, 선택한 영상과 다른 시리즈의 위치 관계를 볼 수 있는 기능입니다.

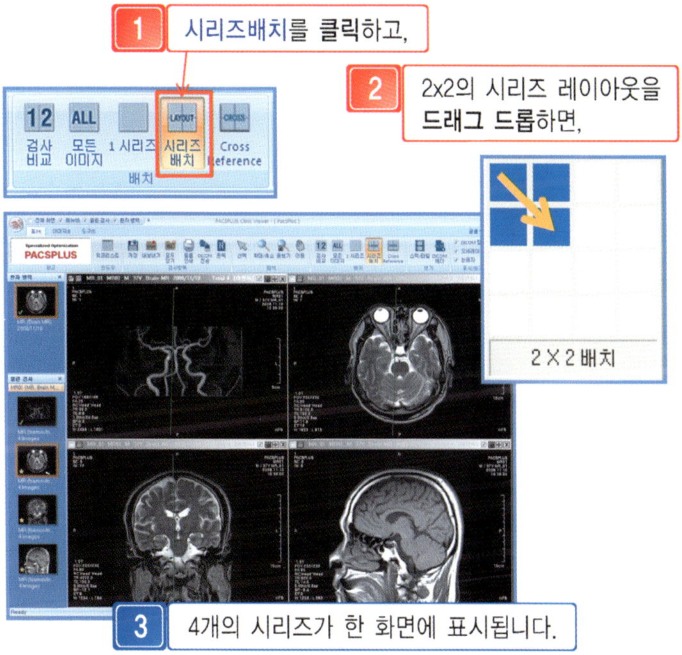

MEMO 스크롤로 다음 영상보기

시리즈 배치모드에서는 각 시리즈 내의 영상이 모두 스택/타일 형태로 배열됩니다. 마우스를 대고 상하로 스크롤하면 다음 영상으로 이동할 수 있습니다.

스카우트 라인 보기

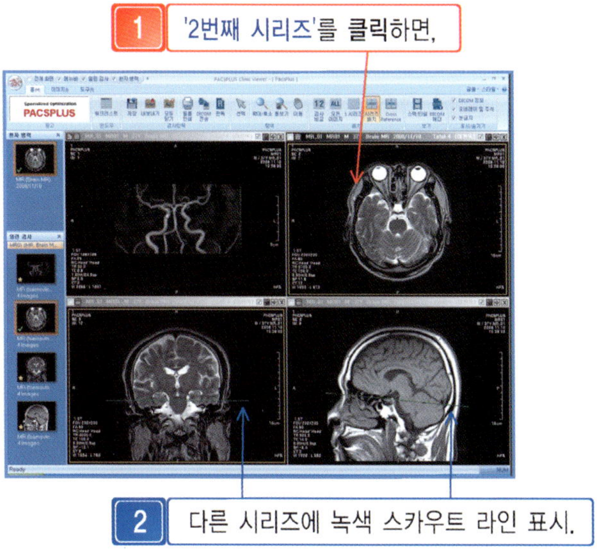

MEMO 스카우트 라인보기

현재 선택한 영상의 위치정보가 다른 시리즈의 영상에 녹색 스카우트 라인으로 표시됩니다.

제 5 장

MEMO **위치정보 스카우트 라인**

시리즈창에서 마우스를 스크롤하면 다음 영상으로 이동할 수 있습니다. 영상의 위치정보가 다른 시리즈 상에 스카우트 라인으로 표시됩니다.
만일 다른 시리즈 상에서 스카우트 선이 표시되지 않을 경우는, 의료기기에서의 위치정보가 매치(match)되지 않기 때문입니다. 또는 범위를 벗어난 위치인 경우에도 스카우트 라인이 표시되지 않습니다.

3 **마우스 스크롤**하여 다음 영상을 표시하면,

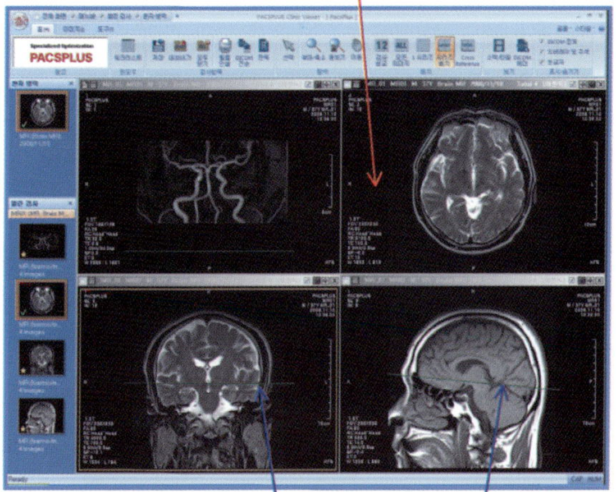

4 녹색 스카우트 라인의 위치가 이동합니다.

시리즈 영상의 레이아웃 변경

1 시리즈창의 **영상레이아웃** 버튼을 눌러 레이아웃 **변경**하면 영상표시가 됩니다.

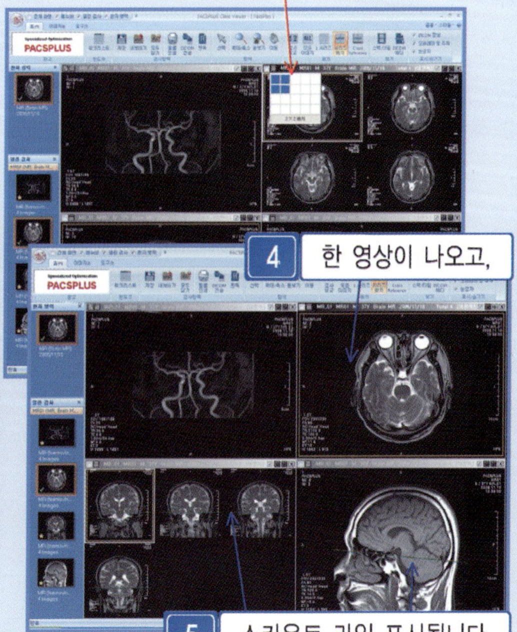

2 시리즈창의 **영상레이아웃** 버튼을 눌러 레이아웃 **변경**하면 영상표시가 됩니다.

3 **영상**을 **더블클릭**하면,

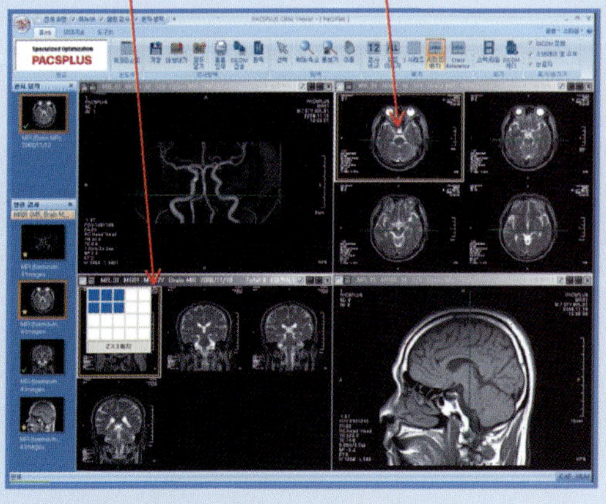

4 한 영상이 나오고,

5 스카우트 라인 표시됩니다.

시리즈 창 크기 조절

커서를 시리즈창 경계선에 대면 커서의 모양이 변합니다. 이때 드래그하면 시리즈창의 크기를 변경할 수 있습니다. 상하, 좌우 또는 동시에 창 크기를 변경할 수 있습니다.

MEMO 창 크기 조절커서

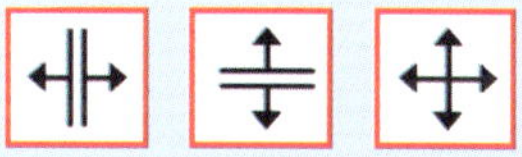

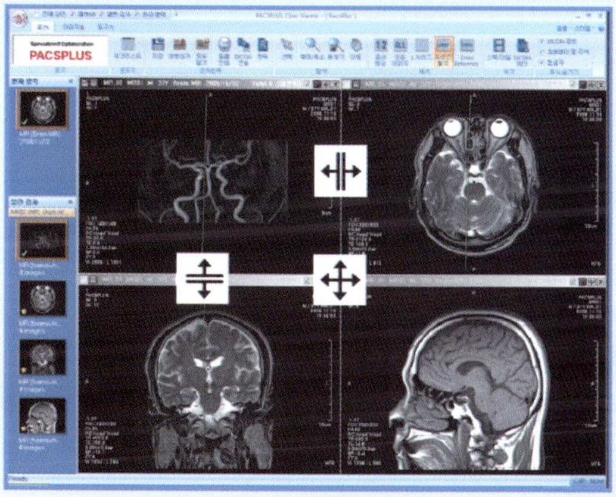

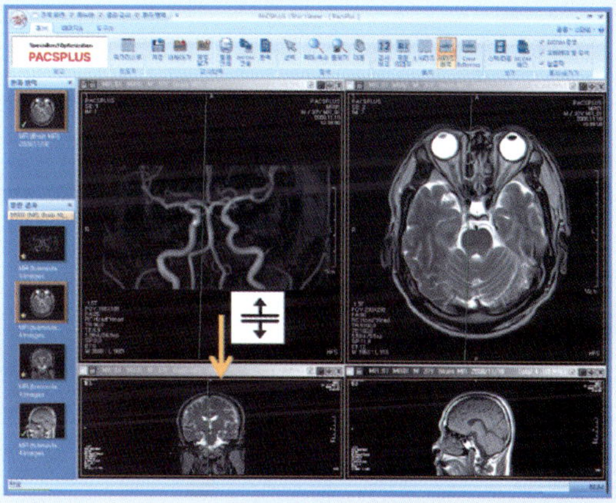

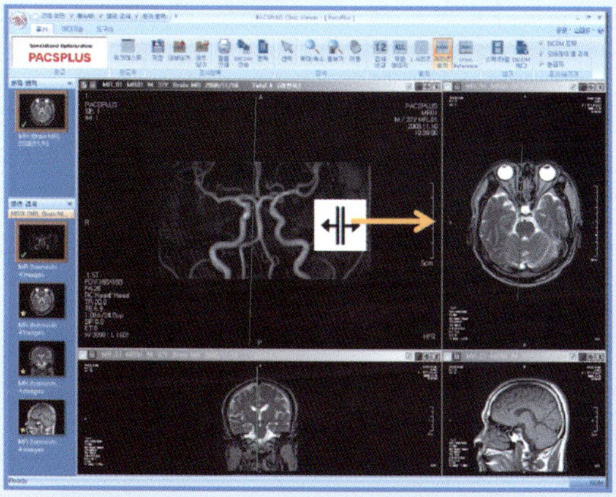

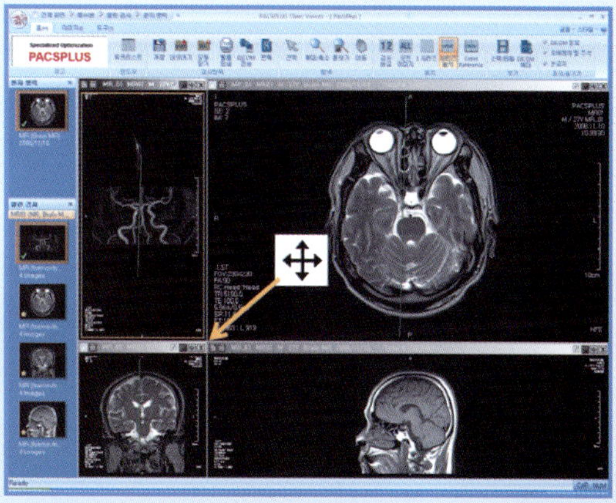

MEMO 원래 창 크기로 가기

윈도우창 크기를 원래대로 복구하려면, 창을 작게 했다가 복원하면 됩니다.

4 시리즈 배치(Cross Reference)

Cross Reference(또는 cross link) 시리즈 배치는 한 화면에 여러 시리즈 영상을 동시에 조회하면서, 선택한 영상의 좌표 점에 해당하는 타 시리즈들의 영상을 연관지어 표시하는 기능입니다. 이 기능은 MR, CT 등 시리즈가 많은 경우에 유용합니다.

MEMO

시리즈 레이아웃변경

시리즈 레이아웃은 2×2가 기본입니다. 이를 바꾸려면, Cross Reference버튼을 한번 클릭하여 배치 창을 열고, 칸을 드래그해서 조정하면 됩니다.

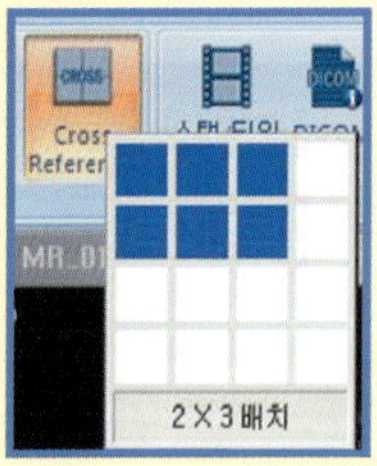

1 Cross Reference를 **더블클릭**하면,

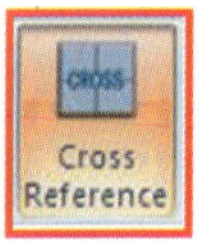

2 시리즈별 배치가 되고,

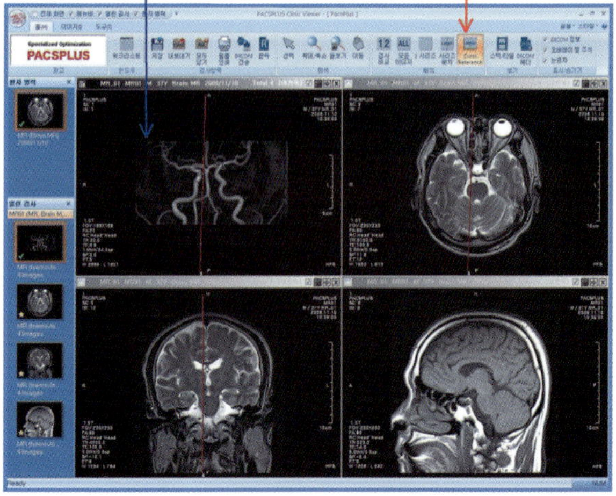

3 **영상**을 **더블클릭**하면, 노랑색 십자선이 나옵니다.

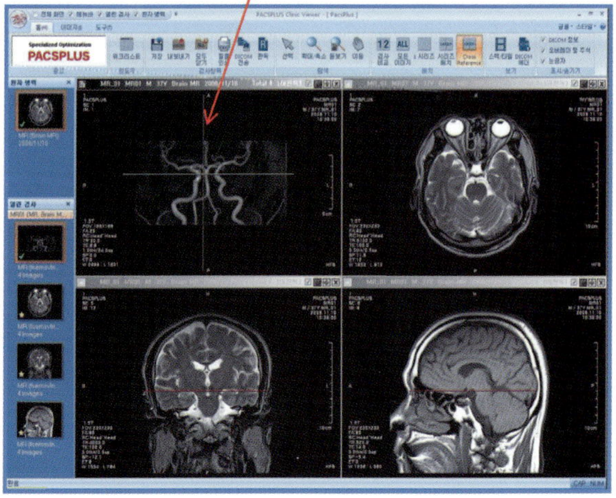

4 십자선의 '중앙점'을 드래그하면,

5 해당 시리즈의 영상이 표시됩니다.

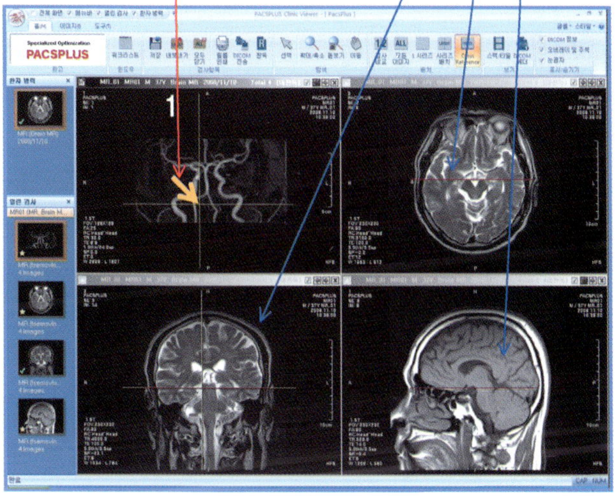

MEMO **십자선 중심으로 다른 시리즈 영상표시**

노란십자선 중앙에 커서를 대면 커서가 십자형으로 변하며, 이를 드래그하면 다른 시리즈의 영상이 따라 변화하는 것을 볼 수 있습니다.

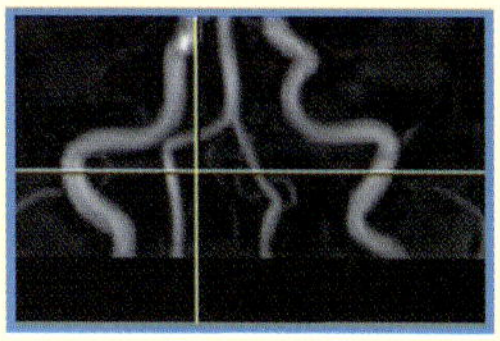

시리즈의 슬라이스 영역표기

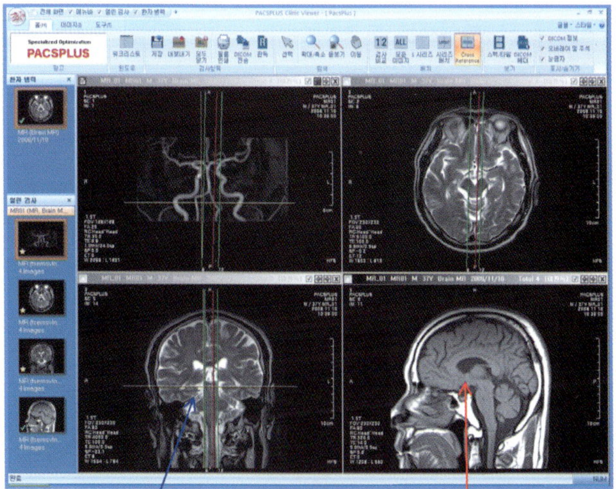

1 'Sagittal 영상'을 클릭하면,

2 타 시리즈에 선들이 표시됩니다.

MEMO **시리즈 범위는 녹색선**

Sagittal 영상의 현재 위치는 타 시리즈에서 빨간 선으로 표시됩니다.
타 시리즈의 녹색 선은 sagittal 영상의 슬라이스 범위를 나타내는 것입니다.
Sagittal 영상을 스크롤하면, 빨간 선이 따라서 이동하는 것을 알 수 있습니다.

시리즈의 레이아웃 변경

MEMO 드래그로 영상표시

왼쪽 시리즈창의 썸네일을 드래그하면, 해당 시리즈가 화면에 표시됩니다.

1 Cross Reference를 클릭하고,

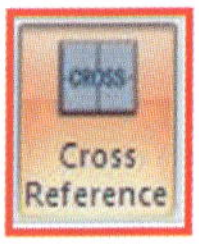

2 드래그하여 2X3으로 하고, 드롭하면,

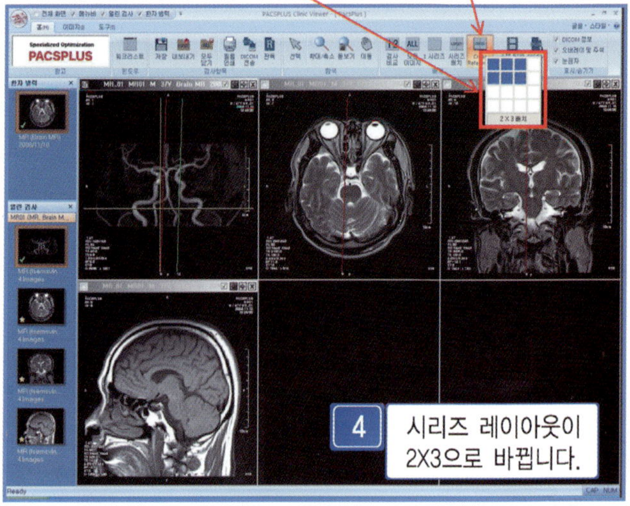

4 시리즈 레이아웃이 2X3으로 바뀝니다.

시리즈 표시 위치 바꾸기

MEMO 다른 시리즈 표시하기

현재 보이는 시리즈 대신에 다른 시리즈 영상을 표시하고 싶을 때 사용합니다. 단, 현재 열려 있는 시리즈는 표시되지 않으므로, 먼저 창을 닫은 후에 표시하고 싶은 위치로 좌측의 썸네일을 드래그한 후 드롭하면 됩니다.

1 시리즈 '창 닫기' 버튼을 클릭, [X]

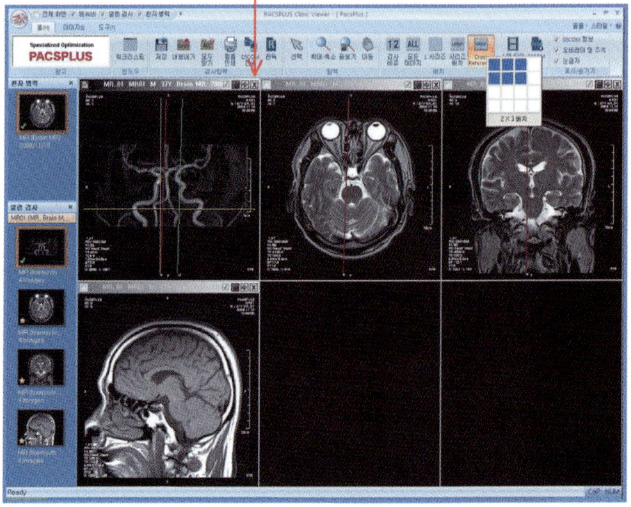

2 영상이 사라지고(닫히고),

3 썸네일을 드래그하여 **드롭**하면,

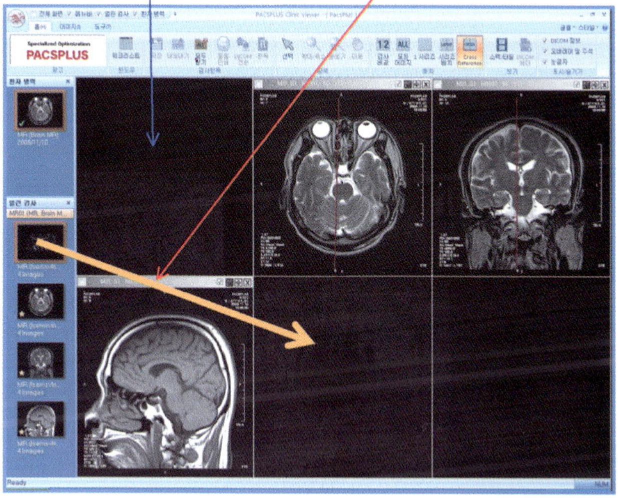

4 해당 시리즈 영상이 표시됩니다.

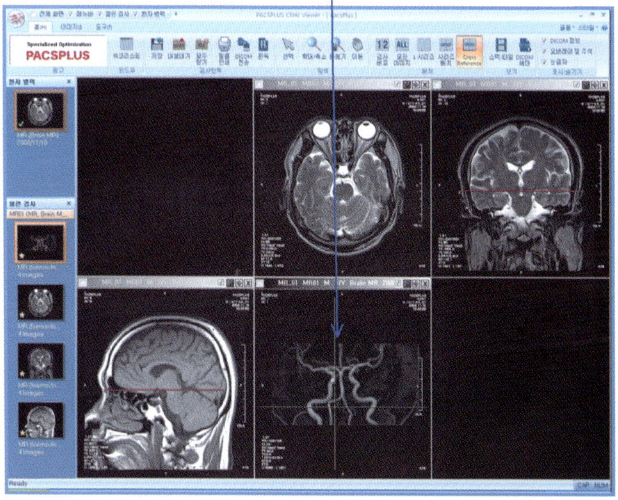

MEMO 썸네일 드래그로 보기

왼쪽 시리즈창의 썸네일을 드래그하면 해당 시리즈가 화면에 표시됩니다.

MEMO 다른 시리즈 표시하기

1 비표시된 시리즈의 썸네일을 드래그하여 **드롭**하면,

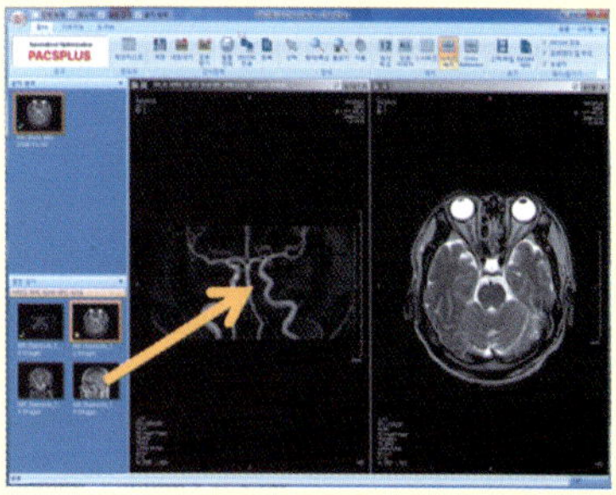

2 그 시리즈 영상이 표시됩니다.

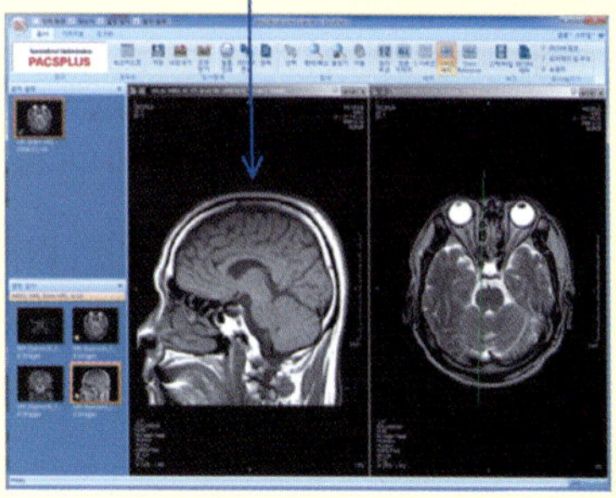

제 5 장

SECTION 22 여러 영상선택

1 여러 영상선택

Ctrl 키로 복수 영상 선택하는 방법

참조 Section 13

MEMO 현재 영상은 흰 테두리

검사영상을 열면 1번 영상이 선택된 상태로 됩니다. 다른 영상을 선택하면, 영상 테두리가 하얗게 표시되어 선택되었음을 알립니다.

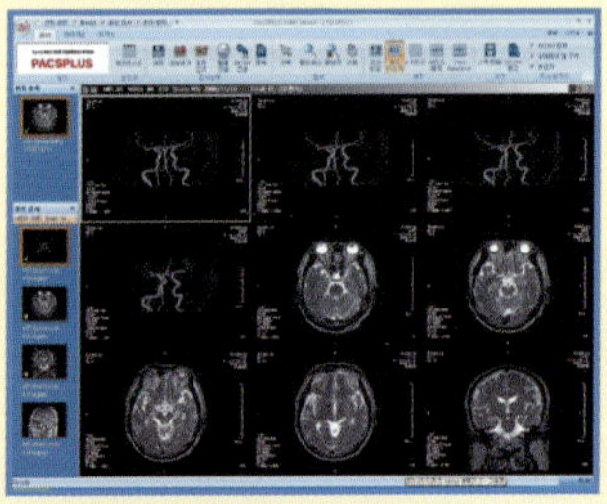

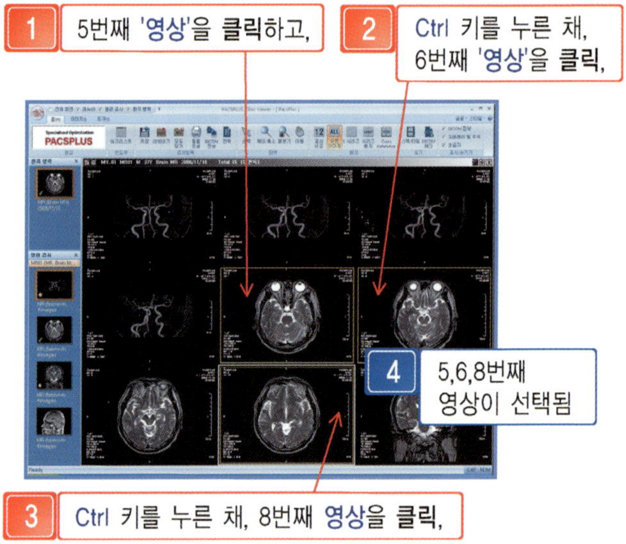

Shift 키로 복수 영상 선택하는 방법

MEMO Ctrl 키와 Shift 키

Ctrl 키를 누르고, 영상을 클릭하면, 해당 영상들이 선택됩니다.
만일 Shift 키를 이용하면, 처음 영상과 마지막 영상부터 그 사이의 영상들이 전부 선택됩니다.
복수영상테두리가 노란색으로 표시되어 선택되었음을 알립니다.

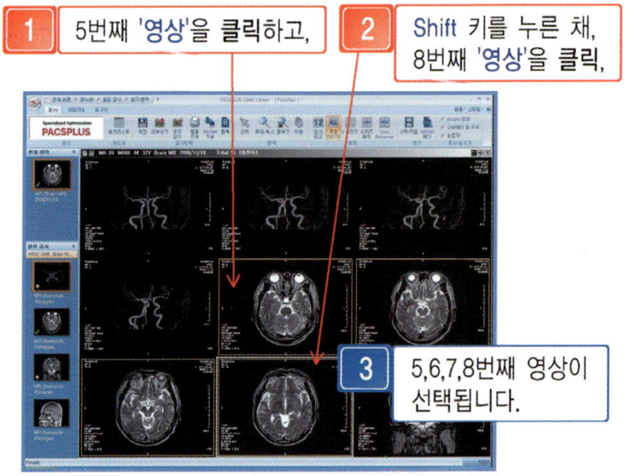

복수 영상 선택된 것을 해지

1 다른 영상을 클릭하여,
기존 선택된 영상들을 해지합니다.

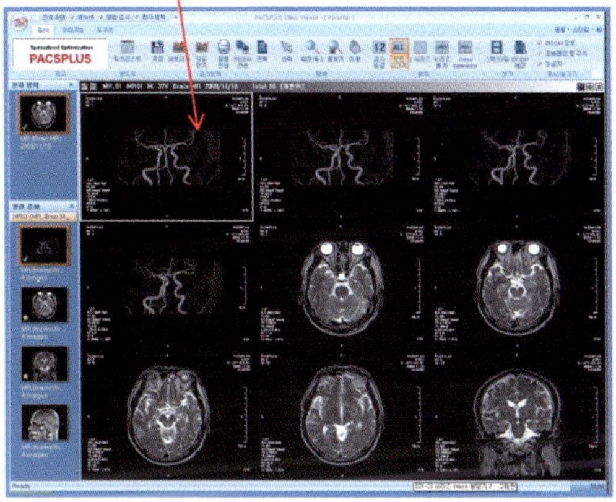

MEMO 복수영상선택의 해제

임의의 다른 영상을 클릭하면, 복수영상 선택이 해지됩니다.

2 모든 영상선택/해지

1 모두 선택을 클릭,

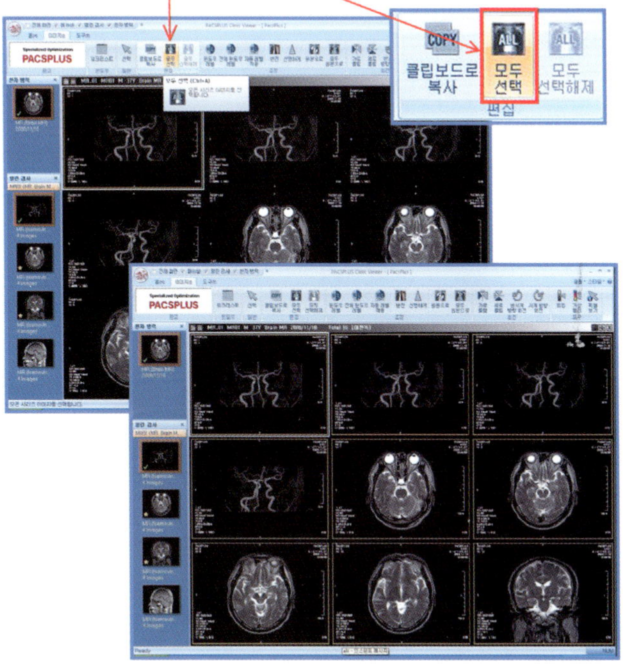

2 모든 영상이 선택됩니다.

MEMO 모든 영상선택

모두 선택을 클릭하면 모든 영상의 테두리가 노란색으로 표시되어 선택되었음을 알립니다.
단축키: Crtl 키 + A 키

MEMO 여러 영상선택을 해지할 때

Ctrl 키나 Shift 키를 누르지 않고 다른 영상을 클릭하면, 노란 테두리들이 사라지면서 선택이 해지됩니다.

다른 '영상'을 클릭하면, 기존 선택된 영상들이 해지됩니다.

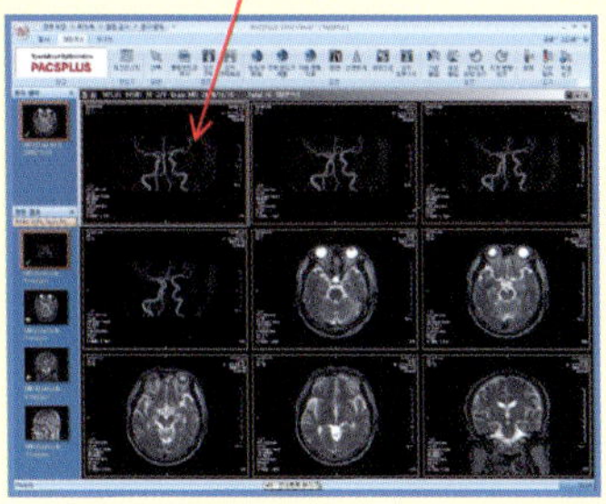

SECTION 23

확대, 이동, 돋보기

1 확대/축소

MEMO ON/OFF

확대/축소 돋보기 이동 등은 ON/OFF 기능입니다. 버튼을 한번 더 눌러 해제하기 전까지 계속 반복하여 시행할 수 있습니다.
마우스를 위로 드래그하면 확대되고, 아래로 드래그하면 축소됩니다.

MEMO 확대 /축소 커서

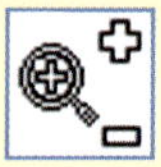

MEMO 커서가 확대영상의 중심

확대/축소 시 커서의 위치가 중심이 되어 변합니다. 따라서 이동버튼을 사용하지 않더라도, 중심을 커서로 잡은 후 확대/축소를 하면 됩니다.

MEMO 영상처리 리세트

확대/축소를 포기하고 초기영상으로 리세트하려면, 이미지 탭의 '모두 원본으로' 버튼을 눌러야 합니다.

참조 Section 25

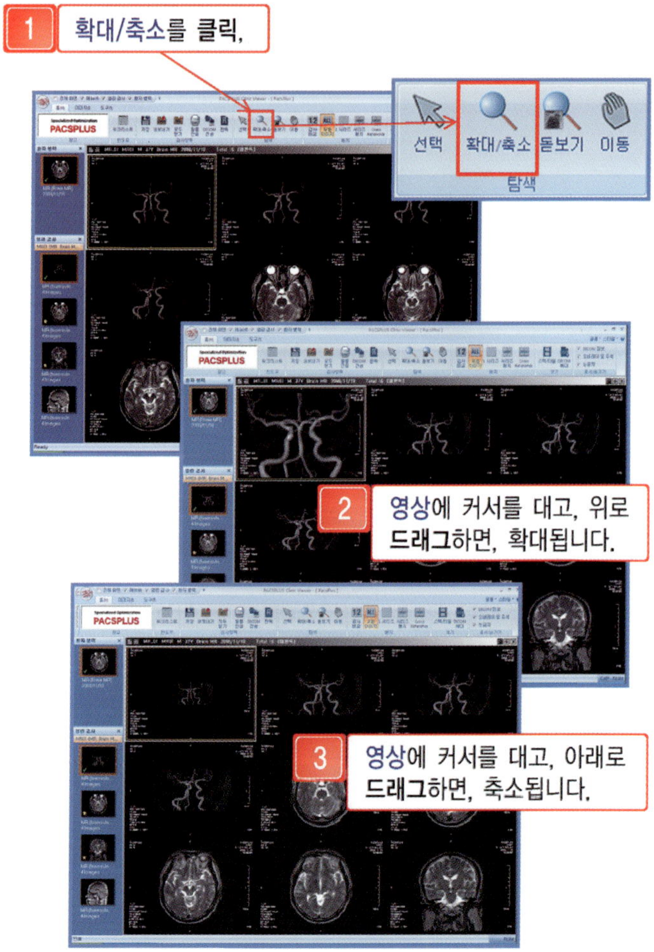

확대/축소 기능 해제(OFF)

확대/축소 돋보기 이동 등의 기능을 해제하려면 다른 버튼을 누르거나, 선택버튼 또는 ESC 키를 누르면 됩니다.

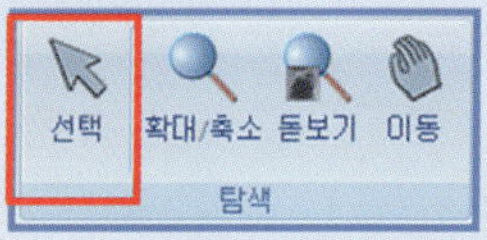

2 여러 영상의 확대/축소

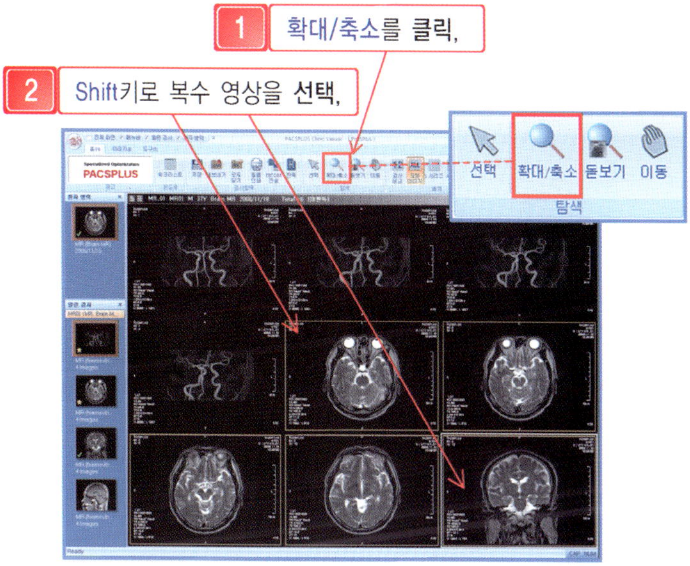

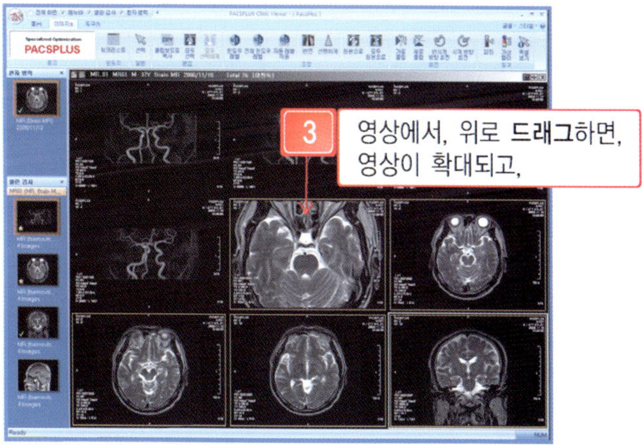

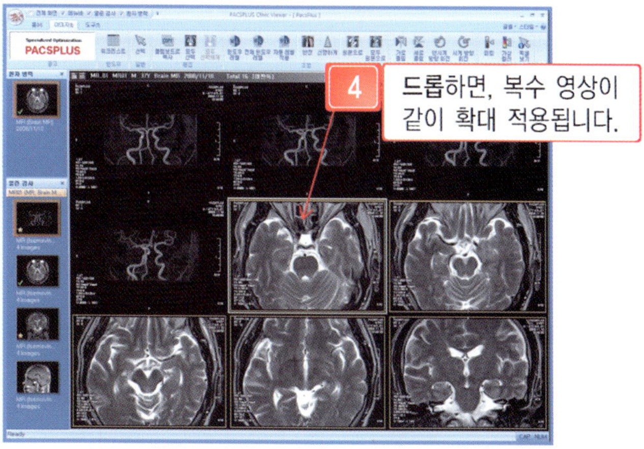

MEMO 커서가 중심점 역할

확대/축소 버튼을 클릭하면, 커서가 돋보기 형으로 변합니다. 커서의 위치를 중심으로 확대/축소되므로 일부러 이동하지(Panning) 않아도 됩니다.

MEMO 드래그로 확대/축소

마우스 왼쪽 버튼을 누른 상태에서 위로 드래그하면 확대되고, 아래로 드래그하면 축소됩니다.

MEMO 확대기능 해제

확대/축소 돋보기 이동 등의 기능을 해제하려면 선택버튼(ESC 키)을 누르십시오.

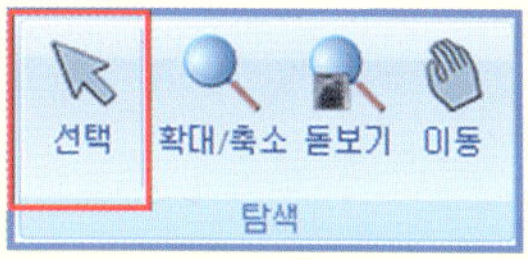

MEMO 선택버튼 또는 ESC 키

만일 Shift 키를 눌러 동시에 여러 영상을 선택할 수 없으면, 먼저 탐색 리본바의 선택 키(ESC 키)를 눌러서 초기화해야 합니다.

3 이동(Panning)

MEMO **확대 중심은 커서 위치**

확대/축소 버튼을 클릭하면, 커서가 돋보기 형으로 변합니다. 커서의 위치를 중심으로 확대/축소되므로, 일부러 이동하지 않아도 됩니다.

MEMO **선택버튼(ESC)**

이동을 해제하려면 선택버튼을 눌러야 합니다. 커서가 손바닥 형에서 화살표 형으로 되돌아옵니다.

MEMO **ON/OFF**

확대/축소 돋보기 이동 등은 ON/OFF 기능입니다. 다른 버튼이나 선택버튼(ESC 키)을 눌러 해제하기 전까지 계속 반복하여 시행할 수 있습니다

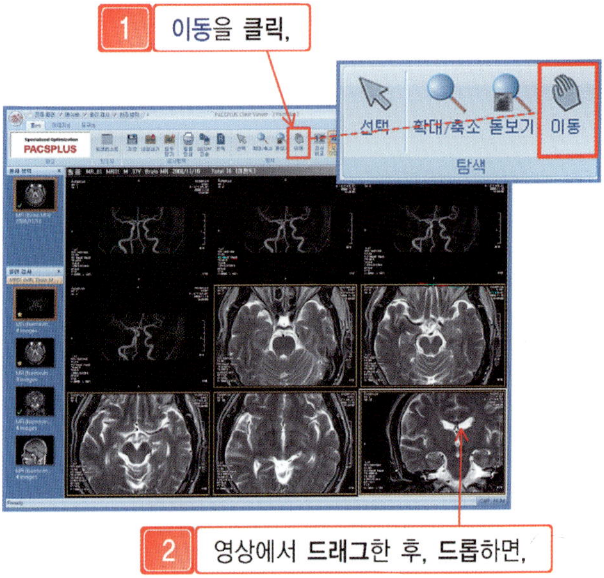

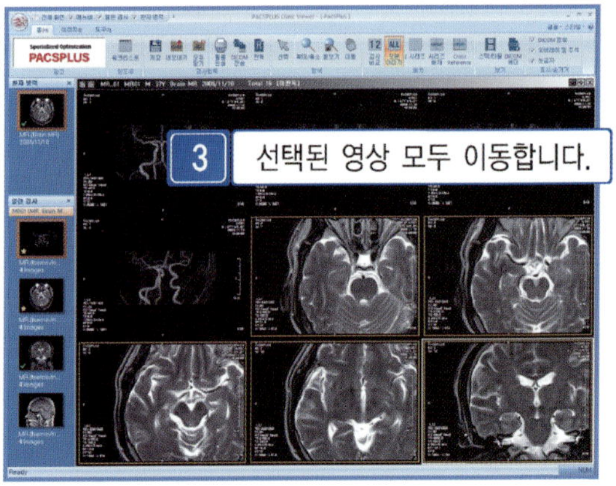

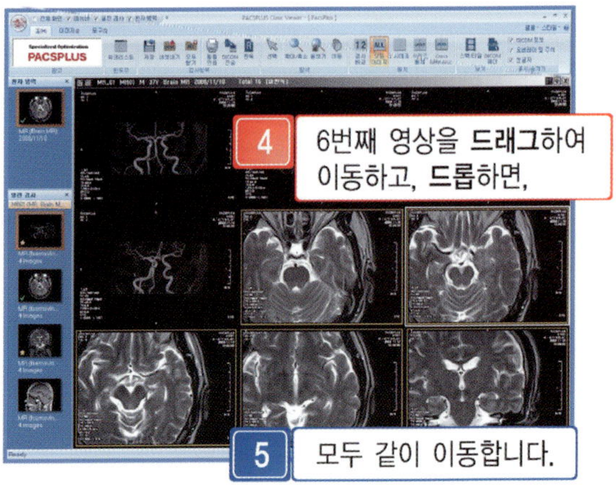

4 돋보기(Magnifying glass)

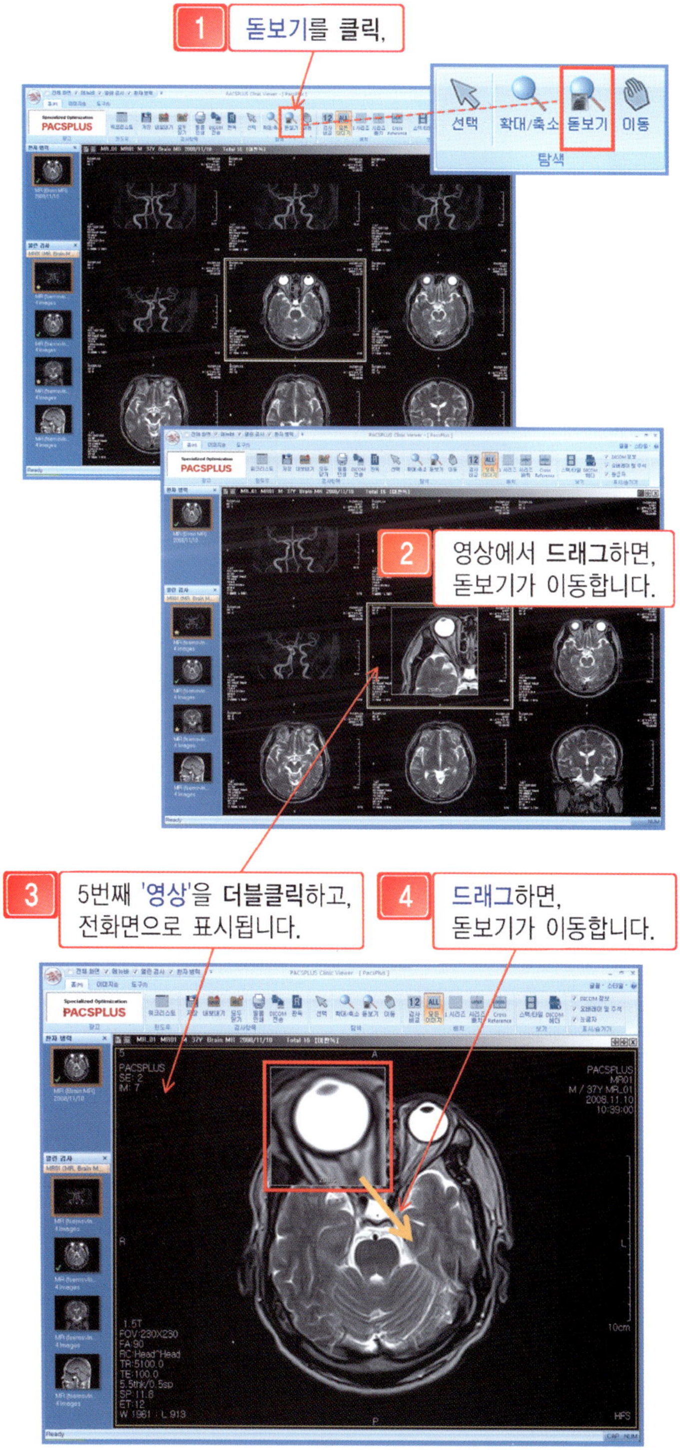

MEMO 돋보기 커서

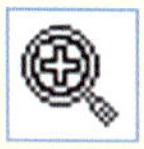

마우스 왼쪽 버튼을 눌러 드래그하면, 사각형 돋보기가 나타나고 영상의 일부가 확대되어 나타납니다. 드래그 한 상태로 이동하면 돋보기가 이동합니다.

MEMO 선택버튼(ESC 키)

확대/축소 돋보기 이동 기능을 해제하려면, 선택버튼 또는 ESC 키를 누르십시오.

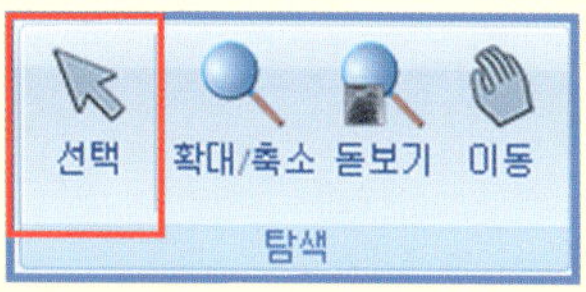

Tip

Shift 키 + 드래그 크기조절

돋보기 기능의 사용 중에, Shift 키를 누르고 마우스를 드래그하면 돋보기 크기를 조절할 수 있습니다.

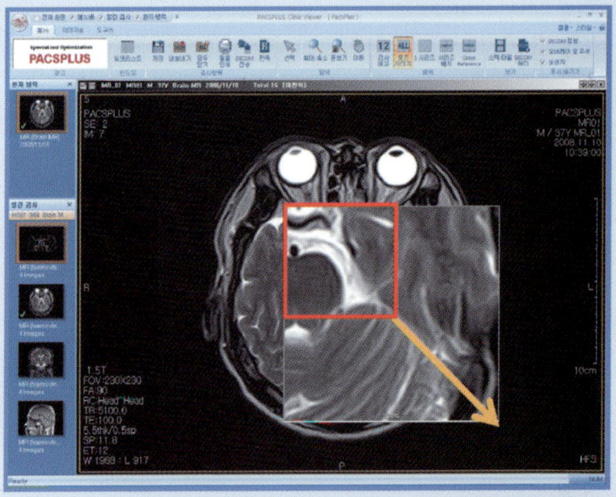

Ctrl 키 + 드래그 확대/축소

돋보기 기능의 사용 중에, Ctrl 키를 누르고 마우스를 드래그하면 돋보기 내의 확대/축소를 조절할 수 있습니다.

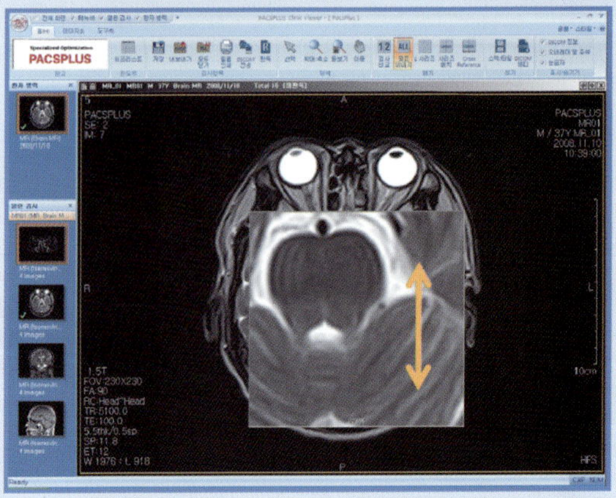

Alt 키 + 드래그 WL 조절

돋보기 기능의 사용 중에, Alt 키를 누르고 마우스를 드래그하면 WL를 조절할 수 있습니다. 마우스 버튼에서 손을 떼면 그 WL이 적용됩니다.

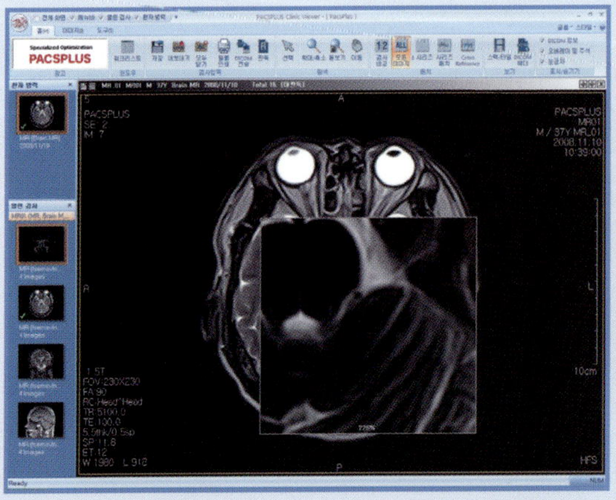

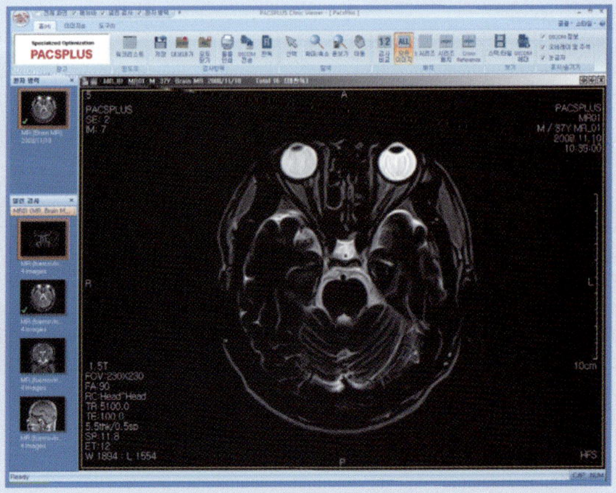

MEMO 측정, 오버레이도 같이 확대

측정, 오버레이 등은 영상을 확대하면 그 비율에 따라 같이 움직입니다.
또한, 영상을 회전해도 같이 따라 움직입니다.

1 영상에 측정(길이), 화살표, 사각형을 그린 후,

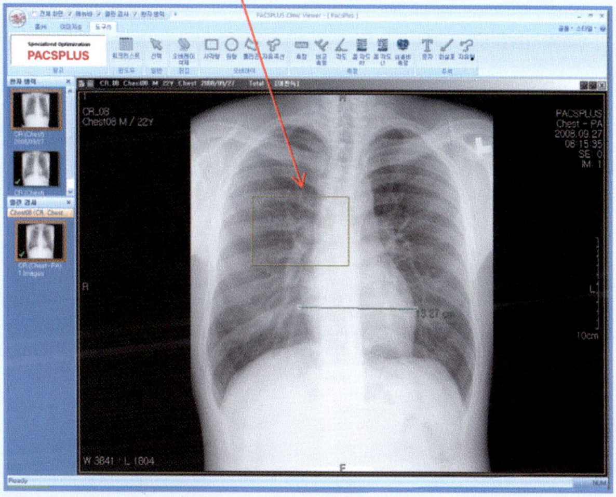

2 확대하면, 오버레이도 같이 확대됩니다.

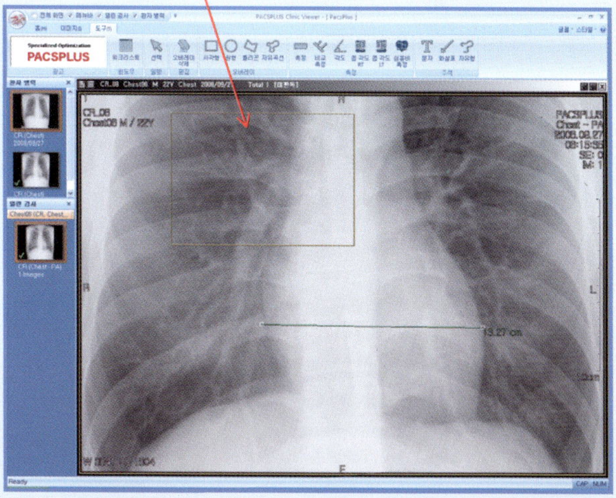

SECTION 24 WL(window level) 조절

WL 조절은 의료영상 조작에서 가장 많이 쓰는 방법입니다. 의료기기에서 받은 DICOM 영상의 화질이 마음에 들지 않을 경우는 WL을 조절하여 관찰하게 됩니다. 또한 X선 검사의 특성상, 폐, 심장, 뼈의 밀도가 다르기 때문에 각 부분을 잘 보기 위해서는 WL 조절을 자주하게 됩니다.

1 마우스 우측 버튼을 이용한 WL 조절

MEMO WL 커서

MEMO 시리즈별 WL 조정

영상에 커서를 대고 마우스를 우 클릭하여 조금 움직이면 흰색 사각창이 나타나고, 오른쪽 하단에 W: 4092 L: 2067로 윈도우레벨 값이 표기됩니다.
마우스를 드래그하면 WL이 조절됩니다.

MEMO 마우스 방향과 윈도우레벨 변화

마우스를 우 클릭한 상태에서 위로 가면 레벨 값이 커지고, 아래로 가면 레벨 값이 작아집니다. 왼쪽으로 가면 윈도우 폭 값이 작아지고, 오른쪽으로 가면 윈도우 폭 값이 커집니다.

MEMO WL값에 따른 화면변화

통상적으로 레벨 값이 올라가면 하얗게 변하고, 레벨 값이 떨어지면 검게 변합니다. 그러나 의료기기에 따라 반대로 변하는 DICOM 영상도 있습니다.

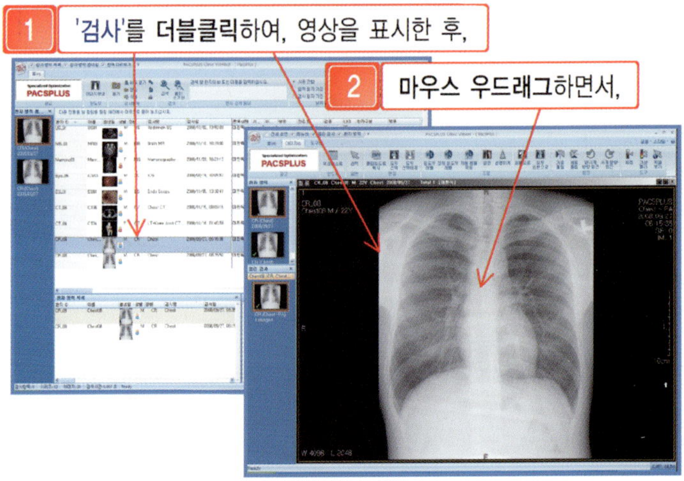

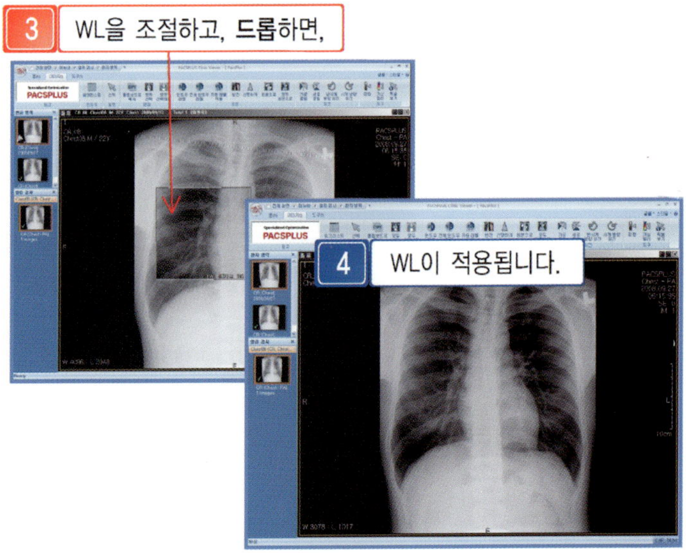

마우스 방향과 윈도우 레벨 변화

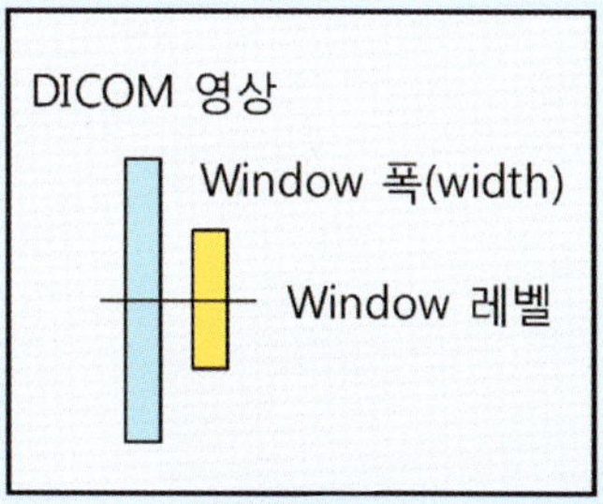

MEMO 영상의 비트 수

DICOM 영상은 10~16 비트 영상이 많습니다. 보통 모니터는 8 비트를 표시하므로, 레벨을 이동하여 중심 값을 맞추고, window 폭 값을 조정하면서 관찰합니다.

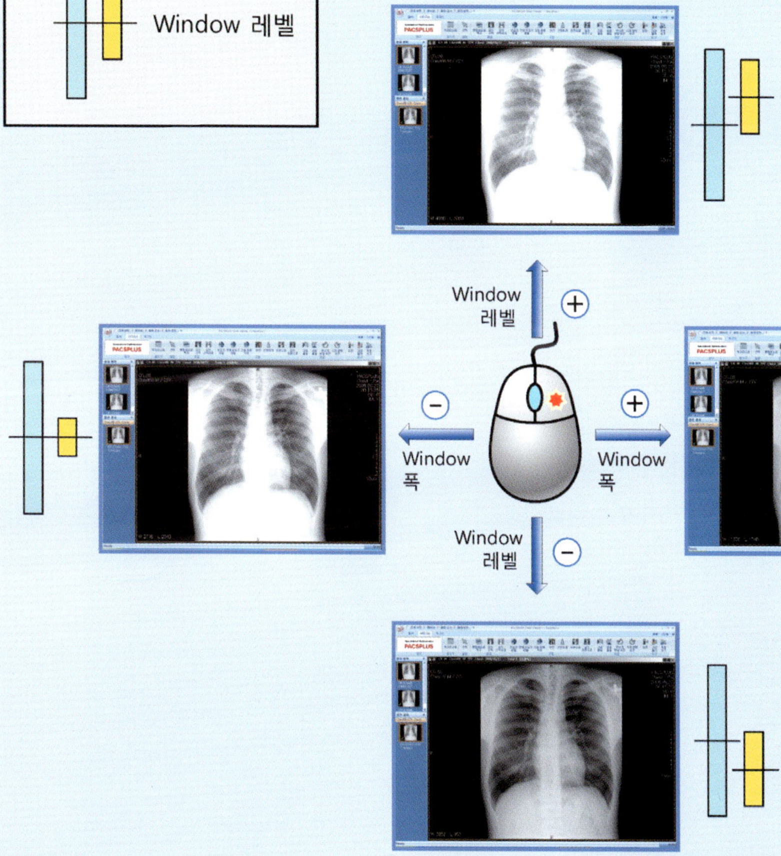

마우스 우 드래그는 원형으로

Tip 원형으로 마우스 드래그

마우스 우 드래그 시, 상하좌우로 움직이는 것 보다는 원형으로 움직이면, 윈도우 폭과 레벨 값을 동시에 변경하여 쉽게 윈도우레벨 값을 조절할 수 있습니다.

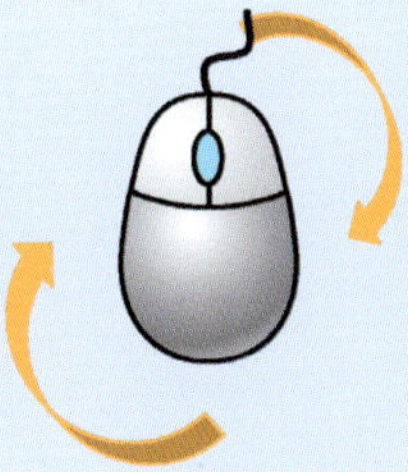

MEMO WL을 많이 조정하려면

Shift 키를 누른 상태에서, 우 드래그하면 값이 큰 폭으로 변합니다.

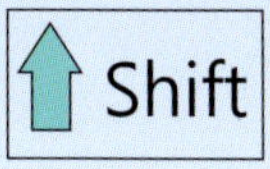

제 5 장

시리즈별 WL 조절하기(우측 마우스 버튼 이용)

MEMO **시리즈별 WL 조정**

마우스 우 클릭하고, 상하 좌우로 드래그할 경우, 시리즈 단위로 동시에 WL을 조정하게 되어 있습니다.

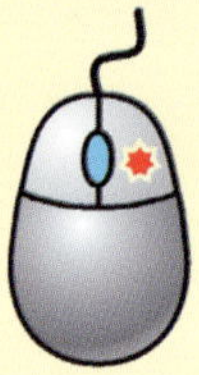

MEMO **마우스 좌측 버튼은 선택 영상만**

하나의 영상이나 또는 선택한 영상(Shift 키나 Ctrl 키를 이용)을 WL 조정하려면, 선택영상 WL 조정버튼을 누르고 마우스 좌측 버튼을 눌러서 드래그해야 합니다.

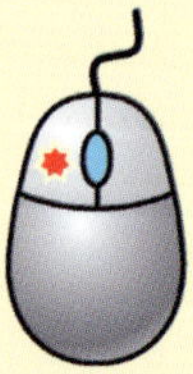

1 '영상'을 선택한 후, **마우스 우드래그**하여 WL 조정을 한 후, **드롭**하면,

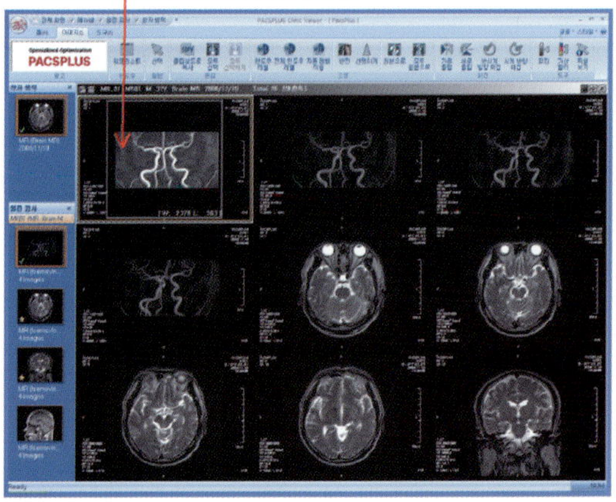

2 해당 시리즈 영상들이 일시에 WL 조정됩니다.

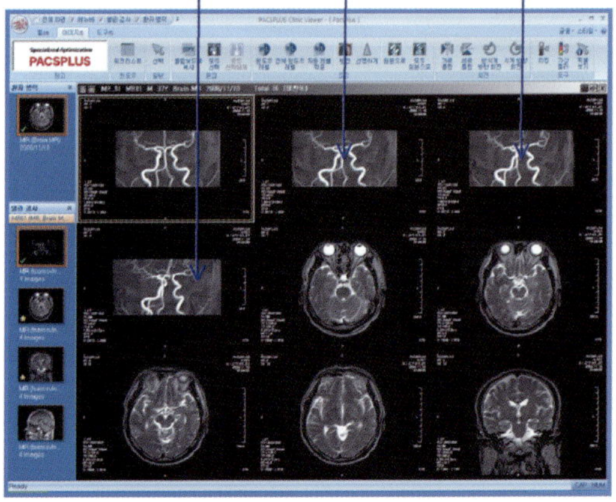

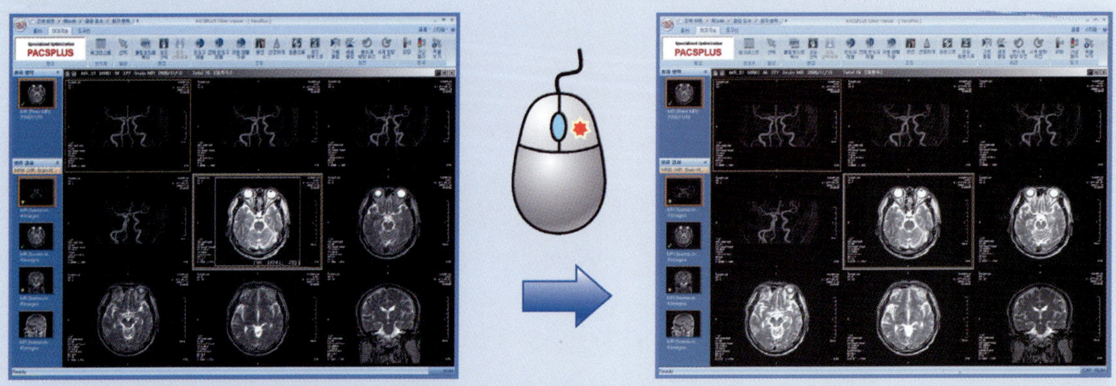

시리즈별 WL 조절하기(전체 윈도우레벨 버튼 이용)

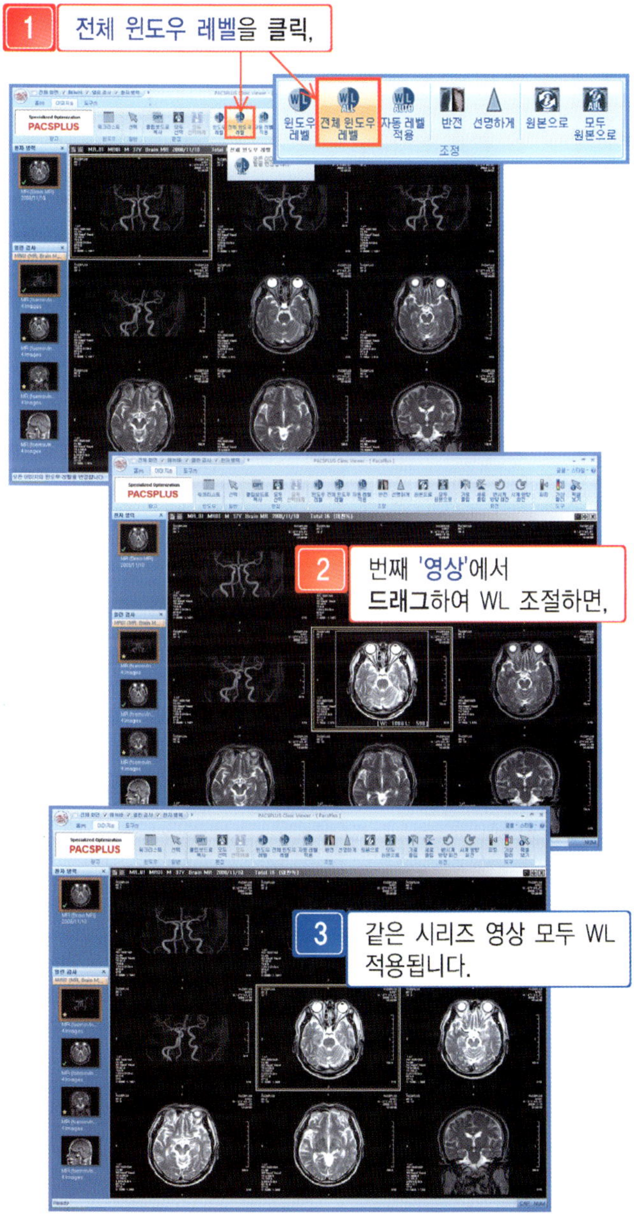

MEMO WL 버튼

뷰어창 상단의 이미지 탭의 전체 윈도우 레벨 버튼을 사용합니다.
마우스 오른쪽 버튼을 이용하여 WL을 조절하면 해당 시리즈 영상들이 모두 같이 변합니다.

MEMO Add to Quick Access

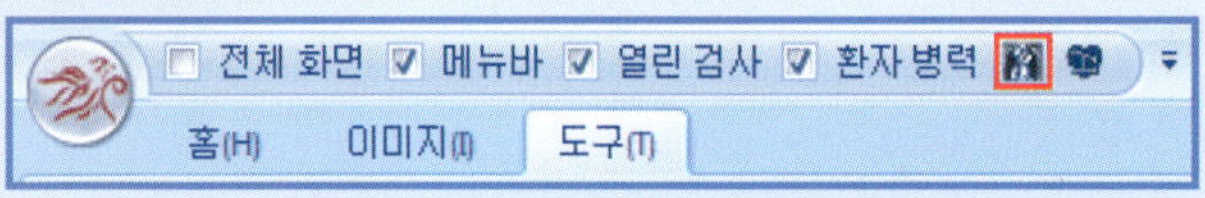

자주 사용할 버튼들은 왼쪽 상단의 Quick Access 바에 넣으면, 탭의 이동 없이 쉽게 사용할 수 있습니다. 툴 바에서 버튼을 선택한 후, 마우스 우 클릭하여 Add to Quick Access을 선택하면, 뷰어창 왼쪽 상단의 Quick Access 바에 작은 버튼이 나타납니다. 이 버튼을 누르면 툴 기능이 실행됩니다.

한 영상만 WL 조절(윈도우레벨 버튼 사용)

MEMO **WL 버튼**

뷰어창 상단의 이미지 탭의 윈도우레벨 버튼을 사용합니다.

Tip **단축 키(W)**

W 키를 누르면 한 영상만 WL을 조정할 수 있습니다.

MEMO **마우스 오른쪽 드래그**

마우스를 우 클릭하여 드래그하면, 해당 시리즈 전체영상의 WL이 조정됩니다.

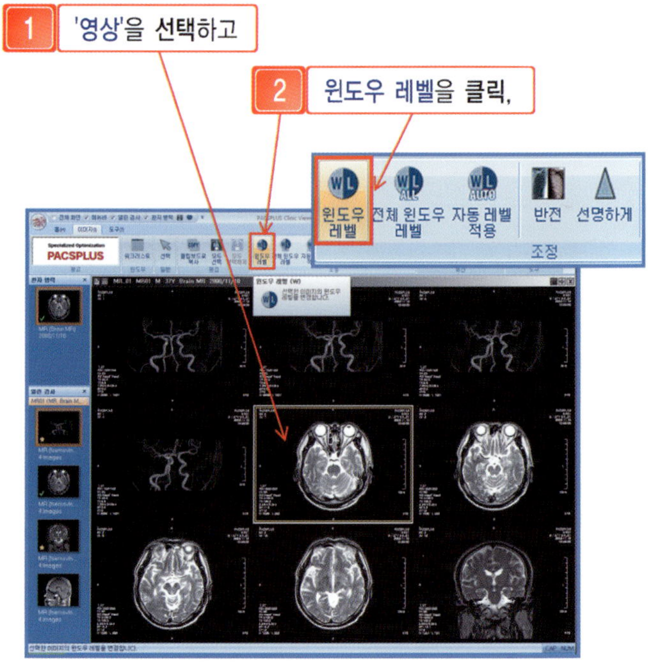

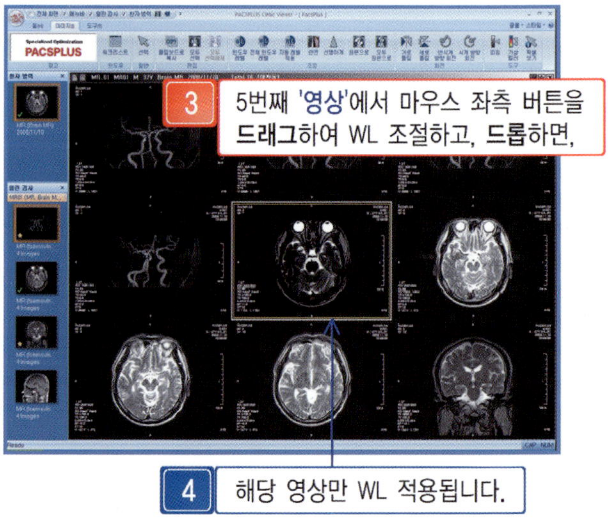

2 자동 윈도우레벨 적용

잘 쓰는 기능은 아닙니다. 일부 장비에서 들어오는 영상이 제대로 보이지 않고, WL 조정도 어려운 경우가 있습니다. 마우스 오른쪽 버튼을 사용하여 WL을 맞추셔도 되지만, 자동으로 WL을 적용해서 볼 때 사용할 수 있습니다. 자동레벨적용 버튼을 클릭하면, PPclinic에서 적절한 WL를 계산하여 표시합니다.

1 자동레벨적용을 **클릭**하면,

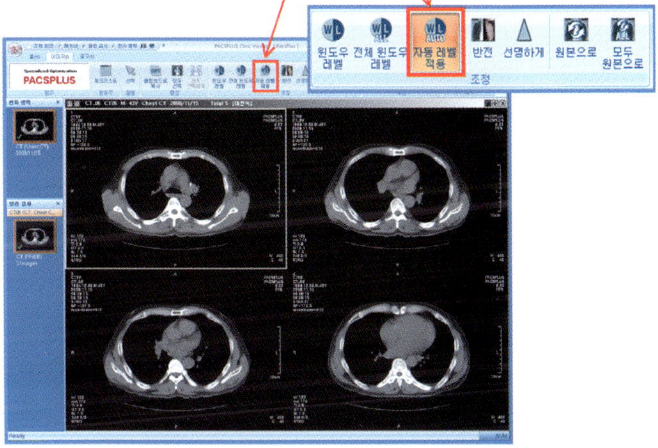

2 PPclinic이 자동으로 적절한 WL을 표시합니다.

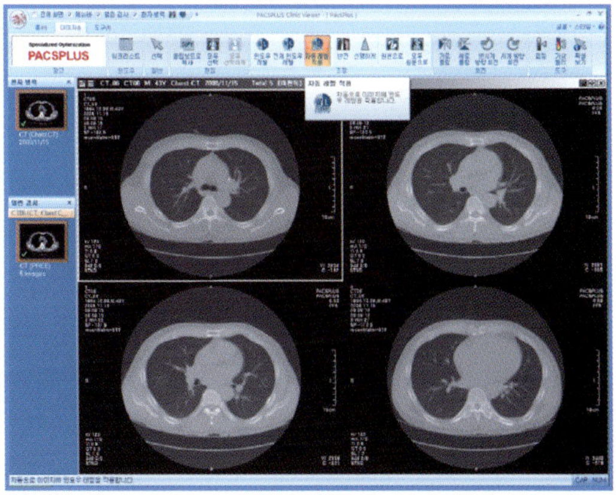

MEMO **특수장비에 효과**

자동윈도우레벨은 ON이라도 WL이 더 나쁘게 나타날 수 있습니다. 따라서 이 기능은 일부 장비에서 WL을 조절하기 아주 힘든 경우에 한정해서 사용하십시오.

MEMO **ON/OFF**

자동윈도우레벨은 ON/OFF 기능으로 되어 있습니다. ON 상태이면, 자동레벨 버튼이 황색 바탕으로 유지됩니다. 이 상태에서는 '원본으로'를 눌러 리세트하기를 해도 되돌아가지 않습니다. 따라서 자동레벨 버튼을 한번 더 클릭하여 OFF 해야 합니다. OFF 상태에서 '원본으로' 버튼을 누르면 원래 초기 값으로 WL이 표시됩니다.

주의 **화질 나쁠 때 체크하세요.**

만일 잘 보이던 영상의 WL 조정이 이상해 보일 경우는 혹시 자동레벨 적용이 ON 상태인지 확인해야 합니다. 자동레벨 버튼이 황색 바탕으로 유지되면 ON 상태이므로, 한번 더 클릭하여 OFF 상태로 해야 WL이 자동으로 처리되는 것을 방지할 수 있습니다.

SECTION 25

원본으로 리세트하기

WL 조정, 확대 등 기타 영상처리를 하다가 원래의 저장상태로 되돌아가는 기능입니다.

참조 Section 23, 24, 26, 27

MEMO 모두 원본으로 버튼

'모두 원본으로' 버튼을 눌러 리세트하면, 해당 시리즈뿐 아니라 전체영상들이 마지막에 저장된 상태로 리세트 됩니다.

MEMO 저장상태의 영상으로 되돌립니다.

'원본으로' 버튼을 눌러 리세트하면, WL 조절뿐 아니라 확대/축소 및 기타 화상처리 한 것들이 무시되고, 모두 저장상태로 리세트 됩니다.

모두 원본으로

1 시리즈 단위로 WL을 조정하다가,

2 모두원본으로를 클릭,

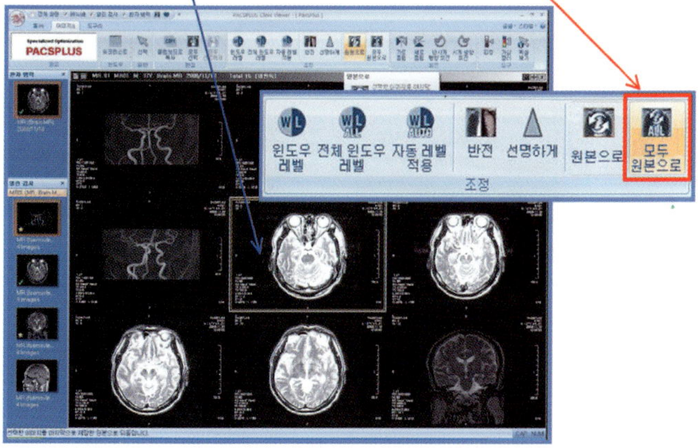

3 검사의 모든 영상들이 초기 저장 상태로 복원됩니다.

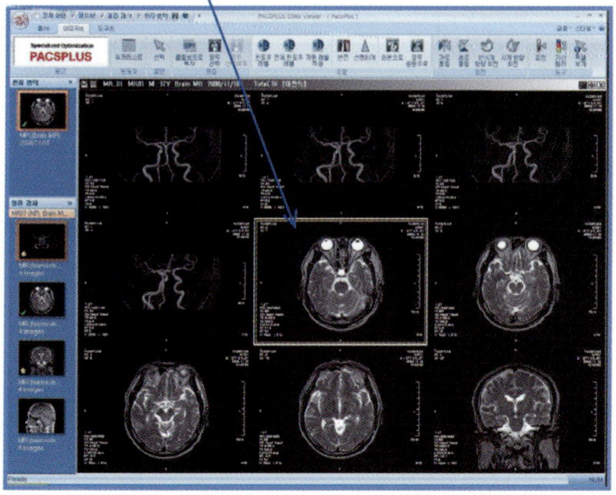

제 5 장

원본으로

1 시리즈 단위로 WL을 조정하다가,

2 원본으로를 클릭,

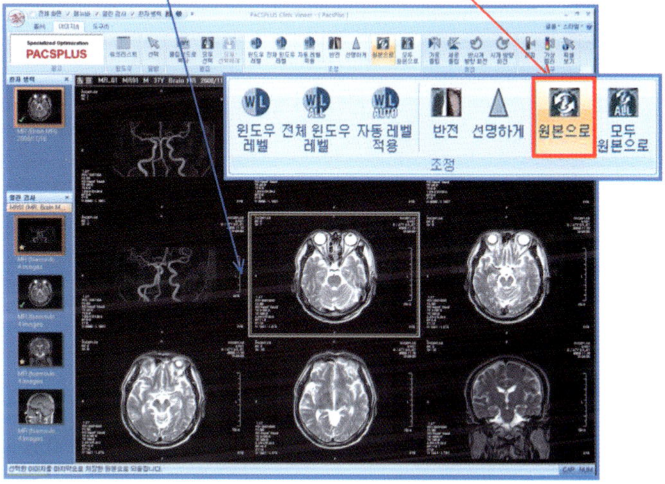

3 해당 영상만 저장 상태로 복원됩니다.

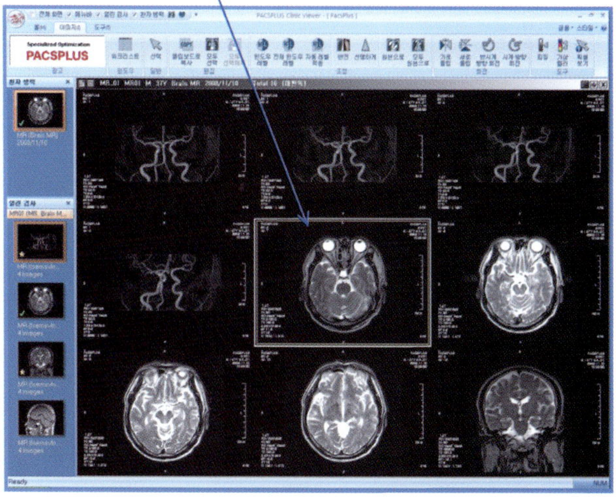

참조 Section 23, 24, 26, 27

MEMO '원본으로' 리세트란?

현재 선택된 영상들만 가장 마지막에 저장된 상태로 복원되는 것을 의미하는 것입니다. 일부 영상들만 원본으로 리세트하려면, Shift 키 또는 Ctrl 키를 누른 상태에서 영상들을 선택한 후, '원본으로' 버튼을 클릭하면 됩니다.

MEMO 모두 원본으로

'모두 원본으로' 버튼을 눌러 리세트하면, WL 조절 뿐 아니라, 확대/축소 및 기타 화상처리 한 것들이 무시되고 전체가 저장상태로 리세트됩니다. 따라서 일부만 리세트하려면 '모두 원본으로' 대신에 일부 영상만을 골라 '원본으로' 버튼을 눌러야 합니다.

SECTION 26 영상반전, 선명하게

1 영상반전

영상의 흑백을 반대로 반전하여 보여줍니다.

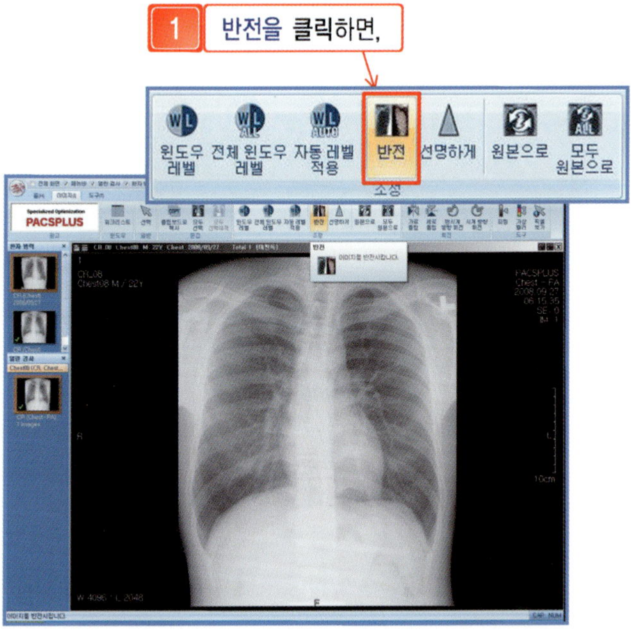

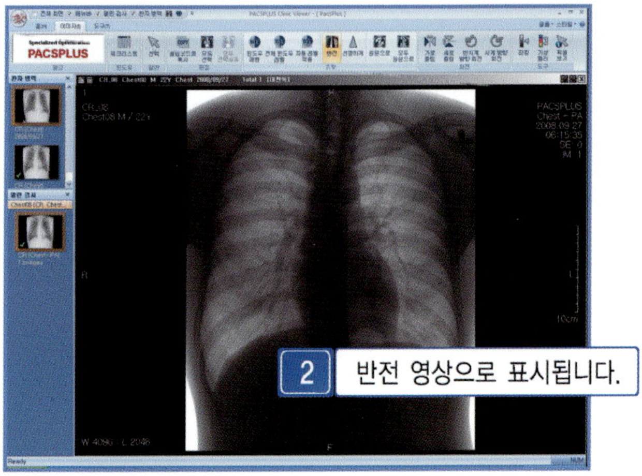

MEMO 영상반전

반전된 상태에서도 WL 조절 확대 축소 등의 영상처리가 가능합니다.

2 선명하게

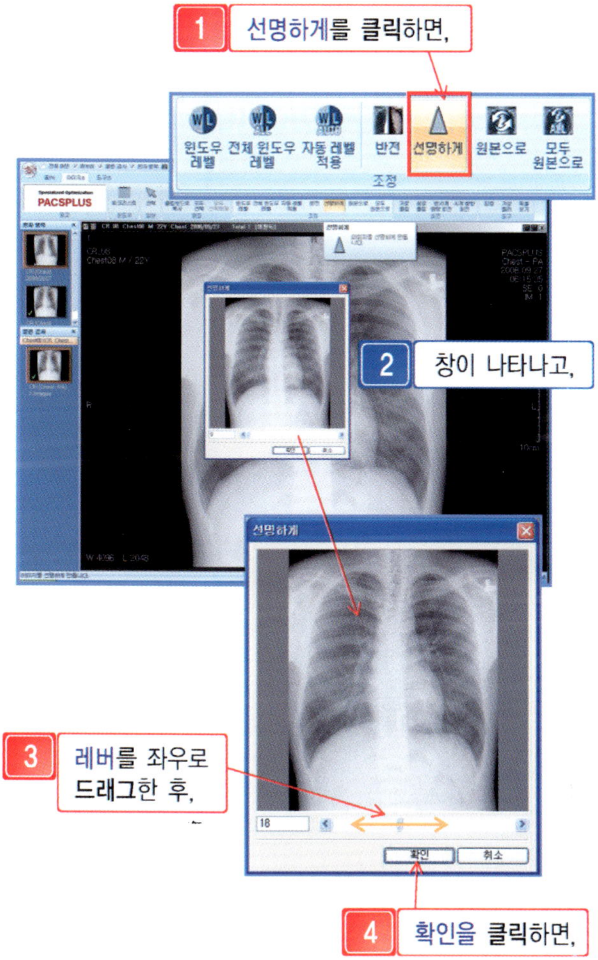

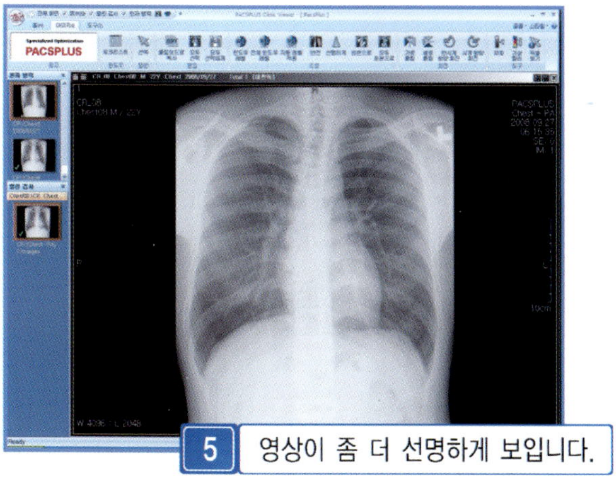

MEMO 선명하게 보기

'선명하게' 창의 아래쪽 레버를 드래그하거나 좌우 화살표를 클릭하면, 창 내 영상에 선명도가 변화합니다. 적당한 상태에서 확인버튼을 클릭하면, 영상에 '선명하게'의 기능이 적용됩니다.

MEMO 영상처리에 따른 화질 저하

'선명하게' 창의 영상과 실제 적용되는 영상간의 차이가 있을 수 있으므로, 몇 번 반복하여 적절하게 조정할 필요가 있습니다. 영상처리를 많이 하면 오히려 화질이 저하될 수 있습니다.

제 5 장

SECTION 27

영상회전

검사 시 환부의 위치를 잘못 잡은 경우, 영상을 회전하여 보관할 필요가 있습니다. 회전적용 후의 상태를 설명하기 위하여 흉부 사진을 사용하겠습니다. 영상회전은 이미지 탭의 회전 리본 바에 4 종류가 있습니다.

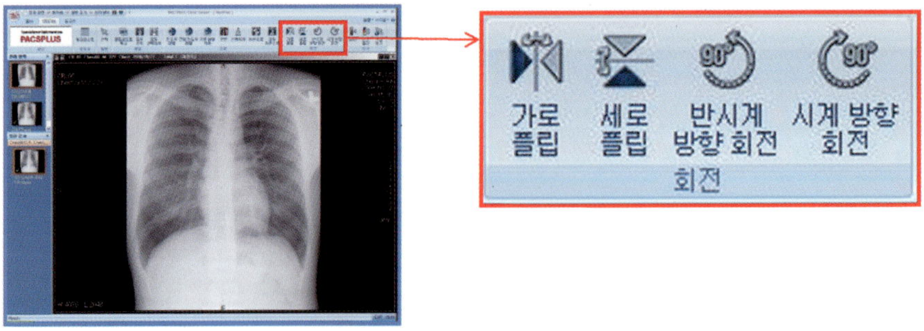

가로플립
좌우를 바꿉니다.

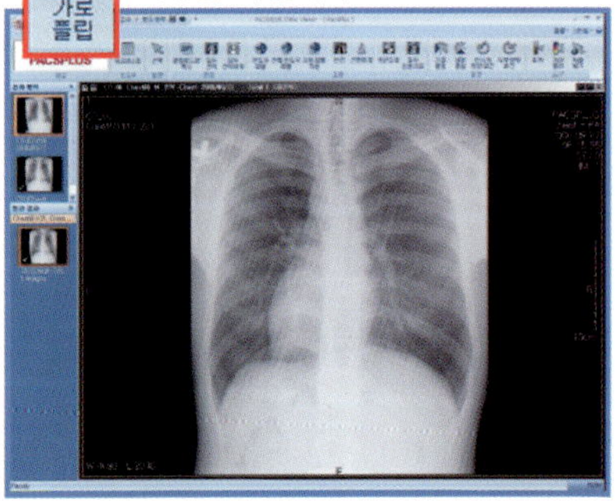

세로플립
상하를 바꿉니다.

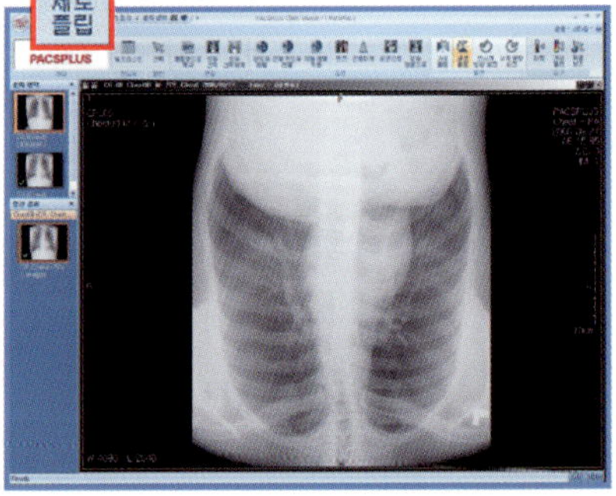

반시계방향회전
반시계방향으로 90도 회전합니다.

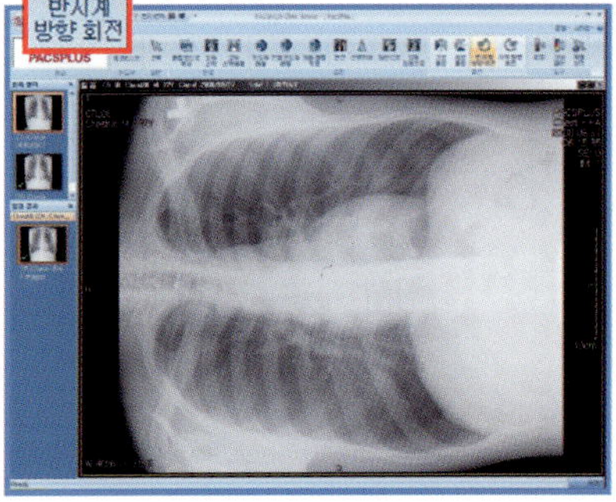

시계방향회전
시계방향으로 90도 회전합니다.

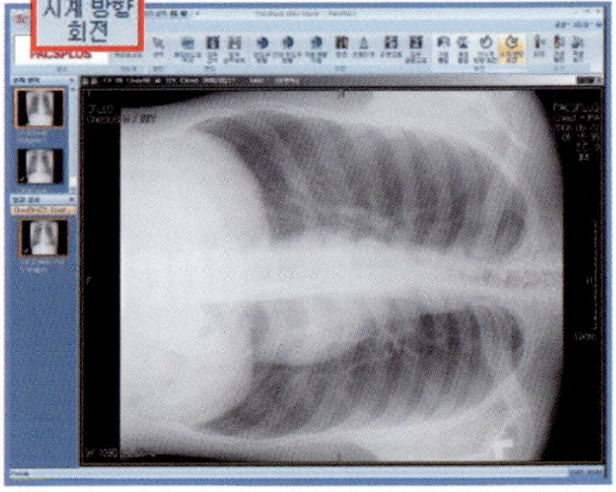

1 영상에 측정(길이), 화살표, 사각형을 그린 후,

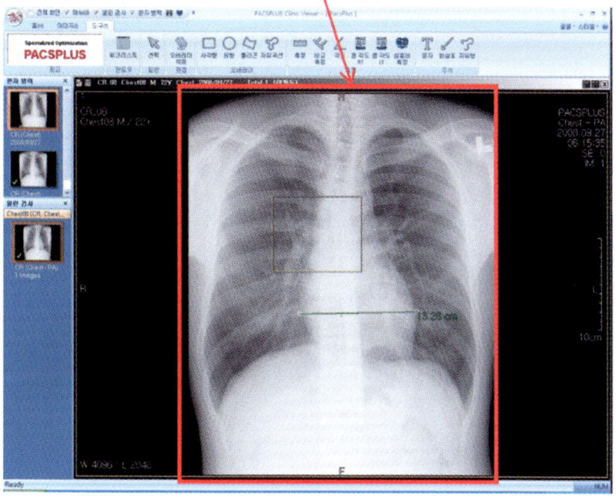

2 시계방향회전을 클릭,

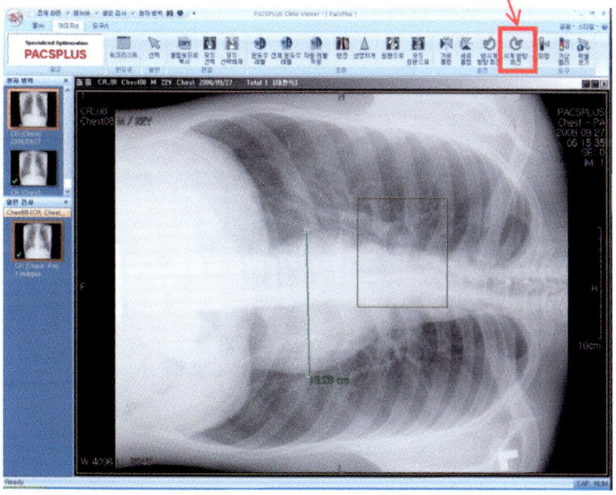

3 시계방향으로 90도 회전합니다.

4 확대하면 오버레이도 같이 확대됩니다.

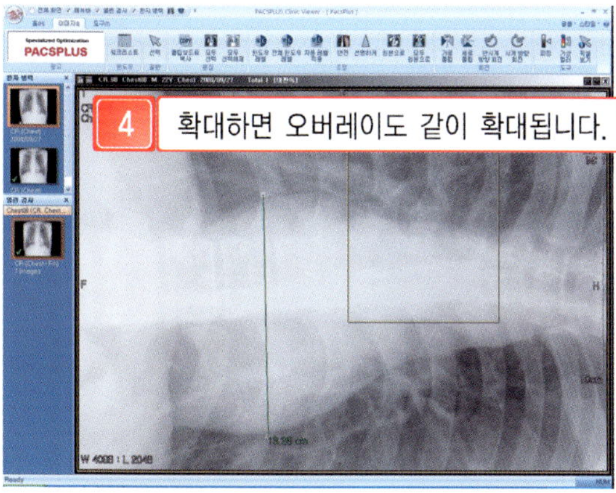

MEMO

창 크기로 재 표시

영상을 회전하면 창의 크기에 맞춰지므로 약간 영상이 커지게 됩니다. 따라서 흉부 사진과 같이 길이가 긴 영상은 landscape(좌우)보다 portrait(상하)형 모니터가 영상을 좀 더 크게 볼 수 있습니다.

MEMO

오버레이도 같이 회전

측정, 오버레이 등은 영상의 위치를 바꾸면 같이 따라서 움직입니다. 또한 확대하면 그 비율에 따라 같이 움직입니다.

제 6 장

뷰어창 사용법 (II)

Section

SECTION 28 주석 달기

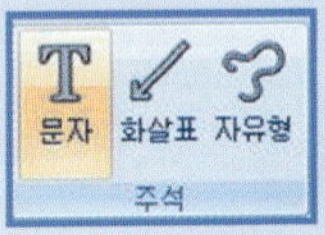

도구 탭의 주석 리본 바에는 문자, 화살표, 자유형 기능이 있습니다.

1 문자

문자 입력

MEMO 문자 커서

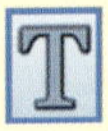

Tip Quick Access

자주 사용할 버튼들은 왼쪽 상단의 Quick Access 바에 넣으면, 탭의 이동 없이 쉽게 사용할 수 있습니다. 툴 바에서 아이콘 버튼을 선택한 후, 마우스 우 클릭하여 Add to Quick Access를 선택하면, 뷰어창 왼쪽 상단의 Quick Access 바에 작은 버튼이 나타납니다.

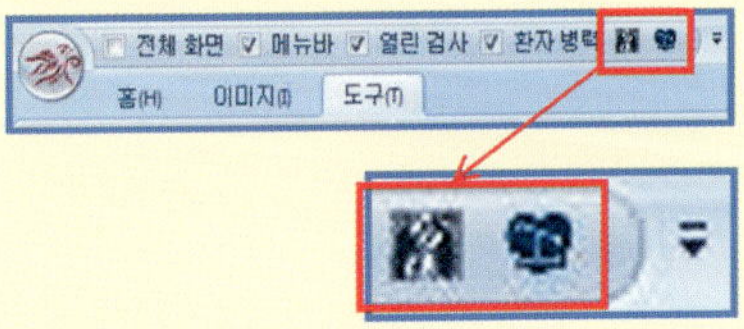

참조 Section 12

1 문자를 클릭,

2 커서를 '영상'에 클릭하면, 입력창이 나타나고,

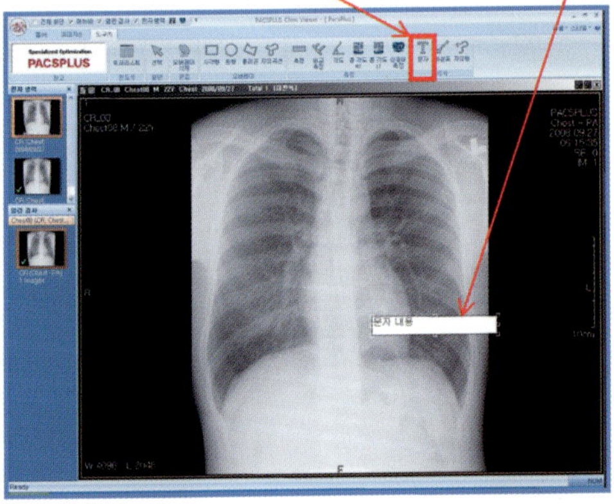

3 '문자내용'을 입력한 후, Enter 키를 누르면, 문자가 녹색으로 표시됩니다.

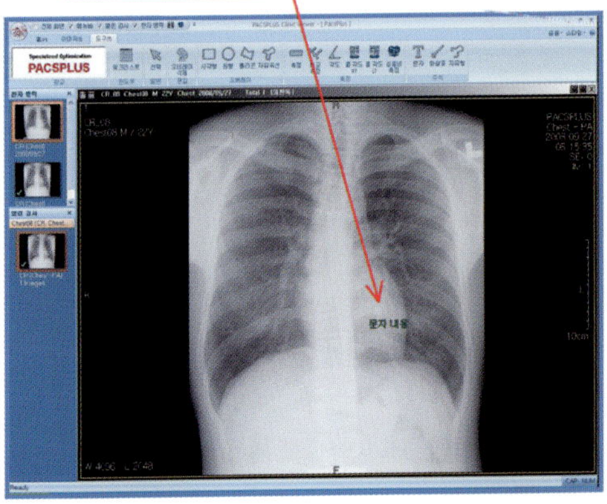

문자 이동

1 해당 문자를 **클릭**하면, 테두리가 나타납니다.

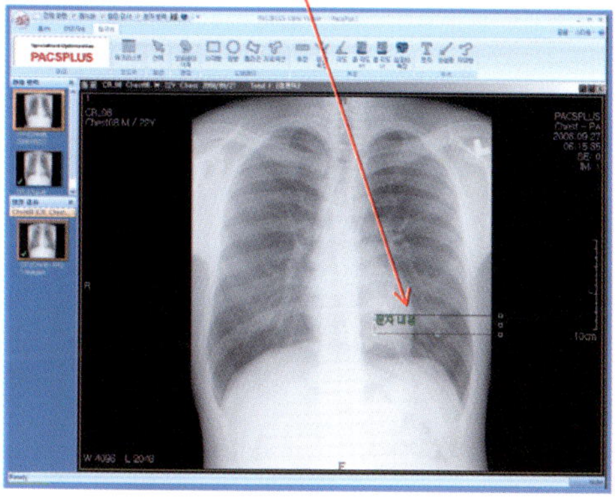

2 다음 위치로 **드래그 드롭**합니다.

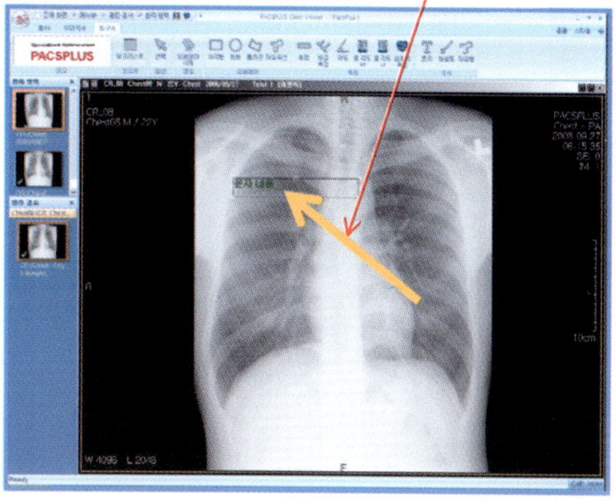

문자 추가 입력 및 변경

1 변경할 문자를 **더블클릭**하면,

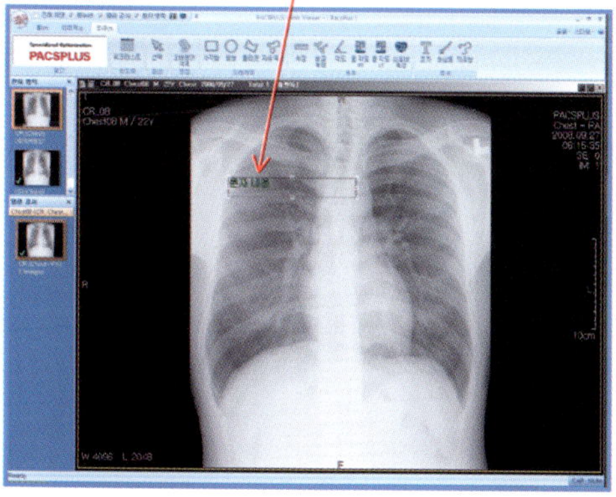

2 흰색 입력창이 나타나며, 문자를 추가로 입력하거나 변경하면 됩니다.

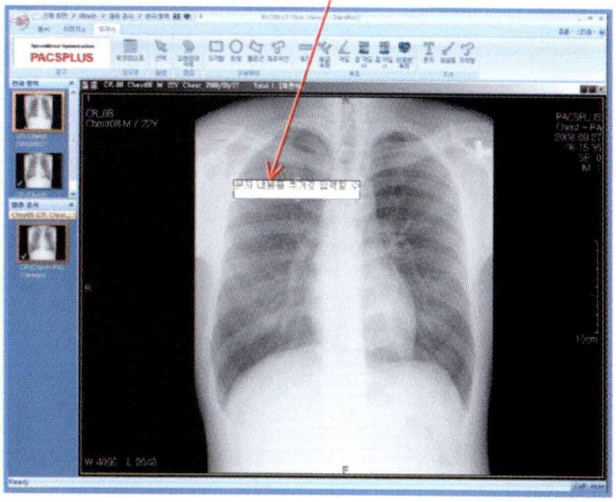

문자열 줄 바꾸기

1 테두리 꼭지점을 **드래그**합니다.

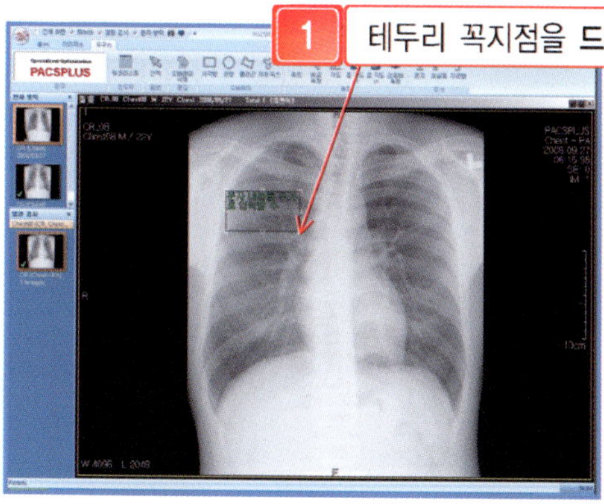

MEMO **문자입력 창 키우기**

문자입력 창이 작아서 문자가 모두 표시되지 않을 경우에는, 작은 사각형을 드래그하여 확장하면 전체문자가 모두 표시됩니다.

2 화살표

화살표 넣기

MEMO **화살표 커서**

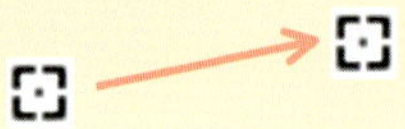

1 화살표를 클릭하고, ⛶ 를 '영상'에 클릭,

2 '영상'에서 드래그 드롭하면,

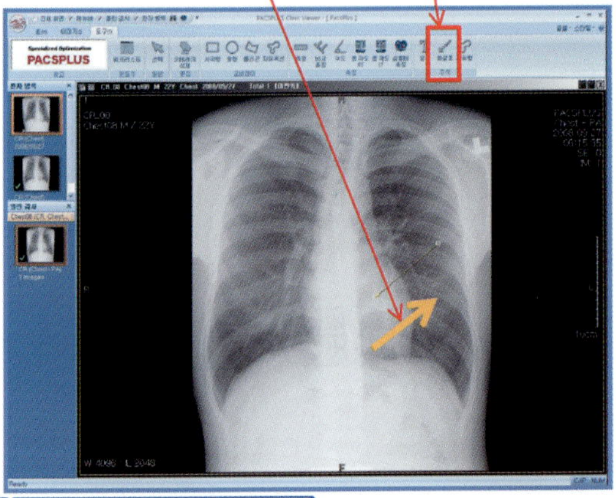

3 화살표가 표시됩니다.

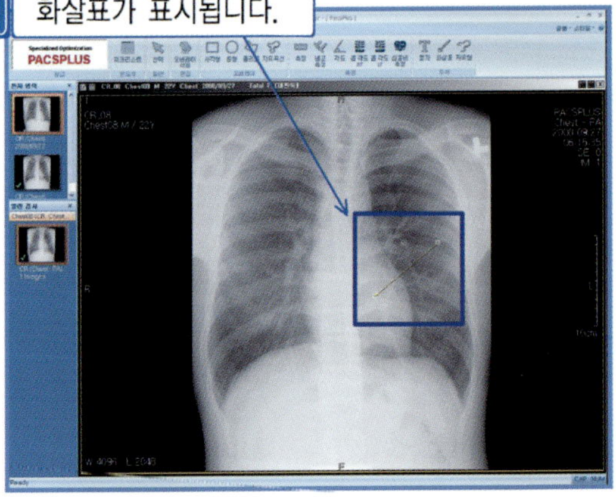

화살표 이동

MEMO **화살표 이동**

화살표에 커서를 대고 클릭하면, 화살표 양 끝에 작은 사각형이 나타납니다. 화살표 중간을 원하는 위치로 드래그하여 이동한 후, 손을 떼면 위치가 변경됩니다.

1 테두리사각형을 드래그 드롭합니다.

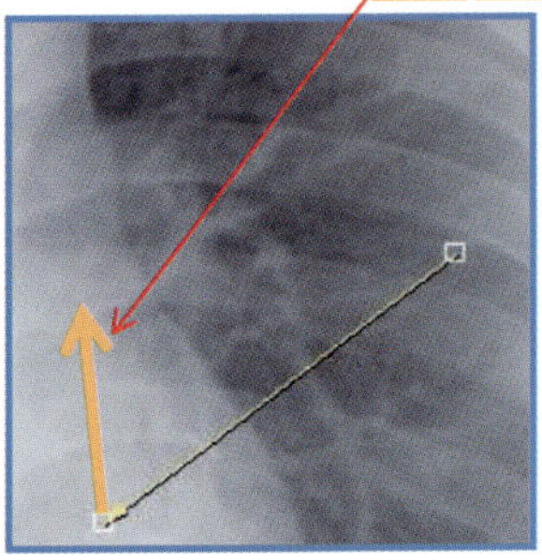

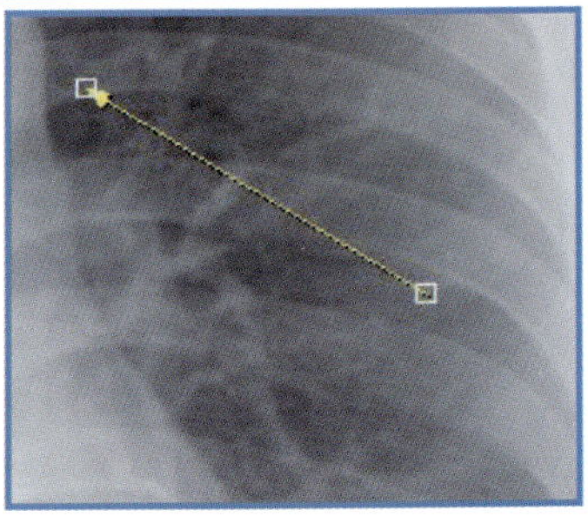

3 자유형곡선 그리기

1 자유형을 **클릭**,

2 '영상'에서 **드래그 드롭**하면, 자유형 곡선이 표시됩니다.

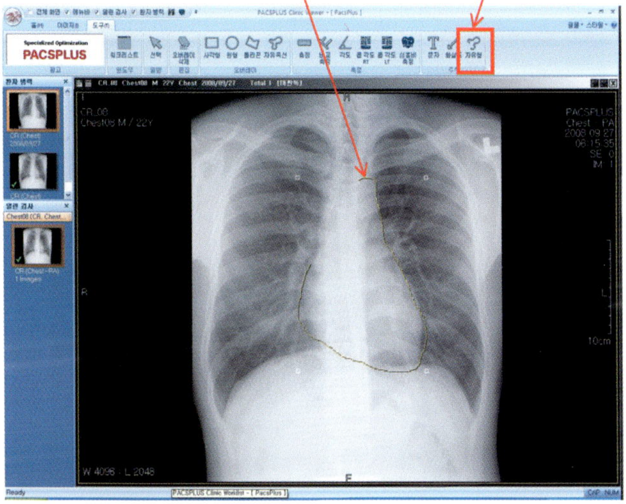

3 선택 버튼 또는 ESC 키를 누르면, 선 그리기가 끝납니다.

MEMO 자유형 커서 

MEMO 자유형 크기 변경

테두리를 클릭하면, 테두리에 작은 사각형들이 나타납니다. 그 작은 테두리를 마우스 왼쪽 버튼을 누른 상태에서 드래그하면 자유곡선 크기를 변경할 수 있습니다.

MEMO 면적은 측정불가

자유형은 드래그한 후에 손을 떼도 처음의 점과 연결이 되지 않습니다. 따라서 면적은 잴 수 없습니다.

MEMO 자유형곡선 끝내기

연속적으로 자유형 곡선을 그릴 수 있습니다. 만일 그리기를 마치려면 선택버튼(또는 ESC 키)을 누르십시오.

주의 오버레이 및 주석 체크

오버레이 주석이 언체크되어 있으면, 측정, 오버레이 및 주석이 보이지 않습니다. 따라서 체크확인 바랍니다.

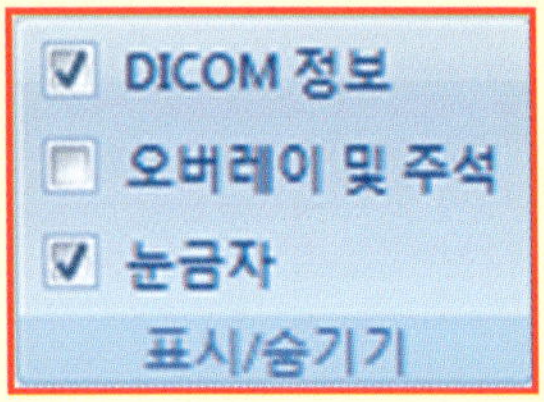

SECTION 29 오버레이 및 정보(HU) 보기

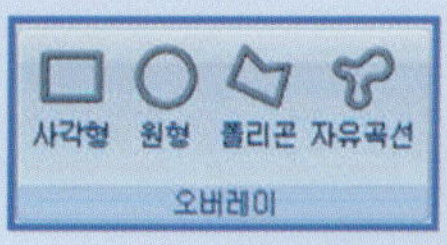

도구 탭의 오버레이 리본 바에는 사각형, 원형, 폴리곤, 자유곡선 기능이 있습니다. 오버레이를 사용할 때는 커서도 바뀝니다.

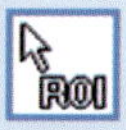

1 사각형

MEMO 면적 및 픽셀 정보

사각형의 테두리를 마우스 우 클릭하면, 면적 등의 정보를 볼 수 있습니다.

MEMO 사각형 크기조절

사각형의 테두리를 클릭하면, 테두리에 작은 사각형들이 나타납니다. 그 작은 테두리를 마우스 왼쪽 버튼을 누른 상태에서 드래그하면 사각형 크기를 조절할 수 있습니다.

MEMO 선택버튼(ESC)

만일 그리기를 마치려면, 선택버튼(또는 ESC 키)을 누르십시오.

주의 오버레이 및 주석 체크

오버레이 주석이 언체크되어 있으면, 측정, 오버레이 및 주석이 보이지 않습니다. 따라서 체크확인 바랍니다.

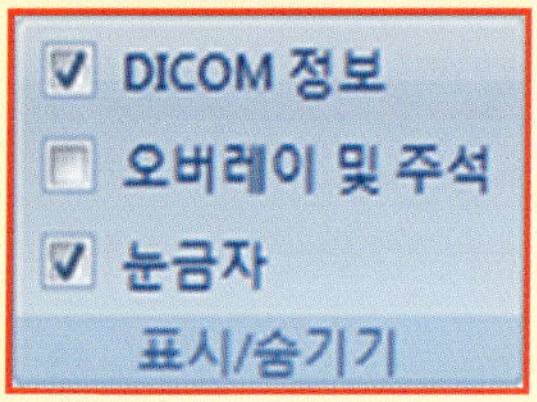

1 사격형을 **클릭**,

2 커서를 '영상'에서 **드래그 드롭**하면 사각형이 생깁니다.

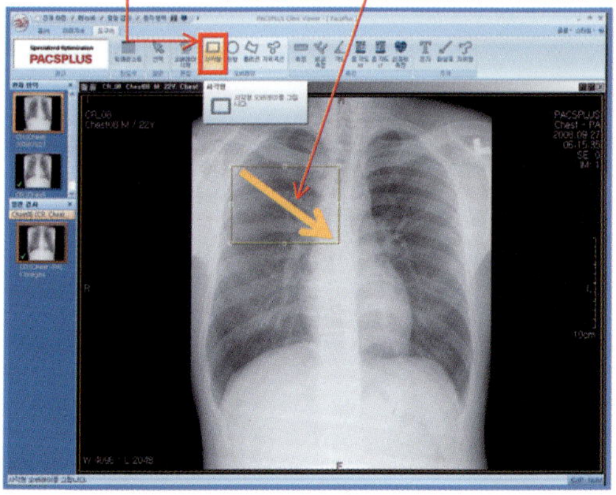

3 사각형 테두리를 **클릭**한 후, 모서리를 잡아 **드래그** 하면 사각형 크기를 변경합니다.

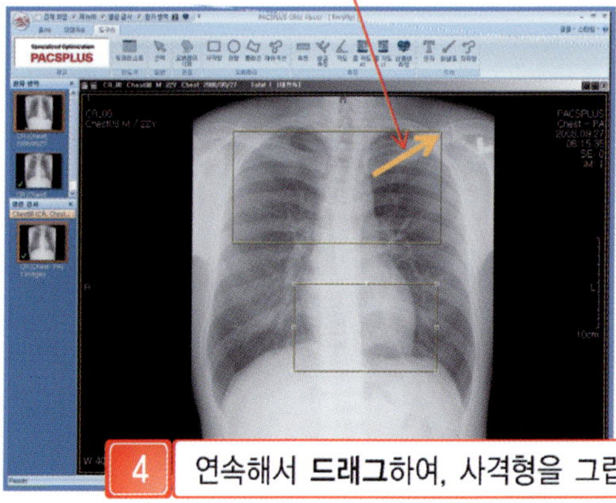

4 연속해서 **드래그**하여, 사격형을 그립니다.

2 원형

1 원형을 클릭,

2 커서를 '영상'에서 **드래그**하고 떼면 원형이 생깁니다.

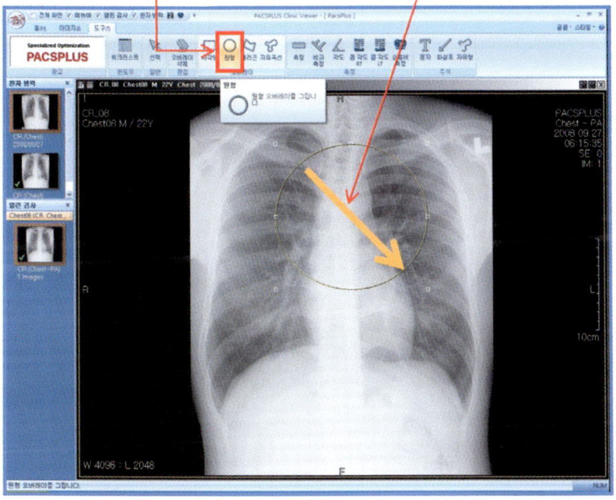

3 원형 테두리를 **클릭**한 후, 모서리를 잡아 **드래그** 하면서, 원형 크기를 변경합니다.

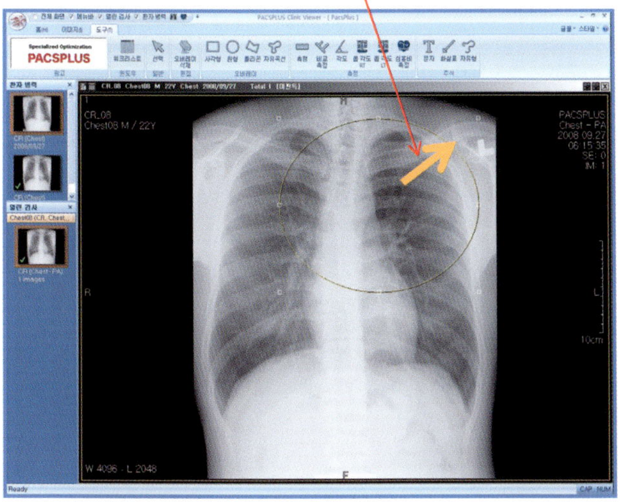

MEMO 면적 및 픽셀 정보

원형의 테두리를 마우스 우 클릭하면, 면적 등의 정보를 볼 수 있습니다.

MEMO 원형크기 조정

원형의 테두리를 클릭하면, 테두리에 작은 사각형들이 나타납니다. 그 작은 테두리를 마우스 왼쪽 버튼을 누른 상태에서 드래그하면 원형크기를 변경할 수 있습니다.

MEMO 선택버튼(ESC)

만일 그리기를 마치려면 선택버튼(또는 ESC 키)을 누르십시오.

3 폴리곤(다각형)

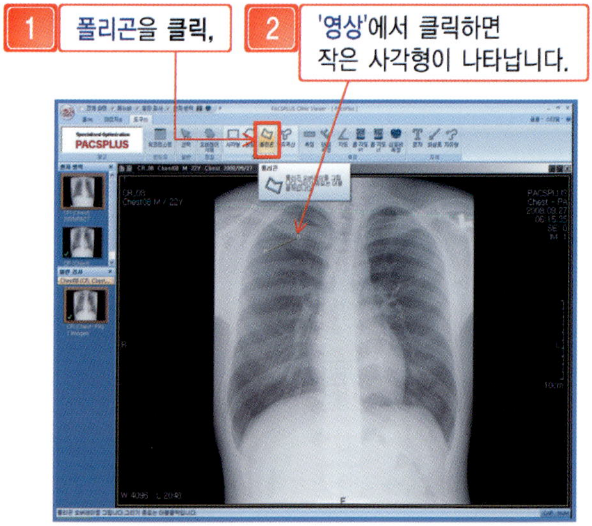

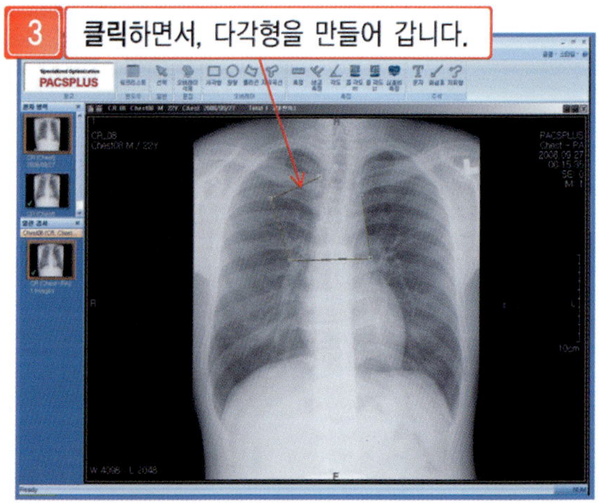

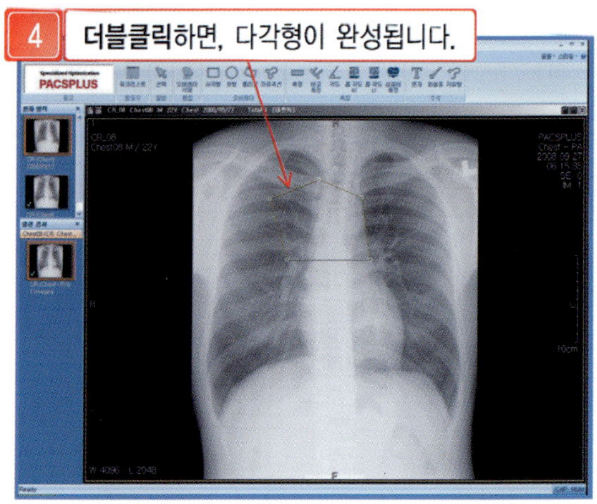

MEMO 면적 및 픽셀 정보

다각형의 테두리를 마우스 우 클릭하면, 면적 등의 정보를 볼 수 있습니다.

MEMO 다각형 크기 조정

다각형의 테두리를 클릭하면, 테두리에 작은 사각형들이 나타납니다. 그 작은 테두리를 마우스 왼쪽 버튼을 누른 상태에서 드래그하면 다각형의 크기를 변경할 수 있습니다.

MEMO 더블클릭으로 마지막 점과 처음 점 연결

다각형 그리기를 마치고 마우스 왼쪽 버튼을 더블클릭하면, 처음과 마지막 점이 연결되면서 다각형이 완성됩니다.
다각형은 한번만 작업이 가능하며, 연속적으로 그릴 수는 없습니다. 원할 경우는 다시 작업해야 합니다.

4 자유곡선

1 자유곡선을 **클릭**,

2 '영상'에서 **드래그**하면 자유곡선이 표시됩니다.

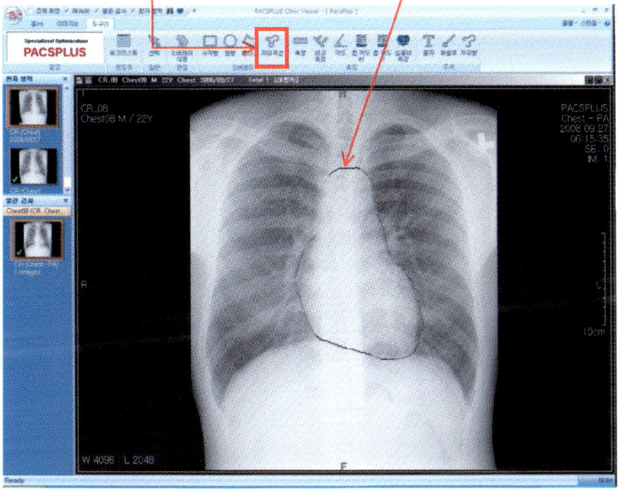

3 **드롭**하면, 처음과 마지막 점이 연결되면서 자유곡선이 완성됩니다.

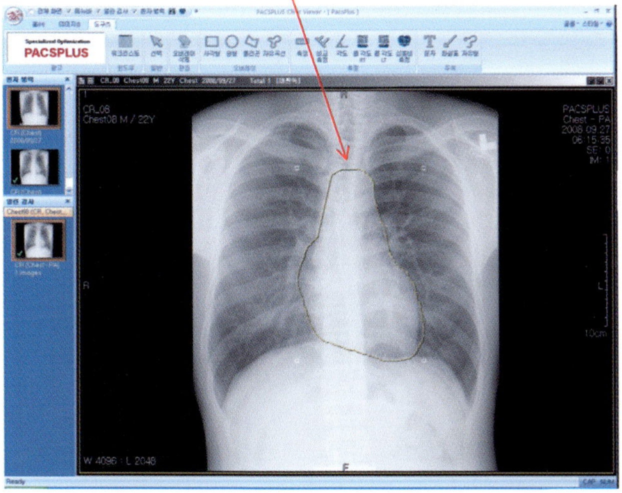

MEMO 자유곡선 크기 조정

자유곡선의 테두리를 클릭하면, 테두리에 작은 사각형들이 나타납니다. 그 작은 테두리를 마우스 왼쪽 버튼을 누른 상태에서 드래그하면 자유곡선의 크기를 변경할 수 있습니다.

5 ROI 정보보기

MEMO 오버레이

도구 탭의 오버레이 리본 바에는 사각형, 원형, 폴리곤, 자유곡선 기능이 있습니다.

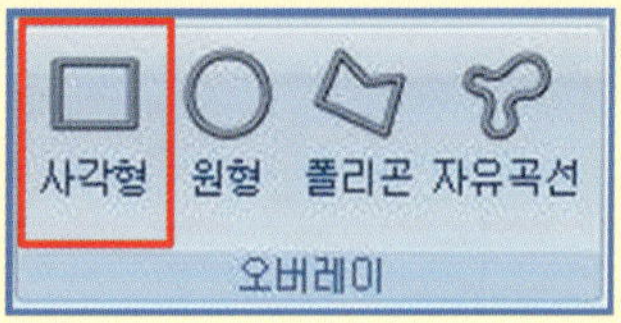

MEMO ROI 정보보기

ROI 정보보기는 사각형, 원형, 폴리곤(다각형), 자유곡선 모두 가능합니다.

1 사각형을 **클릭**하고, 사각형 ROI를 만든 후,

2 사각형 테두리에서 **마우스 우클릭**,

3 등록정보를 **선택**,

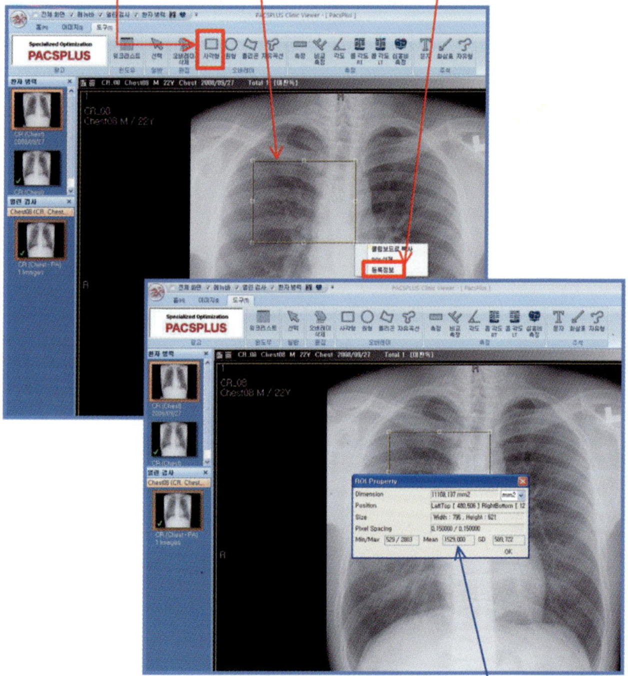

4 정보가 표시됩니다.

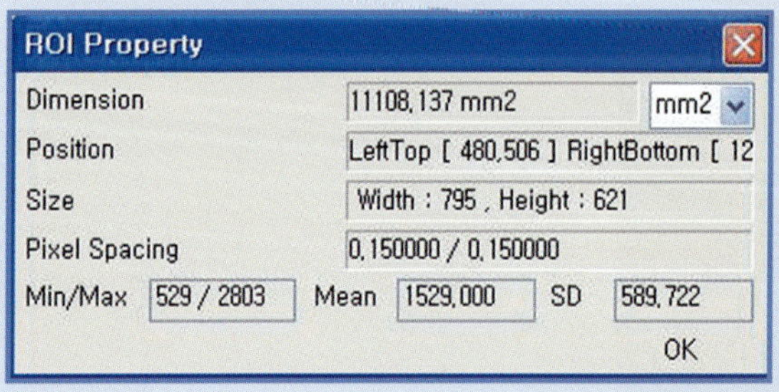

Dimension: ROI 면적을 나타냅니다.

Position: ROI의 좌측 상단과 오른쪽 하단의 픽셀 좌표를 나타냅니다(다각형과 자유곡선은 표시되지 않습니다).

Size: ROI의 폭과 높이를 픽셀로 표시합니다.

Pixel Spacinig Row/Column: 픽셀 간격을 표시합니다.

Min/Max: ROI 내의 최소 및 최대 픽셀 값을 표시합니다.

Mean, SD: ROI 내의 평균 픽셀 값과 편차를 표시합니다.

6 Hounsfield Unit 값 보기

CT 영상에서 HU 값을 측정하려면, 의료영상은 ROI(사각형, 원형)를 이용하여 픽셀 값을 측정합니다. 특히, CT 영상은 밀도를 -1,000 ~ +1,000까지의 HU(Hounsfield unit)로 값을 환산해서 사용하고 있습니다.

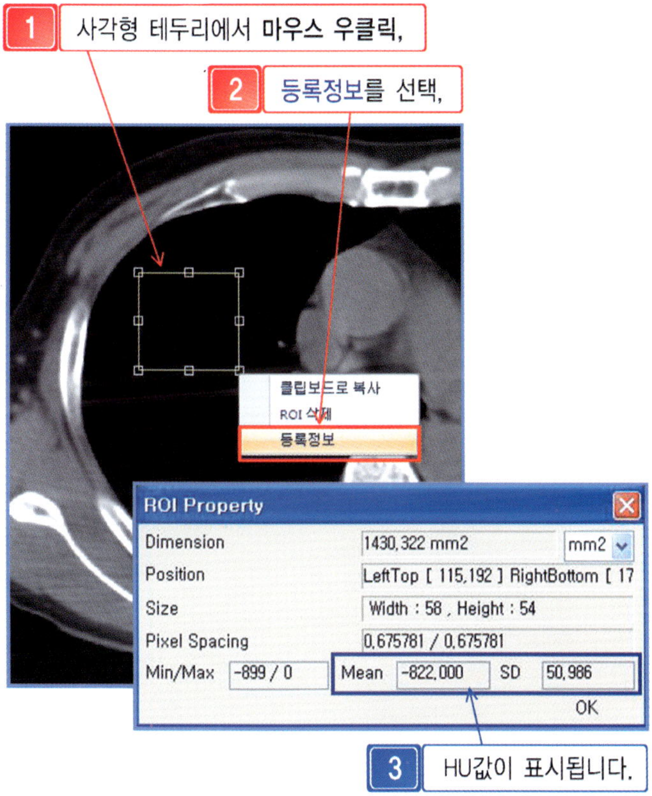

MEMO HU 값 보기

ROI property 창의 하단에 Mean, SD 값이, CT 영상의 경우는 HU 값으로 계산하여 표시합니다.
CT 이외의 영상에서는 HU 밀도를 계산하지 않고, 단순한 픽셀 값의 평균과 편차를 나타냅니다.

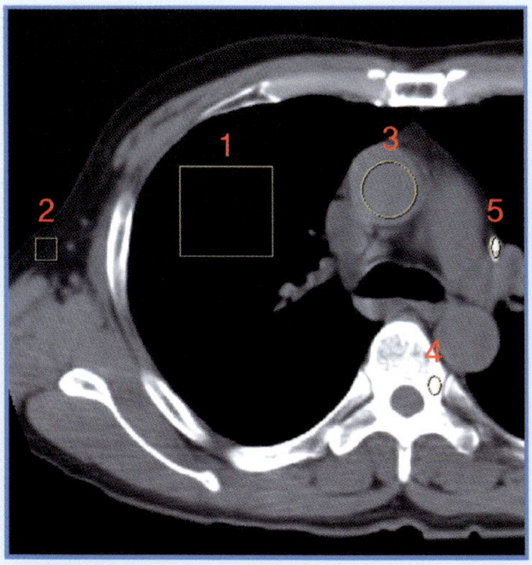

MEMO CT 영상에서 HU 값으로 본 조직의 특성

1~5번의 평균값과 편차를 HU로 측정하면서 병변이나 조직구조가 어떠한 밀도와 상황인지 의료진이 평가하는데 많은 도움을 줍니다.

1: - 827 (폐 내의 공기를 의미합니다)
2: - 99 (겨드랑이 부위의 지방조직을 의미합니다)
3: 46 +- 6 (대동맥의 혈액밀도를 의미합니다)
4: 313 +- 80 (척추골의 밀도를 의미합니다)
5: 501 +- 204 (석회화된 임파절을 의미합니다)

SECTION 30 측정

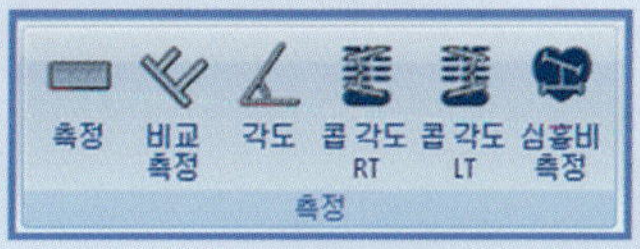

도구 탭의 측정리본 바에는 길이 측정, 비교 측정, 각도, 콥스 각도, 심흉비 측정 기능이 있습니다.

1 측정(길이 재기)

MEMO 길이 재기

재고 싶은 길이의 시작점에서 마우스 왼쪽 버튼을 클릭하여 드래그 한 후, 마지막 점에서 손을 떼면, 녹색선과 cm 단위가 표시됩니다.
길이 값은 드래그하여 위치를 옮길 수 있고, 길이는 연속적으로 잴 수 있습니다.

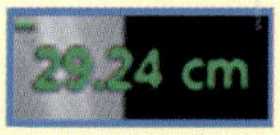

MEMO 측정 끝내기

선택버튼(또는 ESC 버튼)을 누르면 됩니다.

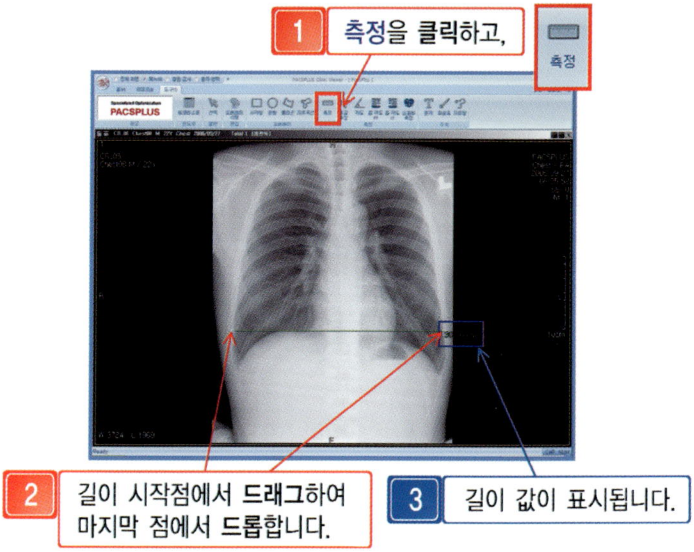

측정(길이) 이동

이동하려는 측정(길이)을 클릭한 후, 양단에 작은 사각형이 나타나 있는 상태에서, 중간 부분을 잡아 원하는 위치로 드래그하면 됩니다.

만일 길이를 변경하려면 양단의 작은 사각형을 마우스 왼쪽 버튼으로 드래그하여 위치를 변경하면 됩니다. 길이가 달라지면 cm 수치가 자동으로 변합니다.

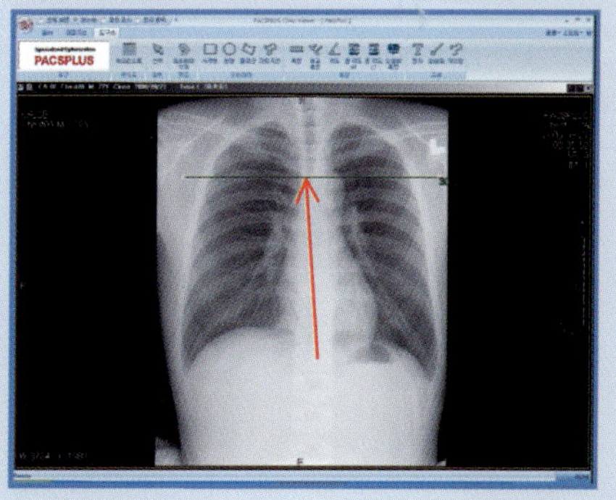

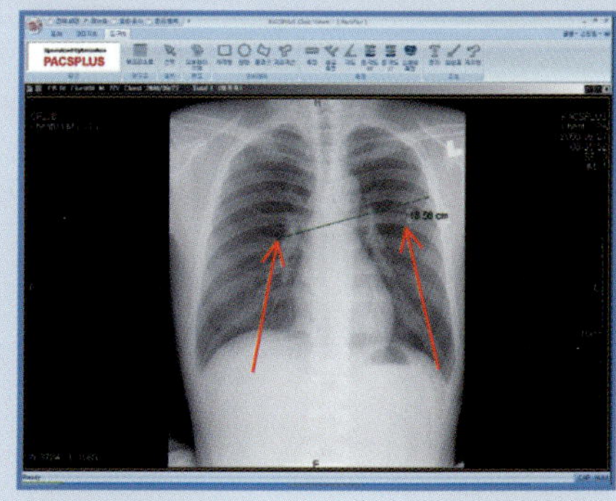

2 각도

1 각도를 **클릭**하고, '영상'에서

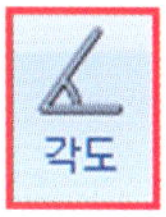

2 **드래그**하여 한 변을 만듭니다.

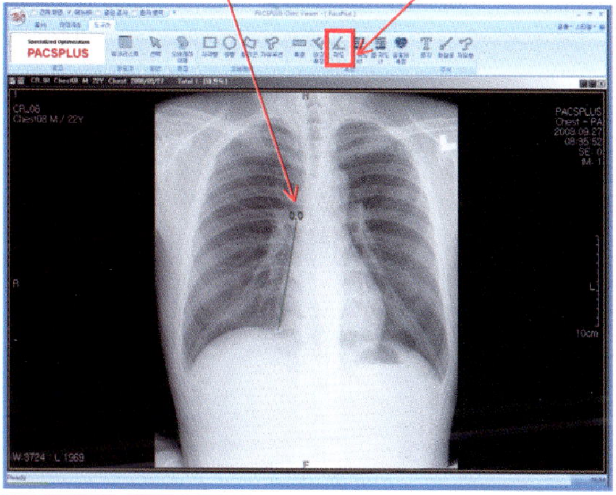

3 손 땐 채 **마우스**만 **이동**하여 다른 한 변을 만든 후,

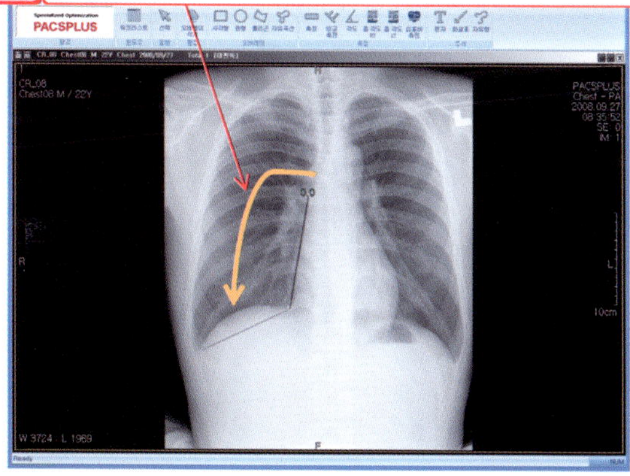

4 **클릭**하면 녹색 각도가 표시됩니다.

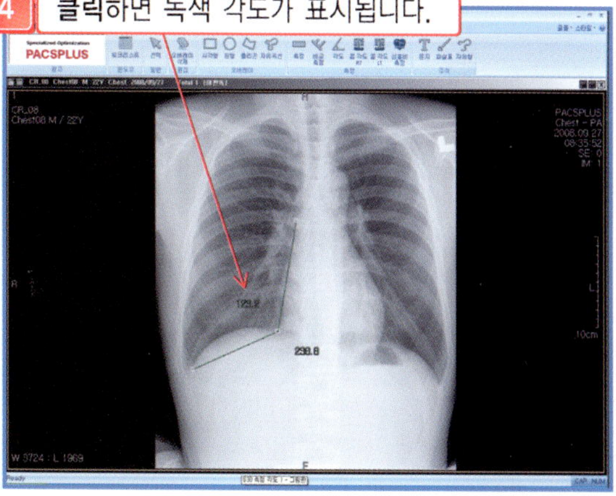

MEMO 각도 표시

녹색으로 각도기가 나오고 예각과 둔각이 표시됩니다.
각도는 반복해서 실행할 수 있습니다.

MEMO 각도재기 끝내기

선택버튼(또는 ESC 버튼)을 누르면 됩니다.

MEMO Quick Access

자주 사용할 버튼을 왼쪽 상단의 Quick Access바에 넣으면, 탭의 이동 없이 쉽게 사용할 수 있습니다. 툴바에서 아이콘 버튼을 선택한 후 마우스를 우 클릭하여 Add to Quick Access를 선택하면, 뷰어창 좌측 상단의 Quick Access 바에 작은 버튼이 나타납니다.

참조 Section 12

제 6 장

각도 이동 및 조정

이동하려는 각도를 클릭한 후, 3점의 작은 사각형이 나타난 상태에서, 작은 사각형들을 마우스 왼쪽 버튼으로 드래그하여 필요한 위치로 이동하면 됩니다. 전체를 이동하고자 할 경우에는, 중간 부분을 잡아 원하는 위치로 드래그하면 됩니다. 만일 각도가 변경되면 예각과 둔각의 표시도 자동으로 변합니다.

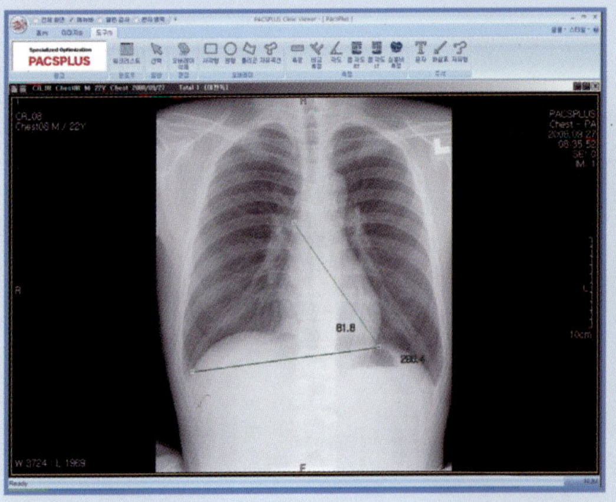

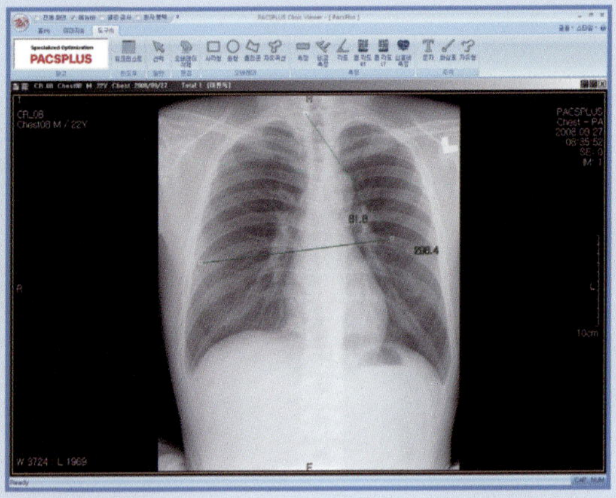

3 떨어진 두 선 간의 각도 측정

MEMO 측정

측정을 이용하여 2개의 선을 만듭니다.

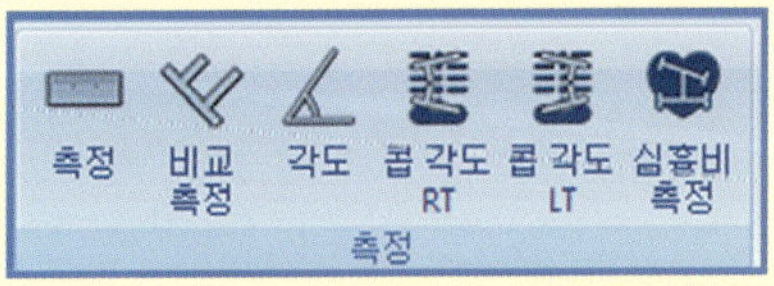

1 측정을 **클릭**하고, '영상'에서

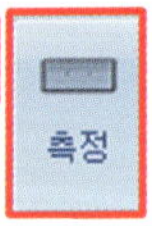

2 두 개의 길이를 **드래그**하여 만듭니다.

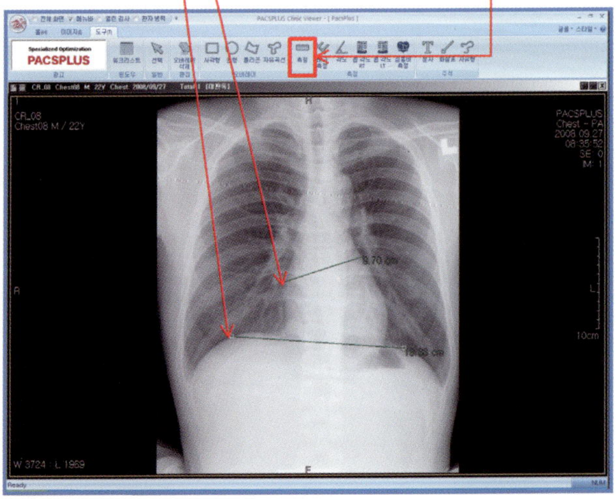

3 선택 버튼(또는 ESC 키)를 누릅니다.

4 한 '선'을 클릭하고,

5 Shift 키를 누르고
두번째 '선'을 클릭하고,

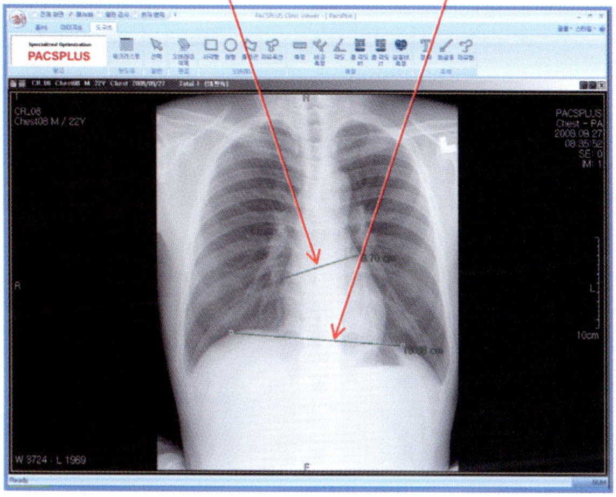

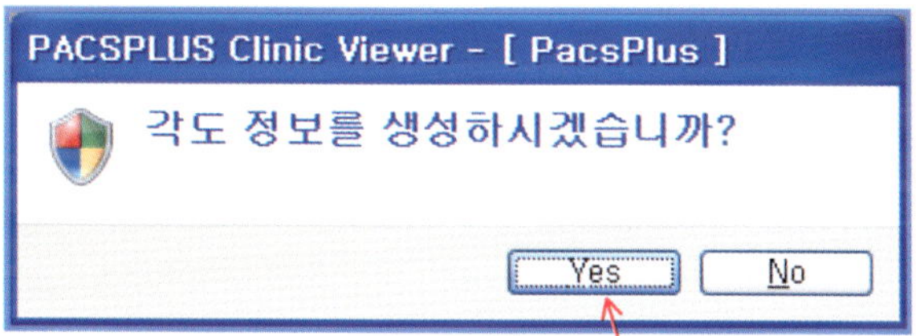

6 예를 클릭,

7 두 선간의 각도가 표시됩니다.

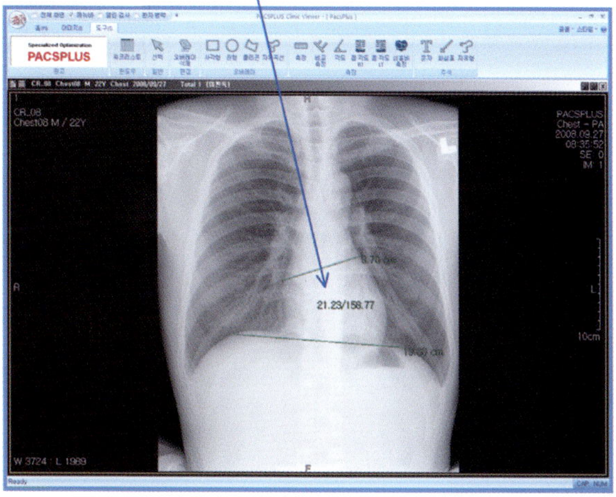

MEMO 각도 재기

녹색으로 각도 값이 나오고, 예각과 둔각이 표시됩니다. 각도는 반복해서 실행할 수 있습니다.

MEMO 교차선의 각도측정

교차하는 두 선간의 각도도 같은 방법으로 측정할 수 있습니다. 단 예각과 둔각이 중복되어 나타날 수 있으므로, 숫자를 마우스로 이동해 볼 필요가 있습니다.

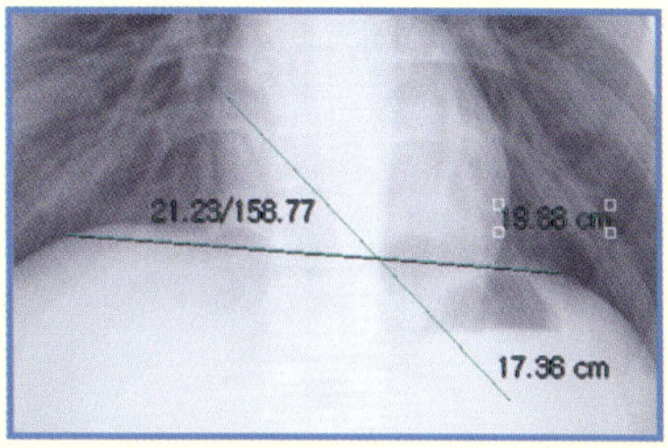

4 심흉비

1 심흉비측정을 클릭,

2 심흉비 측정 오버레이가 표시되면,

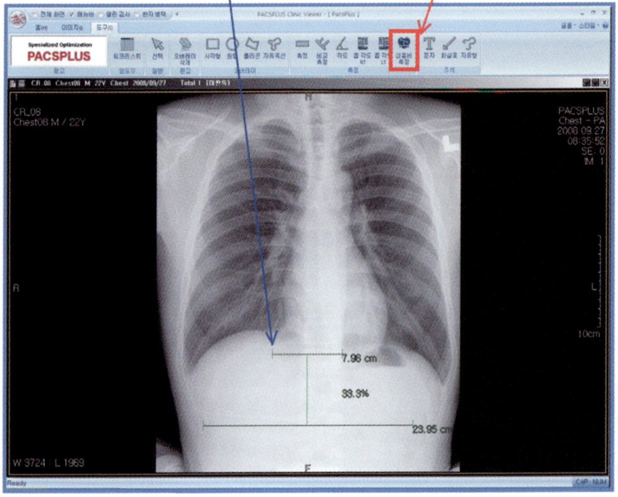

3 각 점의 끝을 위치로 **드래그**하면,

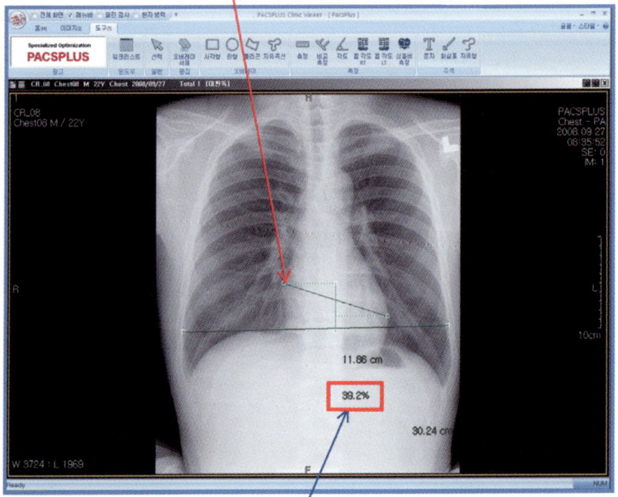

4 비율 값이 %로 표시됩니다.

정보 심흉비(CTR, cardiothoracic ratio)

심흉비는 심장의 가장 큰 폭과 횡격막의 상단에서의 흉곽의 거리를 비율로 계산합니다. 녹색 심흉비 오버레이 두 선의 양단에 있는 작은 사각형을 마우스 좌측 버튼을 눌러 드래그하여 측정 부위로 이동하면, 심흉비를 구할 수 있습니다.
심흉비는 퍼센트로 표시됩니다.

MEMO Add to Quick Access

자주 사용할 버튼을 왼쪽 상단의 Quick Access 바에 넣으면, 탭의 이동 없이 쉽게 사용할 수 있습니다.
툴 바에서 아이콘 버튼을 선택한 후, 마우스를 우 클릭하여 Add to Quick Access를 선택하면, 뷰어창 왼쪽 상단의 Quick Access 바에 작은 버튼이 나타납니다.

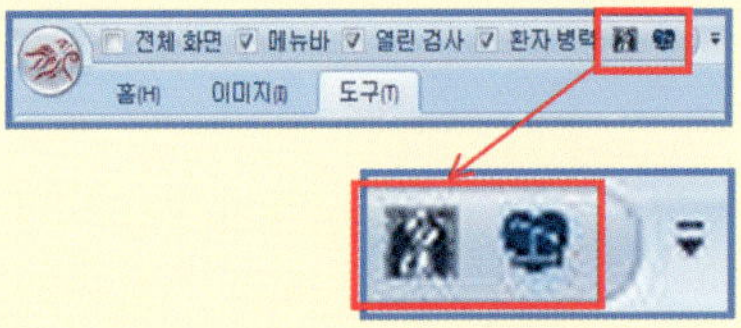

5 콥스 각도(Cobbs Angle)

척추측만증 환자의 척추 각도의 기울기를 쉽게 측정할 수 있습니다.

1 콥 각도 LT를 **클릭**,

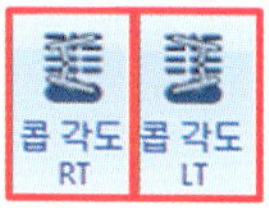

2 콥스각 오버레이가 표시되면,

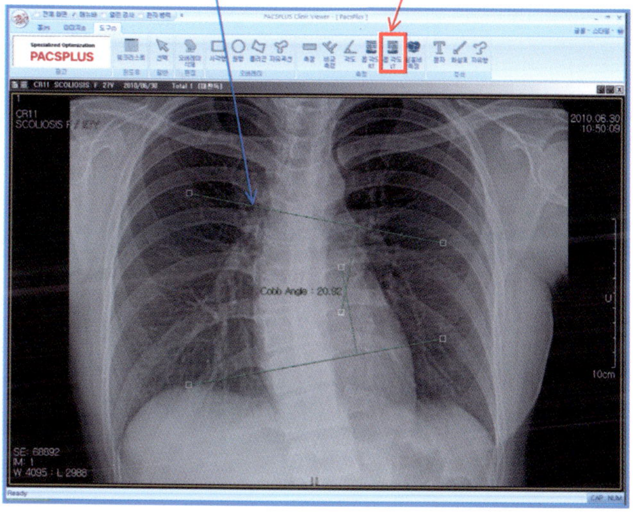

3 각 점의 끝을 위치에 **드래그**하여 놓으면,

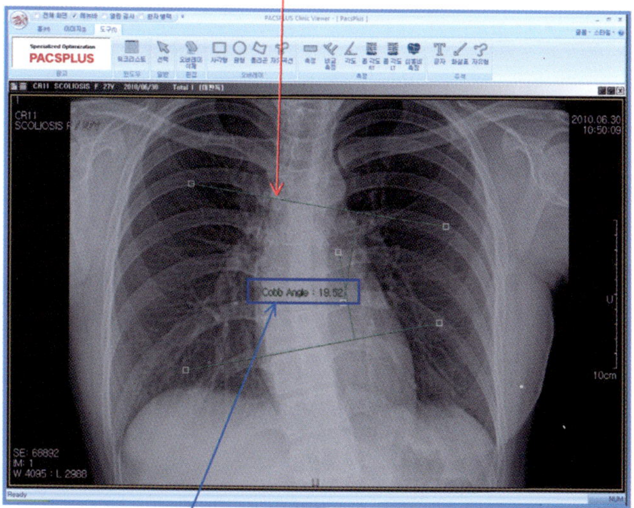

4 콥스각도가 표시됩니다.

MEMO 콥스 각도

콥 각도 RT 버튼을 누르면 RT와 반대측으로 녹색 오버레이가 표시됩니다.

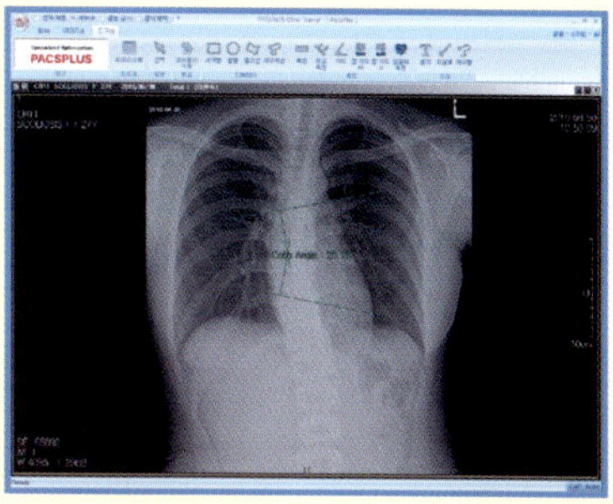

6 비교 측정

1 비교측정을 클릭,

3 수평기준점을 잡아 **드래그 드롭**하면, 오버레이가 표시됩니다.

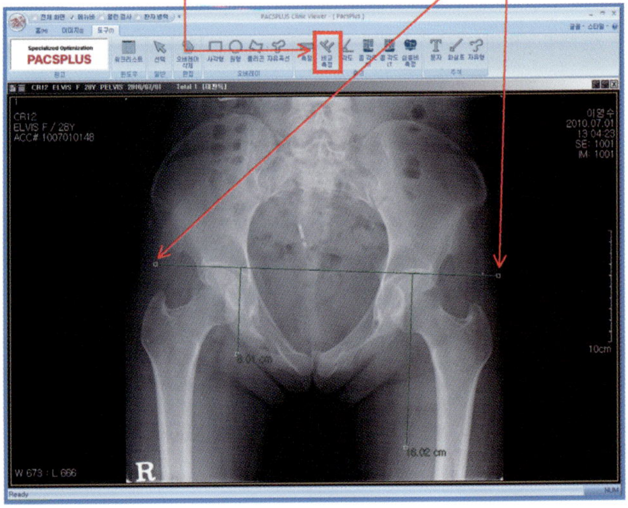

3 선택 버튼(또는 ESC 키)를 누른 후,

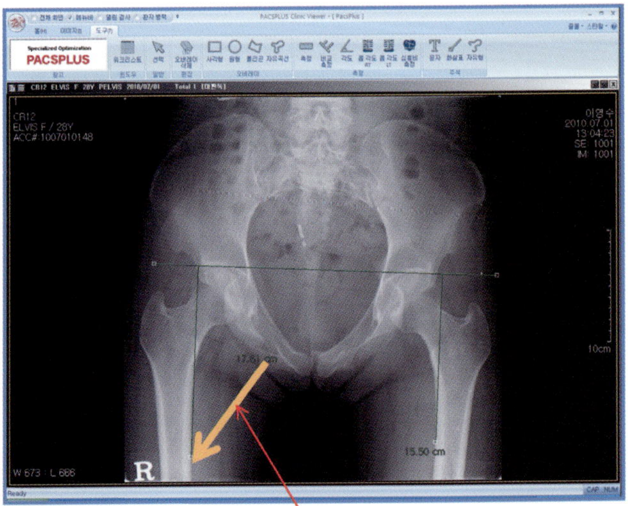

4 각 점의 끝을 위치에 **드래그**하면, 길이가 표시됩니다.

MEMO 도형 이동

녹색 도형 자체를 이동하려면, 작은 사각형을 제외한 녹색 선 부분을 마우스 왼쪽 버튼으로 드래그하면 됩니다.

측정, 오버레이도 같이 회전 및 확대

MEMO 오버레이도 같이 이동

측정, 오버레이 등은 영상의 위치를 바꾸면 따라서 같이 움직입니다. 또한 확대를 하면 그 비율에 따라서 같이 움직입니다.

1 영상에 측정(길이), 화살표, 사각형을 그린 후,

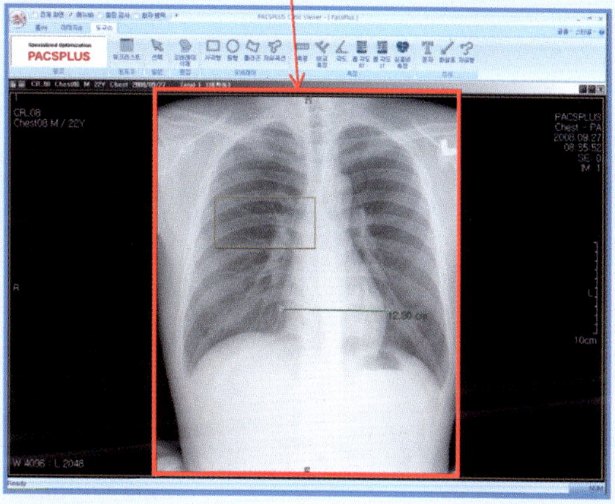

2 시계방향회전을 클릭,

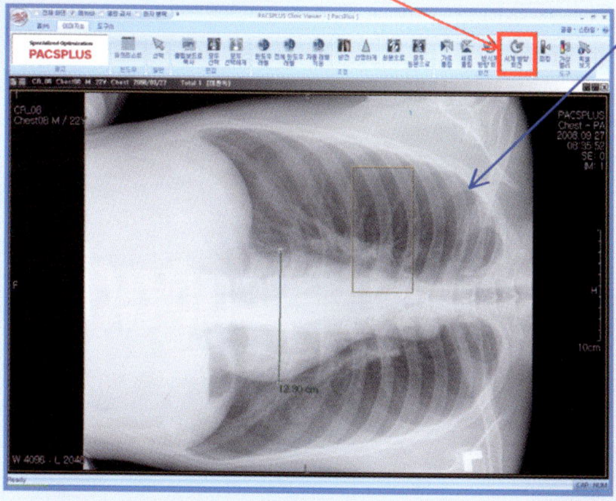

3 시계방향으로 90도 회전합니다.

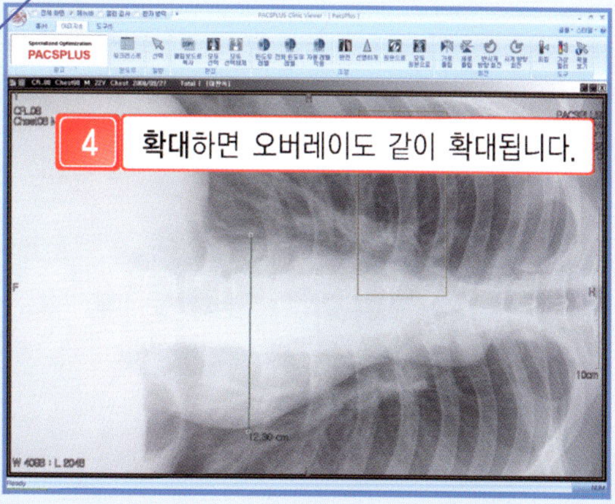

4 확대하면 오버레이도 같이 확대됩니다.

SECTION 31 오버레이 삭제

1 전체 오버레이 삭제

주의 오버레이 삭제 (전체 삭제)

도구 툴 바의 편집 리본 바의 오버레이 삭제버튼을 누르면, 측정을 포함한 모든 오버레이(사각형, 원형, 다각형, 자유곡선, 문자, 화살표, 자유형 선)가 모두 삭제되니 주의하십시오.

1 오버레이 삭제를 **클릭**하면, 전체 오버레이가 삭제됩니다.

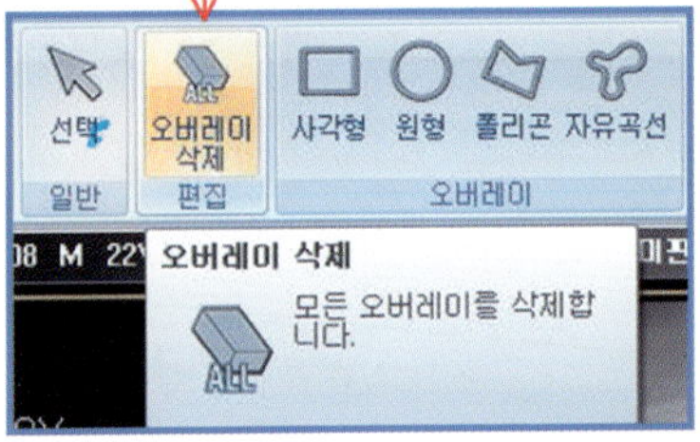

2 한 개 오버레이 삭제

MEMO Del 키를 이용한 삭제

삭제할 오버레이를 클릭하면, 오버레이 테두리에 작은 사각형들이 표시됩니다. Del 키를 누르면 삭제됩니다.

1 오버레이 테두리를 **마우스 우클릭**하고,

2 ROI 삭제를 누릅니다.

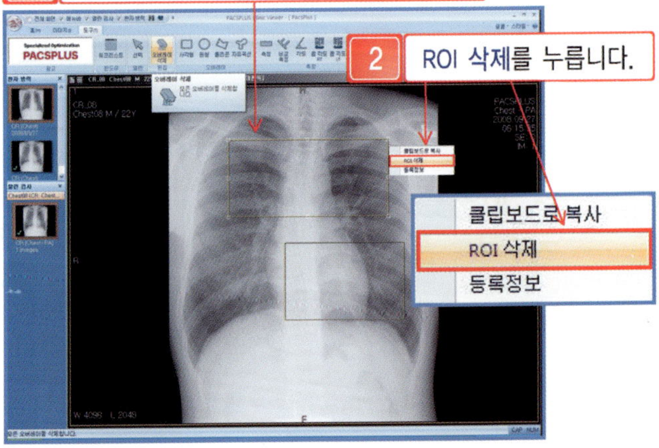

주의 테두리의 마우스 우 클릭을 제대로 안하면 다른 메뉴 창이 표시

테두리의 마우스 우 클릭을 잘못하면 우측 메뉴 창이 뜹니다. 자세히 보면, 오버레이의 테두리에 작은 사각형 표시가 되어 있지 않습니다. 화살(또는 선택버튼, ESC 키)을 클릭한 후에 ROI를 다시 선택하면, 오버레이 테두리에 작은 사각형들이 나타납니다. 이 상태에서 마우스를 우 클릭해야 ROI 삭제를 할 수 있습니다.

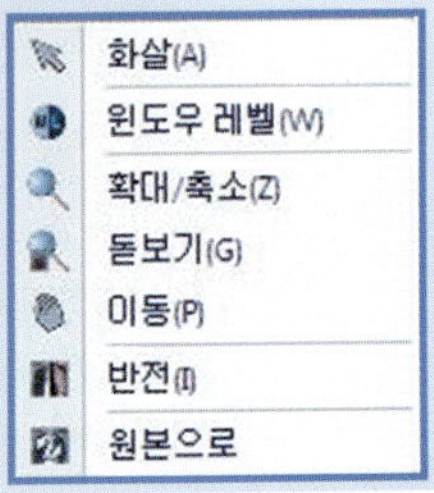

3 복수 오버레이 삭제(Shift 키 이용)

1 Shift 키를 누른 상태에서, 지울 오버레이들을 클릭,

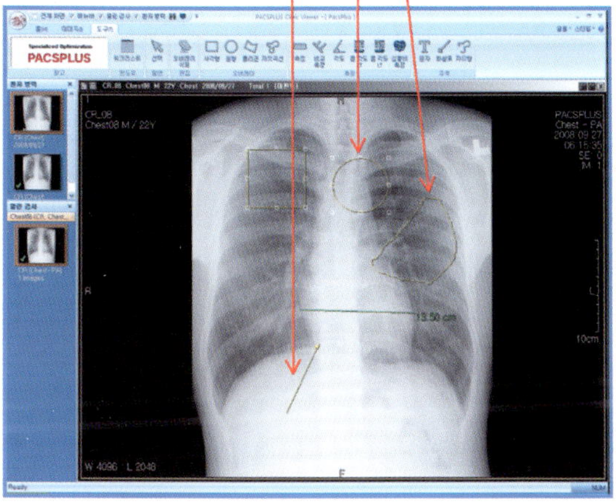

2 Del 키를 클릭하면,

3 선택된 오버레이들이 삭제됩니다.

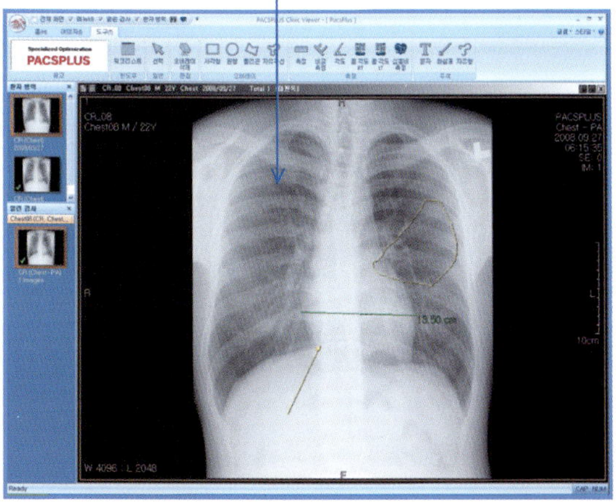

MEMO 복수 오버레이 삭제

Shift 키를 누르고 불필요한 오버레이들의 테두리를 클릭하면, 선택된 오버레이 테두리에 작은 사각형이 표시됩니다.
Del 키를 누르면, 선택된 오버레이들이 삭제됩니다.

주의 모든 오버레이 삭제

편집의 오버레이 삭제를 누르면, 모든 오버레이가 삭제됩니다.

MEMO 복수 오버레이 선택 및 삭제

Shift 키 대신에, 영상에서 마우스를 왼쪽에서 오른쪽 하단으로 드래그하면, 그 내부의 오버레이들이 선택됩니다.
선택된 오버레이 테두리에는 작은 사각형이 표시됩니다.

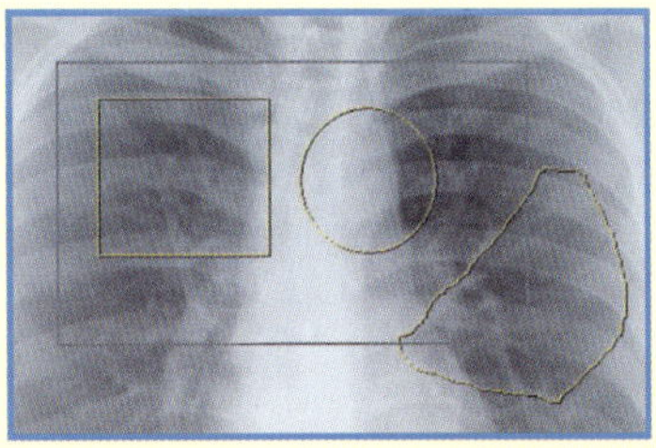

4 오버레이영역 삭제(마우스 드래그를 이용)

MEMO 드래그하여 동시 삭제

Shift 키를 눌러 일일이 오버레이를 선택하는 대신에, 마우스를 드래그하여 사각형 영역 내의 오버레이들을 쉽게 선택할 수 있습니다.

주의 드래그는 선택상태에서

선택버튼(또는 ESC 키)을 눌러 커서가 화살표 모양이 된 상태에서, 마우스를 드래그해야 오버레이들이 생성됩니다.

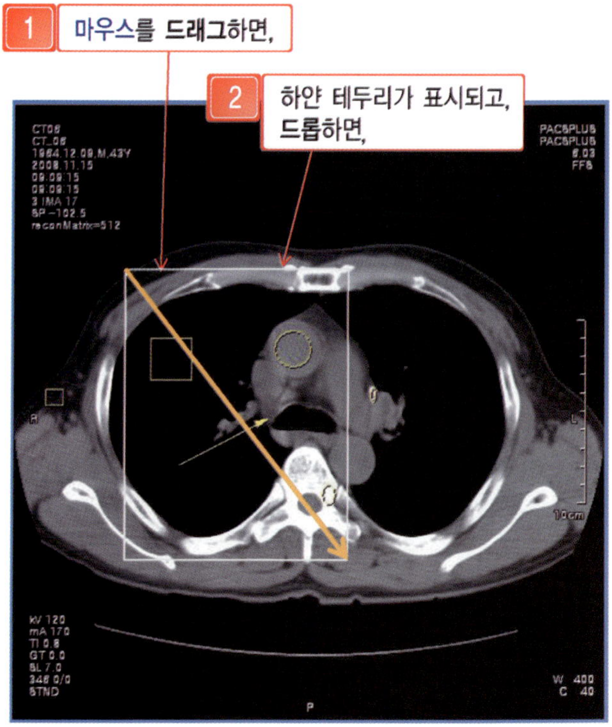

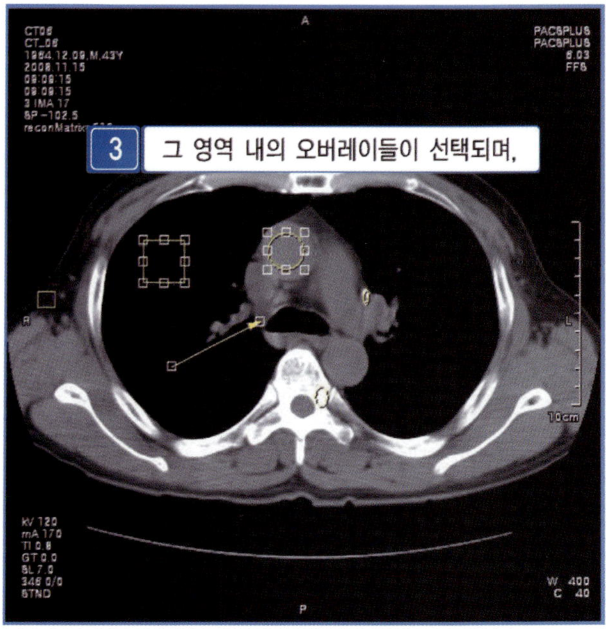

4 Del 키를 누르면 삭제됩니다.

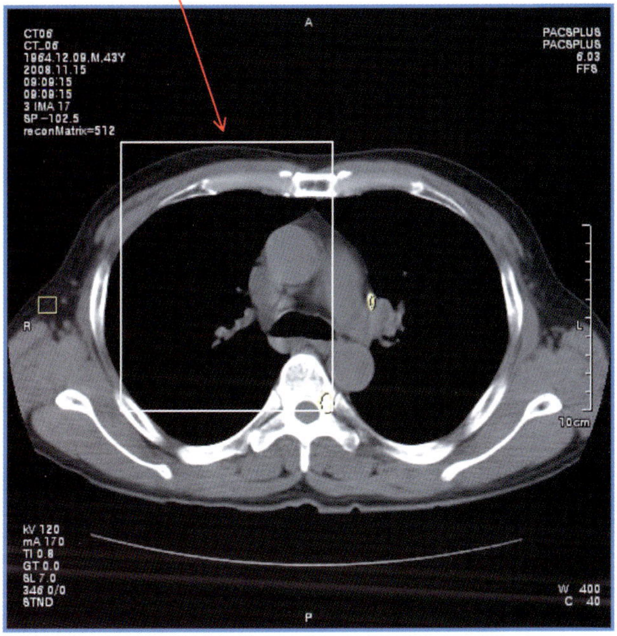

MEMO

Del 키

오버레이를 클릭하면 테두리에 작은 사각형들이 나타나고, Del 키를 누르면 삭제됩니다.

제 6 장

SECTION 32

클립보드 복사

1 사각형(영상 일부)을 클립보드 복사하기

참조 Section 38

MEMO **오버레이**

도구 탭의 오버레이 리본 바에는 사각형, 원형, 폴리곤, 자유곡선 기능이 있습니다.

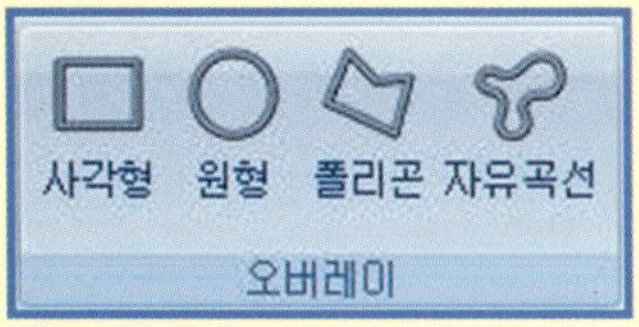

MEMO **면적 및 픽셀 값 보기**

자유곡선의 테두리를 마우스 우 클릭하면, 면적 등의 정보를 볼 수 있습니다.

MEMO **Crtl+C**

Crtl + C를 누르면 현재 영상 전체가 복사됩니다.

MEMO **클립보드 복사**

클립보드를 복사한 다음, 파워포인트(워드 또는 그림판 등)로 가서 붙여넣기(Ctrl + V)를 하면, 사각형 부분만 붙어집니다. 적당히 크기를 조절해 활용할 수 있습니다.

클립보드 카피는 사각형, 원형, 폴리곤(다각형), 자유곡선 모두 가능합니다.

단, 폴리곤과 자유곡선은 일부 흰색바탕이 나타나는 수가 있습니다.

1 사각형을 클릭,

2 드래그 드롭하여 사각형을 만든 후,

3 테두리를 마우스 우클릭,

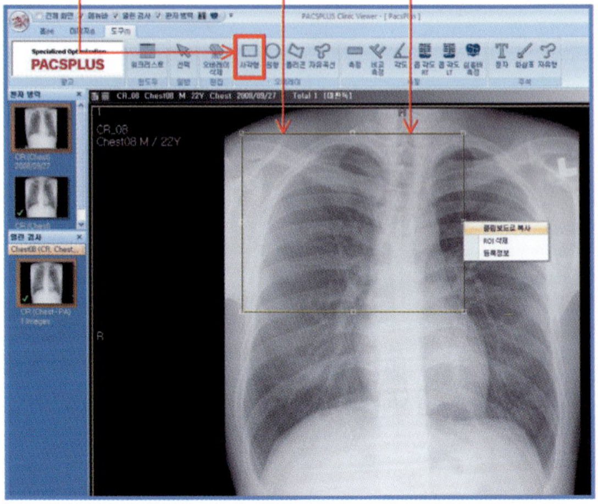

4 클립보드로 복사를 클릭하고,

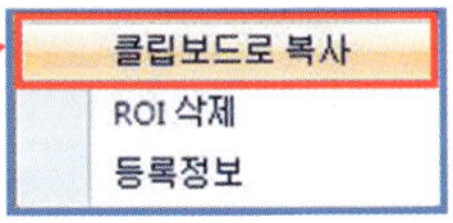

5 그림판 등에 붙여넣기 합니다.

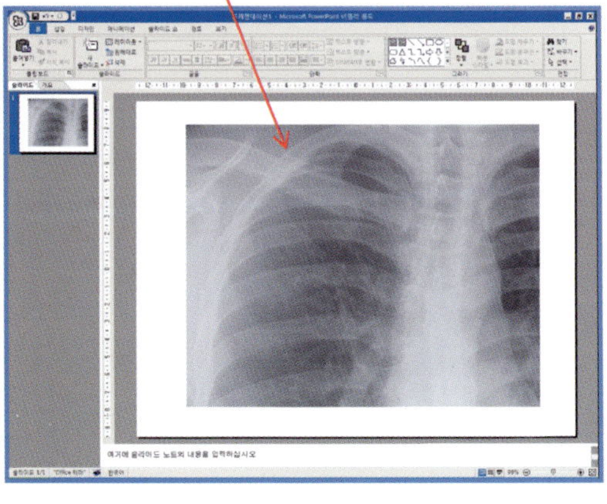

2 전체영상 클립보드 복사하기

1 클립보드로 복사를 클릭,

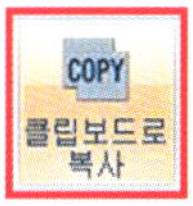

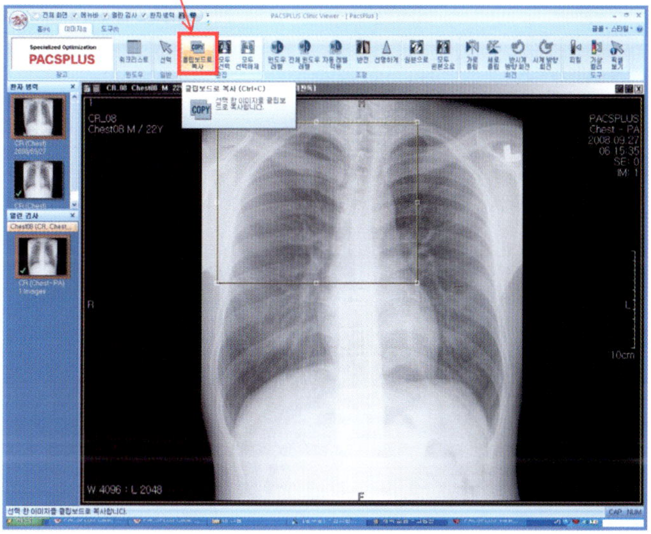

2 그림판 등에 **붙여넣기** 합니다.

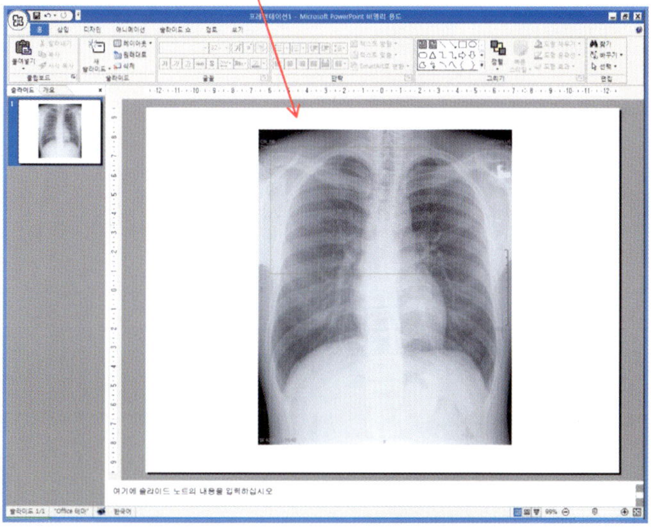

MEMO 영상 전부를 복사하기

Crtl + C를 누르면 현재 영상 전부가 복사됩니다. 파워포인트(워드 또는 그림판 등)로 가서, 붙여넣기(Ctrl + V)를 누르면 영상 전부가 복사됩니다.

MEMO ROI 복사하기

영상의 일부분을 클립보드에 복사하려면, 먼저 사각형 ROI를 만든 후, 그 테두리를 마우스 우 클릭한 후 클립보드로 복사해야 합니다.

SECTION 33 픽셀보기

1 픽셀보기(HU 값 보기)

MEMO **도구**

도구 탭의 리본 바에는 피킹, 가상컬러, 픽셀보기 기능이 있습니다.

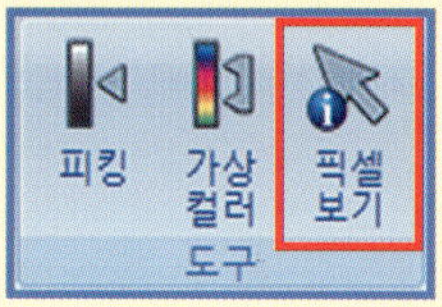

MEMO **픽셀보기 커서**

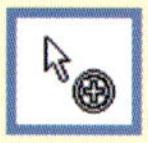

MEMO **HU 값 표기**

CT 영상은 HU 값으로 표시됩니다. 커서 위치에 픽셀의 X, Y 좌표와 hounsfield unit 값이 표시되는 창이 나타납니다.
CT를 제외한 다른 영상은 HU 대신에 픽셀 값(value)이 표시됩니다.

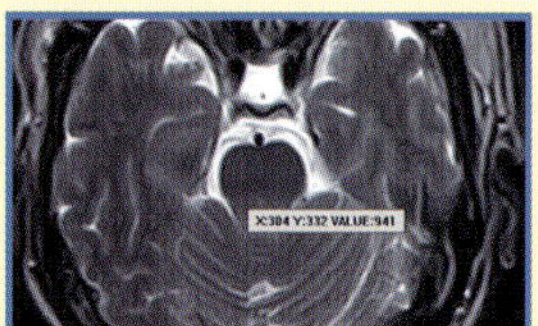

X:304 Y:332 VALUE:941

MEMO **드래그하며 픽셀보기**

픽셀보기를 연속동작으로 실행하려면, 왼쪽 마우스 버튼을 클릭하고 드래그하면서 봐야 합니다. 드래그를 하면 커서의 위치에 해당하는 점의 X, Y 좌표와 그 점 상의 픽셀 값이 변하면서 표시됩니다.
만약 손을 떼면 픽셀보기 기능이 끝나게 됩니다.

1 픽셀보기를 클릭,

2 커서를 원하는 위치에 클릭하면

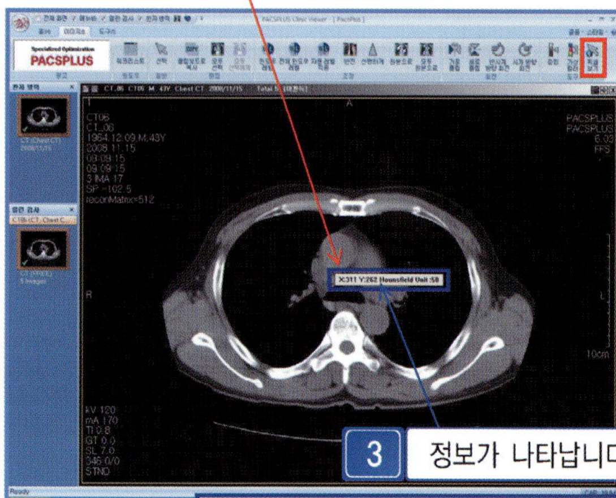

3 정보가 나타납니다.

X:311 Y:262 Hounsfield Unit :50

4 드래그하면서, 픽셀 정보를 조회할 수 있습니다.

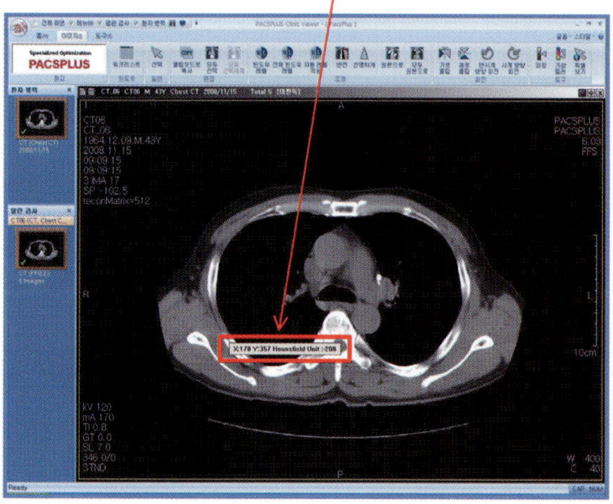

MEMO ROI를 이용한 HU 값 측정

참조 Section 29

CR 영상에서 특정 부위에 사각형 또는 원형의 ROI를 이용하여 HU(Hounsfield unit) 값을 측정할 수 있습니다. ROI를 선택하면, 테두리에 작은 사각형이 표시됩니다.
커서를 대고 마우스 우 클릭하여 등록정보 보기를 선택하면, ROI property 창의 하단에 Mean, SD 값이 HU 값으로 계산되어 표시됩니다.

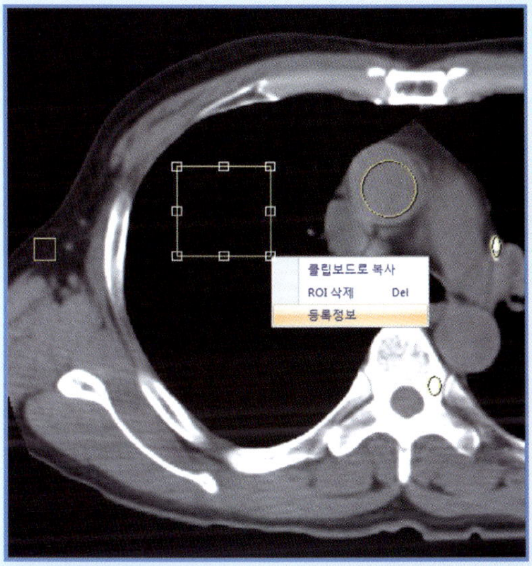

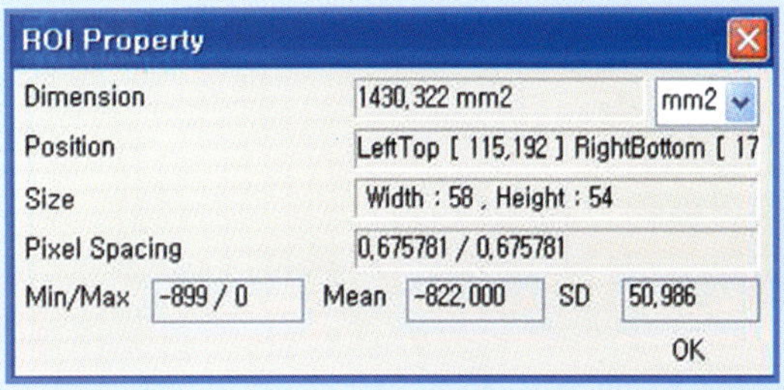

MEMO 픽셀보기와 오버레이 정보보기

픽셀보기는 커서가 위치한 점의 HU 값을 보는 것이고, ROI를 이용하는 것은 면적의 HU 평균 값과 편차를 보는 것입니다.
CT 이외의 영상에서는 HU 밀도를 계산하지 않고, 단순한 픽셀 값의 평균과 편차를 나타냅니다.

SECTION 34 피킹, 가상컬러

1 피킹

MEMO 도구 리본 바

도구 탭의 리본 바에는 피킹, 가상컬러, 픽셀 보기 기능이 있습니다.

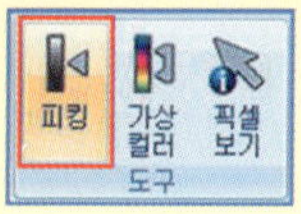

MEMO 피킹 커서

주의 8비트 영상엔 적용 안 됨

가상컬러와 피킹 기능은 8비트 영상(흑백 또는 컬러)에는 적용되지 않습니다.

MEMO 피킹 창은 드래그 가능

피킹 창의 상단 바를 드래그하면 창의 위치를 바꿀 수 있습니다. 피킹 작업을 마치려면 창 닫기 버튼을 누르면 됩니다.

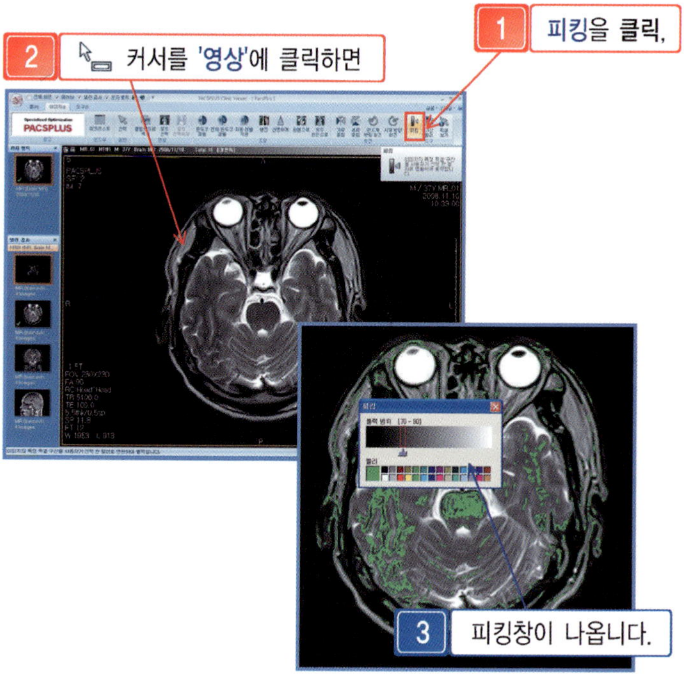

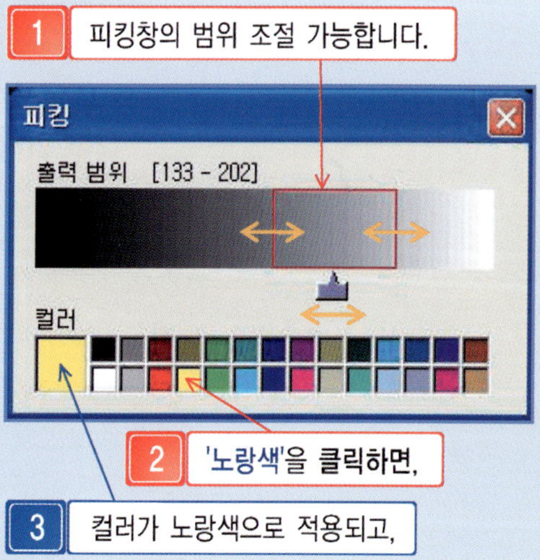

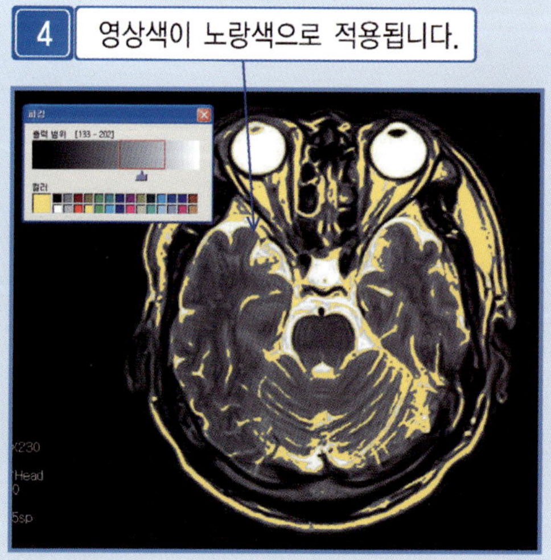

2 가상컬러

1 가상컬러를 클릭,

2 가상컬러 창이 뜹니다.

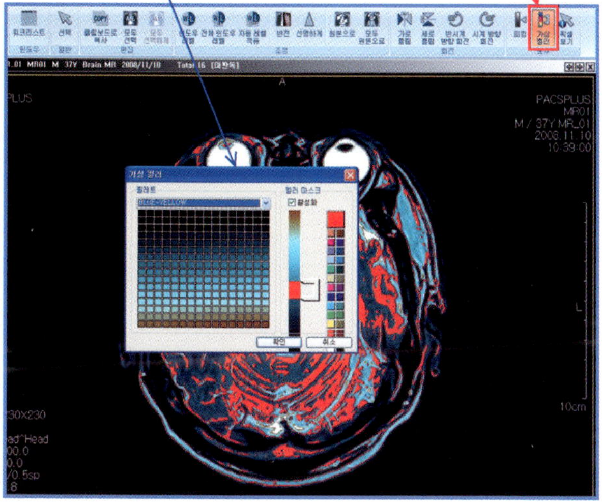

3 레벨바의 상하 또는 폭을 조정하면, 영상의 컬러가 조정됩니다.

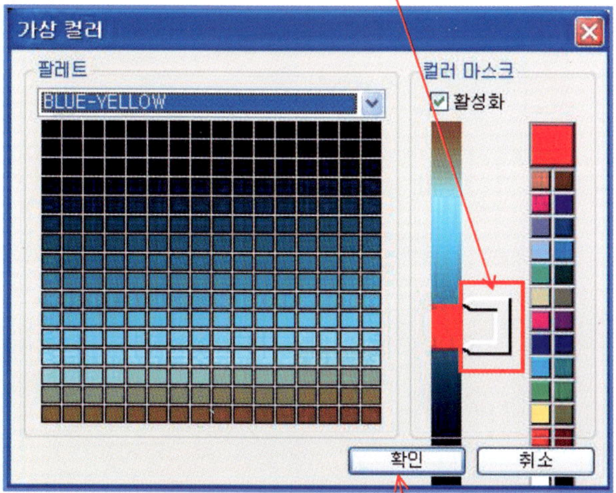

4 확인을 클릭하면, 영상에 적용됩니다.

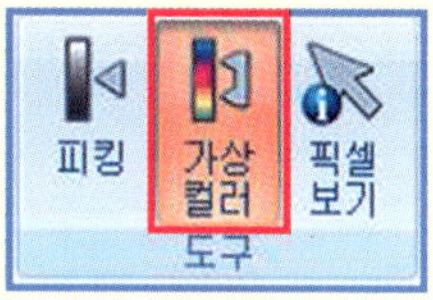

MEMO 가상컬러 적용

가상컬러 창의 상단 바를 드래그하여 창을 옆으로 이동한 후, 컬러 마스크를 이용하여 흑백영상에 다양한 가상컬러를 적용해 볼 수 있습니다.

MEMO 가상컬러 컬러마스크 적용

레벨 바의 하단을 잡아서 드래그하면, 빨간색 폭이 변하면서, 해당 픽셀 값이 빨간색으로 변합니다. 컬러마스크의 노란색을 클릭하면, 상단색과 레벨색이 노란색으로 바뀌면서, 흑백영상에 노란색이 적용됩니다.

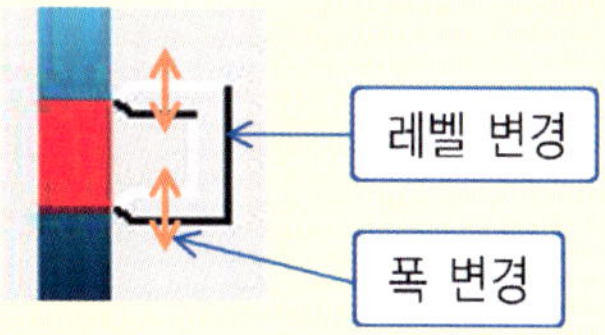

MEMO 가상컬러 끝내기

확인을 누르면, 창이 닫히면서 가상컬러가 흑백영상에 적용됩니다. 적용하지 않으려면 취소버튼을 누르거나 창 닫기 버튼을 누르면 됩니다.

주의 8비트 영상에는 적용 안 됨

가상컬러와 피킹 기능은 8비트 영상(흑백 또는 컬러)에는 적용되지 않습니다.

제 6 장

가상컬러 마스크 적용

MEMO 가상컬러 레벨 바 조정

컬러마스크 레벨을 상하로 드래그하여 이동하거나, 위아래 폭을 조정할 수 있습니다.

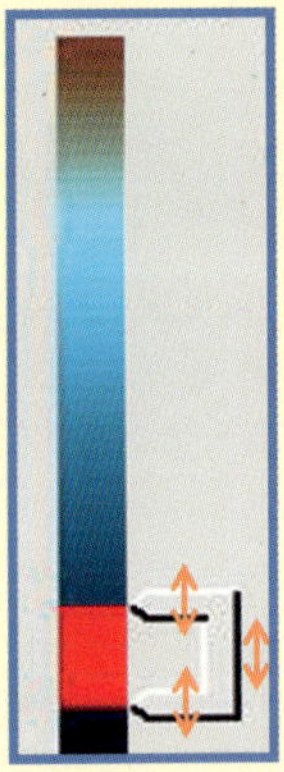

MEMO 컬러마스크 적용

컬러마스크의 노란색을 선택하면, 상단색과 레벨색이 노란색으로 바뀌면서, 흑백영상에 노란색이 적용됩니다.

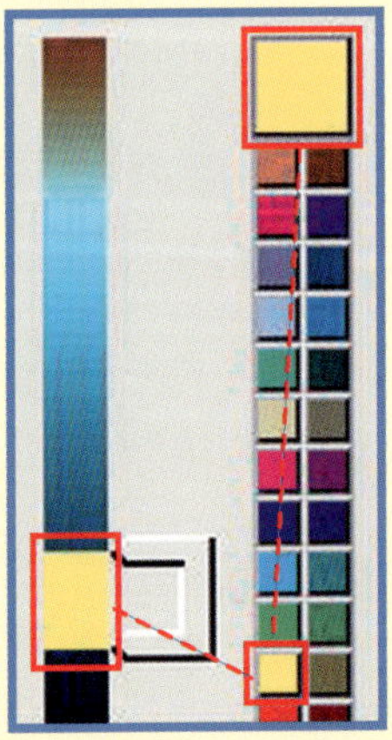

1 레벨바를 밑으로 **드래그**하면,

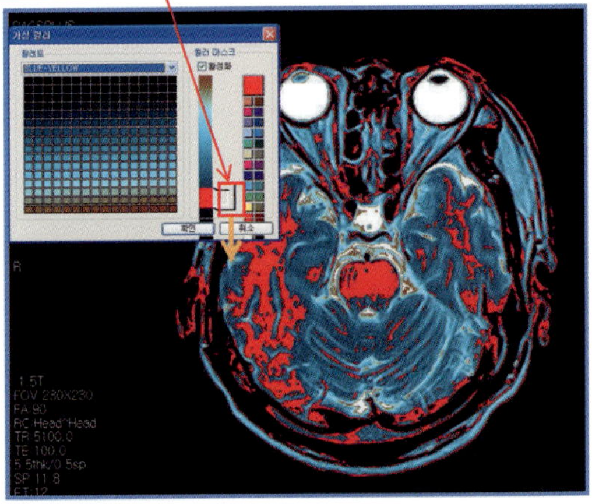

2 빨강색 폭이 넓게, 영상에 표시됩니다.

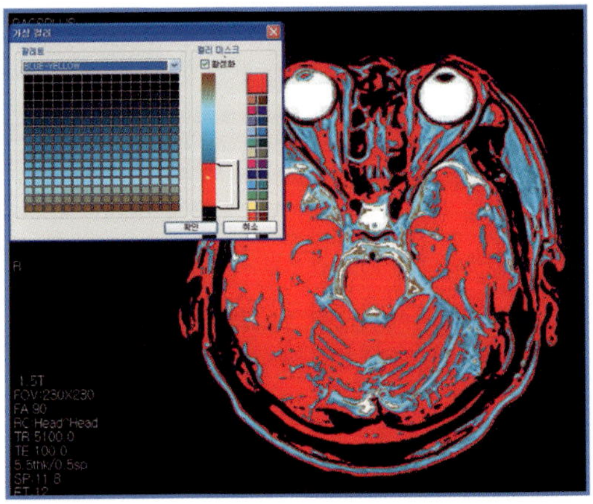

3 '노랑색'을 **선택**하면, 4 상단색이 변하면서,

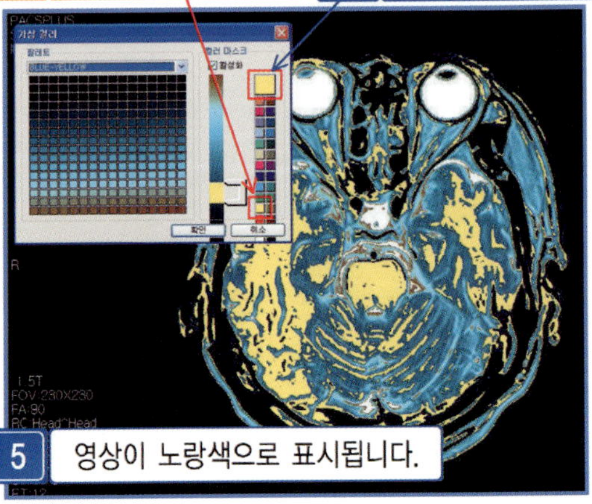

5 영상이 노랑색으로 표시됩니다.

가상컬러 팔레트 적용

1 팔레트를 클릭,

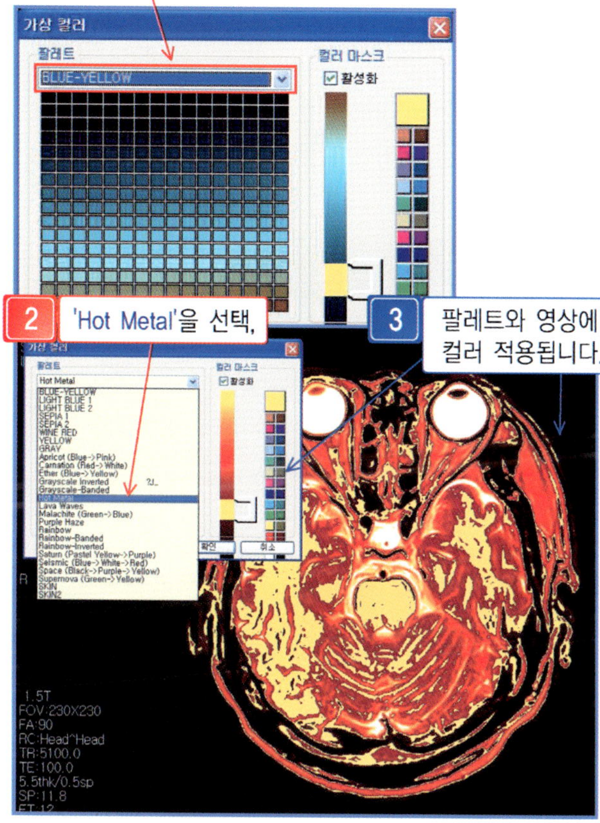

2 'Hot Metal'을 선택,

3 팔레트와 영상에 컬러 적용됩니다.

4 레벨을 **조정**하면 영상 컬러 변합니다.

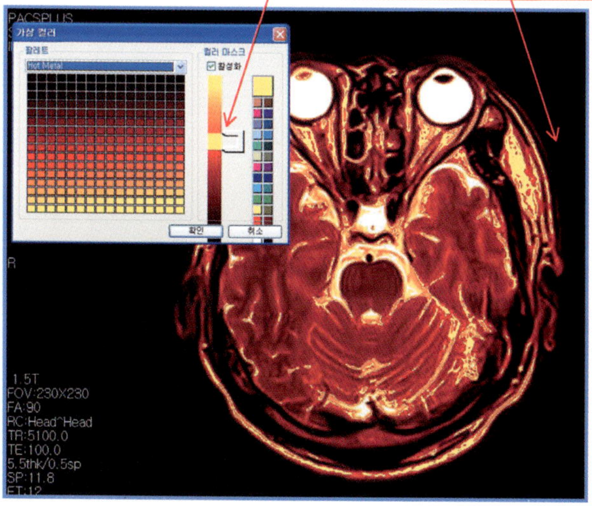

MEMO 팔레트 리스트

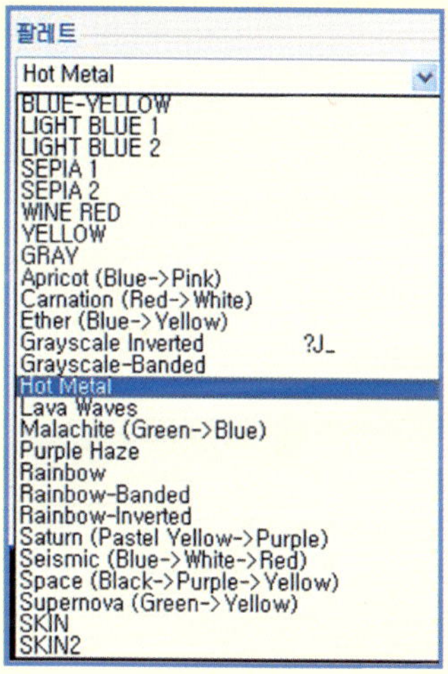

SECTION 35 DICOM 헤더 정보보기

MEMO 보기

뷰어창의 홈 탭에서 DICOM 헤더 버튼을 누르면, DICOM 헤더정보 창이 표시됩니다.

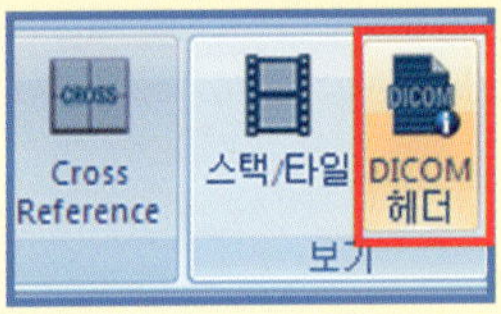

참조 Section 19

1 DICOM헤더를 클릭,

2 헤더 정보창이 나타납니다.

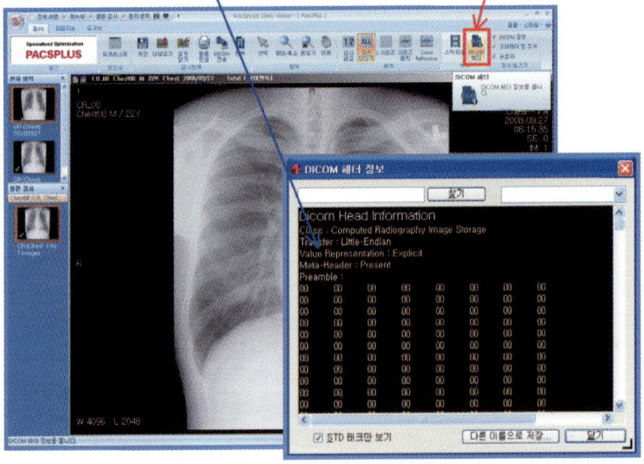

MEMO 단어 검색

검색 창에 필요한 단어(예, patient)를 입력하고 찾기 버튼을 누르면, patient(환자) 항목을 찾을 수 있습니다. 찾기 버튼을 누르면 다음 단어가 있는 곳으로 이동하게 됩니다.

3 '문자열'을 입력하고 찾기를 클릭하거나,

4 스크롤하여 검색합니다.

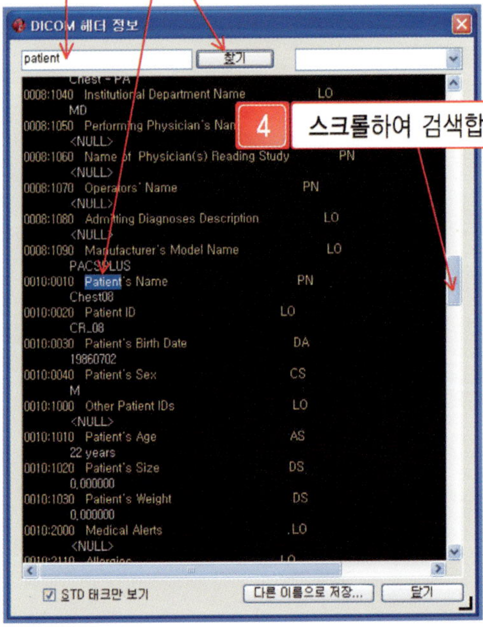

5 화살표를 클릭,

6 엘리먼트 선택하면,

7 해당 엘리먼트가 표시됩니다.

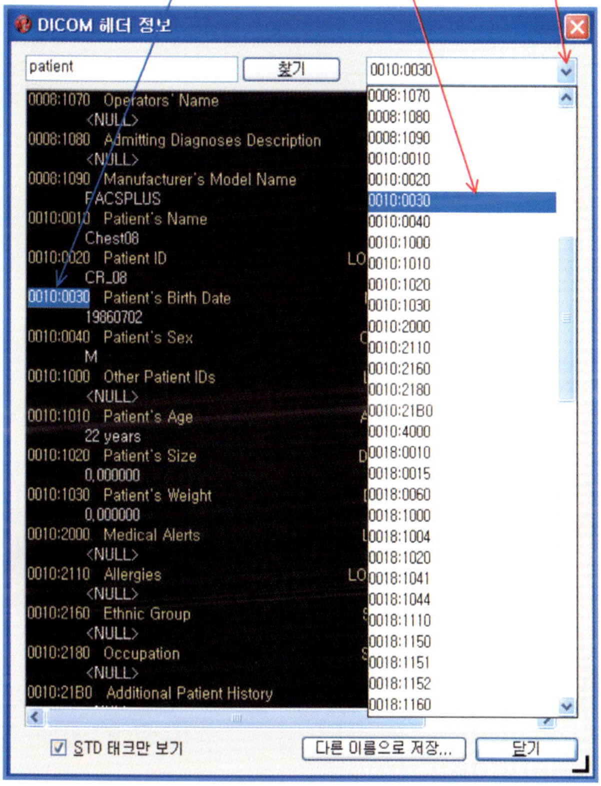

MEMO DICOM element

DICOM element 풀다운 버튼을 클릭하여, 리스트 상 0010 0030을 선택하면, 쉽게 Patient's Birth Date 정보를 알 수 있습니다.

MEMO DICOM 문서

자세한 정보는 PPclinic의 DICOM 기능 부분을 참조하고, DICOM conformance statement를 참조하기 바랍니다.

MEMO

몇 가지 중요한 내용에 대한 엘리먼트를 예시하였습니다.

Description	Element Tag
Study Date	(0008,0020)
Study Time	(0008,0030)
Accession Number	(0008,0050)
Patient's Name	(0010,0010)
Patient ID	(0010,0020)
Study ID	(0020,0010)
Study Instance UID	(0020,000D)
Modalities in Study	(0008,0061)
Study Description	(0008,1050)

SECTION 36

판독 및 인쇄

1 판독창 열기/닫기

MEMO 뷰어창에서 판독창 열기

뷰어창의 홈 탭의 검사항목 리본 바의 판독버튼을 누릅니다.

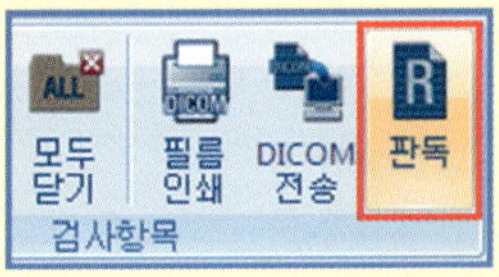

MEMO 판독창 닫기

창 닫기 버튼 또는 윈도우 닫기 버튼을 누르면 창이 닫힙니다.

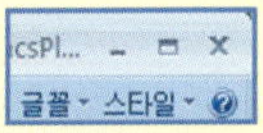

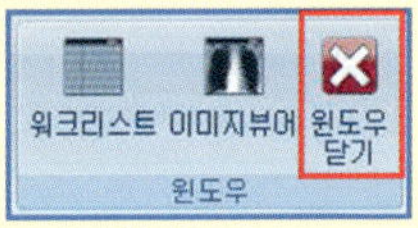

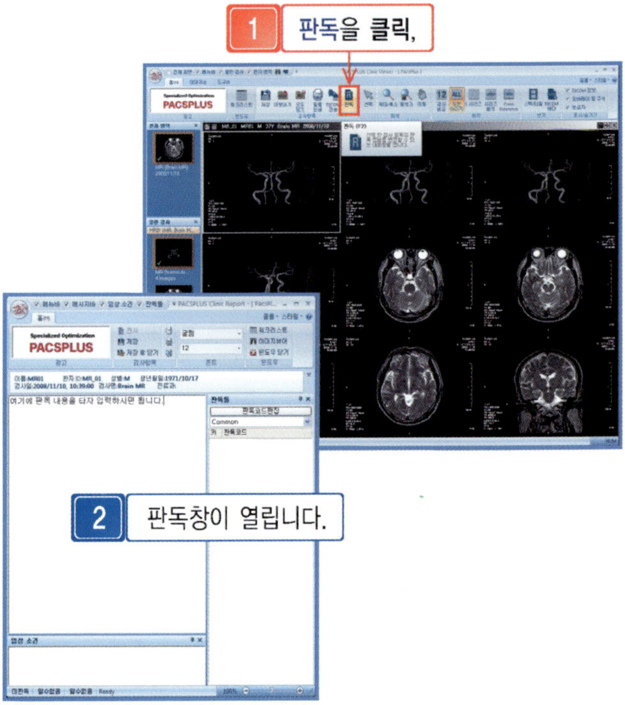

MEMO 워크리스트창에서 판독창 열기

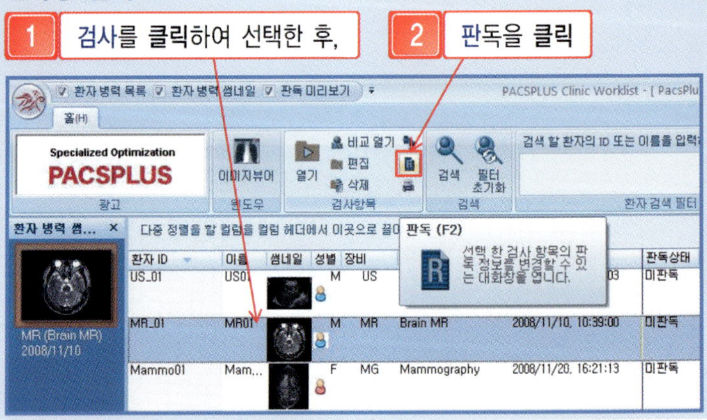

2 판독입력 및 저장

1 '판독 내용'을 입력하고,

2 저장을 클릭합니다.

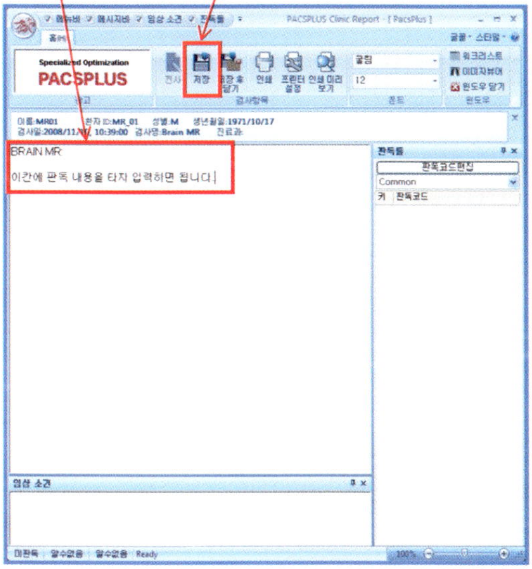

MEMO 모니터 2대 사용

모니터 2대를 사용할 경우, 왼쪽 모니터에 워크리스트창과 리포트창을 띄우고, 오른쪽 모니터에 뷰어창을 띄우면 편리합니다.

MEMO 창 이동

판독창에서 워크리스트창, 뷰어창으로 이동할 수 있습니다.

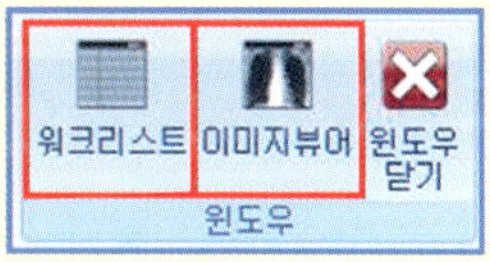

MEMO 음성인식시스템 연동

음성인식시스템(voice recognition syste-m)을 이용하여 판독할 수 있습니다.

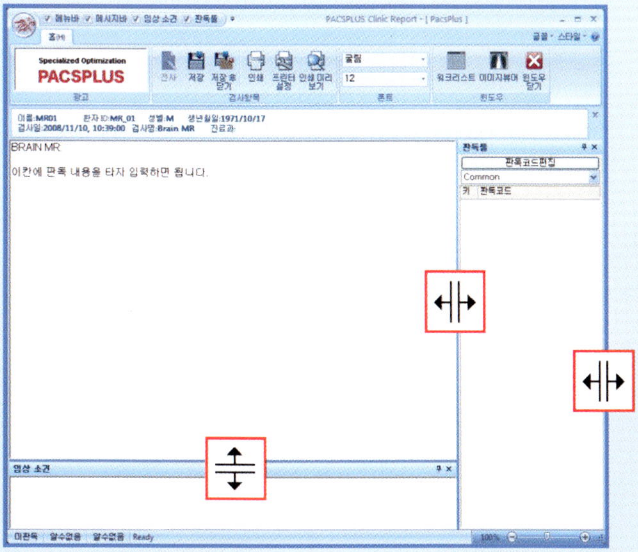

MEMO 창 사이즈 조절

판독창 사이즈를 조절할 수 있습니다.

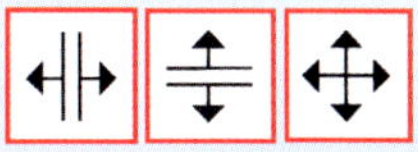

3 판독코드의 편집

MEMO **Common 카테고리**

판독코드의 Common 카테고리는 디폴트 설정됩니다.

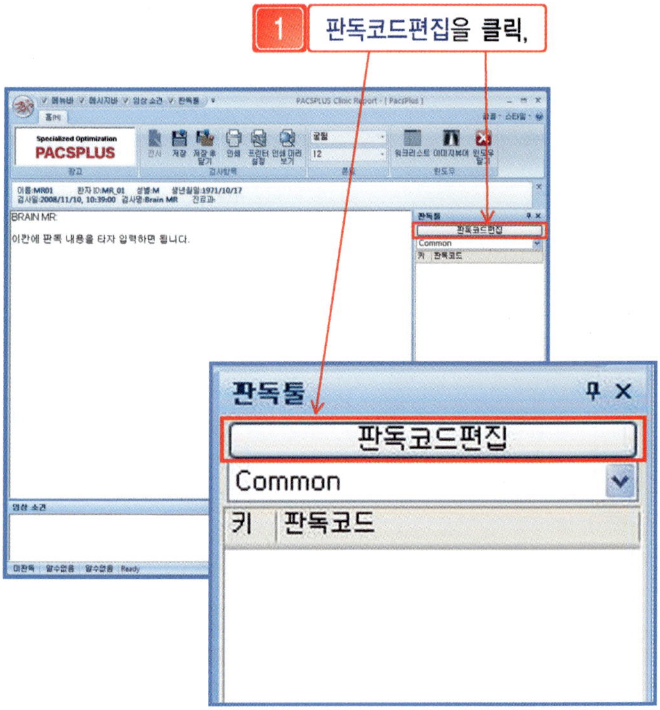

판독코드추가

MEMO **판독코드 추가버튼**

판독코드 추가버튼을 누르지 않으면, 아래 입력 창이 비 활성화되어 있으며 입력이 되지 않습니다. 따라서 판독코드를 입력하려면 추가버튼을 눌러야 합니다.

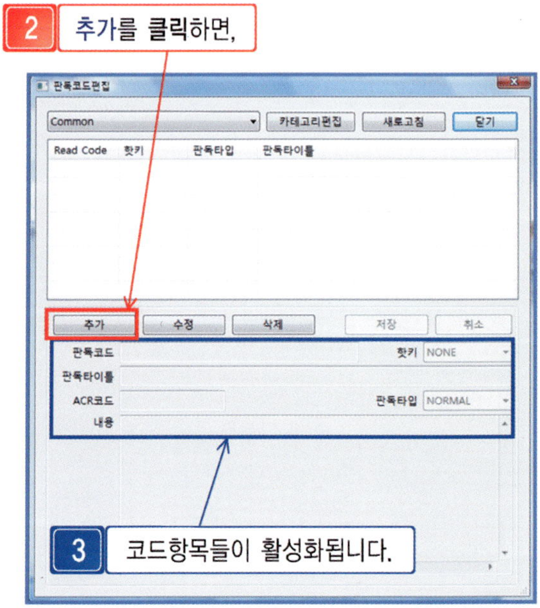

4 '코드항목'을 입력한 후,

5 저장을 클릭,

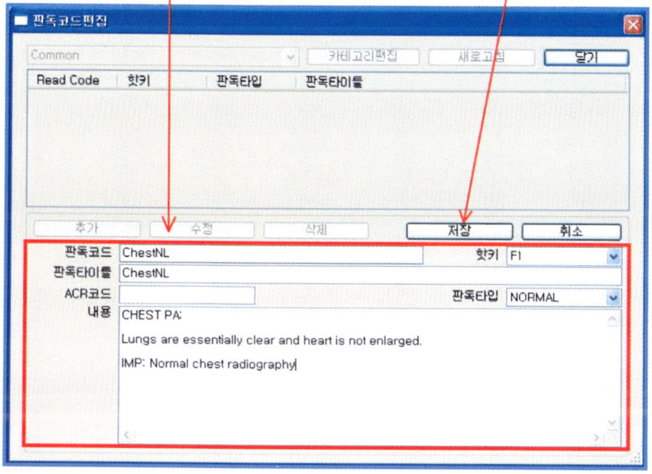

6 추가된 판독코드가 표시됩니다.

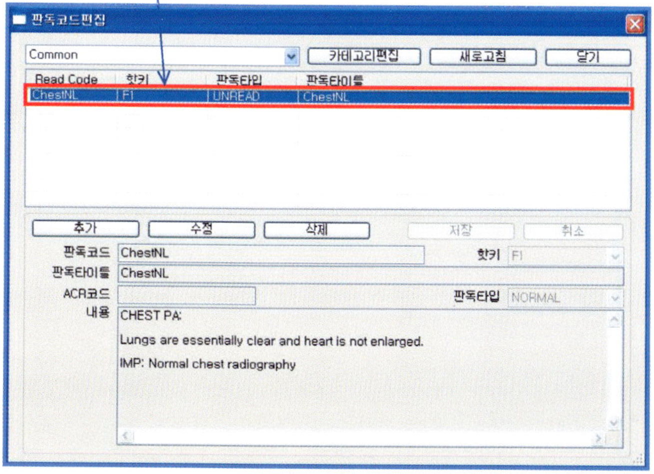

MEMO 판독코드 핫키입력

핫키 란의 오른쪽 버튼을 누른 후, F1~F12, Ctrl+0~Ctrl+9, Alt+0~Alt+9 키 중 하나를 지정할 수 있습니다.
판독 시 핫키를 이용하면 빠르게 판독내용을 입력할 수 있습니다.

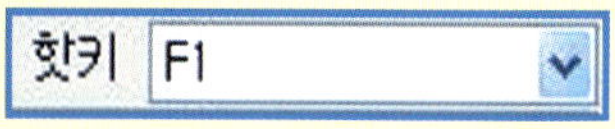

MEMO 판독타입

판독타입은 Normal과 Abnormal 중에 하나를 선택하면 됩니다.

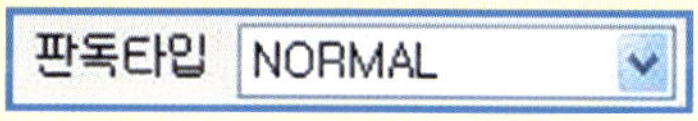

MEMO 판독코드 표시

판독코드 입력 변경 삭제를 하면, 판독 창에서 확인할 수 있습니다.

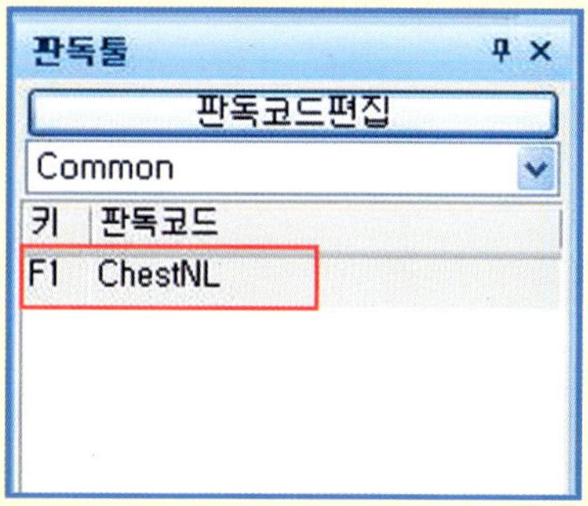

제 6 장

4 판독코드를 이용한 판독

MEMO 판독코드를 이용한 판독

판독창에서 지정된 핫키를 누르면, 판독 내용을 쉽게 입력할 수 있습니다. 핫키는 F1~F12, Ctrl+0~Ctrl+9, Alt+0~Alt+9 키 중에 하나를 사용할 수 있으며, 판독 코드 입력 시 핫키를 미리 등록해야 합니다.

1 '판독 코드'를 **더블클릭**하면,

2 판독 내용이 자동 입력됩니다.

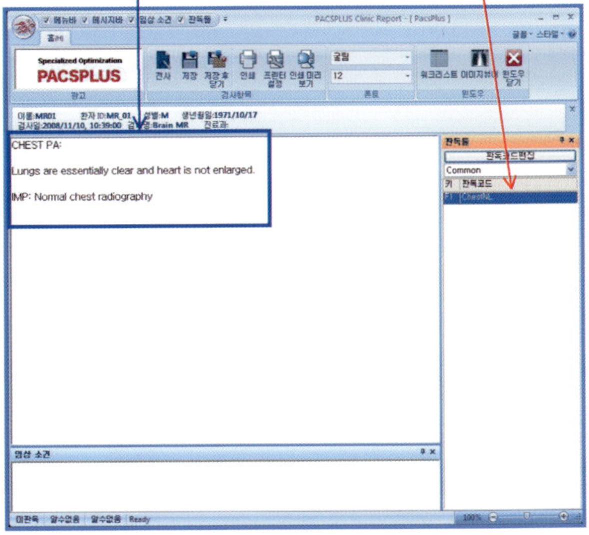

5 판독내용의 편집

MEMO 문장 또는 단어편집

판독내용의 입력 수정 제거 등의 문서작업을 워드처럼 할 수 있습니다.
일부 단어나 문장을 드래그하여 이동하거나 복사해서 붙일 수도 있습니다.

MEMO 줄을 바꿀 때는 Enter

Enter 키를 클릭하면 줄이 바뀝니다.

MEMO 음성시스템 연동

음성인식시스템(voice recognition system)을 이용하여 판독할 수 있습니다.

1 '판독 내용'을 **추가 입력**할 수 있습니다.

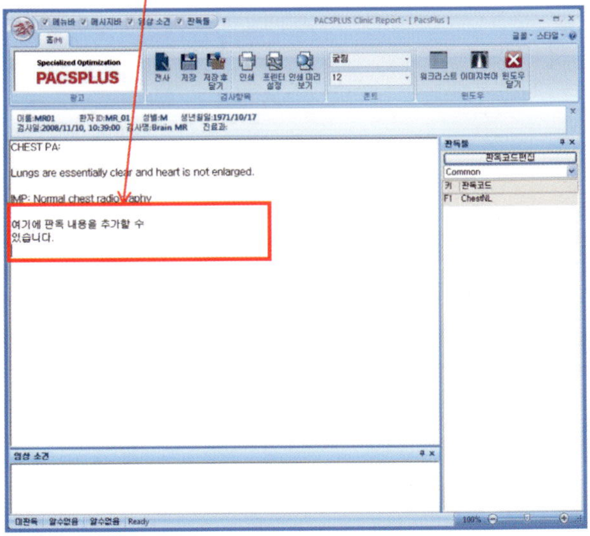

6 폰트종류와 크기의 조절

1 '폰트 종류'와 '크기'를 **설정**하면,

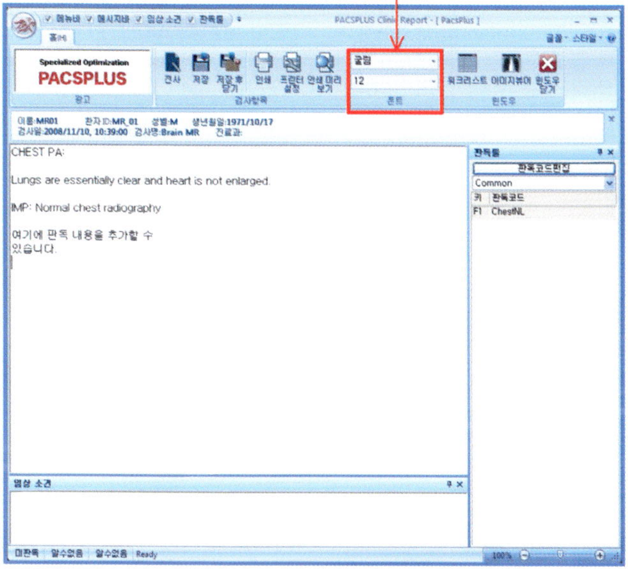

2 폰트가 바뀌어 표시됩니다.

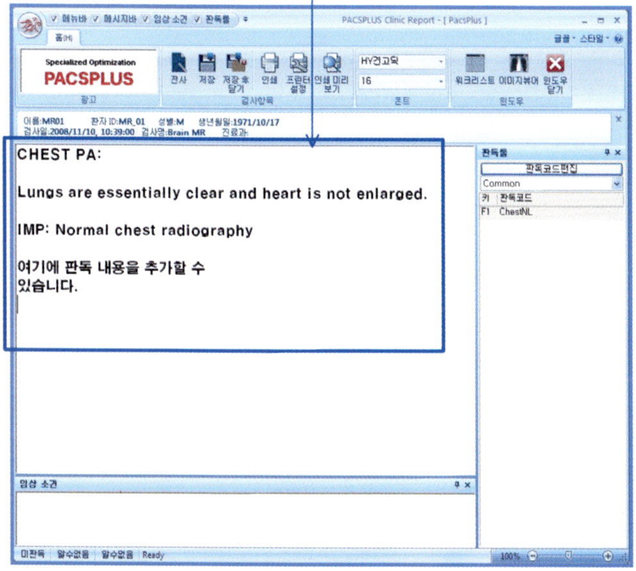

MEMO **폰트종류와 크기의 조절**

판독창의 상단 폰트의 오른쪽 풀다운 버튼을 눌러 글자체와 크기를 선택하면, 판독창의 내용이 그에 맞게 변합니다.

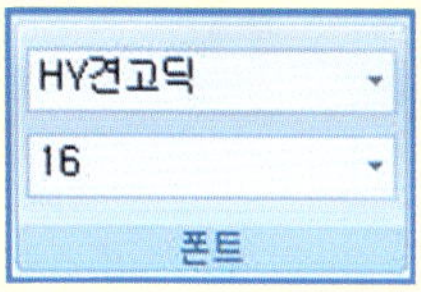

7 판독내용의 저장

MEMO 판독내용 보기

판독내용을 저장하면, 워크리스트창에서 해당 검사의 판독상태가 판독완료로 표시되며, 저장된 판독내용은 판독결과 미리보기 창에 표시됩니다.

MEMO 전사 및 저장 후 닫기

전사는 판독내용만 키보드로 친 상태이고, 판독의사가 확인하지 않은 상태입니다. 즉, 판독완료 이전의 상태로 단지 판독내용만을 저장할 경우에 사용합니다. 워크리스트에는 전사완료라는 판독상태로 됩니다.
저장 후 닫기는 판독내용을 저장하고 판독창을 닫는 것을 말합니다.

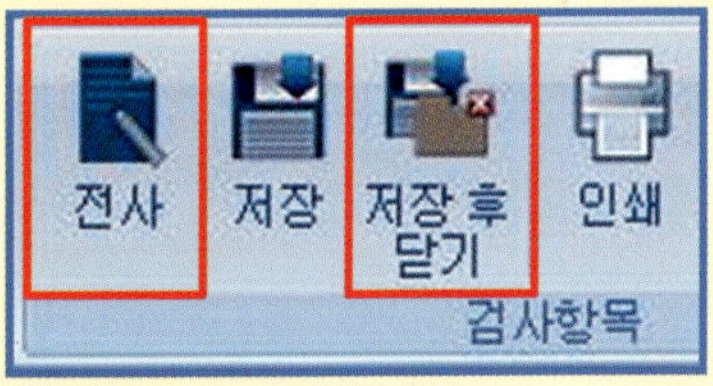

1 저장을 클릭하면,

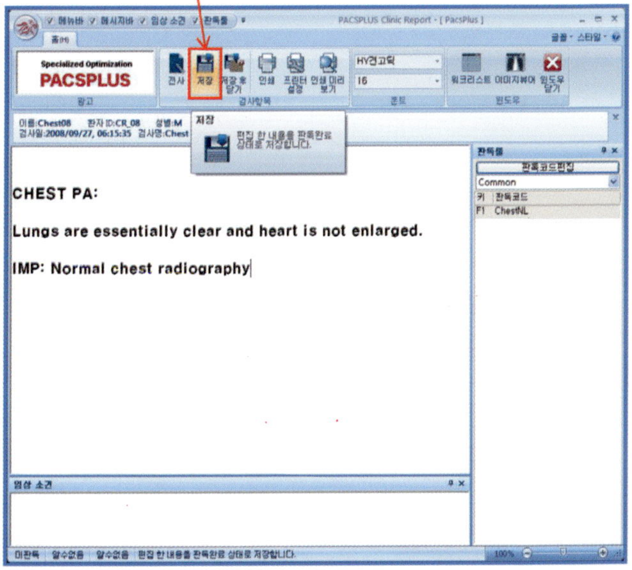

2 판독 내용이 저장되고, 워크리스트에서도 표시됩니다.

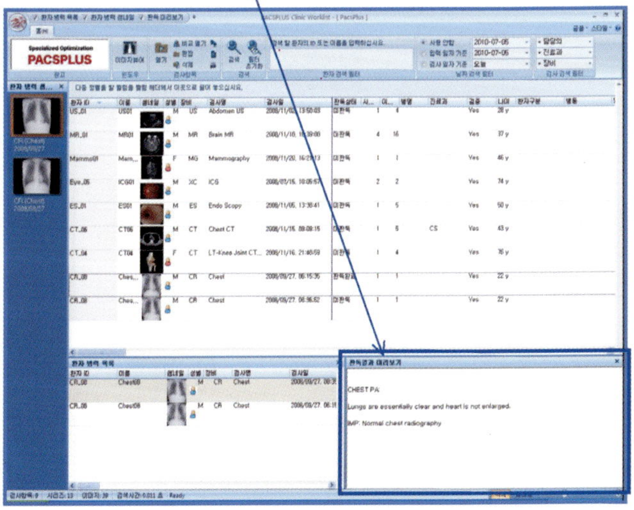

8 판독지 인쇄

1 인쇄를 클릭하면,

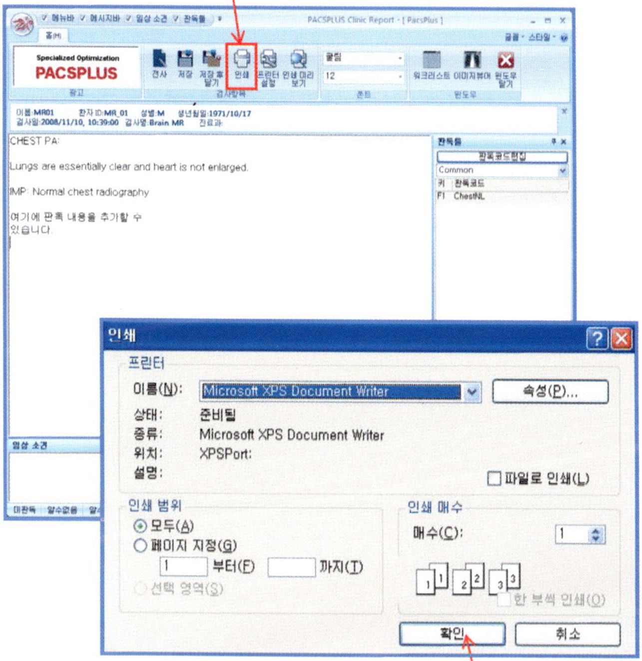

2 인쇄창이 나오고, 확인을 클릭,

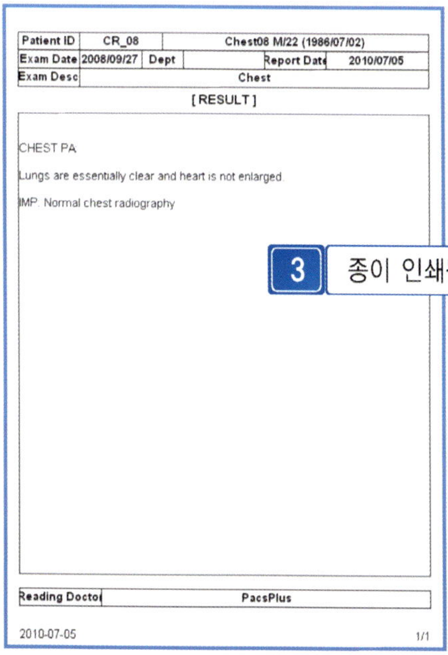

Patient ID	CR_08	Chest08 M/22 (1986/07/02)	
Exam Date	2008/09/27	Dept	Report Date 2010/07/05
Exam Desc	Chest		

[RESULT]

CHEST PA:

Lungs are essentially clear and heart is not enlarged.

IMP: Normal chest radiography

Reading Doctor	PacsPlus

2010-07-05 1/1

3 종이 인쇄됩니다.

MEMO 메모

판독내용을 용지에 인쇄하려면, PC에 프린터 연결설정이 되어 있어야 합니다.

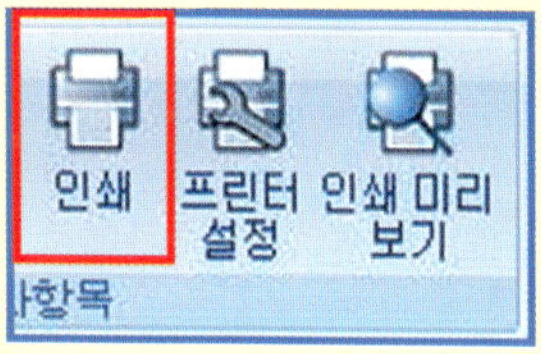

제 6 장

프린터 설정 및 인쇄 미리보기

주의 **프린터 연결**

판독내용을 용지에 인쇄하려면, PC에 프린터 연결설정이 되어 있어야 합니다.

정보 **프린터 설정**

프린터 설정과 인쇄 미리보기는 일반 PC용 프로그램과 사용법이 같습니다.

MEMO **폰트설정**

폰트설정을 하면, 글자체와 폰트크기가 다르게 인쇄가 됩니다. 인쇄 미리보기를 하여 출력될 내용을 미리 확인하십시오.

1 저장을 클릭하면,

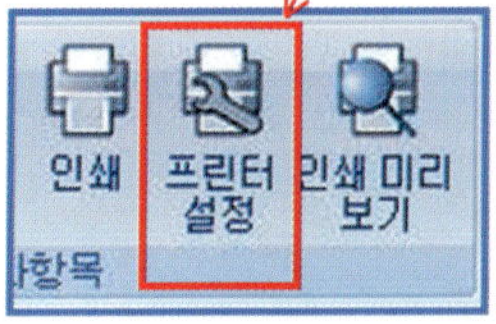

2 인쇄 설정 정보가 표시됩니다.

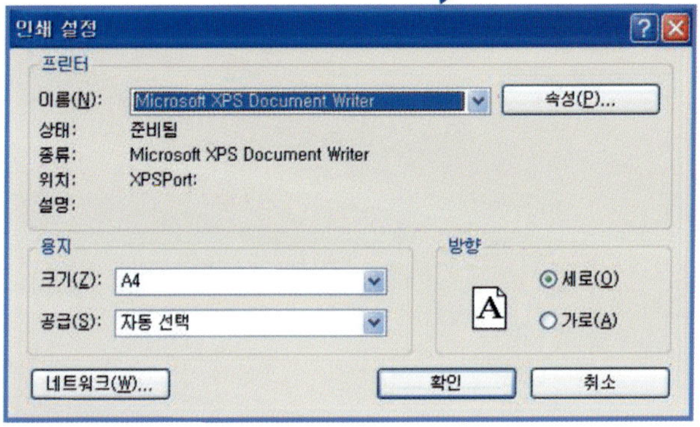

3 인쇄미리보기를 클릭하면,

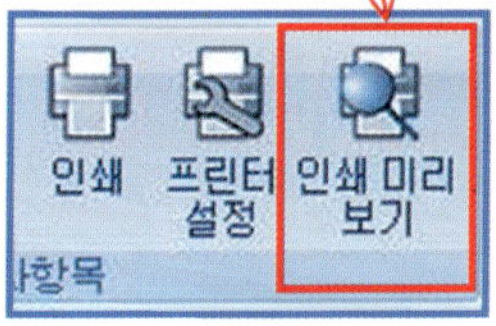

4 인쇄 미리보기 창이 뜹니다.

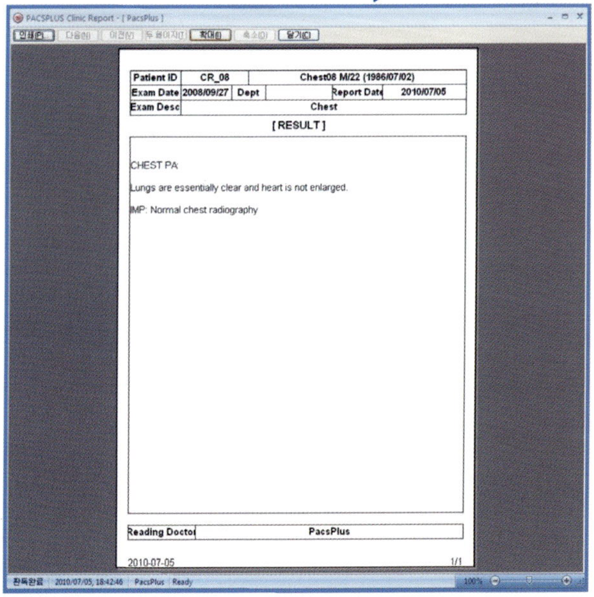

제 6 장

9 판독 카테고리 및 코드편집

판독 카테고리 추가하기

1 카테고리 편집을 **클릭**하고,

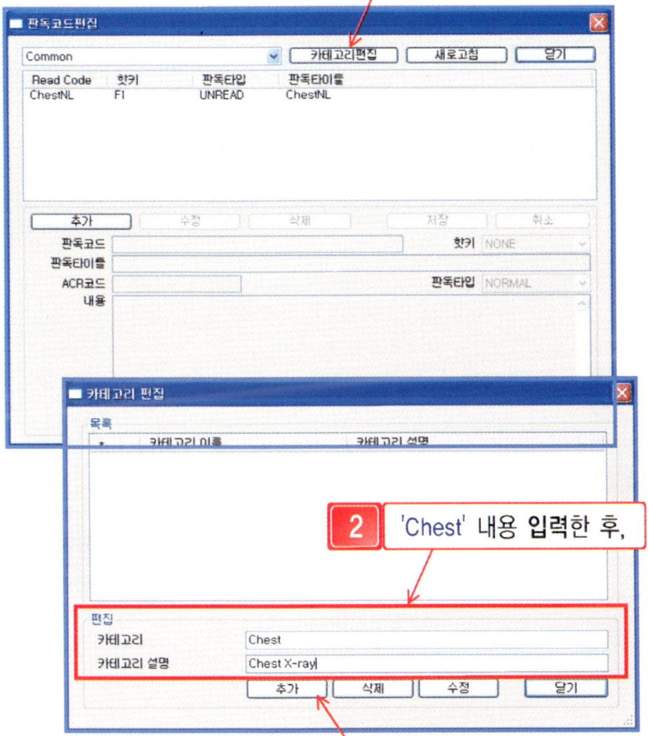

2 'Chest' 내용 **입력**한 후,

3 추가를 **클릭**,

4 Chest 카테고리가 새로 추가됩니다.

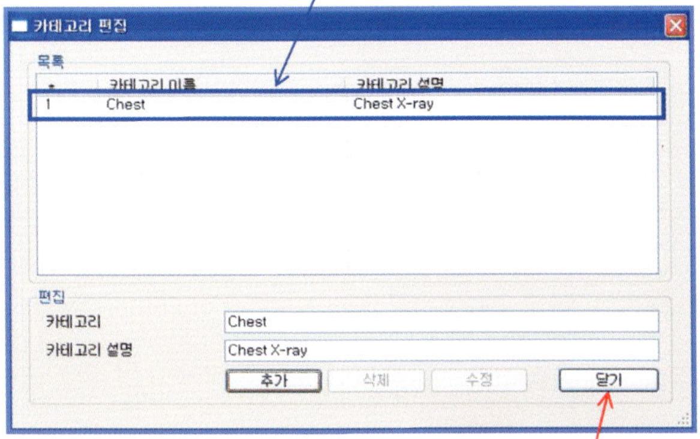

5 닫기를 **클릭**,

MEMO **판독 카테고리 추가**

판독코드의 편집 창에서 카테고리 편집 버튼을 누르면, 카테고리 편집 창이 뜹니다. 카테고리 및 카테고리 설명을 입력한 후, 추가버튼을 누르면, 상단에 카테고리가 생성됩니다.

MEMO **예제) Chest**

예를 들어 Chest 카테고리를 생성합니다.

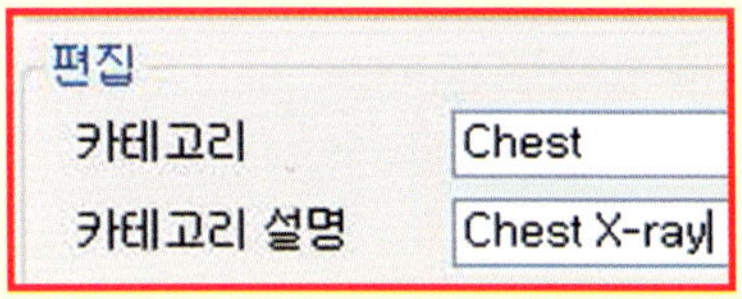

MEMO **카테고리 편집 창 닫기**

창을 닫으려면 닫기 버튼 또는 창 닫기 버튼을 누릅니다.

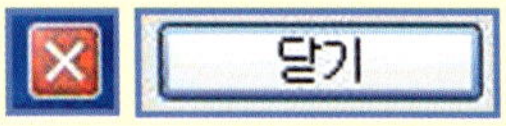

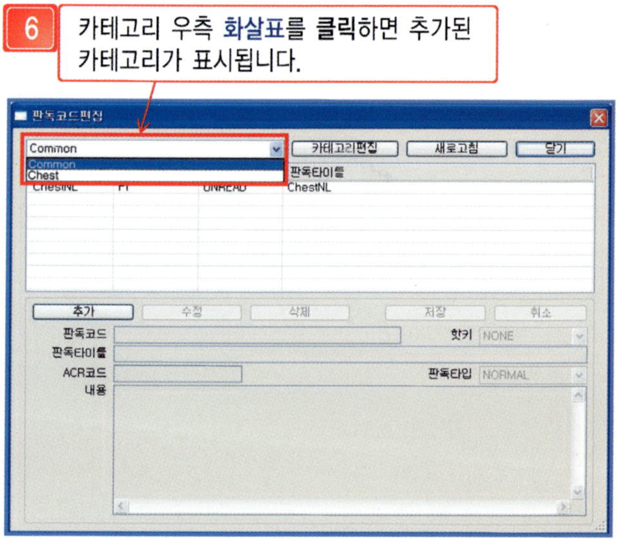

MEMO **오름차순 배열**

카테고리는 항상 최상단에 Common이 표기되고, 나머지는 오름차순으로 자동으로 배열되어 나타납니다.

추가된 카테고리에서 판독코드 입력

MEMO **예) Cardiomegaly**

예를 들어, Chest 카테고리에 Cardio-megaly 코드내용을 입력해 주십시오.

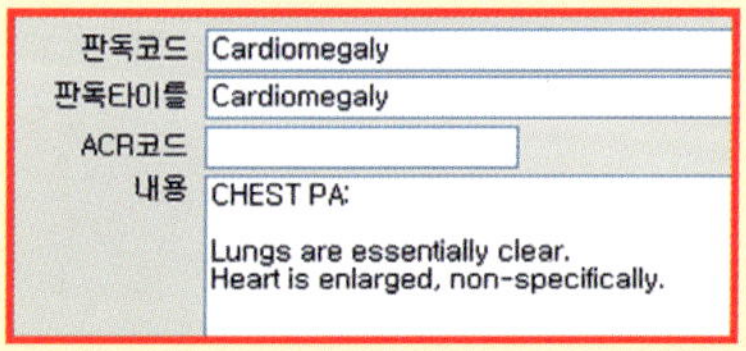

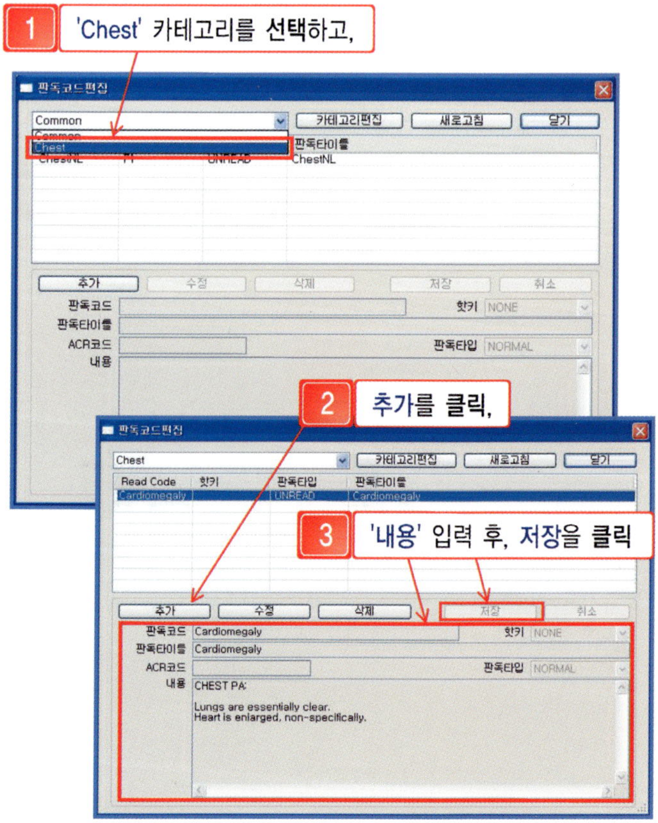

다른 카테고리의 판독코드 사용하기

1 'Chest' 카테고리를 선택하고,

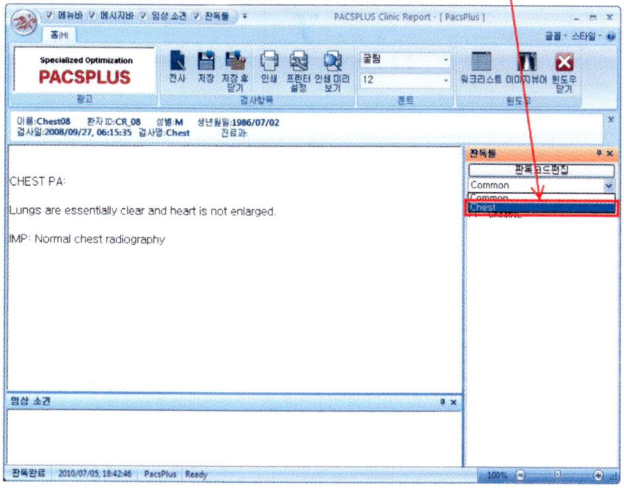

2 'Cardiomegaly' 코드를 더블클릭하면,

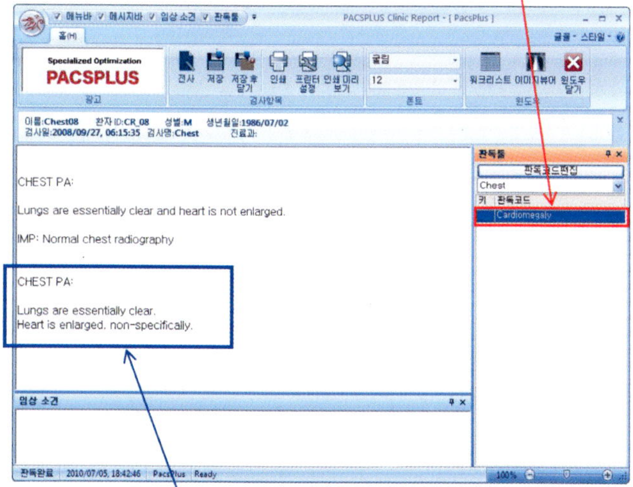

3 그 내용이 추가됩니다.

MEMO 커서 위치에서 입력 가능

커서 위치에 판독코드의 내용이 삽입됩니다.

MEMO 카테고리가 없을 때

카테고리 내에 판독코드가 하나도 없으면, Common의 풀다운 카테고리 메뉴에 카테고리가 표시되지 않습니다.

판독코드 변경

MEMO **판독코드 변경**

판독코드를 변경하려면, 수정버튼을 눌러 아래의 항목들을 활성화시켜야 합니다. 항목들이 비활성화 되어 있으면 변경할 수 없습니다.

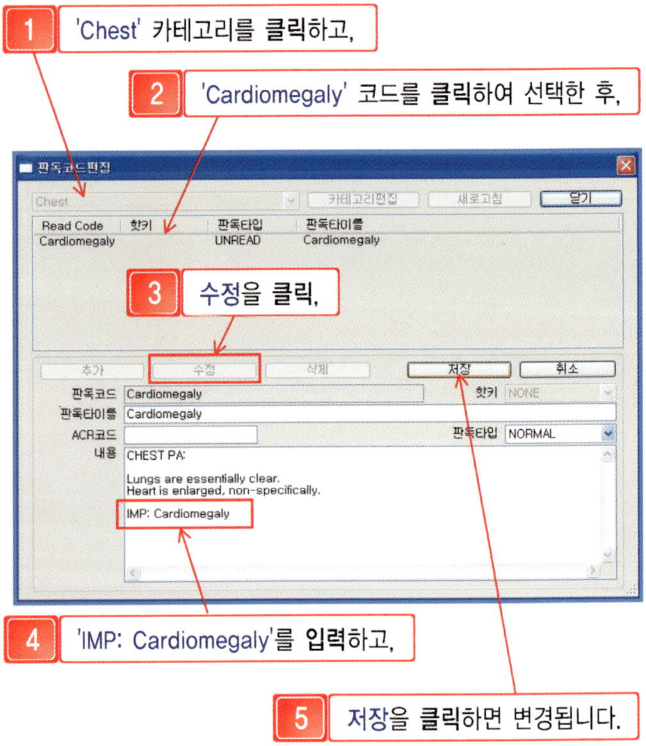

판독코드 삭제

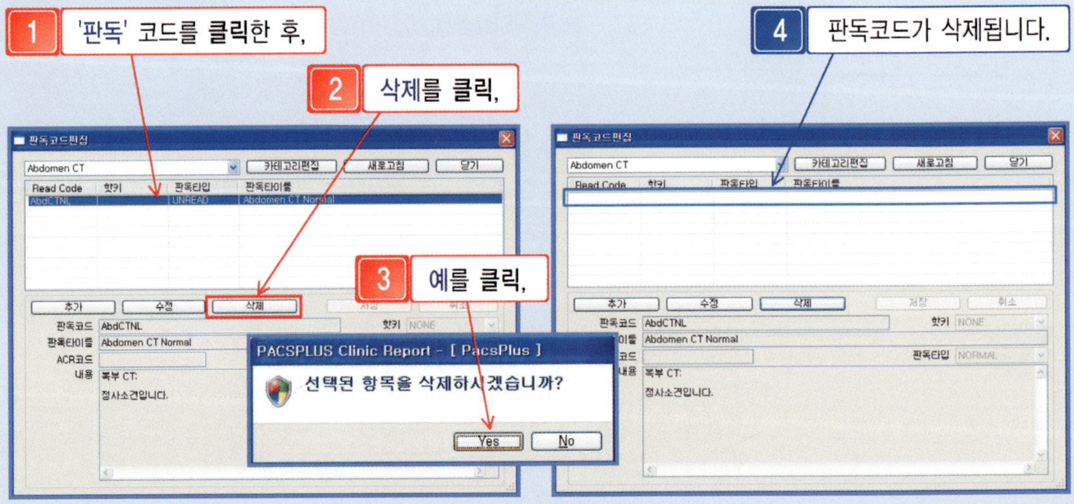

카테고리 편집(예제)

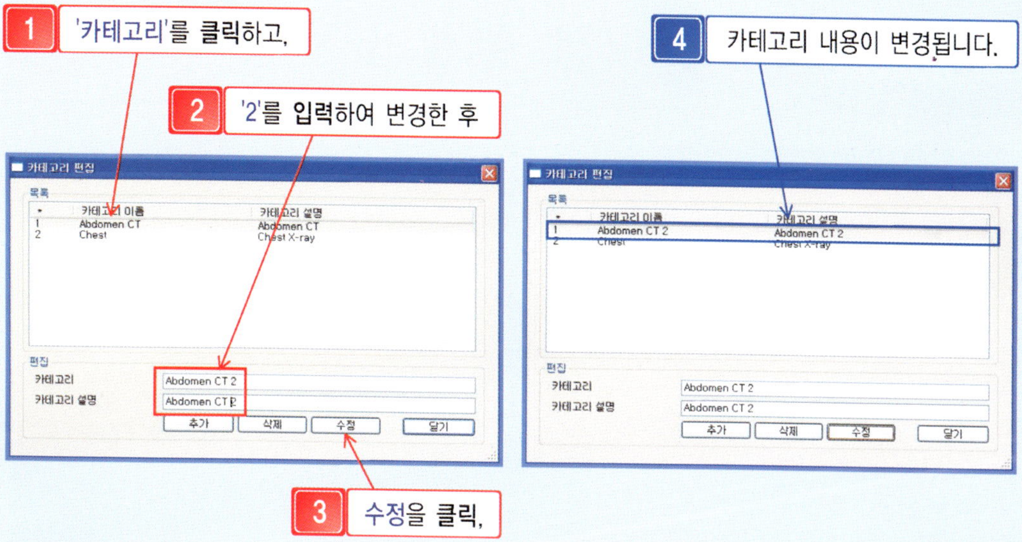

카테고리 삭제

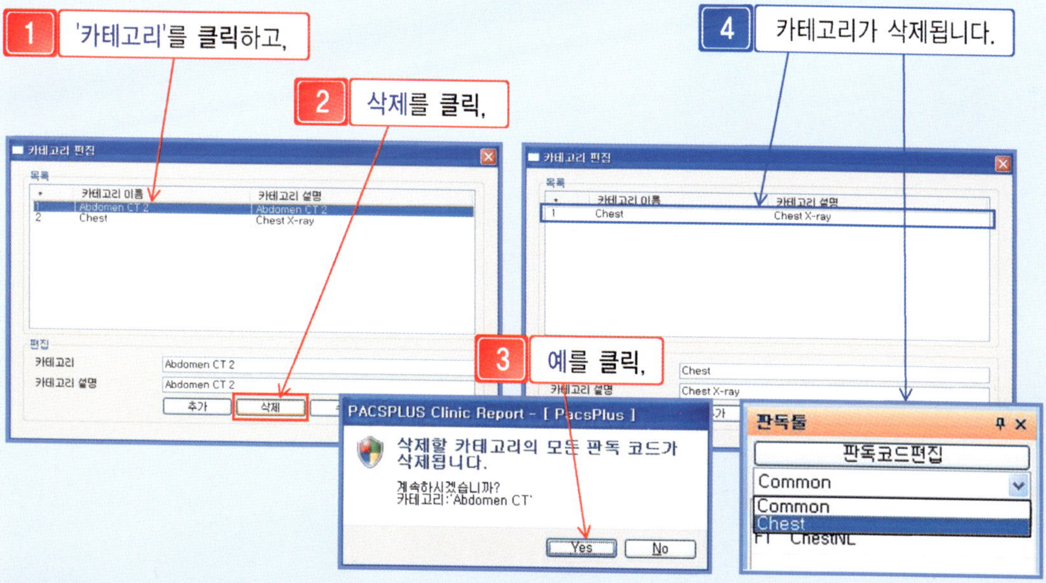

주의 **카테고리 삭제 시, 판독코드도 모두 삭제됨**

카테고리를 삭제하면, 카테고리 내에 존재하는 판독코드도 모두 삭제되므로 주의해야 합니다. 카테고리 내의 필요한 판독코드를 반드시 따로 보관하는 것이 좋습니다.

SECTION 37

뷰어창 설정의 변경

1 창 위치변경 및 크기조절

참조 Section 18

MEMO 창 상단 바를 드래그

뷰어창의 각 부문은 상단 바를 드래그하여 위치를 변경할 수 있습니다. 상단 바를 드래그하면, 창이 원래 위치에서 분리되어 독립된 창으로 나타납니다. 또한 배경에 파란색 화살표 마크들이 표시됩니다.

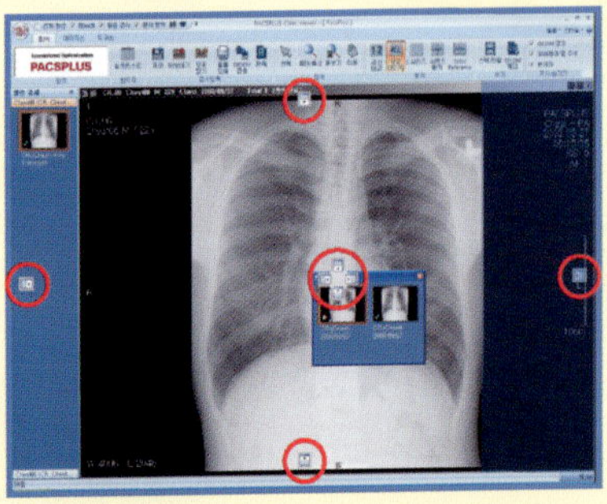

MEMO 창 위치 미리보기

창 위치를 변경할 때, 창을 드래그하여 해당 화살표로 옮겨놓으면, 조작 후 창이 놓이는 상황을 미리 보여줍니다.

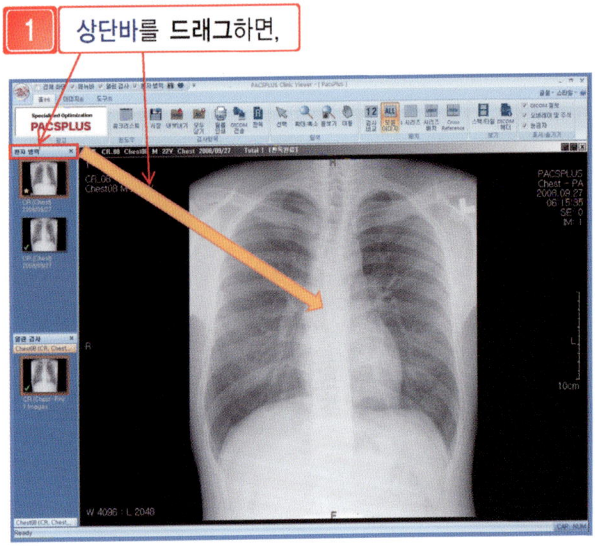

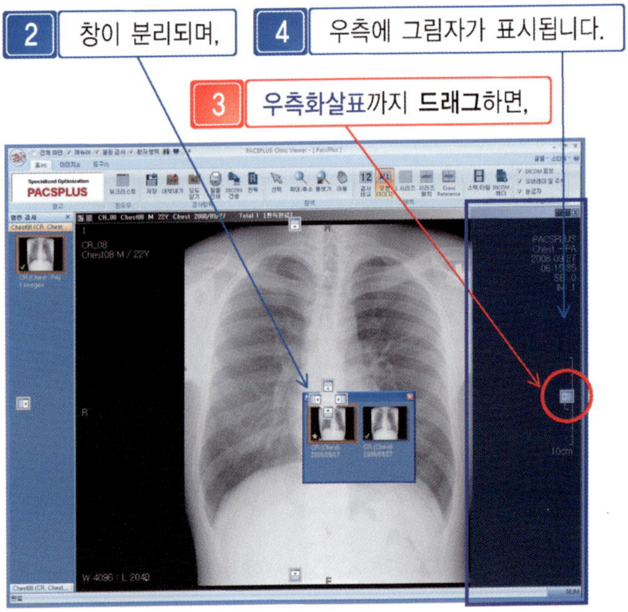

5 드롭하면, 그림자 위치에 들어갑니다.

6 커서를 테두리에 대면, 창크기 커서 ↔ 가 나타나고, **드래그**하여,

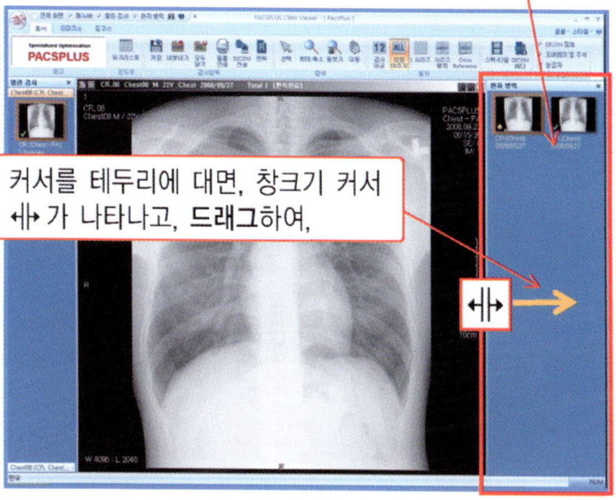

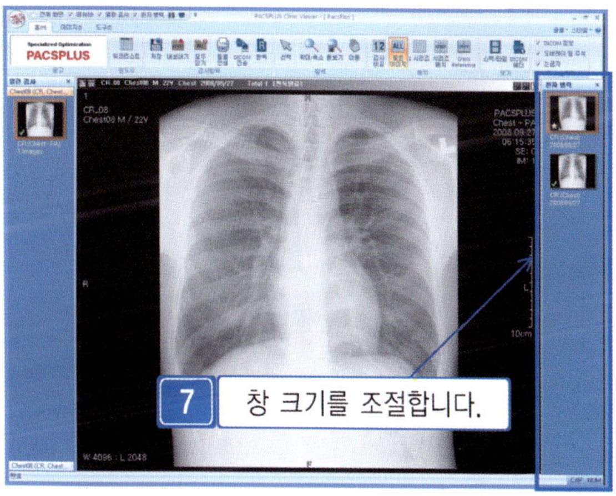

7 창 크기를 조절합니다.

MEMO

창 크기조절

가운데 영상의 경계선에 커서를 대면 창 크기조절커서로 바뀝니다. 이 때 드래그하여 창의 크기를 조절할 수 있습니다. 창 크기를 줄이면, 썸네일이 아래로 정렬하게 됩니다.

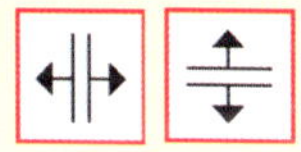

창 크기 조절

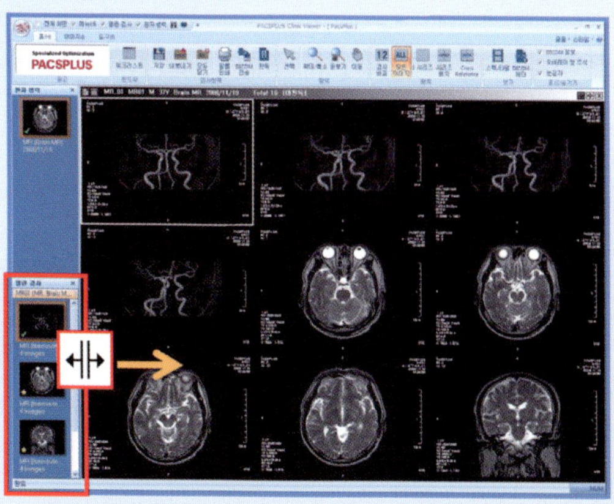

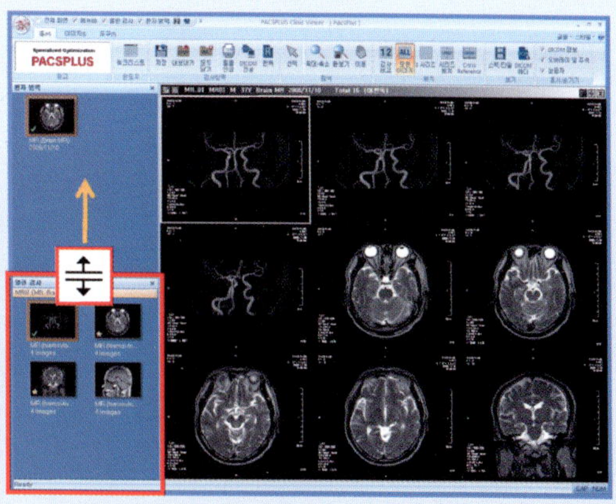

2 화면표시 설정(메뉴바, 열린검사창, 환자병력창)

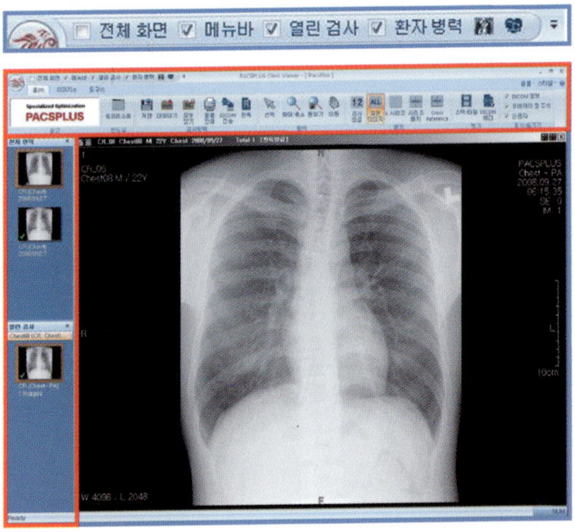

기본설정은 메뉴 바, 열린검사, 환자병력이 체크된 상태입니다.

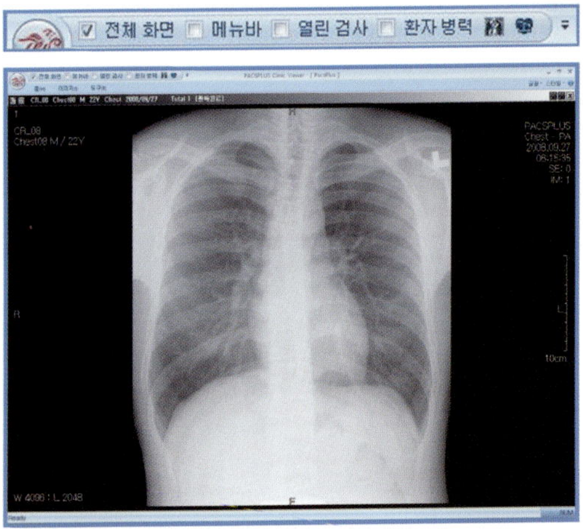

전체화면을 체크하면, 상단의 메뉴 바와 왼쪽의 열린검사 창과 환자병력 창이 사라지면서 화상이 크게 표시됩니다.

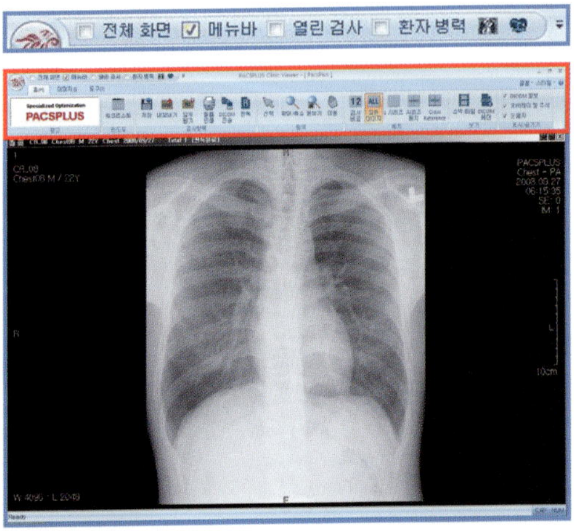

메뉴 바만 체크하면, 상단 메뉴 바가 표시됩니다.

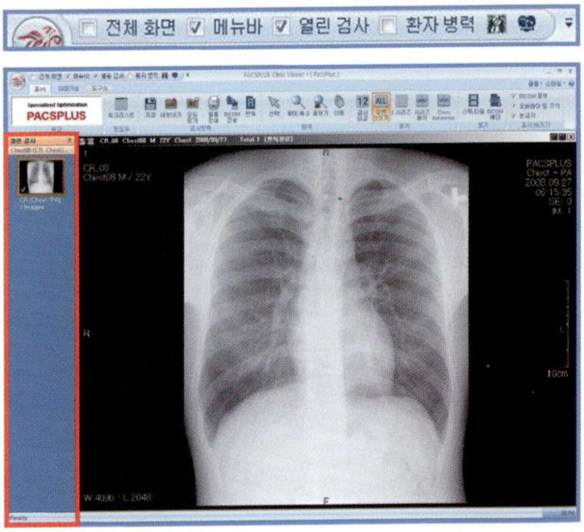

열린검사를 체크하면, 열린검사 창이 나타납니다.

MEMO **Add to Quick Access** **참조** Section 12

자주 사용할 버튼을 왼쪽 상단의 Quick Access 바에 넣으면, 탭의 이동 없이 쉽게 사용할 수 있습니다. 툴 바에서 아이콘 버튼을 선택한 후, 마우스 우측 버튼을 눌러 Add to Quick Access을 선택하면, 뷰어창 왼쪽 상단의 Quick Access 바에 작은 버튼이 나타납니다.

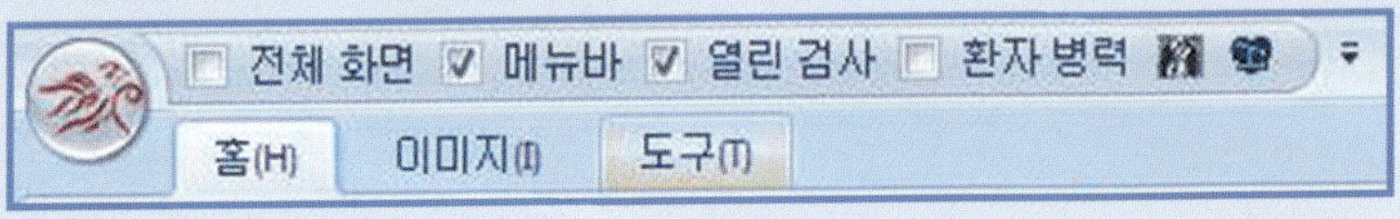

3 화면표시 설정(DICOM 정보, 오버레이, 눈금자)

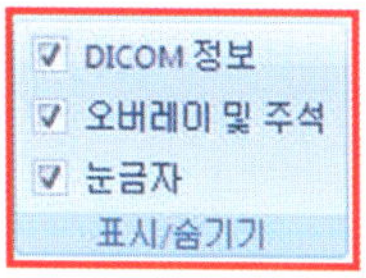

표시/숨기기의 기본설정 DICOM 정보, 오버레이 및 주석, 눈금자가 체크되어 있습니다.

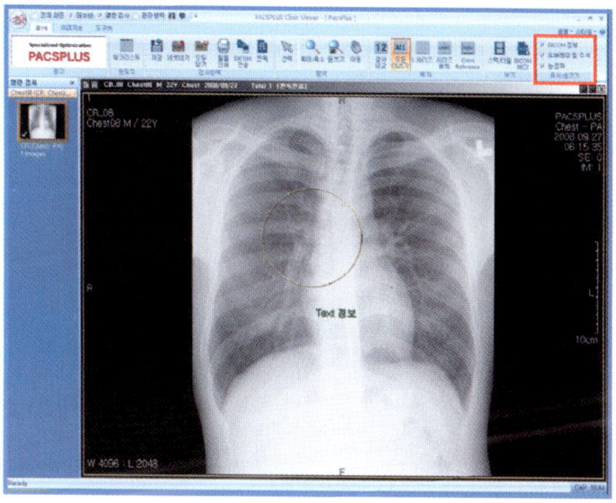

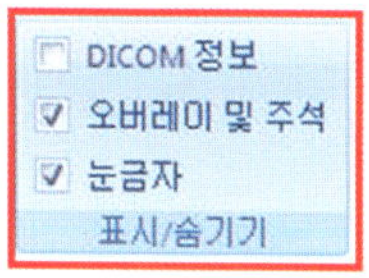

DICOM 정보를 언체크하면 화면에 표시되던 환자 및 검사정보들이 숨겨집니다.

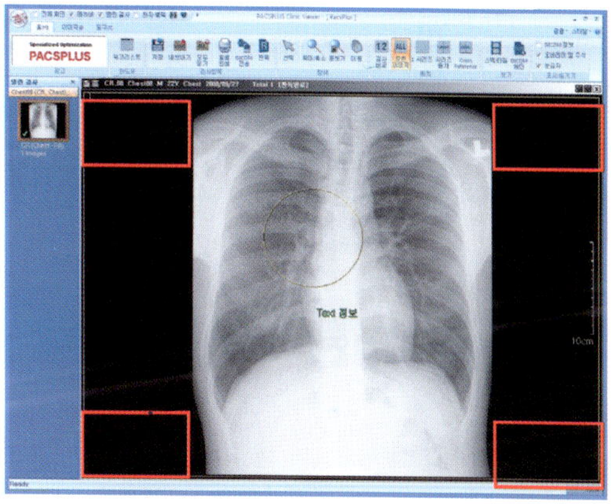

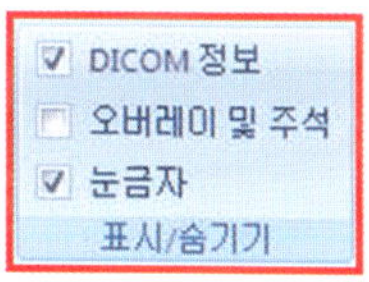

오버레이 주석을 언체크하면 도구 툴 바에서 작업한 오버레이 측정 주석 등이 감춰집니다.

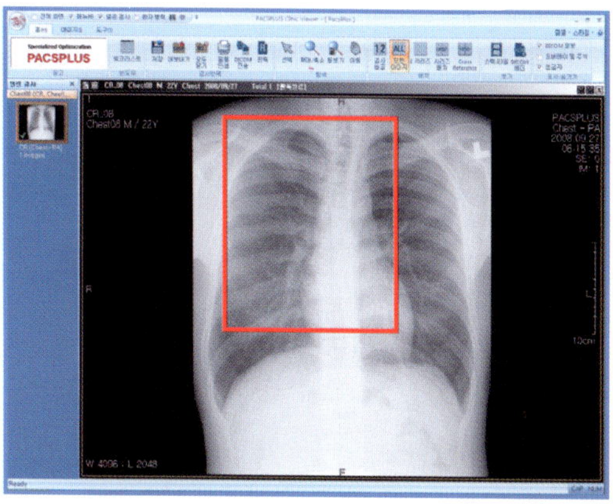

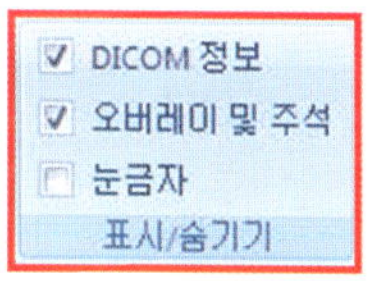

눈금자를 언체크하면, 영상 오른쪽에 나타나는 눈금자가 감춰집니다.

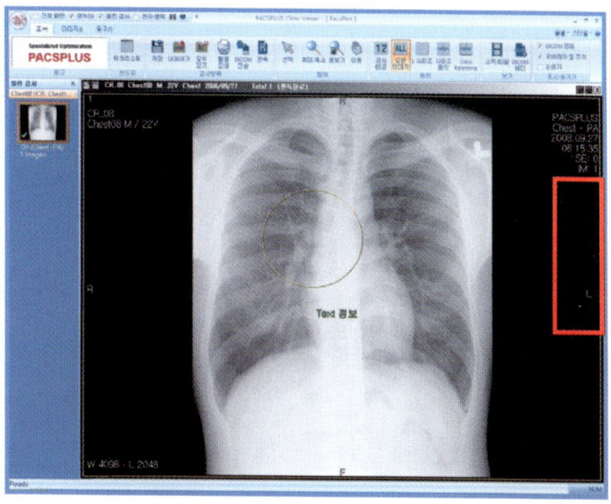

제 7 장

응용편

Section

SECTION 38 PPclinic 활용 예

PPclinic의 기능을 이용하여 여러 가지 실용적인 작업을 할 수 있습니다.

1. JPEG image 조회

PACSPLUS JPEG importer를 이용하면, JPEG image(또는 TIFF, BMP)를 조회할 수 있고, 필요한 경우 DICOM file로 변환하여 PPclinic 서버에 저장하여 데이터베이스로 관리할 수 있습니다.

참조 Section 41

2. 슬라이드 제작

PPclinic은 DICOM 영상을 조회하다가, 일정 부분을 클립보드에 복사하는 기능이 제공됩니다. 따라서 word, power point 등에 붙여넣기를 하여, 교육자료나 발표자료를 작성할 수 있습니다.

참조 Section 32, 41

3. 교육용 및 연구용 영상파일 관리

교수 및 의료진들이 병원의 PACS를 사용하여 업무를 보다가, 필요한 자료는 자신의 PC로 전송하여 따로 보관할 수 있습니다. 병원의 주 PACS에 보관하면, 저장장치관리 및 네트워크속도 등의 이유로 애써 모아둔 기초자료가 삭제되기도 합니다.

참조 Section 47, 48

4. CD 굽기

과거에는 교육자료 또는 환자 전원 시 반출용 필름을 복사해서 사용했으나, PACS가 도입되면서 필름 대신 CD에 구워서 제공합니다. PACSPLUS CD Publisher(PPP)를 이용하여 CD를 구우면 자동으로 수행되는 간단한 DICOM 뷰어가 탑재되므로, 어느 PC에서나 조회가 가능합니다. PPP는 옵션 판매품입니다.

참조 Section 52

5. 원격판독(Teleradiology)기능 지원

서로 떨어진 PC에 PPclinic을 설치 한 후, 인터넷을 통해서 상대방에게 전송할 수 있습니다. DICOM storage 기능을 이용하여 DICOM 영상을 전송하거나, DICOM print를 이용하여 원격으로 필름을 출력할 수도 있습니다.

참조 Section 47, 49

분야별로 PPclinic 소프트웨어와 본 책으로 활용 가능한 예를 들어보겠습니다.

1. 의과대학 교수(영상의학과, 내과계, 외과계)

1) 연구 및 교육에 필요한 자료를 개인 PC에 DICOM 전송을 하고 분류, 편집도 할 수 있습니다.
2) DICOM 영상에 문자나 오버레이 등을 넣어, 필요한 내용을 간단하게 서술할 수 있습니다.
3) 학회 발표 및 강의용 자료를 클립보드 복사기능을 이용하여 PPT 자료에 붙일 수 있습니다.
4) 개인 간이나 연구소 학회 등에서 원격으로 자료를 모으고, 방대한 자료를 데이터베이스화 할 수도 있고, 자료에 관한 정보교류도 할 수 있습니다.
5) 학생들이 PPclinic을 사용하면, CD/DVD 등으로 강의 및 교육자료를 만들어 줄 수 있습니다.
6) 전자서적(e-book)의 기획, 편집, 출판 등에도 도움이 됩니다.

2. 피부과, 안과, 병리과 등

1) 디지털카메라(현미경, 안저촬영 등)를 사용하여 JPEG 영상을 볼 경우, PPclinic의 JPEG importer를 활용하여 DICOM 영상으로 변환시켜서 환자에 대한 자료관리를 할 수 있습니다.
2) 데이터베이스로 자료 검색이 쉬워져서, 환자를 파일명으로 찾는 불편이 없어집니다.

3. 중소병원 및 개원 임상의

1) PACS 도입 시 쉽게 PACS의 기본원리와 개념을 이해할 수 있고, 소프트웨어만 구입해서 직접 운영할 수 있습니다.
2) 의료장비 및 PACS 관련 업체와 제품의 비교평가 시에 도움이 됩니다.
3) 원격으로 영상의학 전문의 등에게 자문을 구할 때 편리합니다.

4. 의료 전문직(방사선사, 간호사, 물리치료사 등)

1) PACS와 DICOM의 개념, 기타 의료장비와의 상관관계 등을 쉽게 이해할 수 있습니다.
2) 해당 의료기관의 PACS 도입 시, 업체 선정 및 운영에 큰 도움이 됩니다.
3) 직접적인 PACS 운용도 가능하며, 무리하게 서비스 비용을 지불하지 않아도 됩니다.
4) 외부에서 반입된 영상 데이터를 쉽고 바르게 활용할 수 있습니다.

5. IT 전문가 및 보건의료 분야 종사자

1) 의료영상에 대한 이해와 더불어 영상저장, 전송에 대한 이해를 통해, 타 분야에 활용할 아이디어를 얻을 수도 있습니다.
2) PACS에 대한 이해가 훨씬 더 쉬워지고, 기술적 관리적 영업적 측면에서 PACS 업체와의 협의 시 큰 도움이 될 것 입니다.
3) 의료장비 선정 및 연동, 병원 IT 사업에 관한 정보를 얻을 수 있습니다.

6. 의과대학 및 보건계통의 학생

1) 의료현장에서 우선적으로 사용하게 되는 PACS에 대한 충분한 이해를 토대로 운용방법 등에 대해서 마스터할 수 있으므로, 졸업 후에 바로 실무에서 활용이 가능합니다.
2) 의료기기가 없어도 디지털카메라에서 찍은 JPEG 영상으로도 충분히 실습해볼 수 있습니다.
3) PACS가 설치되지 않은 의료기관에 취업하더라도, 큰 비용을 들이지 않고 직접 PACS를 구현해 볼 수 있습니다.

PPclinic 서버 설정

참조 Section 06, 10

MEMO **PPclinic 서버 구성**

PPclinic 서버는 DICOM 네트워크, STS(단기저장장치)와 데이터베이스(DB)로 구성됩니다.

DICOM 네트워크는 DICOM Storage SCP 즉 DICOM 서버기능을 지원합니다. 그리고 DICOM 영상을 STS에 저장하고, DICOM 영상의 헤더정보를 이용하여 데이터베이스에 입력합니다.

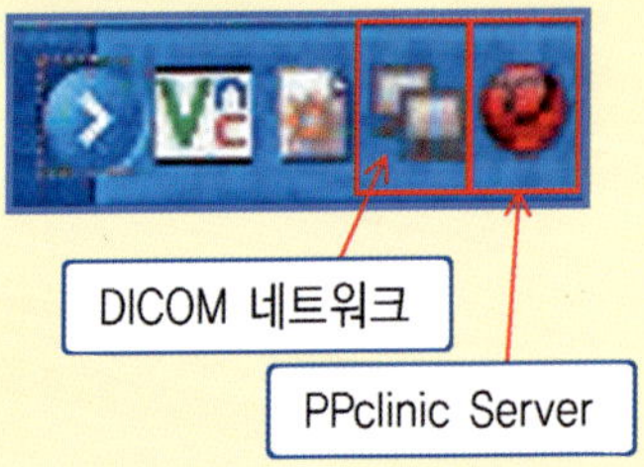

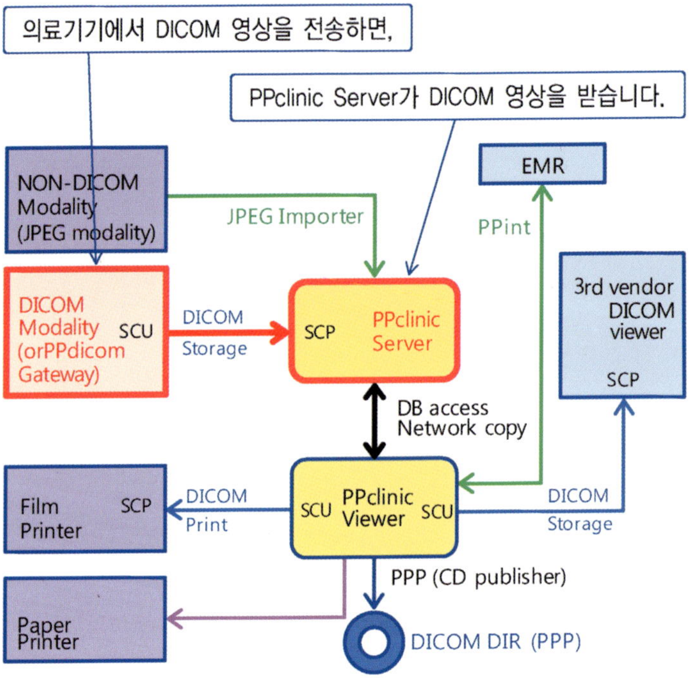

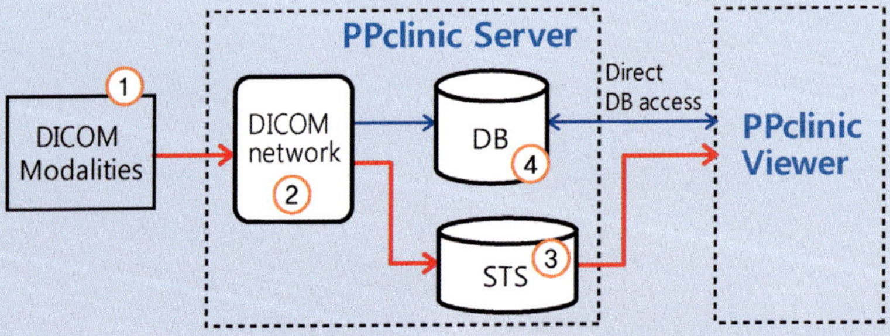

1. DICOM 의료기기(modality)에서 PPclinic 서버로 DICOM 영상을 전송하면,
2. PPclinic 서버의 DICOM 네트워크가 DICOM Storage SCP 즉 DICOM 서버기능으로 영상을 받은 후,
3. DICOM 영상을 STS(단기저장장치)에 저장하고,
4. 헤더정보를 이용하여 데이터베이스(DB)에 자료를 입력합니다.

1 PPclinic 서버 설정

1 트레이 아이콘을 마우스 우클릭,

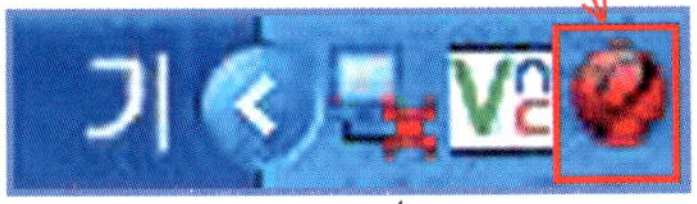

2 보이기/숨기기를 클릭,

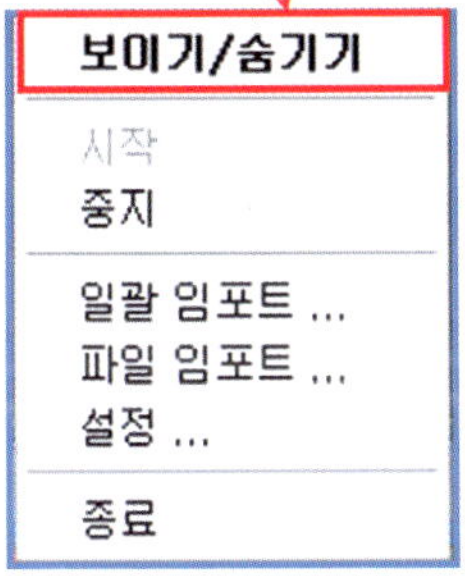

3 설정을 클릭,

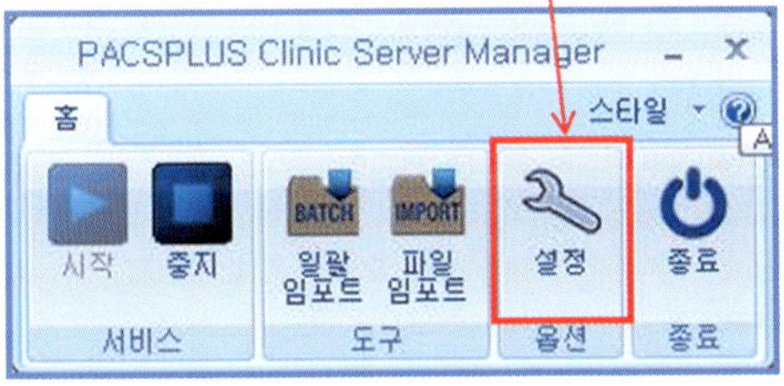

4 창크기아이콘을 아래로 드래그합니다.

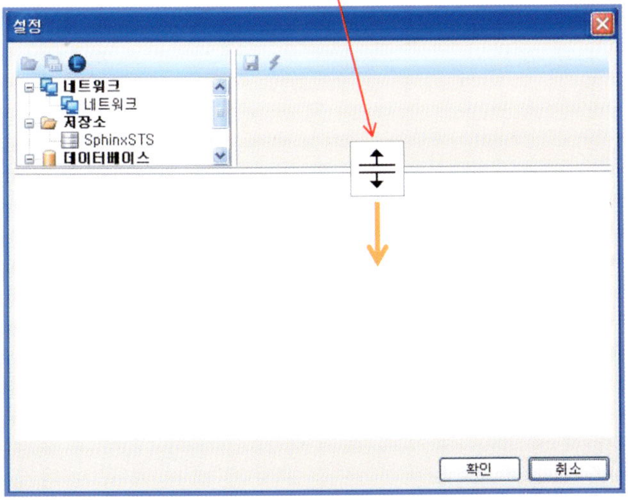

MEMO PPclinic 자동 실행

PPclinic은 PPclinic 서버와 뷰어로 구성됩니다. PPclinic 서버는 PC가 기동되면 자동으로 실행되어 윈도우 하단 표시줄에 PPclinic Server Manager 트레이 아이콘이 표시됩니다.

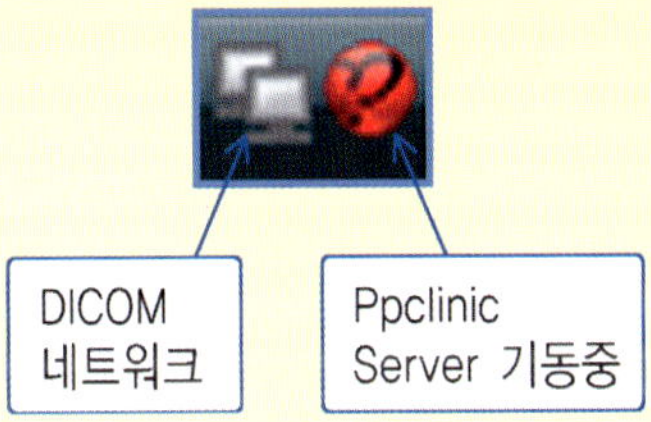

MEMO PPclinic 서버 실행

PPclinic 서버가 활성화되어 있지 않으면, 바탕화면의 PPclinic 서버 아이콘을 더블클릭하여 실행하십시오.

MEMO 설정의 변경

PPclinic 서버의 설정을 변경하려면, 중지버튼을 눌러 서비스를 중지시켜야 합니다.
서비스가 중지되면 PPclinic 뷰어와 DICOM 네트워크를 사용할 수 없습니다.
PPclinic 서버의 설정을 변경한 후, 다시 시작버튼을 눌러 서비스를 시작해야 PPclinic 뷰어와 DICOM 네트워크를 사용할 수 있습니다.

2 DICOM 네트워크 설정

참조 Section 46~49

MEMO DICOM 네트워크 설정

PPclinic의 DICOM 네트워크 정보는 DICOM Storage SCP의 호스트 IP, AE title, 포트를 나타냅니다. 타 의료장비에서 PPclinic으로 DICOM 영상을 전송받기 위해서는 이 정보를 의료장비에 미리 설정해야 합니다.

1) **호스트 IP:** DICOM 네트워크 라이선스 서비스, 스토리지 등으로 사용하는 네트워크 IP 주소를 설정합니다.
2) **AE Title:** DICOM 네트워크에서 사용하는 AE 타이틀을 설정합니다.
3) **포트(Port):** DICOM 네트워크 통신에서 사용하는 포트번호를 설정합니다.

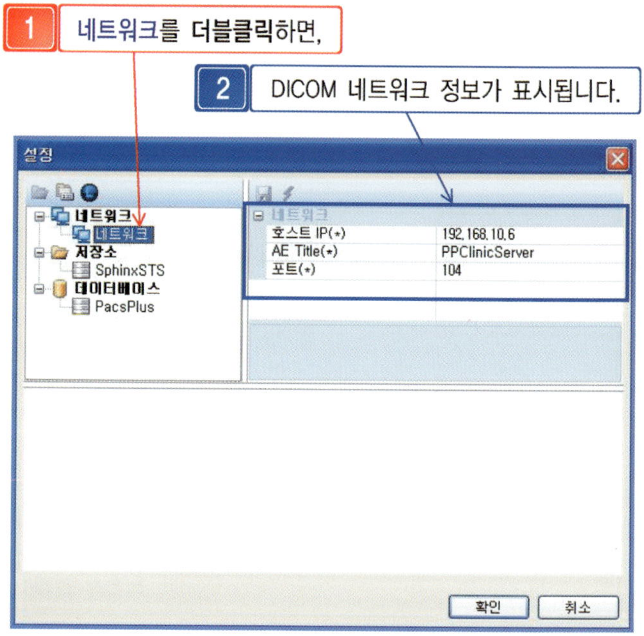

MEMO DICOM 네트워크 트레이

바탕화면 오른쪽 하단에 PACSPLUS DICOM 네트워크 트레이 아이콘을 이용하여, PPclinic의 네트워크 정보를 표시할 수 있습니다. 이 정보는 상기 네트워크 정보와 일치합니다.

MEMO DICOM 파일전송 시

DICOM 네트워크가 시작되어 준비상태일 때, 의료기기에서 DICOM 영상을 송신하면, DICOM 네트워크의 작은 아이콘이 파란색으로 변하면서, 수신상태 임을 알려줍니다.

MEMO 설정정보를 수정하려면

DICOM 네트워크 정보를 수정하려면, 중지하고 나서 수정을 해야 합니다. 수정이 끝나면 다시 시작버튼을 클릭하십시오.

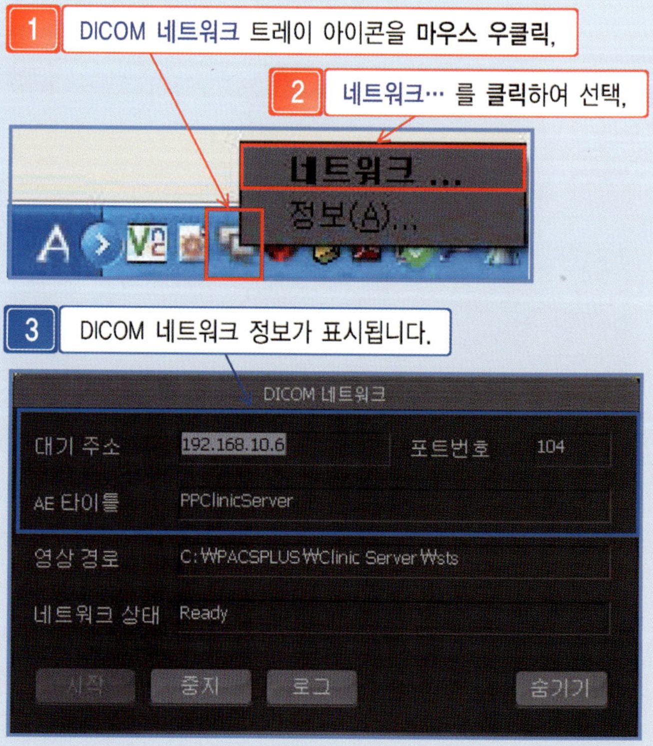

DICOM 네트워크 정보 변경 및 저장

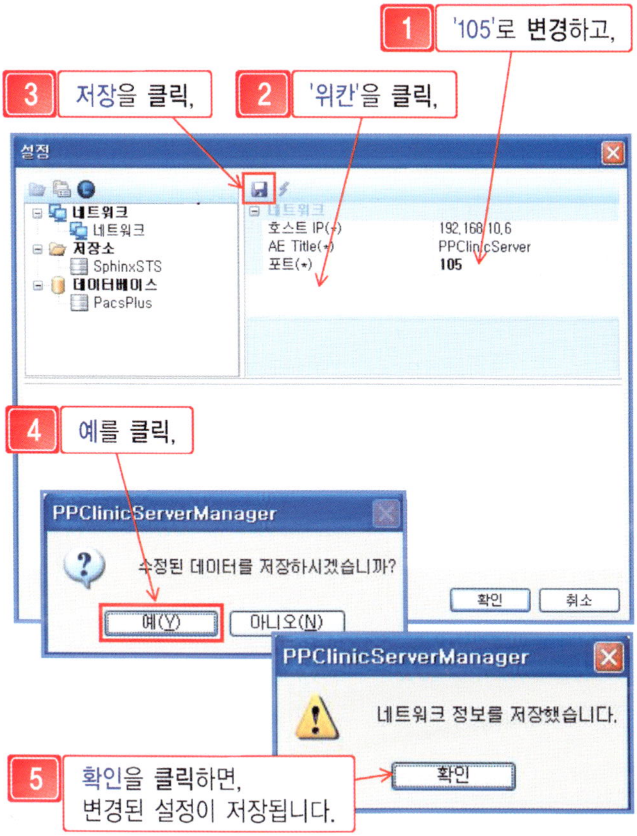

MEMO DICOM 네트워크 트레이 아이콘을 이용하여 변경

바탕화면 오른쪽 하단의 작은 DICOM 네트워크 아이콘을 마우스 우 클릭한 후, 네트워크를 클릭하고, 대기 주소, 포트번호, AE 타이틀을 바꿔도 됩니다.

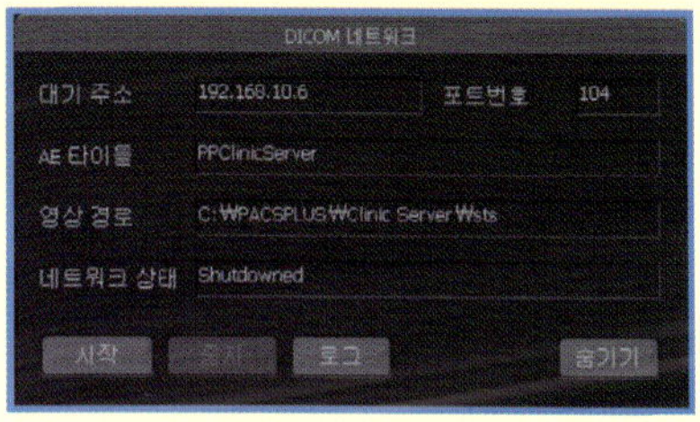

DICOM 네트워크 중지

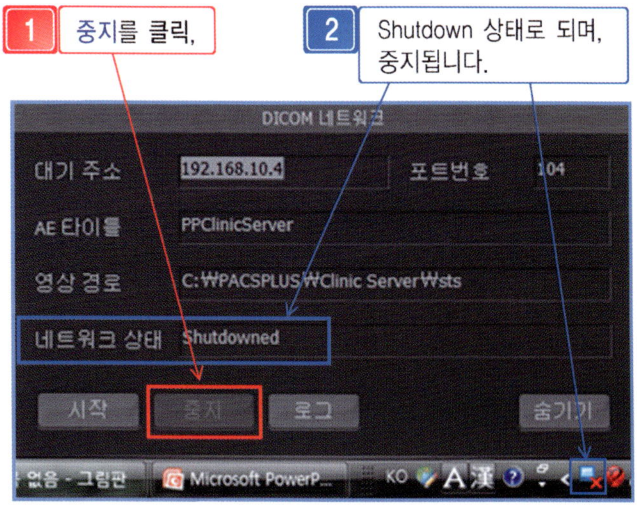

MEMO 중지 시 아이콘 표시

DICOM 네트워크가 중지되면, 트레이 아이콘이 X자가 표기된 상태로 바뀝니다. DICOM 네트워크 기능이 중지된 상태에서는, 의료기기에서 DICOM 영상을 전송해도 PPclinic에서 받지 못합니다.

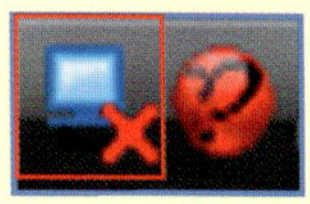

제 7 장

3 저장소(STS)

MEMO 저장소 위치

저장소에 관한 정보창을 보면, PPclinic의 DICOM 영상을 저장하는 경로와 디스크 용량이 표시됩니다.
STS의 경로는 디폴트로서
c: ₩PACSPLUS ₩Clinic Server ₩sts로 설정됩니다.

1) 실제경로: 영상이 저장되는 저장위치를 표시합니다.
2) 전체공간: 전체용량을 표시합니다.
3) 사용공간: 사용 중 용량을 표시합니다.
4) 빈공간: 사용 가능공간을 표시합니다.
5) 디스크 용량: 현재의 사용공간과 여유공간을 그래프로 표시합니다.

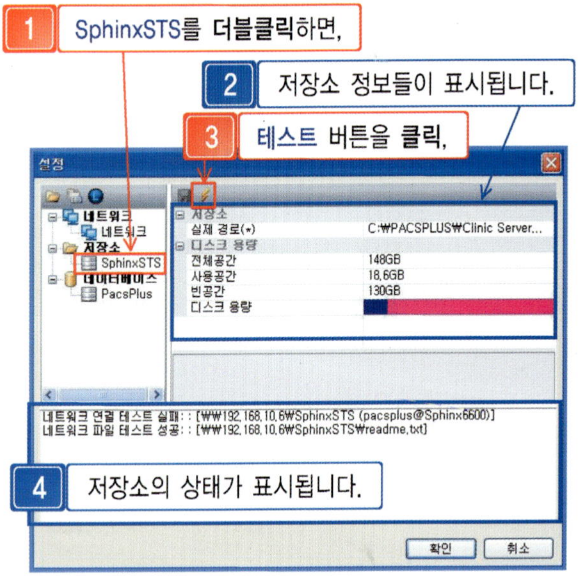

MEMO 저장소 밑의 SphinxSTS가 보이지 않을 경우

저장소 밑의 SphinxSTS가 보이지 않을 경우는 DICOM 영상수신 즉, 데이터베이스의 저장에 문제가 있다는 것을 의미합니다. C: ₩PACSPLUS ₩Clinic server ₩sts의 에러파일 및 C: ₩PACSPLUS ₩Clinic server ₩log 디렉터리의 로그파일 분석이 필요합니다.

4 데이터베이스

MEMO 데이터베이스 안보일 때

데이터베이스가 보이지 않을 경우, DIC-OM 영상수신 즉, 데이터베이스의 저장에 문제가 있다는 것을 의미합니다.
C: ₩PACSPLUS ₩Clinic server ₩sts의 에러파일 및
C: ₩PACSPLUS ₩Clinic server ₩log 디렉터리의 로그파일 분석이 필요합니다.

1) **데이터베이스:** 사용 중인 용량표시
2) **전체공간:** 사용 가능한 공간표시

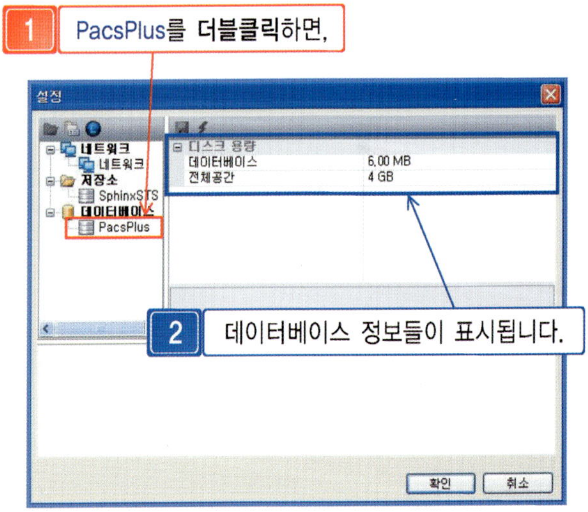

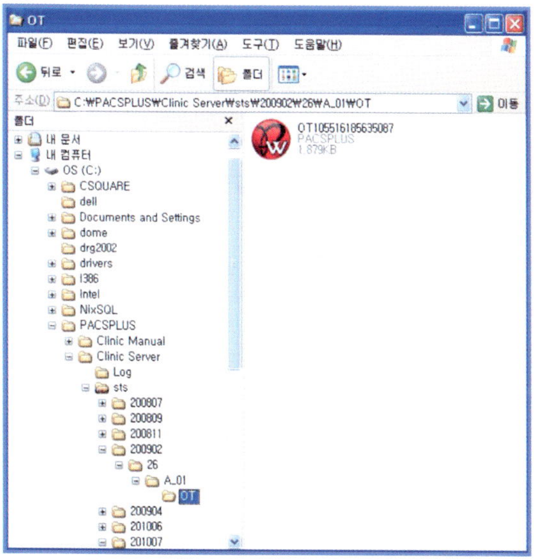

MEMO DICOM 저장 폴더

C: ₩PACSPLUS ₩Clinic Server ₩sts 하부 폴더를 들여다보면,

200902 (연월), 26 (일), A_01 (환자 ID), OT (검사종류)

의 순서대로 하부 폴더가 생기고, 검사종류 폴더 속에 DICOM 영상파일이 존재합니다.

5 라이선스 매니저 서버

1 를 클릭하면,

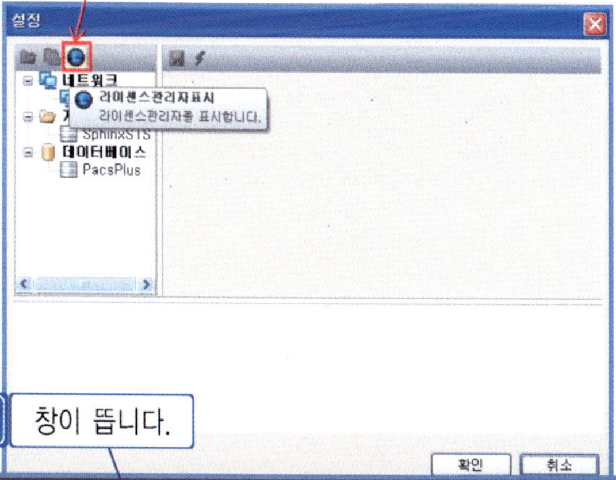

2 창이 뜹니다.

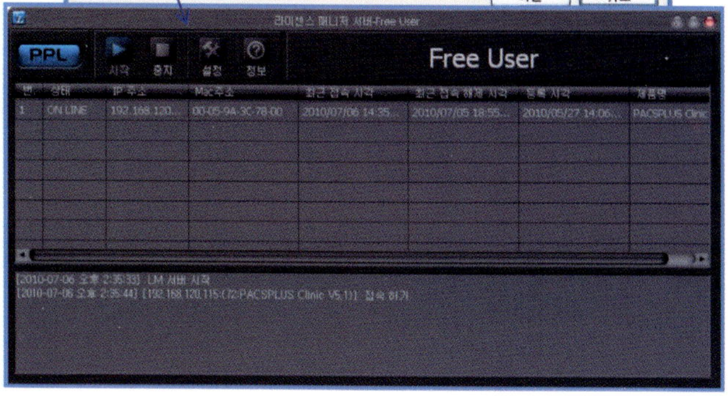

MEMO 무료판 표시

라이선스매니저 서버창에, PPclinic 무료판은 오른쪽에 'Free User'라는 표시가 나타납니다. 라이선스 리스트에 현재 연결된 라이선스가 표기됩니다.
PPclinic 무료판은 라이선스가 하나만 설정됩니다. Multi User 라이선스를 사용하려면, 유료판을 구입해야 합니다.

참조 Section 53

라이선스 삭제

PC의 IP 주소가 변경된 경우, PACSPLUS clinic 뷰어를 시작할 수 없는 경우가 있습니다. 기존에 등록된 라이선스가 있을 경우, 새로 라이선스가 접속될 수 없기 때문입니다. 이때는 기존의 라이선스를 삭제해야 합니다.

MEMO 삭제 후, 재실행

기존의 라이선스를 삭제한 후, 바탕화면에서 PPclinic5 아이콘을 더블클릭하여 PPclinic 뷰어를 다시 실행하면 됩니다. 라이선스매니저 서버창을 다시 열면 IP가 바뀐 상태로 새로운 라이선스 행이 생성된 것을 알 수 있습니다.

MEMO PC 재기동

기존의 라이선스를 삭제하지 않고, 새로운 IP 주소로 라이선스 연결을 하려면, PC을 완전히 종료한 후 재기동하면, 기존의 라이선스 대신에 새로운 라이선스로 연결되기도 합니다.

1 중지를 **클릭**하면,

3 라이선스에 **마우스 우클릭**,

4 Delete Registered License를 **클릭**,

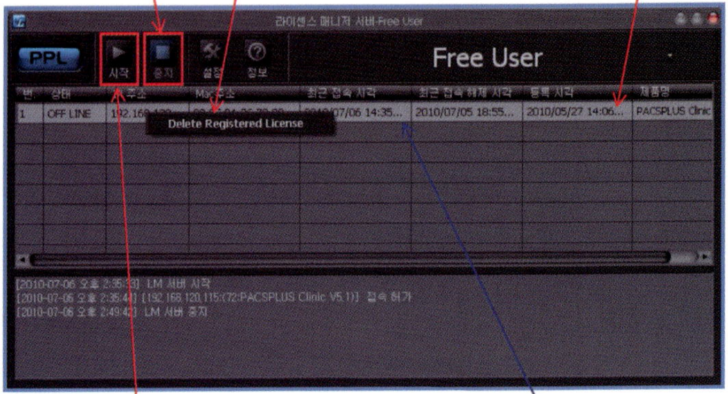

2 중지 메시지가 나타나며, 기존 라이선스 행이 삭제됩니다.

5 시작을 **클릭**하고, 창을 닫으면 됩니다.

제 7 장

쉬어가기... Multi User용 라이선스

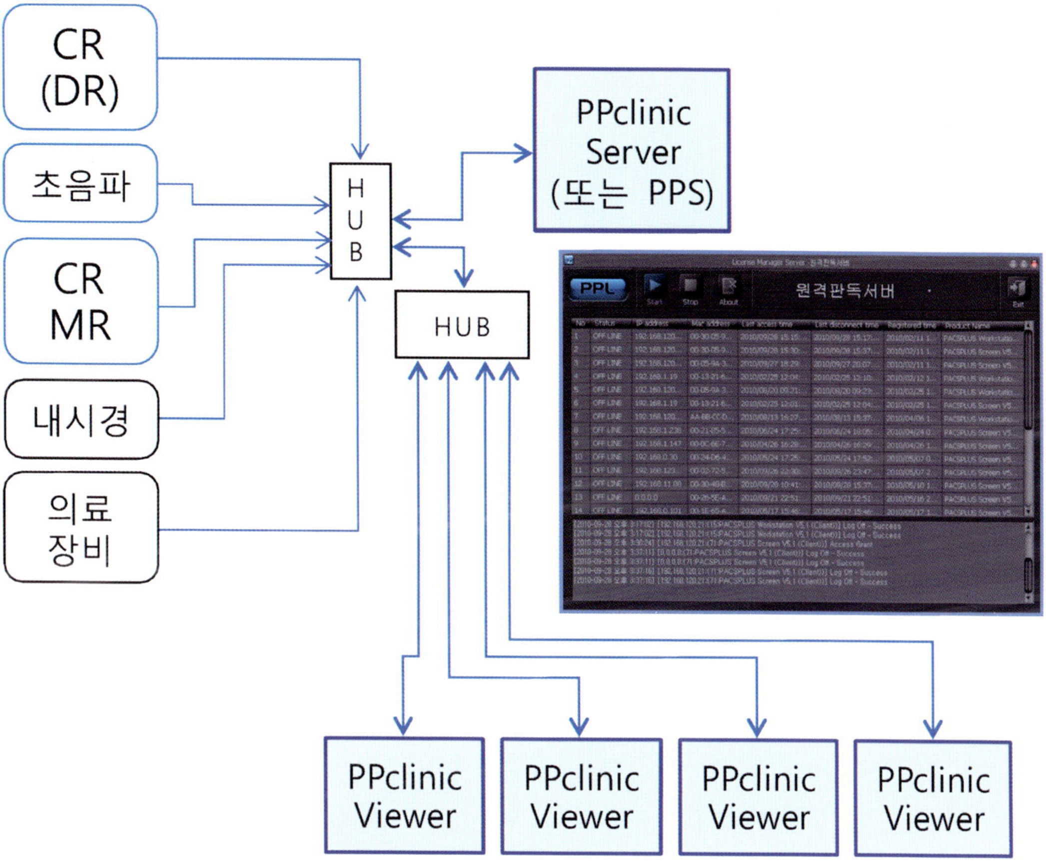

PPclinic 서버에는 PPclinic 뷰어 5대까지 연결할 수 있습니다.

PPS(PACSPLUS Server)는 300대 이상의 뷰어를 연결할 수 있습니다.

다른 PACSPLUS 뷰어들을 연결할 수도 있습니다.

의원 또는 소형병원용 HUB 및 네트워크 케이블은 시중에서 쉽게 구할 수 있습니다.

최근에는 HUB가 무선을 지원하고 있으므로, 무선 LAN을 구성하면 케이블이 필요 없습니다.

설치방법은 각 HUB 제품의 사용설명서에 자세히 나와 있으므로 그대로 따라하면 됩니다.

SECTION 40

일괄 임포트(Batch Import)

폴더 또는 CD DVD USB 외장하드 등의 외부 저장매체에 저장된 DICOM 영상들을 일괄적으로 임포트하여 PPclinic의 데이터베이스로 저장하는 작업입니다.
여기서는 외부 CD에 저장된 DICOM 영상을 읽어 들이는 예를 설명하겠습니다.

MEMO 서버 트레이 아이콘

바탕화면 오른쪽 하단의 PPclinic Server Manager 아이콘을 마우스 우 클릭한 후, 팝업창의 상단 보이기/숨기기를 클릭하면 PPclinic 서버창이 나타납니다.

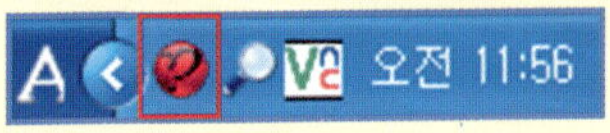

MEMO 파일 관리는 윈도우처럼

파일위치 검색은 윈도우의 파일폴더를 찾는 기능과 같습니다.

MEMO 하부 디렉터리 포함

하부 디렉터리를 체크하여 포함하면, 그 폴더 내의 모든 DICOM 영상을 불러옵니다. 체크되지 않은 경우는 하부 디렉터리는 읽을 수 없습니다.

1 일괄임포트를 **클릭**,

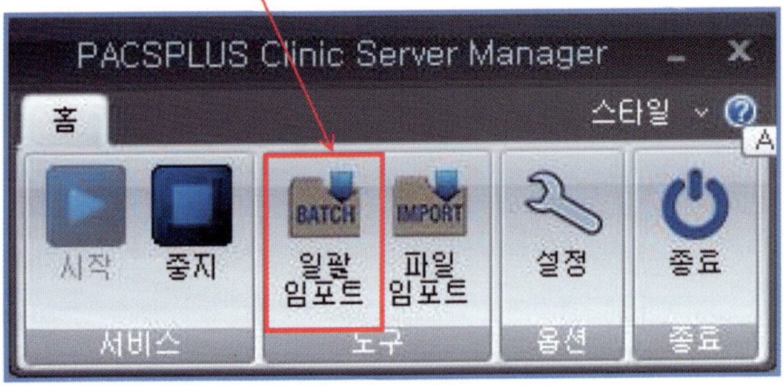

2 파일 위치의 디렉토리를 **선택**한 후,

3 하위 디렉토리 포함을 **체크**하고,

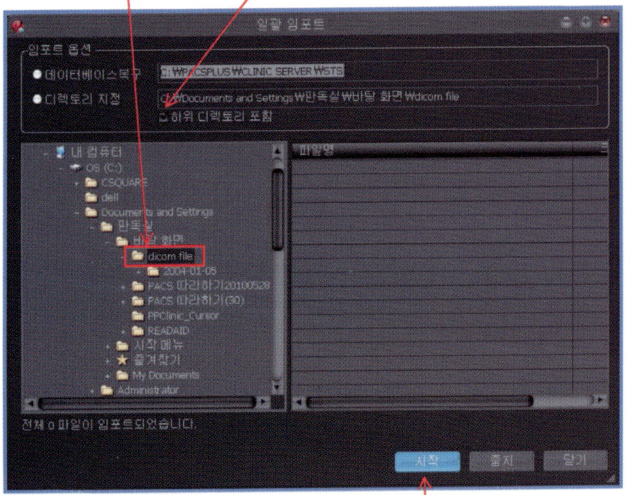

4 시작을 **클릭**,

제 7 장

5 진행 바가 나타나며,

6 임포트 진행상황이 나오고,

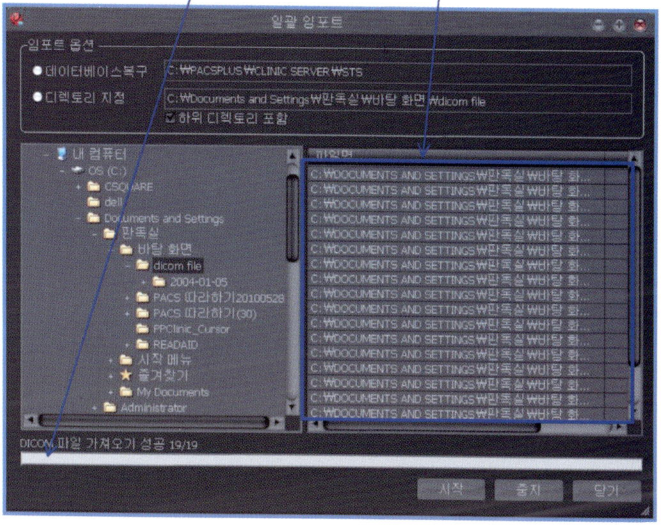

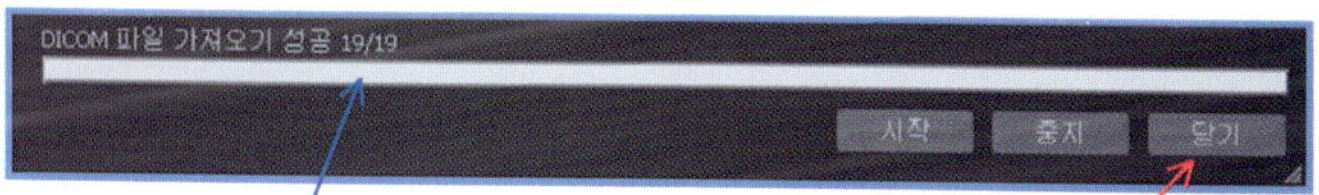

7 진행이 끝나면,

8 닫기를 클릭합니다.

9 PPclinic의 Worklist 창에 임포트한 검사 리스트가 표시됩니다.

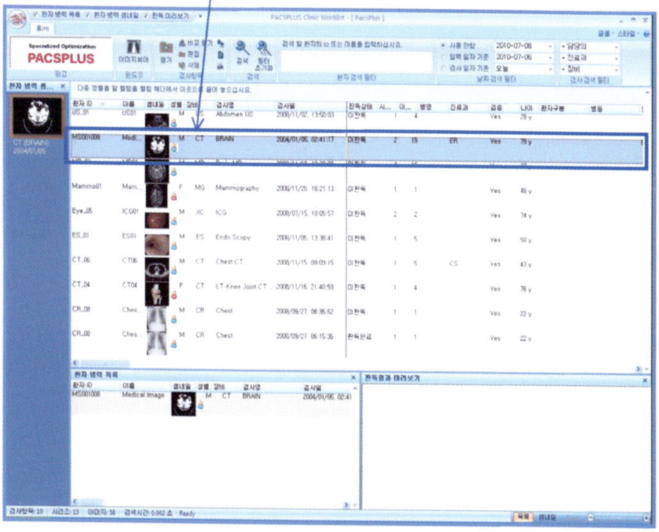

MEMO 검사열기(영상표시)

PPclinic 뷰어의 워크리스트창에 새로 들어온 목록을 더블클릭하거나, 열기 버튼을 누르면 임포트된 영상들이 표시됩니다.

SECTION 41

JPEG 영상으로 내보내기(Export)

PPclinic 뷰어창에서, DICOM 영상을 표준영상파일로 변환하여 저장하는 기능이 지원됩니다.
지원되는 파일 형식은 JPEG, Bitmap, TIFF 등이 있습니다.

1 DICOM 영상을 JPEG 파일로 내보내기(Export)

참조 Section 38

MEMO 파일이름 자동생성

다른 이름으로 저장하게 되면, 파일이름은 PPclinic이 자동으로 생성하며, 디폴트 파일형식은 JPEG 파일로 설정되어 있습니다. 만일 파일명과 다른 표준영상 방식으로 내보내기를 하려면 파일형식을 선택하면 됩니다.

MEMO 파일이름 설명

MR_01_MR_NO_20081110_001

MR_01: 환자 ID
MR_NO: 의료장비(모달리티) 종류
20091110: 검사일
001: 내보내기 파일 영상번호.
만일 4개의 영상을 내보내면 _001, _002, _003, _004로 끝자리가 올라가게 됩니다.

MEMO 내 문서폴더에 저장

통상 내 문서파일에 JPEG 영상을 저장합니다. 다른 디렉터리로 변경이 가능합니다.

1 내보내기를 클릭,

2 다른 이름으로 저장 창이 뜹니다.

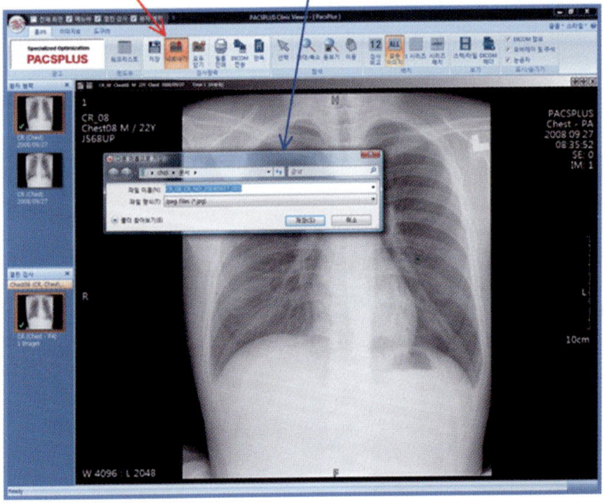

3 저장을 클릭,

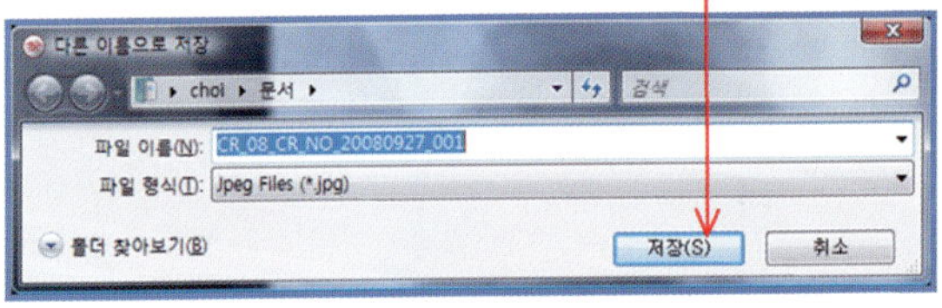

4 JPEG 파일이 생성됩니다.

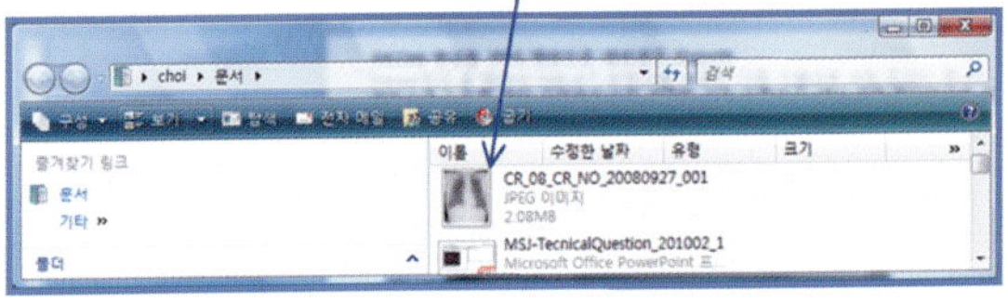

2 여러 DICOM 영상을 BMP 파일로 내보내기(Export)

MR 검사를 열어서 4~8번째 영상을 선택한 후, Bitmap 파일로 저장하겠습니다.

1 여러 영상을 선택한 후,

2 내보내기를 클릭,

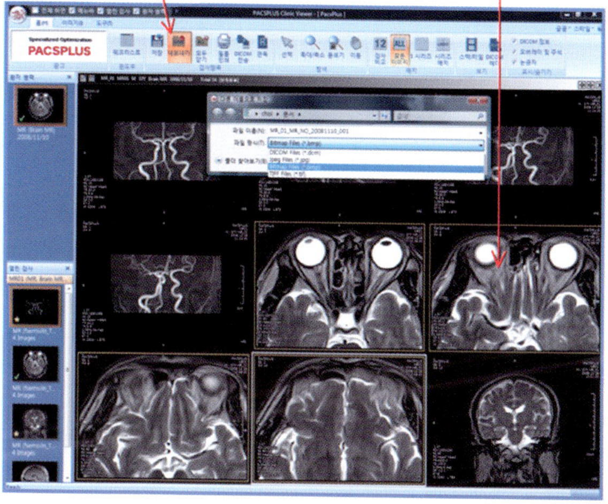

3 파일형식 화살표를 클릭,

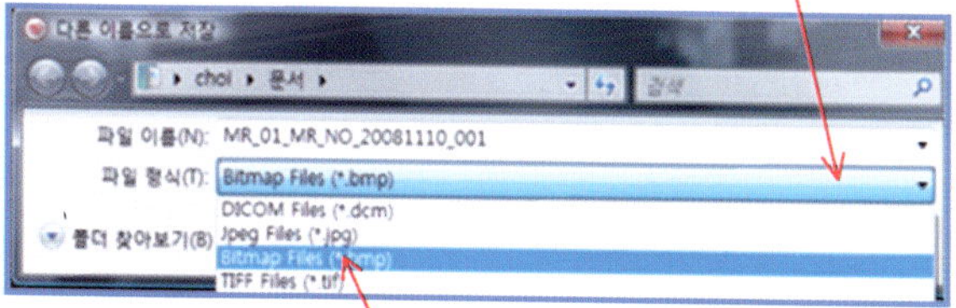

4 'Bitmap'을 선택하고 저장을 클릭,

5 4매의 Bitmap 파일이 저장됩니다.

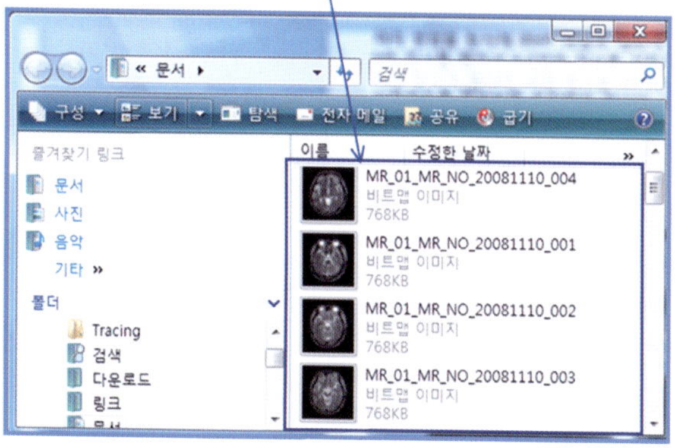

MEMO 여러 영상 선택하기

뷰어창에서 여러 영상을 선택하려면, Shift키 또는 Ctrl 키를 누른 상태에서 영상을 클릭하면 됩니다.

MEMO 저장할 디렉터리 변경

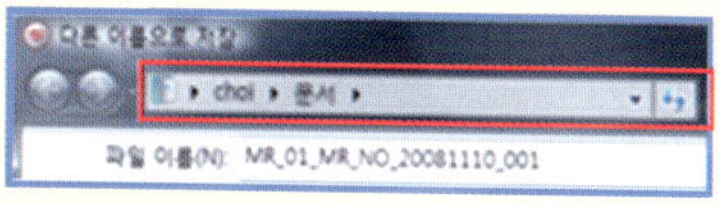

디렉터리 검색을 통해, 사용자가 원하는 특정 디렉터리에 영상을 내보낼 수 있습니다.

MEMO 파일형식

DICOM Files(*.dcm): DICOM 파일로 내보내며, 확장자 dcm 파일이 생성됩니다.
JPEG Files(*.jpg): JPEG 파일로 내보내며, 확장자 jpg 파일이 생성됩니다.
Bitmap Files(*.bmp): Bitmap 파일로 내보내며, 확장자 bmp 파일이 생성됩니다.
TIFF Files(*.tif): TIFF 파일로 내보내며, 확장자 tif 파일이 생성됩니다.

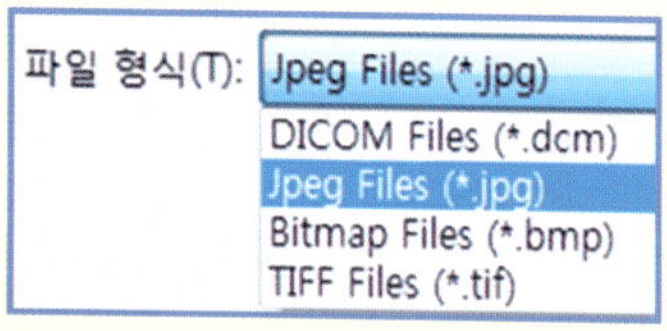

MEMO 파일명 일련번호

여러 영상을 동시에 표준영상파일로 내보내기하면, 파일명이 연속적으로 자동으로 형성됩니다.
문서 디렉터리를 열어보면 4개의 bitmap 파일들이 저장된 것을 확인할 수 있습니다.

SECTION 42 JPEG 영상의 DICOM 변환 후 저장하기(JPEG Importer)

PACSPLUS JPEG importer는 JPEG 영상을 DICOM으로 변환하여 PPclinic 서버에 저장하는 프로그램입니다. JPEG뿐 아니라, BMP, GIF, TIFF, PCX, PNG, TGA, J2K 등의 일반 영상들도 DICOM 변환이 가능합니다.

1 JPEG Importer 실행

참조 Section 38

MEMO JPEG Importer 아이콘

PPclinic을 설치하면 바탕화면에 3개의 아이콘이 생성됩니다. PACSPLUS JPEG importer는 JPEG 영상을 DICOM으로 변환하여 PPclinic 서버에 저장하고 데이터베이스로 관리합니다.
PPclinic 뷰어로 조회 가능합니다.
PACSPLUS JPEG importer 실행파일은 PPclinic 서버 디렉터리 내에 있습니다.

MEMO 광고가 개제된 무료판

PACSPLUS JPEG importer는 무료로 배포되는 소프트웨어이며, 실행하면, 바탕화면에 광고페이지가 나타납니다.

1 'JPEG Importer' 아이콘을 **더블클릭**하면,

2 JPEG Importer가 실행됩니다.

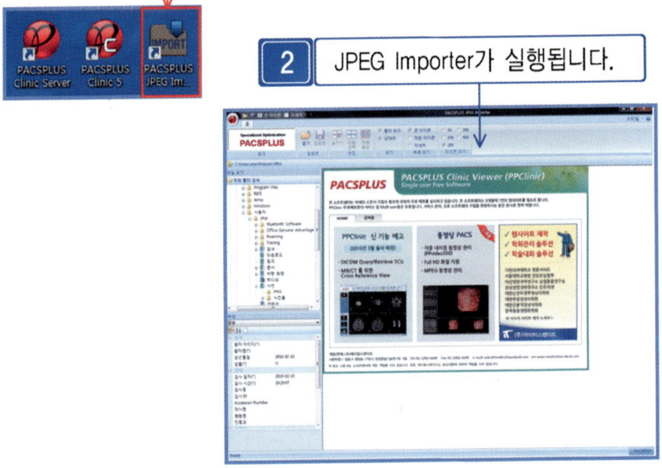

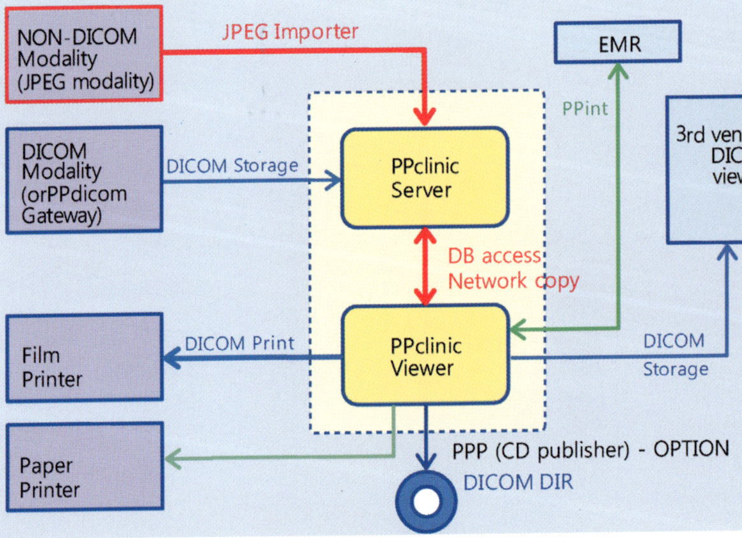

2 JPEG 영상의 DICOM 변환 후 저장하기

1 JPEG 파일이 있는 디렉토리를 찾아 클릭,

2 열기를 클릭하면, 사진들이 표시됩니다.

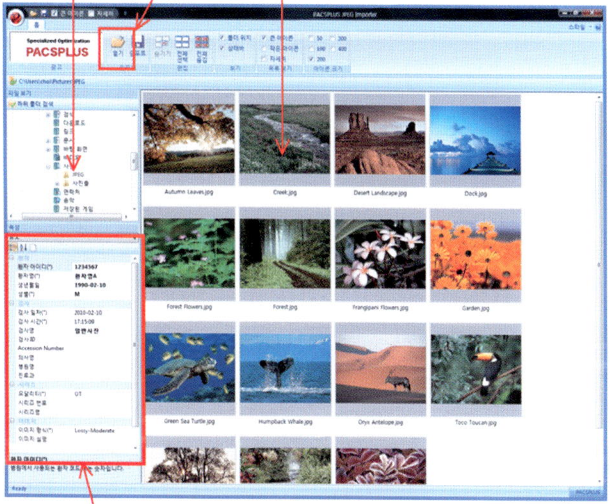

3 환자 검사 시리즈 등의 필요한 정보를 입력합니다.

4 4-15째 영상들을 선택하고

5 숨기기를 클릭,

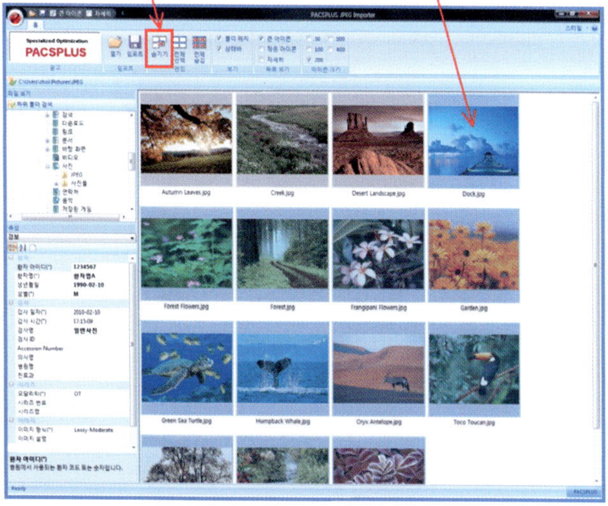

MEMO 정보입력 창 키우기

속성 바로 위에 커서를 대면 창 크기조절 커서로 바뀝니다. 이를 위로 드래그하여 밑의 정보창을 크게 합니다.

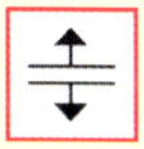

주의 필수항목은 반드시 입력해야

DICOM 변환에 필요한 환자 ID, 환자명 등 검사정보를 입력해야 합니다. " * "로 표시된 항목은 필수항목이므로 공백으로 두어선 안됩니다.

주의 DICOM 네트워크 가동

만일 PPclinic 서버 또는 DICOM 네트워크가 정상적으로 가동되지 않을 경우는 JPEG importer를 제대로 사용할 수가 없습니다.

MEMO 불필요한 영상 감추기

JPEG 영상들 중에 불필요한 부분은 Shift 키나 Ctrl 키를 이용해서 선택합니다. 4~15째 영상들을 선택하면, 선택된 영상들이 그림자 처리됩니다.

MEMO 원본영상은 삭제 안함

Import 하지 않을 영상들을 선택하여 숨기기를 하여도 실제 폴더 내의 JPEG 영상은 그대로 존재합니다. 열기 버튼을 누르면 영상들이 모두 다시 나타납니다.

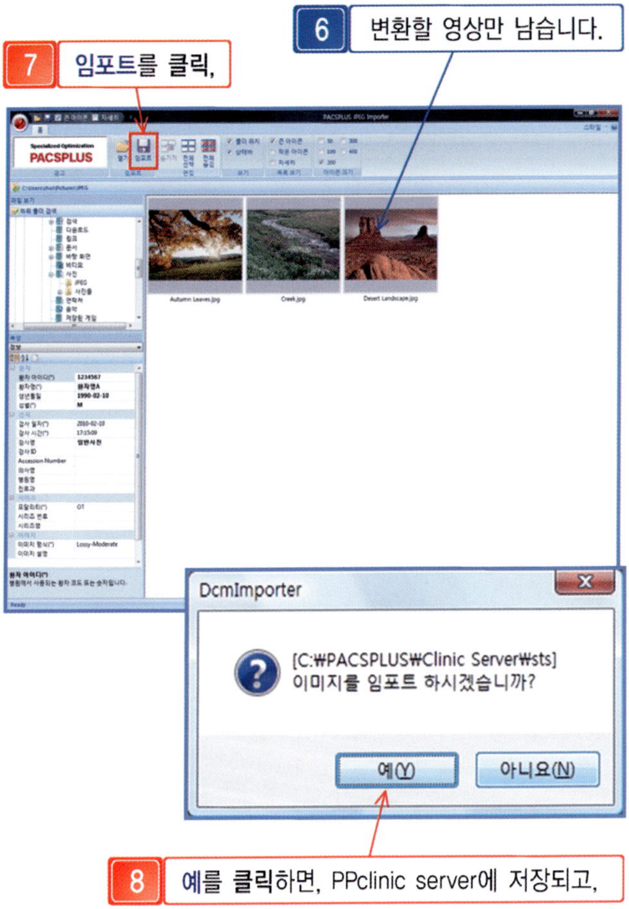

MEMO 변환 후, 서버에 저장

JPEG 영상들이 입력한 환자 검사정보를 이용하여 DICOM으로 변환되어 PPclinic 서버에 저장됩니다. 워크리스트창에서 새로 입력된 검사명을 확인할 수 있습니다.

MEMO 광고창 표시

저장이 완료되면 다시 광고창이 나타납니다. 아직 환자정보가 남아 있으므로 추가로 상기 작업을 반복하여 JPEG 영상들을 임포트할 수 있습니다.

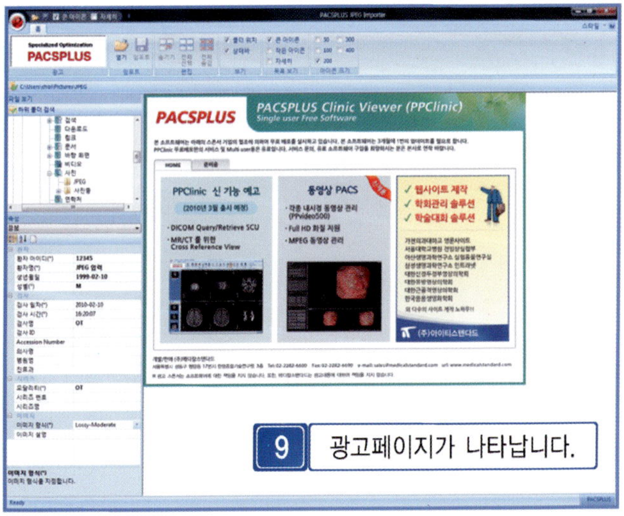

MEMO 검사 생성

같은 정보를 가진 상태로 다른 영상을 임포트하면, 새로운 검사로 추가됩니다.

DICOM 변환한 영상 조회하기

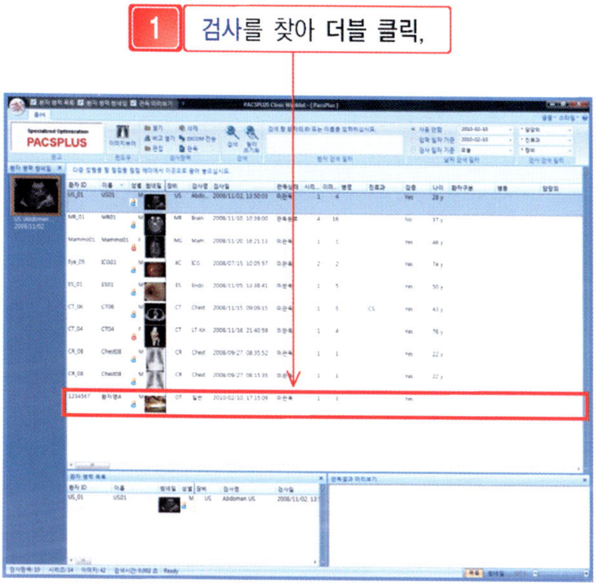

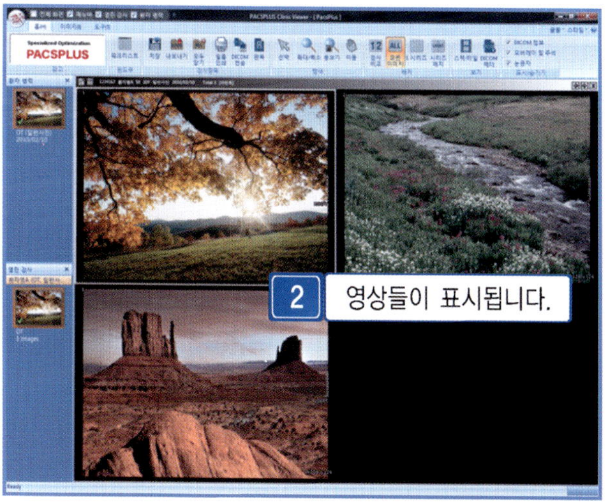

MEMO 변환된 영상을 보기

PPclinic 뷰어를 기동하면, 워크리스트창에 JPEG importer에서 입력한 정보의 검사가 목록창에 나타나고, 이를 더블클릭하면, 3매의 JPEG 파일이 DICOM 영상으로 변환된 후의 영상을 조회할 수 있습니다.

제 7 장

SECTION 43

검사편집(환자정보)

검사를 실시한 후, 환자 및 검사정보를 변경하는 기능입니다.

주의 **환자정보변경은 신중히**

검사내용을 편집하면 기존 데이터는 없어지고 DICOM 헤더정보도 변경되므로 매우 주의하셔야 합니다.

MEMO **영상을 다시 열어야**

현재 열려있는 검사도 검사편집을 할 수 있습니다. 단, 영상을 닫고, 다시 열어야 변경 후 정보가 표시됩니다.

MEMO **DICOM 정보 표시**

DICOM 정보는 뷰어창에 표시된 영상에 보이며, DICOM 헤더정보를 확인해도 됩니다.

참조 Section 35

MEMO **나이는 자동계산**

생년월일을 넣으면 나이는 자동으로 변경됩니다.

1 '검사'를 선택, 2 편집을 클릭,

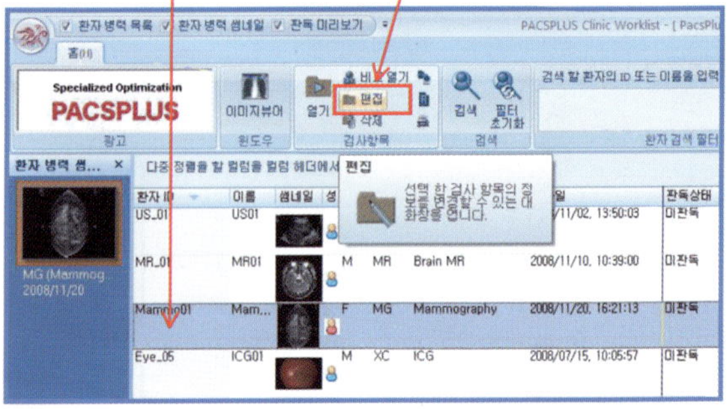

3 '환자 정보'를 새로 입력한 후,

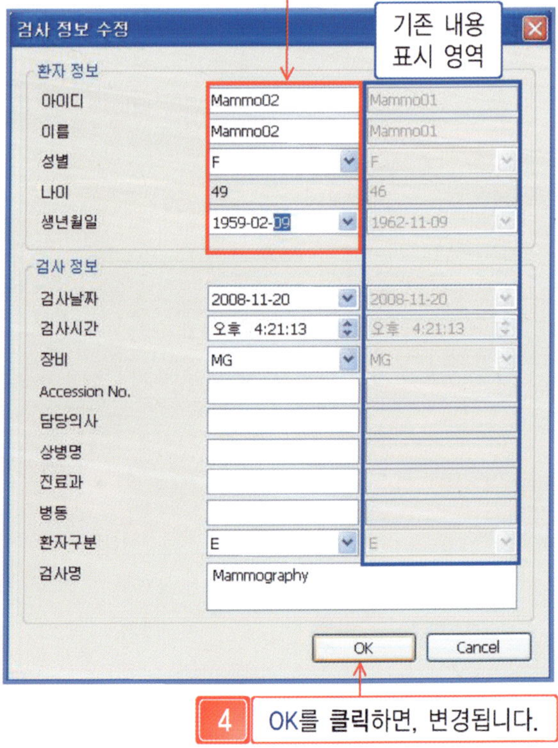

4 OK를 클릭하면, 변경됩니다.

제 7 장

변경 전

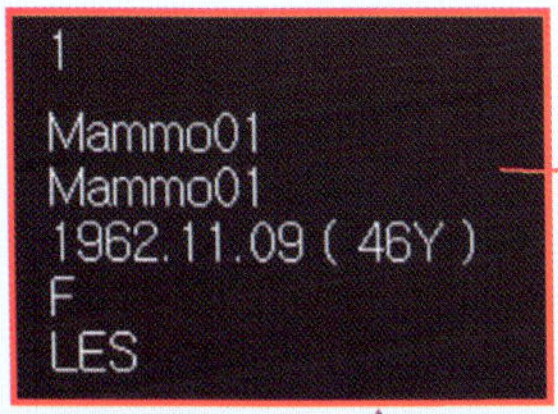

영상에 표시되는 정보

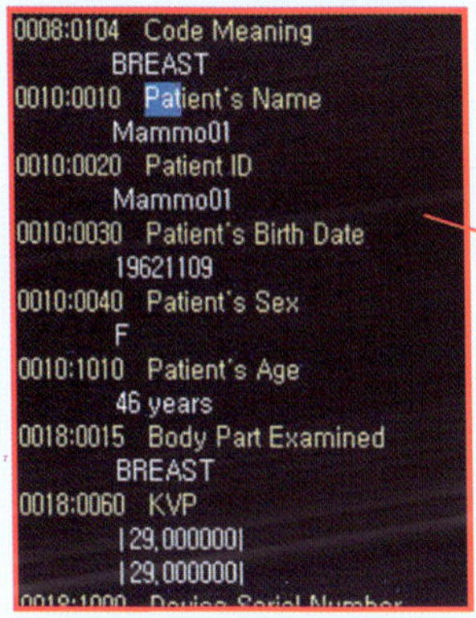

DICOM 헤더정보

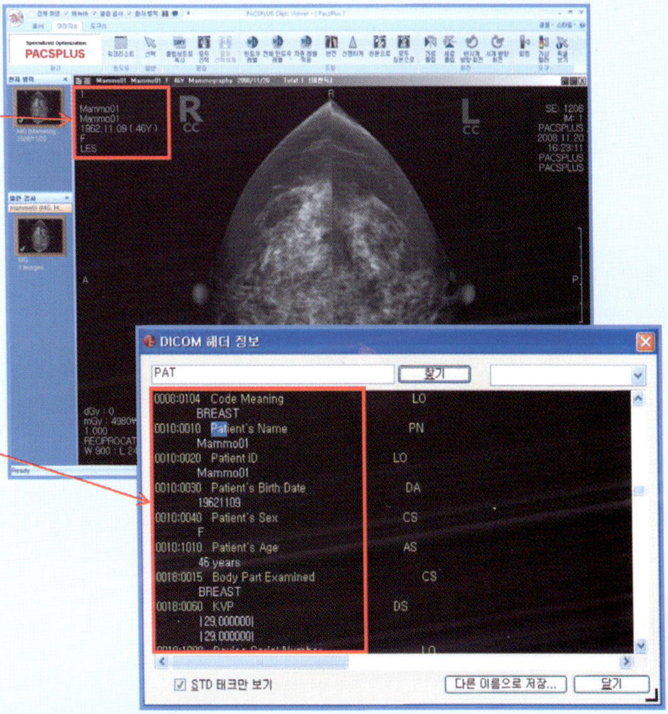

변경 후

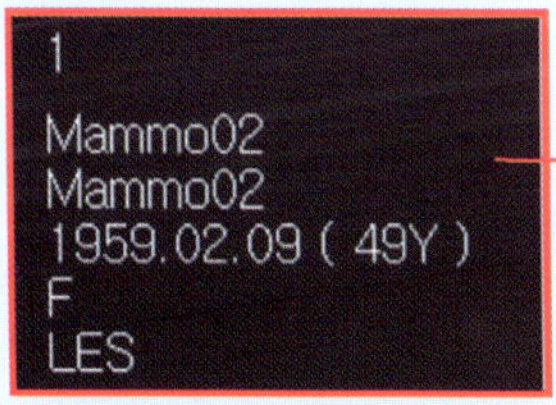

영상에 표시되는 정보

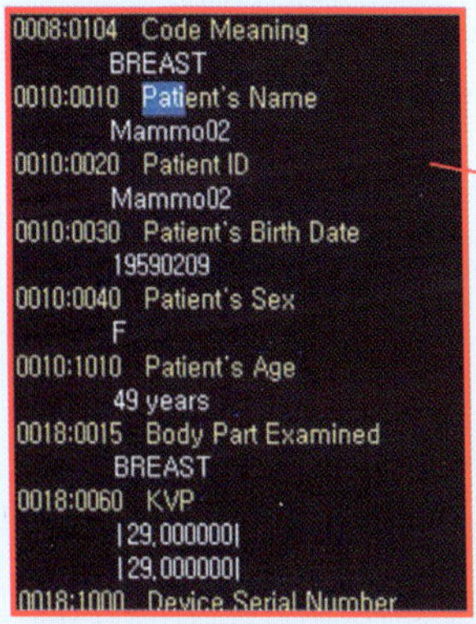

DICOM 헤더정보

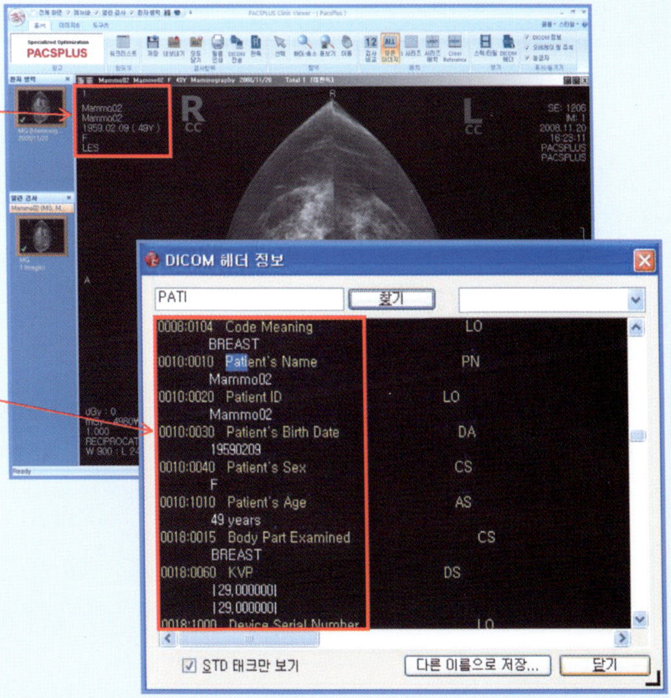

SECTION 44 검사삭제

주의 **데이터 백업은 생활화**

일상적으로 데이터 백업을 하시기 바랍니다. 다음과 같이 백업합니다.

① 데이터베이스 백업
C: ₩PACSPLUS ₩Clinic Server ₩DBBACKUP.exe에서 이루어집니다.

② 영상 데이터 백업
C: ₩PACSPLUS ₩Clinic Server ₩sts 폴더를 수동으로 다른 디스크나 외장 DVD/CD 등에 복사합니다.

참조 Section 39, 51

주의 **검사삭제 시 주의**

현재 열려있는 검사도 삭제됩니다.

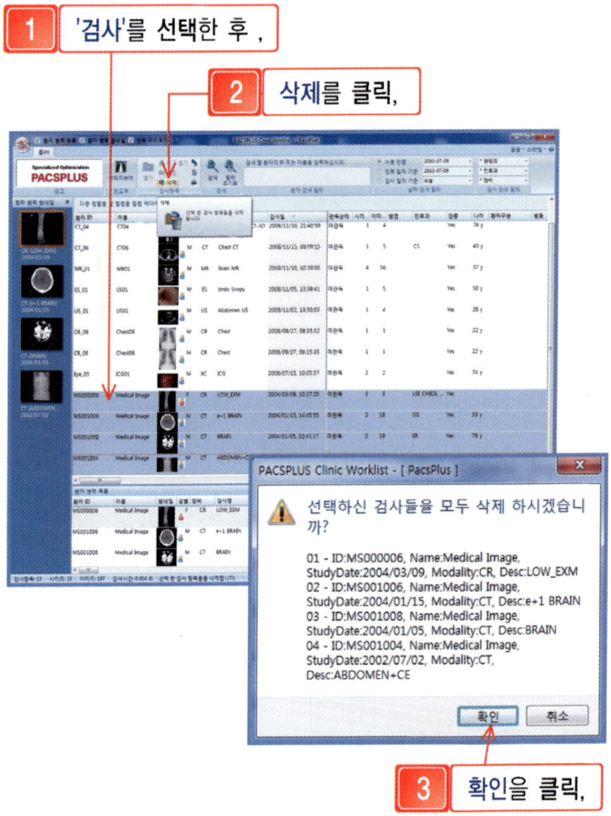

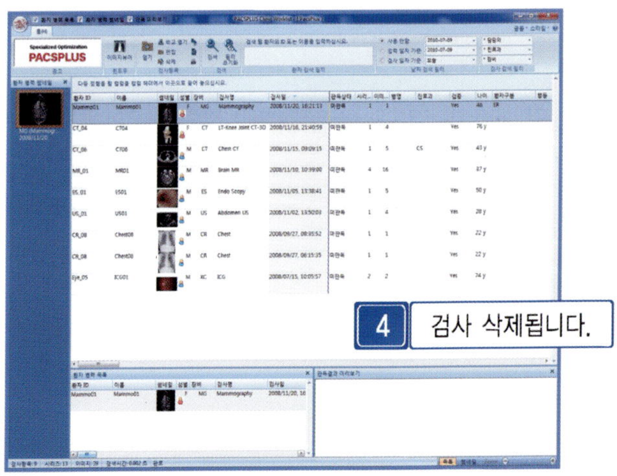

제 7 장

검사 및 영상 정보가 잘못 되었을 경우

검사삭제 후, 영상 재전송

PPclinic의 워크리스트에서 기존 검사를 삭제한 후, 의료기기에서 제대로 된 검사영상을 재전송합니다. DICOM 영상을 재전송하면, PPclinic의 워크리스트의 검사목록에 새로 보낸 검사목록이 다시 생깁니다.

참조 Section 47

검사편집

만일 환자 또는 검사정보의 일부가 잘못 되었을 경우는, PPclinic의 검사편집 기능을 이용하여 수정하면 됩니다.

참조 Section 43

SECTION 45

전자차트와 연동(PPINT)

PPINT(PACSPLUS integration tool)는 전자차트(EMR)와 PPclinic 뷰어를 연동하는 프로그램입니다. 전자차트(또는, 병원정보시스템) 등에서 환자를 조회하다가, 해당 환자의 영상을 불러보는 기능입니다. PPINT를 사용하기 위해서는 공유폴더를 만들고, PPINT 설정을 먼저 하셔야 합니다.

1 전자차트와 PPclinic 뷰어의 연동 개념

MEMO PPINT는?

PPINT는 PACSPLUS에서 제공되는 별도의 비매품 액세서리 소프트웨어입니다. PPINT는 DICOM 표준이 아니고, 공유폴더에 문자정보를 이용하는 방식입니다.

주의 PPINT는 실행상태로

PPINT가 실행상태로 되어야, EMR에서 영상을 조회하는 기능이 자동으로 수행됩니다.

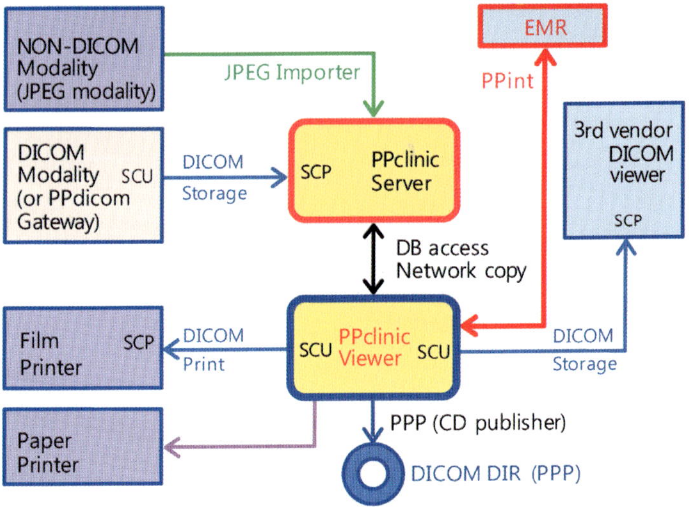

EMR에서 영상조회를 위해 공유폴더에 환자ID를 ID.txt 파일로 생성하면, PPINT가 이를 자동으로 읽어, PPclinic 뷰어에 해당 환자의 영상을 표시합니다.

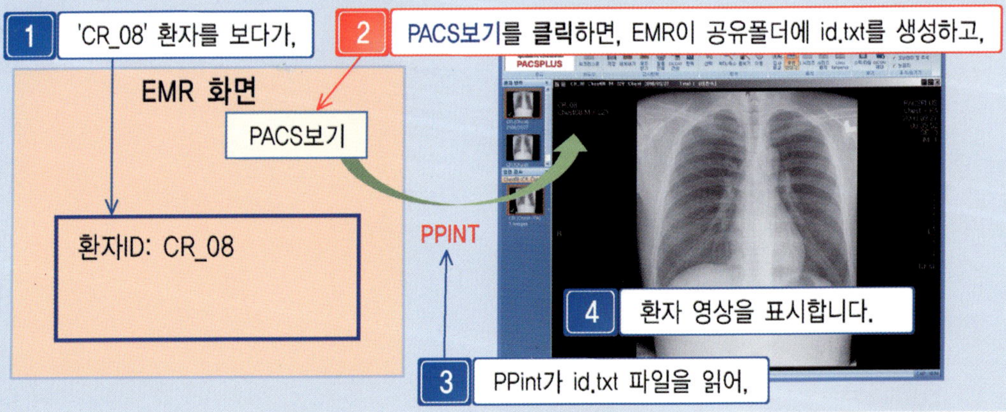

2 PPINT 바로가기 아이콘 만들기

1 'PPINT' 실행파일을 **마우스 우클릭**하고, 바로가기 만들기를 **클릭**하면,

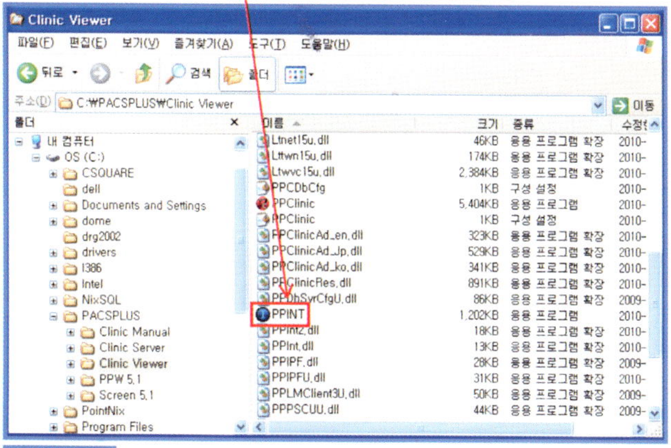

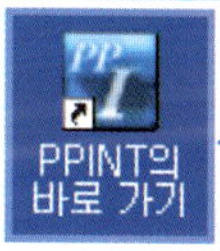

2 바탕화면에 PPINT.exe 아이콘이 생깁니다.

MEMO PPINT 실행파일 위치

C: ₩PACSPLUS ₩Clinic viewer 폴더 내에 PPINT.exe 실행파일이 있습니다.

3 PPINT 실행

1 바탕화면의 'PPINT.exe' 아이콘을 더블클릭,

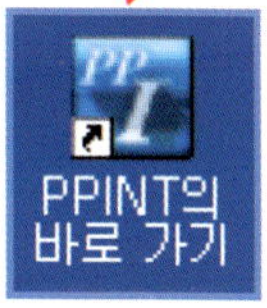

2 PPINT 트레이 아이콘이 생깁니다.

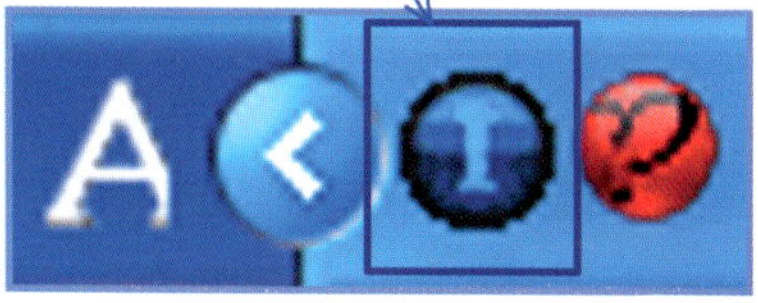

MEMO PPINT 실행 및 설정

바탕화면의 PPINT 아이콘을 더블클릭하거나, C: ₩PACSPLUS ₩Clinic Viewer ₩PPINT.exe 실행파일을 더블클릭하여도 PPINT가 실행됩니다.
PPINT를 위한 공유폴더 및 PPINT의 설정이 되어있다면, EMR과 자동으로 연동됩니다. 처음 사용할 때는 다음 PPINT 설정이 필요합니다.

1 '트레이' 아이콘에서 **마우스 우클릭**하면,

2 팝업창이 나타납니다.

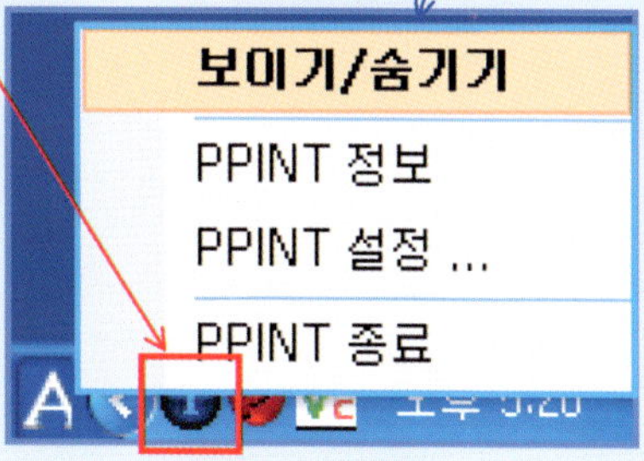

4 공유폴더 만들기

EMR과의 연동을 위해, 먼저 공유폴더를 만들고 PPINT를 설정해야 합니다. 공유폴더의 이름이나 위치는 사용자가 지정할 수 있습니다.

MEMO **id.txt 파일 생성을**

HIS(EMR) 프로그램에서 환자 ID를 id.txt 파일로 만들어 공유폴더에 생성하면, PPINT가 자동으로 PPclinic 뷰어를 가동하여, 해당 환자의 영상을 표시합니다. (아래 및 다음 페이지 참조)

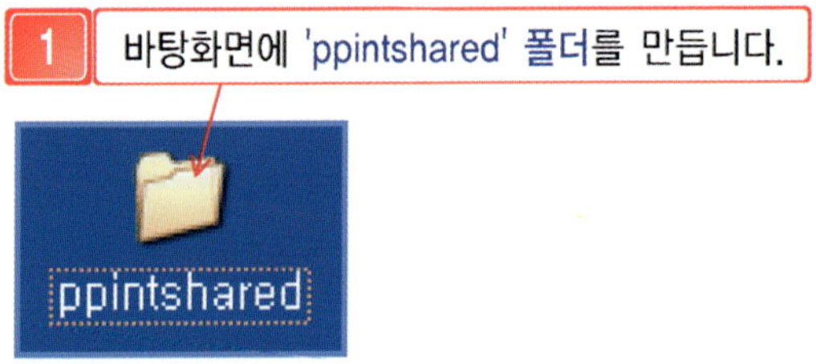

5 공유폴더 설정

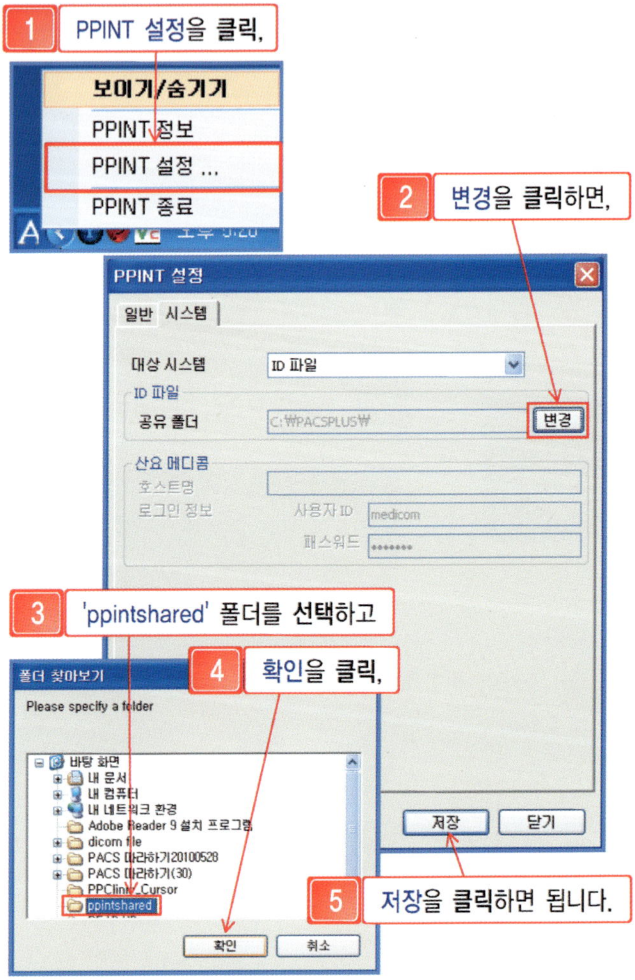

MEMO **PPINT 설정**

다른 조건들도 PPINT 설정 창에 있는 형태로 설정하시기 바랍니다.

6 공유폴더의 ID.txt를 이용한 영상표시

다음과 같이 PPINT 설정방법에 따라 공유폴더와 PPINT 설정한 후, 공유폴더에 ID.txt 파일을 떨어뜨리면 자동으로 PPclinic 뷰어창에 해당 환자의 영상이 표시됩니다.

1 '메모장'을 열어 'CR_08' 입력하고 다른 이름으로 저장하기로 id.txt 파일을 생성합니다.

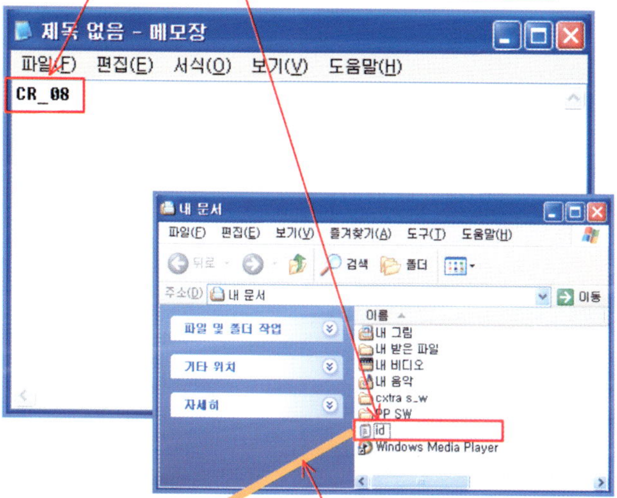

2 'ppintshared' 폴더에 'id.txt' 파일을 넣으면,

3 CR_08 환자 영상이 뷰어창에 표시됩니다.

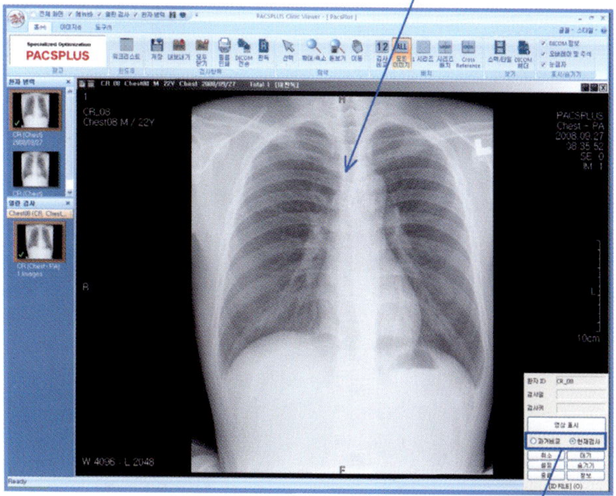

◉과거비교 ○현재검사

MEMO id.txt 내용

Id.txt 파일의 내용은 PPINT 정보를 참조하면 됩니다..

MEMO PPINT 창 숨기기

오른쪽 하단의 PPINT 창이 보이지 않게 하려면, 숨기기 버튼을 누르면 됩니다.

MEMO 과거검사 비교모드

과거 비교모드로 체크하면, 좌측에는 현재의 영상이, 우측에는 과거영상이 자동으로 표시됩니다.

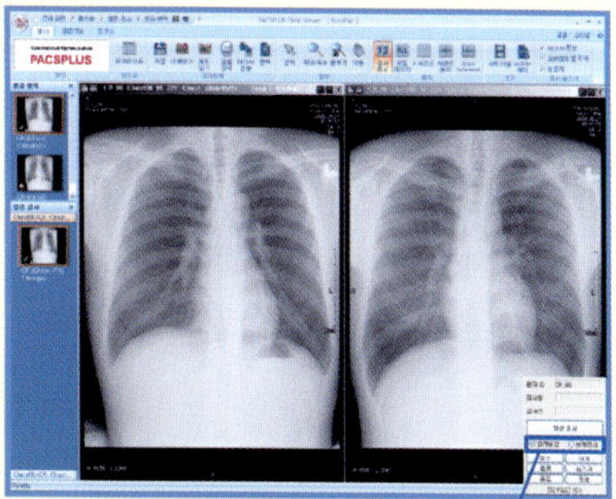

○과거비교 ◉현재검사

같은 환자의 과거검사가 없으면, 화면만 분할이 되고 과거검사 창에는 영상이 나타나지 않습니다.

제 7 장

PPINT 정보

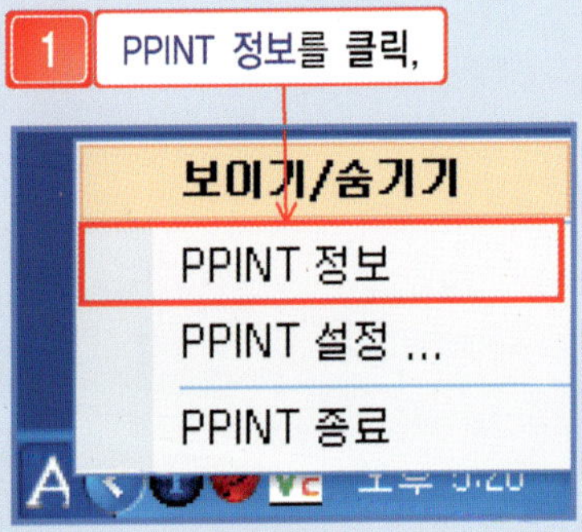

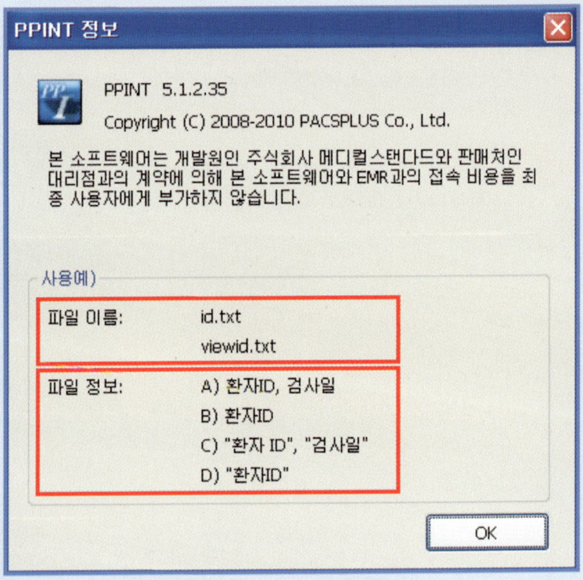

MEMO **EMR 회사가 id.txt 파일을 생성해야**

EMR 회사가 PPINT 정보내용의 id.txt 파일(또는 또는 viewid.txt)을 생성하여 공유폴더에 넣어 주면, 해당 환자의 영상이 자동으로 PPclinic 뷰어에 표시됩니다. 파일 내의 정보는 파일 정보양식 중 하나로 생성해야 합니다.

제 7 장

7 PPINT의 설정변경

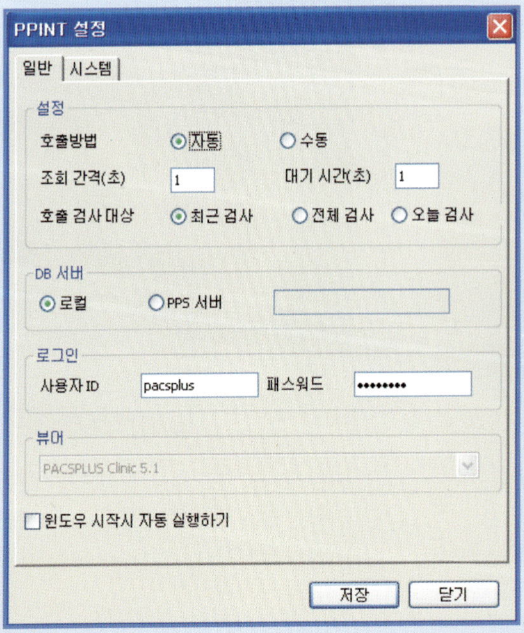

1) 설정

- **호출방법:** 자동설정하면, 공유폴더 id.txt가 들어오면 해당 환자의 영상이 자동으로 호출됩니다. 수동으로 설정하면, 매번 PPINT 창에서 영상표시 버튼을 눌러주어야 합니다.
- **공유폴더:** 우측의 변경버튼을 눌러서 공유폴더의 위치를 바꿀 수 있습니다.
- **파일조회의 간격과 대기시간:** 초 단위로 설정 가능(default는 1초)

2) DB 서버(server)

- **로컬:** PPclinic 무료판은 로컬로 설정합니다.
- **PPS 서버:** PPclinic client(Multi User용 유료판)에서 PPS 서버를 연결할 때 설정합니다.

3) 로그인

- 사용자 ID/패스워드를 설정합니다.
(예, pacsplus/pacsplus)

4) 뷰어(Viewer)

- PPINT를 사용할 PACSPLUS 뷰어 중 PPclinic 5.1로 설정하면 됩니다.

호출방식을 수동으로 설정

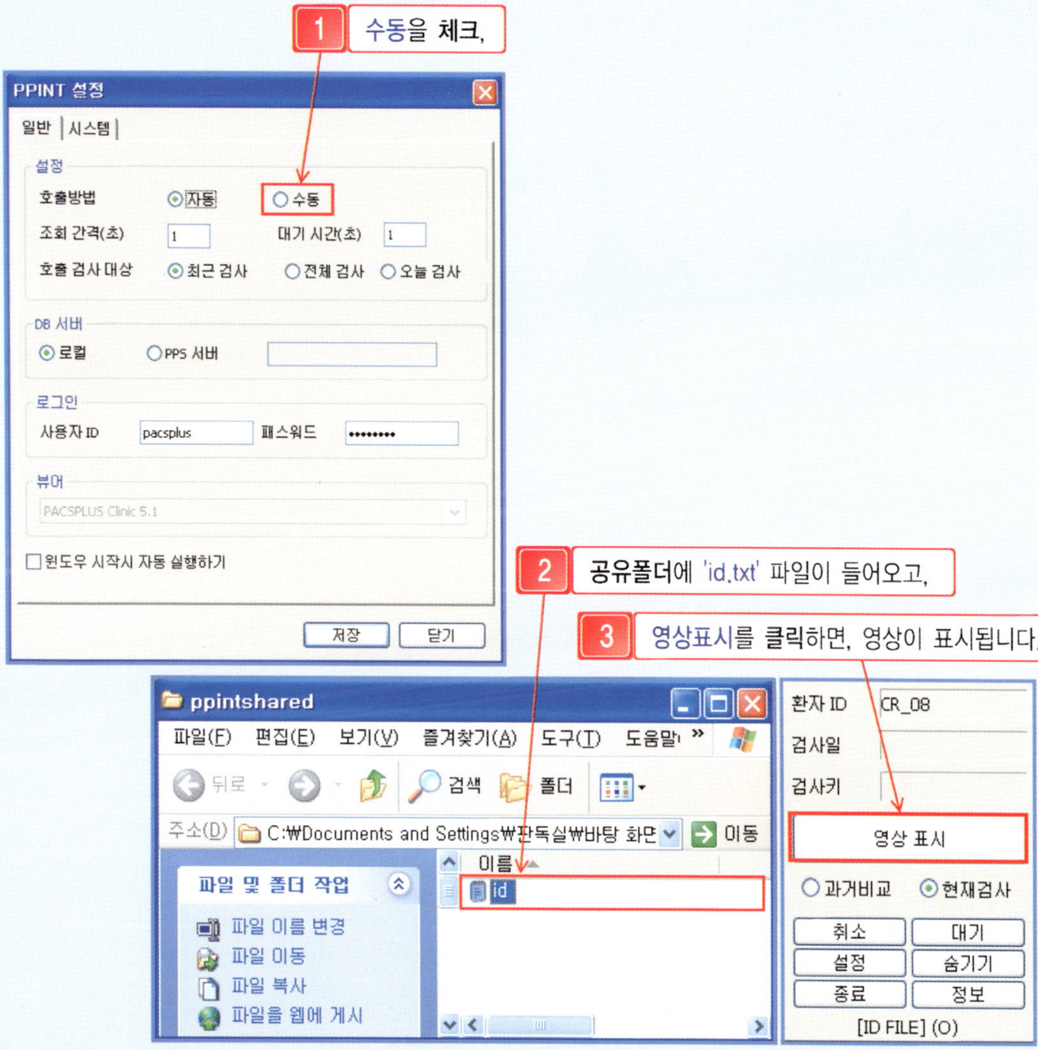

과거비교: 뷰어의 화면이 분할되어, 현재와 과거영상을 비교할 수 있습니다.
현재검사: 뷰어의 화면에 현재영상이 자동으로 뜹니다.
취소: 수동 호출로 설정되었을 때, 취소를 누르면 환자 ID가 지워지면서 취소됩니다.
대기: 수동 호출로 설정되었을 때, 파일조회 간격에 따라 PPINT 창이 다시 표시됩니다.
설정: PPINT 설정 창으로 갑니다.
숨기기: PPINT 창이 나타나지 않게 합니다. PPINT 창을 보려면 데스크톱 하단의 PPINT 아이콘을 마우스 우 클릭한 후, 보이기/숨기기 버튼을 누르면 PPINT 창이 나타납니다.
종료: PPINT를 종료합니다. 다시 기동하려면, PPINT 실행파일 또는 아이콘을 더블클릭하여 PPINT를 기동시켜야 합니다.
정보: PPINT에서 사용하는 txt 파일을 만드는 방법을 안내하는 창이 뜹니다.

PPINT 보이기/숨기기

MEMO 공유폴더 필요

PPINT를 사용하려면, 공유폴더를 만들고 PPINT 설정을 해야 합니다.

MEMO PPINT 트레이 아이콘

PPINT를 기동하면 트레이 아이콘이 나타나고, PC를 껐다가 다시켜도 자동으로 기동합니다.

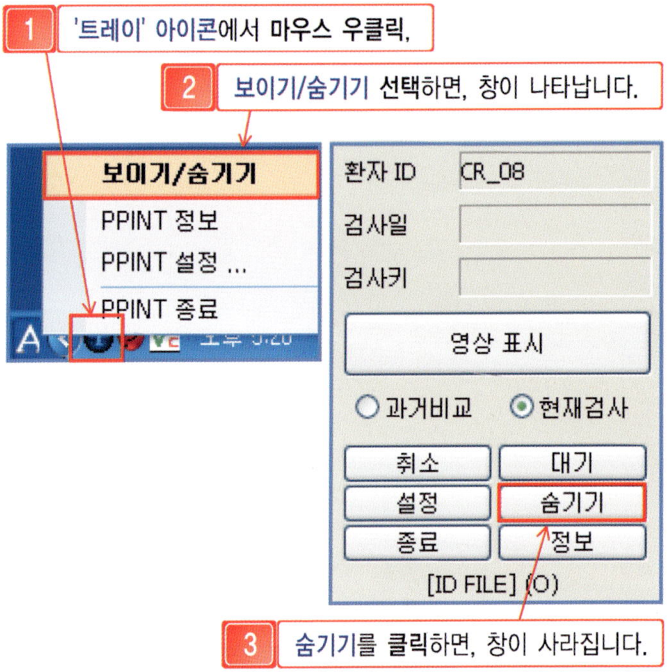

8 PPINT 종료

MEMO PPINT 종료

PPINT가 종료되면 데스크톱 오른쪽 하단의 PPINT 트레이 아이콘이 사라집니다.

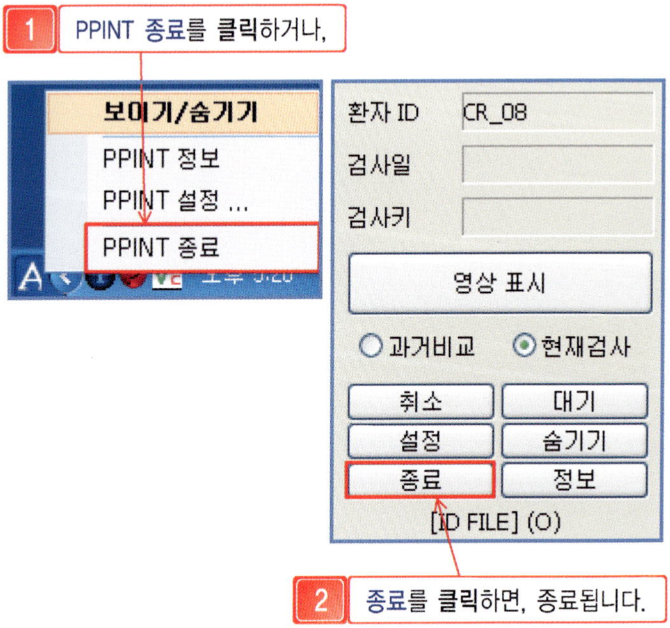

제 8 장

DICOM 기능

Section

SECTION 46 PPclinic의 DICOM 기능

PPclinic은 다음과 같은 DICOM 기능을 지원합니다(부록의 DICOM 문서 참조).

DICOM Storage SCP DICOM Storage SCU DICOM Query/Retrieve SCU DICOM Print SCU DICOM DIR

DICOM 기기 또는 소프트웨어 사이의 네트워크는 IP address, AE title, Port No.를 맞춰 주어야 합니다.

SCP는 service class provider의 약어이며, 서버의 개념과 유사하고, SCU는 service class user의 약어이며 client 개념과 유사합니다.

1) 의료기기(DICOM modality)에서 PPclinic으로 영상을 전송하는 것을 설명하겠습니다.
   PPclinic 서버의 DICOM 네트워크가 DICOM 영상을 받는 DICOM Storage SCP 즉 DICOM 서버기능을 합니다. 의료기기는 DICOM Storage SCU 즉 DICOM client 기능을 지원하는 것입니다.
   먼저 의료기기에 미리 PPclinic의 DICOM 정보(AE title, IP address, Port No.)를 설정해야 합니다.
2) PPclinic 뷰어에서 DICOM 기기(PACS 서버 또는 뷰어)로 DICOM Storage 기능을 이용하여 영상을 전송할 수 있습니다.
   PPclinic 뷰어는 DICOM Storage SCU를, DICOM 기기는 DICOM Storage SCP를 지원합니다.
3) PPclinic에서 타 의료기기 또는 DICOM 서버를 조회하여 필요한 영상을 가져오는 기능이 있습니다.
   PPclinic 뷰어는 DICOM Q/R SCU 기능을 하고, 타 서버는 DICOM Q/R SCP 기능을 담당합니다. 역시 양 쪽에 DICOM 정보(AE title, IP address, Port No.)를 설정해야 합니다.
4) PPclinic에서 필름 프린터로 인쇄하는 기능을 설명하겠습니다.
   PPclinic은 DICOM Print SCU 기능을 담당하고, 필름 프린터는 DICOM Print SCP 기능을 담당합니다. 이 또한 DICOM 정보(AE title, IP address, Port No.)를 설정해야 합니다.
5) PPclinic에서 외부 반출용 CD에 환자 검사정보와 DICOM 영상을 구울 수 있습니다.
   이 때 환자 검사목록을 DICOM DIR 방식으로 저장하므로, 다른 DICOM 뷰어에서 내부 정보를 검색하고 조회할 수 있습니다.

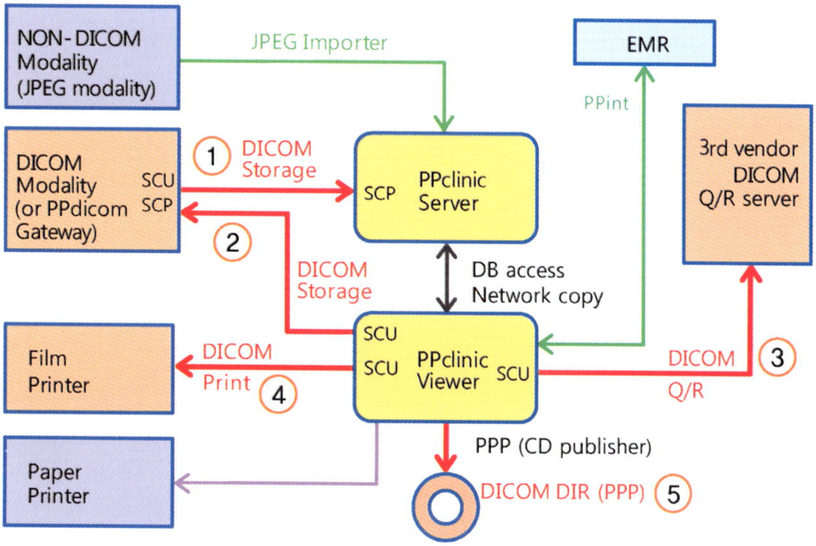

인터넷을 이용한 DICOM 전송 및 출력

DICOM 통신은 병원 내에서 뿐만 아니라, 인터넷을 이용하여 외부 병원이나 의사 집에서 영상을 볼 수 있습니다.

예를 들면, A 병원에서 촬영한 영상을 인터넷을 통해서 B병원의 DICOM 뷰어 또는 PACS로 영상을 전송(DICOM Storage)할 수 있습니다. A 병원의 의료기기는 DICOM Storage SCU 기능을 이용하여 전송합니다. 또한 DICOM Print 기능을 이용하여 C병원에서 필름인쇄를 할 수 있습니다. 이 때, 의료기기는 DICOM Print SCU 기능으로 인쇄를 C병원의 필름 프린터에 보내게 됩니다.

인터넷을 사용하여 영상을 보낼 때, 보안을 위하여 VPN(virtual private network) 서비스를 이용하는 것이 좋습니다.

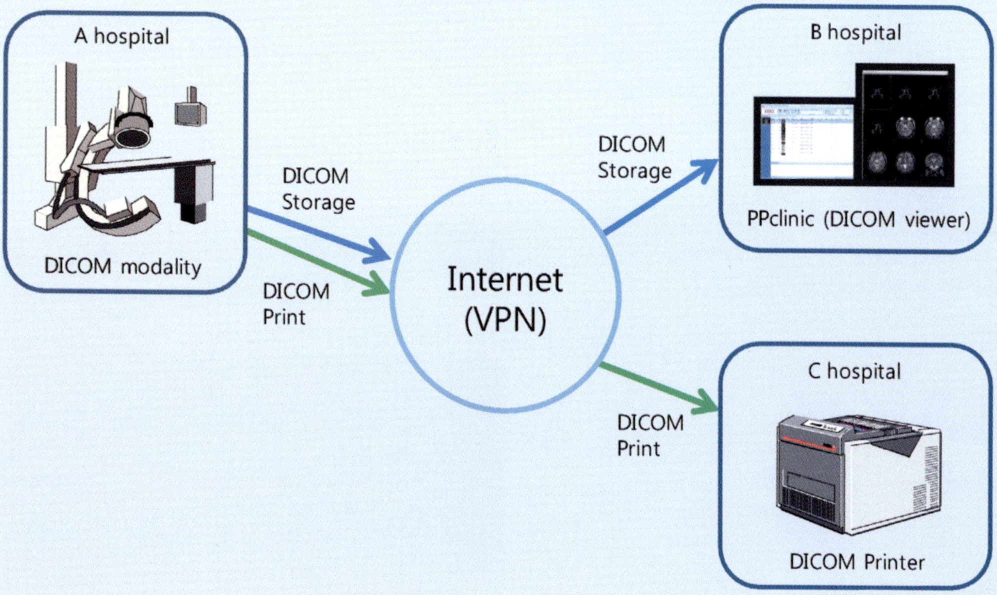

SECTION 47

DICOM Storage 전송

DICOM 기능에서 가장 많이 쓰는 기능이 DICOM Storage 기능을 이용한 DICOM 전송입니다.

1 의료기기에서 PPclinic으로 DICOM 파일전송 개념

MEMO DICOM 전송

의료기기(DICOM modality)에서 PPclinic 서버로 영상을 전송합니다. PPclinic 서버의 DICOM 네트워크가 DICOM 영상을 받는 DICOM Storage SCP, 즉 DICOM 서버기능을 합니다. 의료기기는 DICOM Storage SCU, 즉 DICOM client 기능을 지원하는 것입니다. 먼저 의료기기에 미리 PPclinic의 DICOM 정보(AE title, IP address, Port No.)를 설정해야 합니다.

참조 Section 41

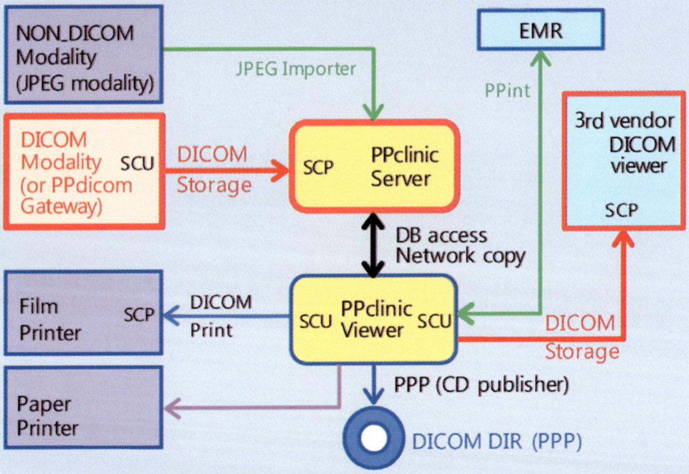

2 의료기기에 PPclinic DICOM 네트워크 정보 입력하기

PPclinic DICOM 네트워크 정보 확인하기

MEMO AE Title

Application Entity Title의 약어입니다.

MEMO 디폴트 설정 값

IP address는 현재 PC의 네트워크 IP로 설정됩니다. AE title은 PPclinic server, Port No.는 104로 디폴트로 잡힙니다.

1 트레이 아이콘을 마우스 우클릭 하고 네트워크…를 클릭,

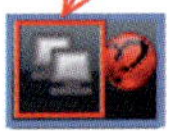

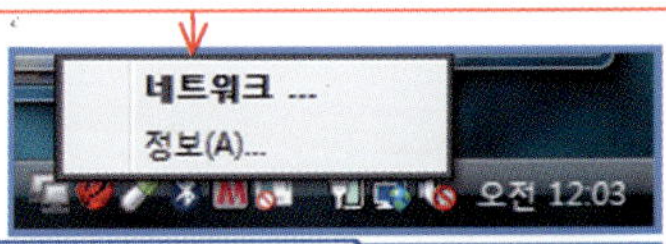

2 DICOM 네트워크 정보가 표시됩니다.

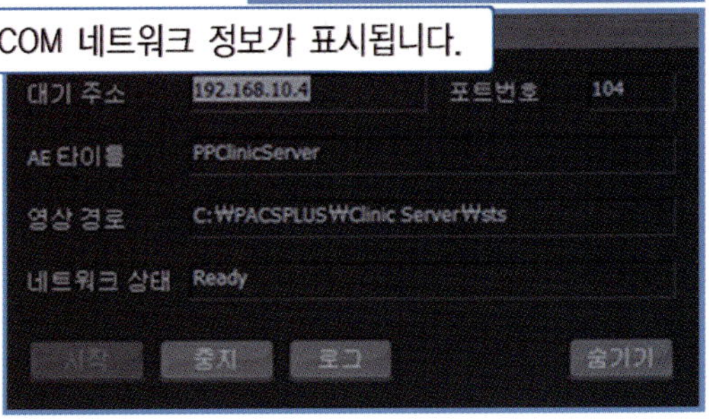

제 8 장

의료기기에 PPclinic DICOM 네트워크 정보 입력하기

1 'PPclinic 의 DICOM 네트워크 정보'와 같이 **입력 저장**합니다.

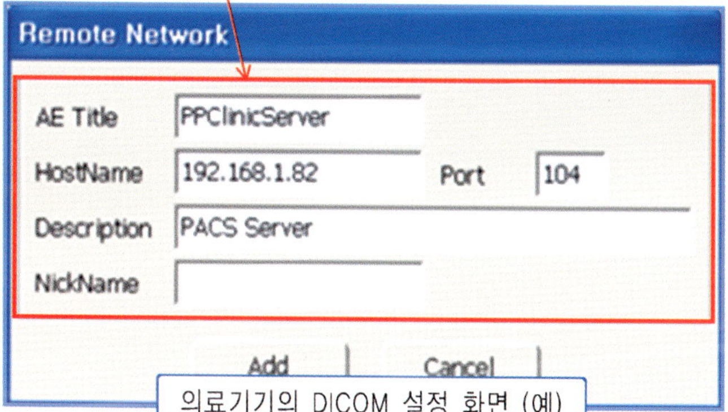

의료기기의 DICOM 설정 화면 (예)

2 의료기기에서 보낼 '검사'를 선택한 후, DICOM **전송(SEND)**하면 됩니다.

MEMO 의료기기 설정방법

의료기관은 의료기기 업체로부터 DICOM 설정법을 교육받는 것이 좋습니다. 향후, 장비 또는 PACS 관련 DICOM 설정을 변경하기 위하여 필요합니다.

의료기기마다 DICOM을 설정하는 창은 다를 수 있습니다. PPclinic으로 DICOM 전송을 하기 위하여, PPclinic의 IP address, AE title, Port No. 3가지는 반드시 똑같이 입력해야 합니다. 대소문자도 구별해야 합니다.

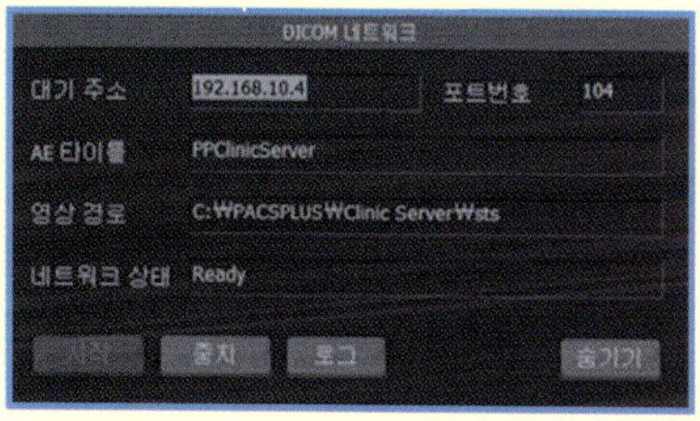

PPclinic의 DICOM 네트워크 정보

참조 Section 39

MEMO 의료기기에서 PPclinic으로 DICOM 전송테스트

의료기기에서 DICOM 영상을 선택하여 PPclinic으로 전송하십시오. 의료기기에서 DICOM 전송이 성공적으로 진행되었는지 알 수 있습니다.
또한 PPclinic를 실행하여 의료기기에서 전송한 영상이 워크리스트창에 목록이 나오고, 영상이 제대로 표시되는지 확인하면 됩니다.

3 PPclinic에서 의료기기 또는 타 PACS로 DICOM 전송

MEMO **DICOM 설정**

PPclinic 뷰어에서 타 DICOM 제품(의료기기, PACS, 뷰어 등)으로 영상을 전송합니다. PPclinic 뷰어는 DICOM Storage SCU 즉 DICOM client 기능을 지원 합니다.
다른 DICOM 제품은 DICOM 영상을 받는 DICOM Storage SCP 즉 DICOM 서버기능이 필요합니다.
먼저 타 DICOM 제품의 DICOM 정보(AE title, IP address, Port No.)를 확인한 후, PPclinic 뷰어에 그 정보를 설정해야 합니다.

참조 Section 39

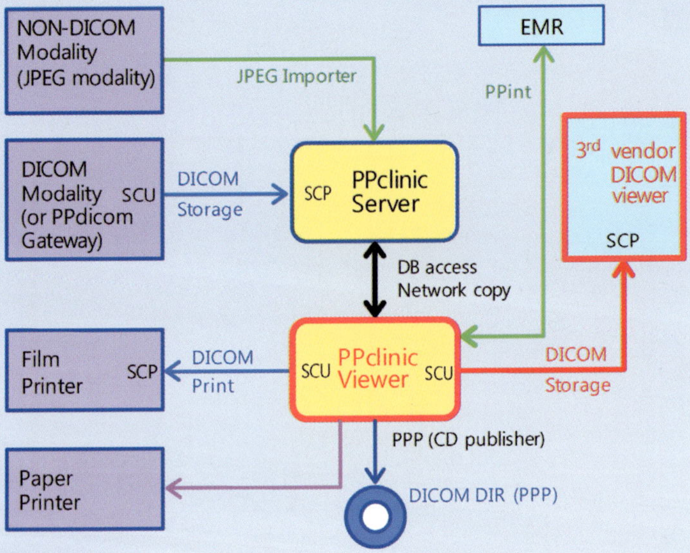

타 DICOM 제품의 DICOM 정보 확인하기

MEMO **받는 쪽의 DICOM 정보 확인**

타 DICOM 제품의 IP address, AE title, Port No. 3가지 정보를 알아야 합니다. 예를 들어 다음과 같은 정보를 이용하기로 합니다. 대소문자도 반드시 구별하여 똑같이 입력해야 합니다.

예) 원격서버로 보낼 경우

IP address: 135.123.1.10
AE title: TELEserver
Port No.: 5104

1 '원격 서버의 DICOM 정보'를 **확인**합니다.

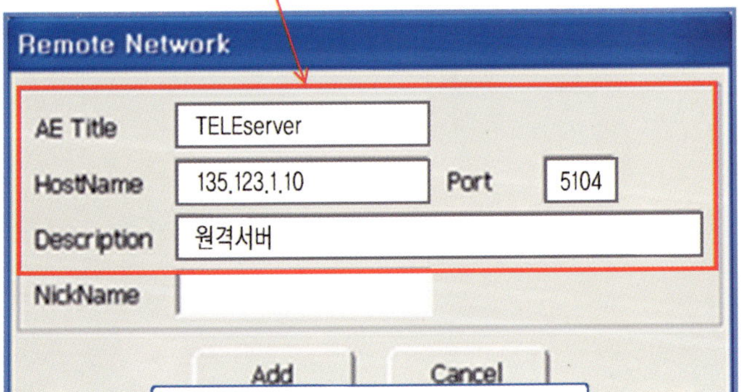

원격서버의 DICOM 설정 화면 (예)

제 8 장

PPclinic 워크리스트창에서 타 DICOM 제품으로 DICOM 전송하기

1 '검사'를 선택하고,

2 DICOM 전송을 클릭

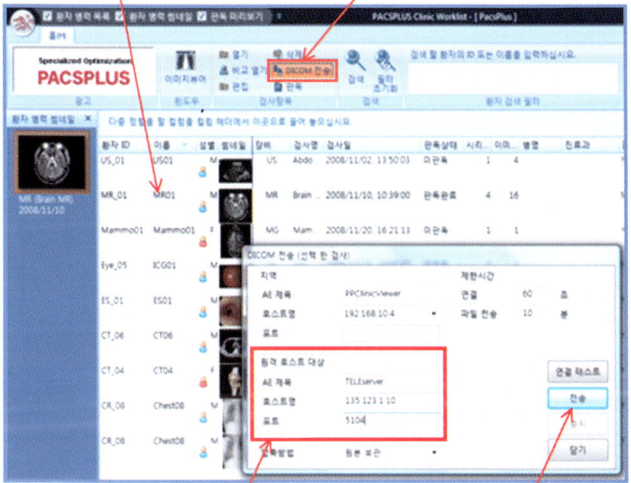

3 원격서버의 'DICOM 정보'를 입력하고,

4 전송을 클릭.

MEMO DICOM 연결테스트

타 DICOM 제품의 IP address, AE title, Port No.를 똑같이 입력하고, 연결테스트 버튼을 누르면, 성공메시지 창이 나타납니다.

MEMO 네트워크 점검

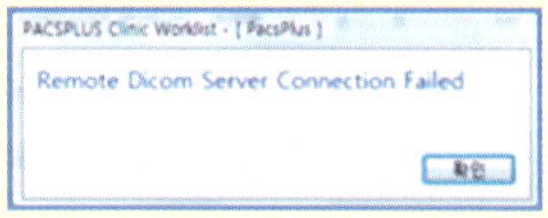

만일 실패메시지가 나타나면 DICOM 정보를 재확인하거나, 네트워크 이상 유무를 파악해야 합니다.
네트워크는 ping test를 하면 좋습니다. 인터넷을 사용할 경우는 보안시스템 및 장치사이의 상관관계를 파악해야 합니다.

PPclinic 뷰어창에서 타 DICOM 제품으로 DICOM 전송하기

1 '영상'들을 선택하고,

2 DICOM 전송을 클릭,

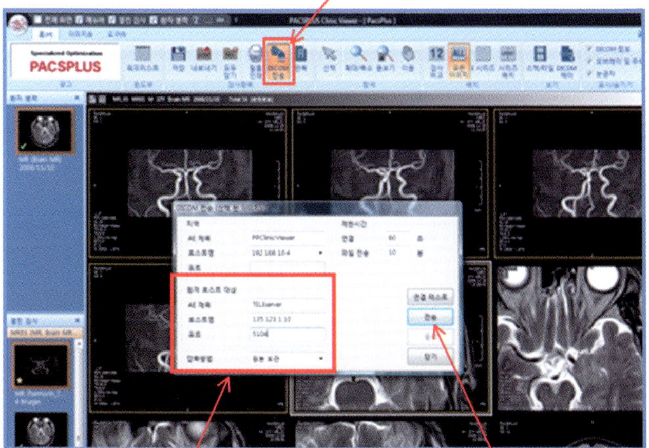

3 원격 서버의 'DICOM 정보'를 입력하고,

4 전송을 클릭.

MEMO 영상 선택전송하기

PPclinic의 뷰어창에서 보낼 영상들을 선택한 후, 홈 탭의 DICOM 전송버튼을 누르면 진행됩니다.

MEMO 모든 검사영상을 전송하기

워크리스트에서 검사를 전송하면, 검사내의 모든 영상들이 일시에 DICOM 전송됩니다.

제 8 장

DICOM 전송 창 설명

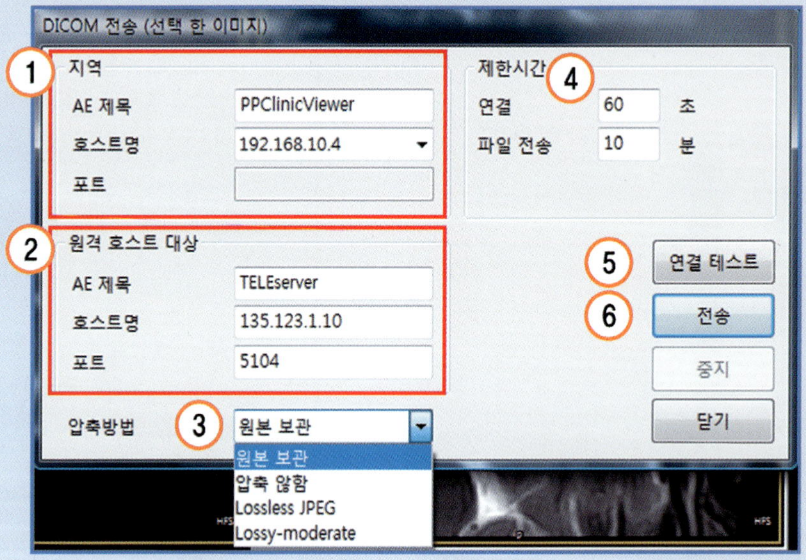

1 **지역(Local):** PPclinic의 DICOM 네트워크 정보
AE 제목: 디폴트로 PPclinic 뷰어로 잡힘
호스트 명: PC의 현재 네트워크 IP address
포트: 내부적으로 자동으로 잡힘

2 **원격호스트 대상:** 타 DICOM 제품의 AE 제목(title), 호스트명(IP address), 포트(port)정보.

3 **압축방법:** 원본 보관, 압축 안함, Lossless JPEG, Lossy-moderate 중에 선택. 원본 보관은 현재 영상의 압축상태 그대로 보낸다는 의미입니다.

3 **제한시간:** 디폴트로 연결하는 시간은 60초, 파일전송은 10분간 가능하도록 설정합니다. 숫자 변경이 가능합니다. 영상파일의 사이즈가 크고, 네트워크속도가 느릴 경우는 숫자를 올릴 필요도 있습니다.

5 **연결테스트:** 타 DICOM 제품과의 DICOM 네트워크 연결이 정상인지 테스트 합니다.

6 **전송:** PPclinic에서 타 DICOM 제품으로 DICOM 전송합니다.

4 PPclinic에서 PPclinic으로 DICOM 전송

MEMO **DICOM Storage**

PPclinic 뷰어에서 타 PC의 PPclinic으로 영상을 전송합니다.

PPclinic 뷰어는 DICOM Storage SCU 즉, DICOM client 기능과 DICOM 영상을 받는 DICOM Storage SCP 즉, DICOM 서버기능이 지원됩니다.

받을 PPclinic의 DICOM 정보(AE title, IP address, Port No.)를 확인한 후, 보낼 PPclinic 뷰어에 그 정보를 설정해야 합니다. 대소문자도 반드시 구별하여 똑같이 입력해야 합니다.

참조 Section 39

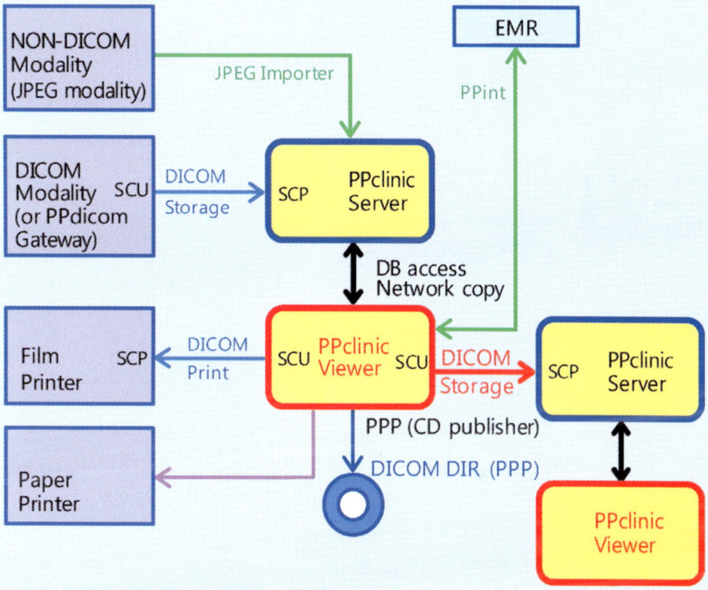

받는 PPclinic의 DICOM 네트워크 정보 확인하기

받는 쪽 PPclinic DICOM 네트워크의 IP address, AE title, Port No. 3가지 정보를 알아야 합니다.
(예제) IP address: 135.123.1.10, AE title: TELEserver, Port No.: 5104

1 트레이 아이콘을 **마우스 우클릭** 하고 네트워크…를 **클릭.**

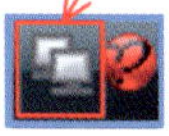

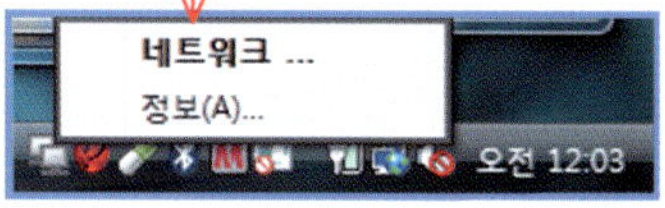

2 DICOM 네트워크 정보가 표시됩니다.

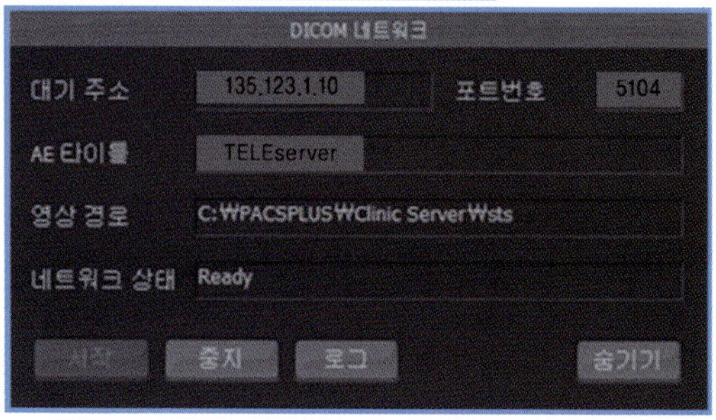

MEMO **받는 쪽 PPclinic의 DICOM 정보 확인하기**

바탕화면 오른쪽 하단에 PACSPLUS DICOM 네트워크 트레이 아이콘을 마우스 우 클릭하면 창이 뜹니다.

MEMO **PPclinic을 의료기기처럼**

전송하는 PPclinic이 의료기기처럼 DICOM Storage SCU 기능을 제공하므로, 의료기기가 없을 경우는 PPclinic을 이용하여 DICOM 전송테스트를 할 수 있습니다.

PPclinic으로 DICOM 전송하기

MEMO **DICOM 네트워크 설정**

보낼 PPclinic 네트워크의 IP address, AE title, Port No.를 똑같이 입력하고 DICOM 전송해야 합니다.

참조 Section 39

Worklist 창에서 검사별로 DICOM 전송

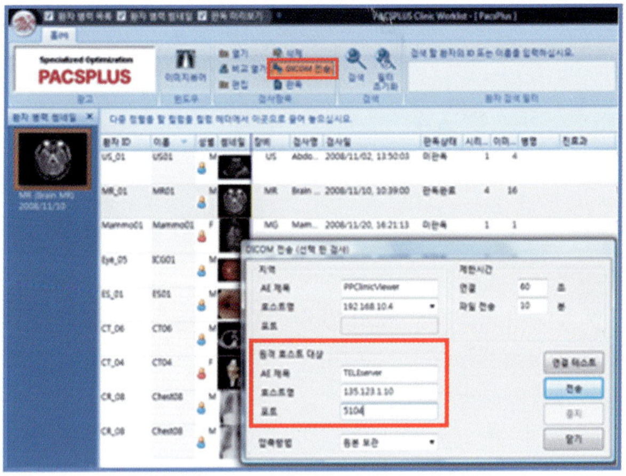

Viewer창에서 영상을 선택하여 DICOM 전송

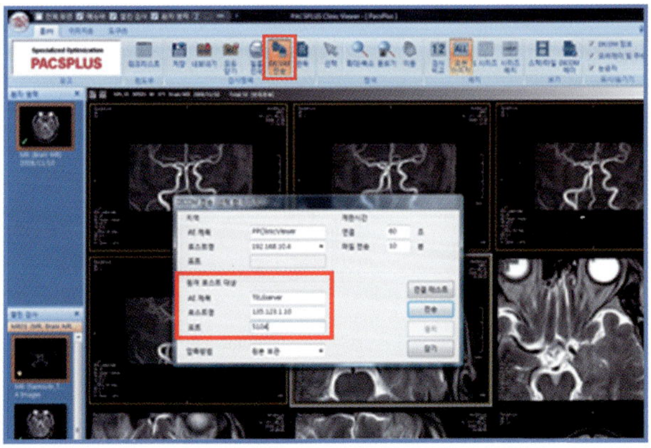

MEMO **받은 검사 확인하기**

받는 PPclinic의 워크리스트에서 전송받은 검사목록을 확인합니다.

참조 Section 14

수신 PPclinic에서 전송받은 DICOM영상을 확인

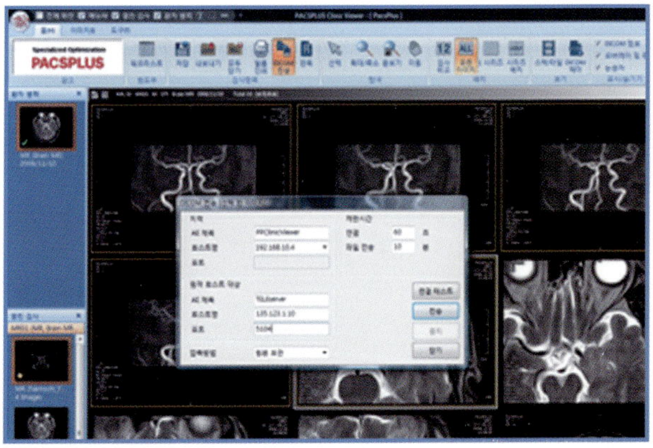

쉬어가기... 네트워크 구성 예

다음 사진은 간단하게 PPclinic 2대를 네트워크로 구성한 그림입니다. 의료기기가 DICOM을 지원하면 LAN 케이블을 HUB의 LAN 포트에 연결하면 됩니다. 네트워크 구성은 자체적으로 정하면 됩니다. PC IP는 마이크로소프트사 네트워크 설정대로 하면 됩니다. 허브와 컴퓨터 간의 거리에 따라 LAN 케이블의 길이는 길게 하여 천정과 벽을 통해서 설치하면 됩니다. 요즘은 무선네트워크의 속도가 빨라졌기 때문에, 무선네트워크 HUB를 사용하면 케이블 설치를 할 필요가 없습니다.

네트워크 설치에 자신이 없으면 기술자의 도움을 받으면 쉽게 해결되므로 고민할 필요는 없습니다.

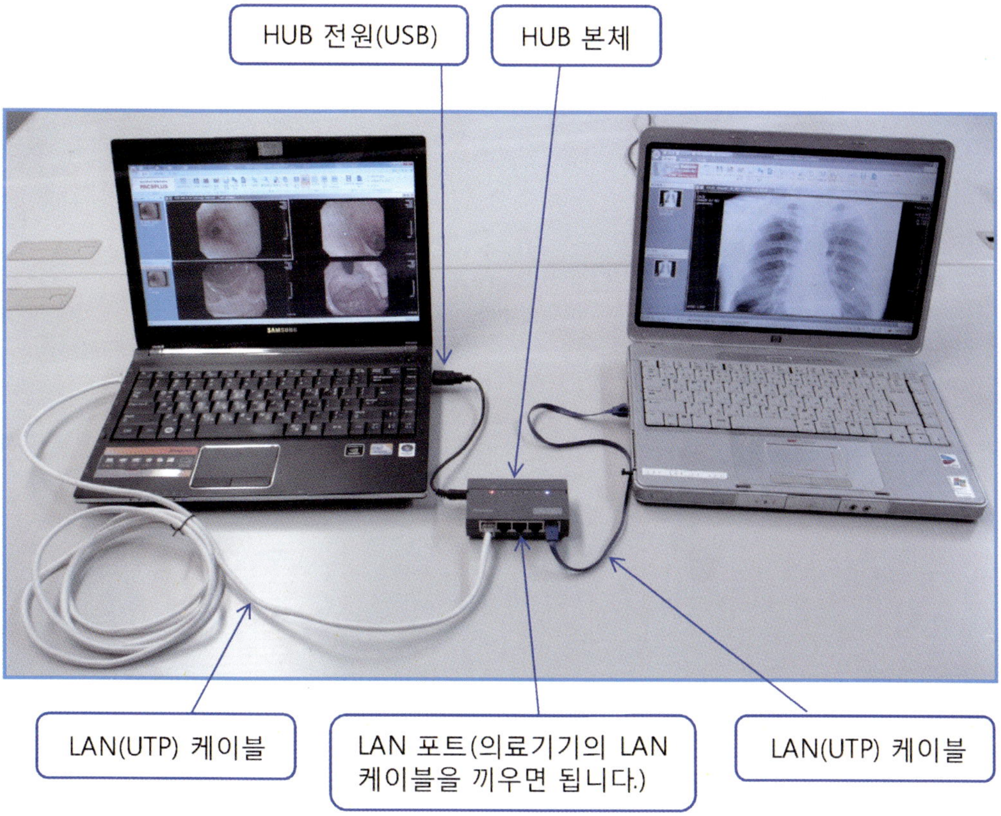

제 8 장

SECTION 48

DICOM Query/Retrieve

DICOM Q/R(Query/Retrieve) 기능을 이용하여, PPclinic 뷰어에서 타 서버나 워크스테이션에 저장된 DICOM 영상을 조회하고, 필요한 영상을 불러오는 기능입니다.

PPclinic 뷰어는 DICOM Q/R SCU 기능을 지원합니다. 타 DICOM Q/R server는 DICOM Q/R SCP 기능이 지원되어야 합니다. 타 DICOM Q/R server에 PPclinic의 DICOM 네트워크 정보를 등록해야 합니다. DICOM 전송을 참조하시기 바랍니다.

참조 Section 39

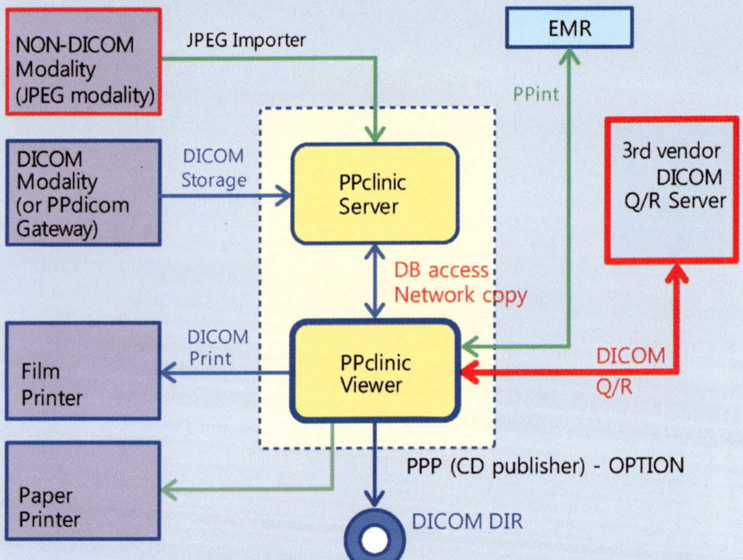

1 DICOM Q/R 실행

MEMO **DICOM Q/R 버튼**

워크리스트창의 DICOM Q/R 버튼을 클릭하면, DICOM Q/R 창이 뜹니다.

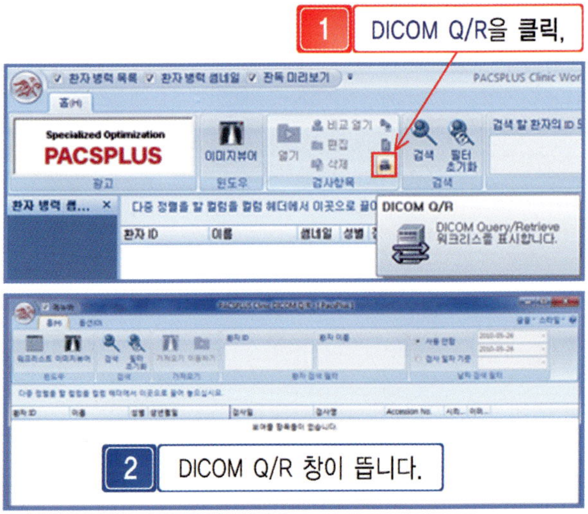

2 DICOM Q/R 서버 설정

1 옵션 탭을 클릭하고,

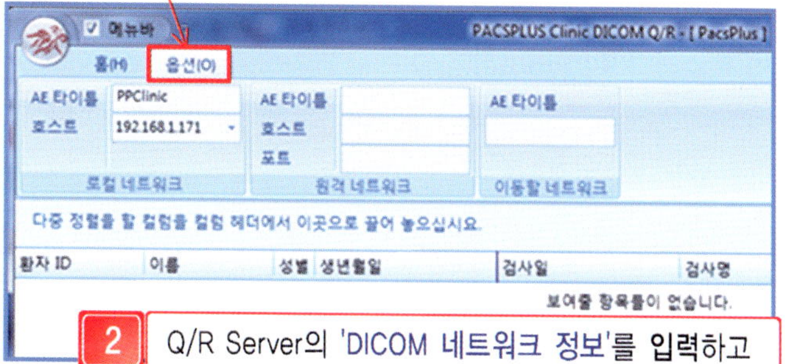

2 Q/R Server의 'DICOM 네트워크 정보'를 입력하고

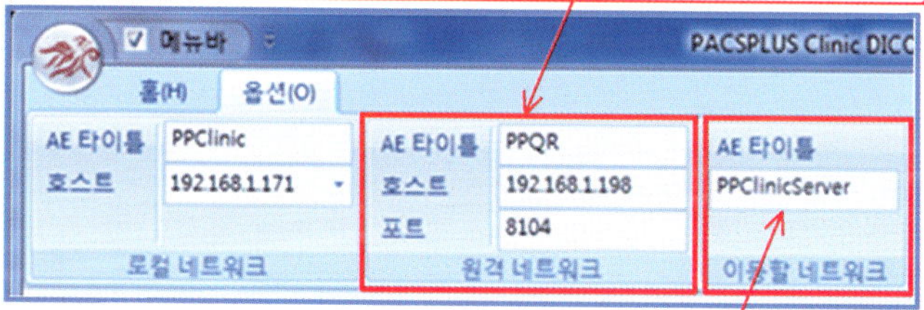

3 Local 에 저장하기 위해 'PPclinicServer' 를 입력합니다.

MEMO 이동할 DICOM 서버 지정

이동할 네트워크의 AE 타이틀은 영상 데이터를 저장할 서버(DICOM Storage SCP)를 지정하면 됩니다.
무료판의 경우 'PPclinicServer'라고 정하면, PPclinic 서버로 Q/R한 영상을 저장합니다.
만일 다른 DICOM 서버로 전송하여 저장하려면 PPclinicServer 대신에, 해당 AE 타이틀을 입력해야 합니다.

3 DICOM Q/R로 영상 가져와 PPclinic 서버에 저장하기

1 홈 탭을 클릭, 2 검색할 '환자 ID'를 입력한 후, 3 검색을 클릭,

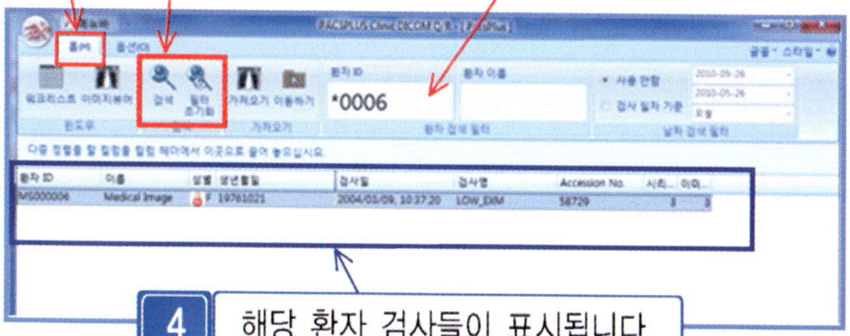

4 해당 환자 검사들이 표시됩니다.

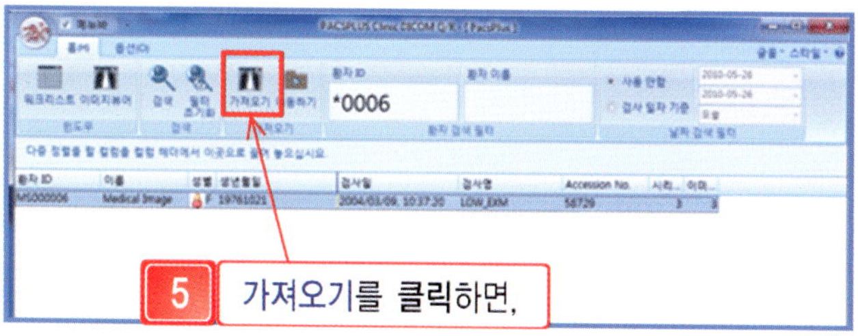

5 가져오기를 클릭하면,

MEMO *를 이용한 정보 검색

환자 ID는 *0006 또는 6*처럼 입력하면 됩니다. 즉 *0006은 끝의 4자리 수를 포함한 모든 검사들이 표시되고, 6*는 첫자리가 6이 포함된 환자들의 검사리스트가 표시됩니다.

제 8 장

MEMO PPclinic 서버로 저장하기

옵션 탭의 이동할 네트워크의 AE 타이틀이 'PPclinicServer'라고 정하면, Q/R 한 영상을 PPclinic 서버에 저장합니다.

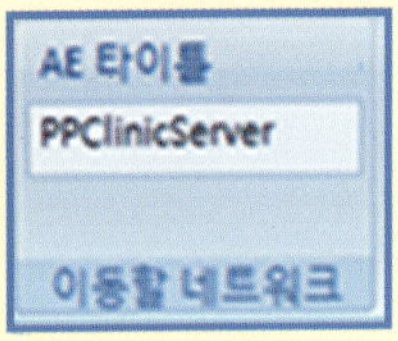

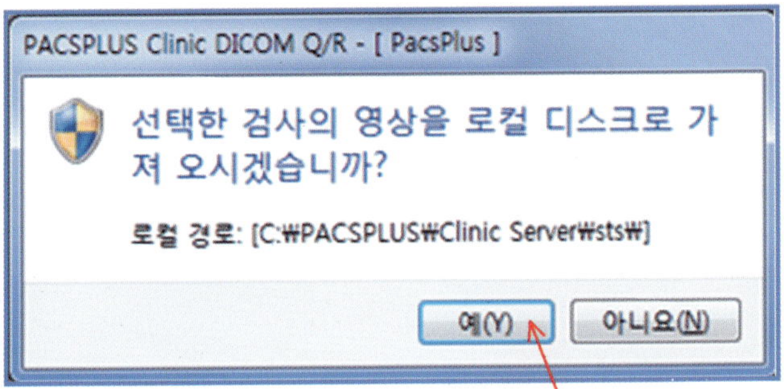

6 예를 클릭하고,

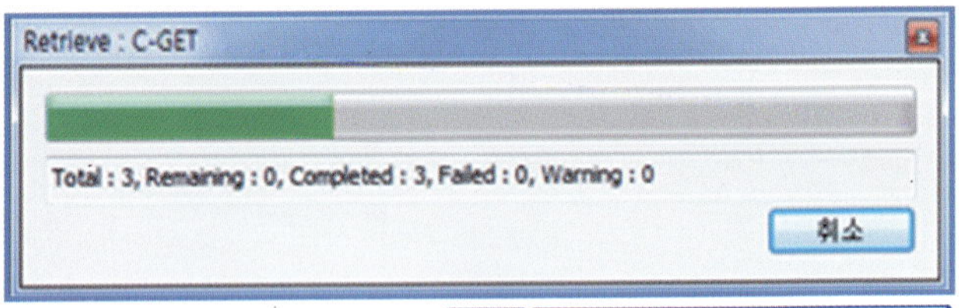

7 작업 진행 창이 닫힌 후,

8 Worklist 창에서 검색하면 저장된 것을 확인할 수 있습니다.

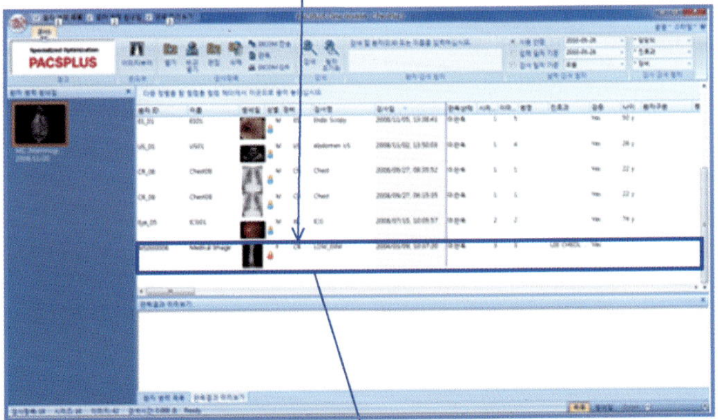

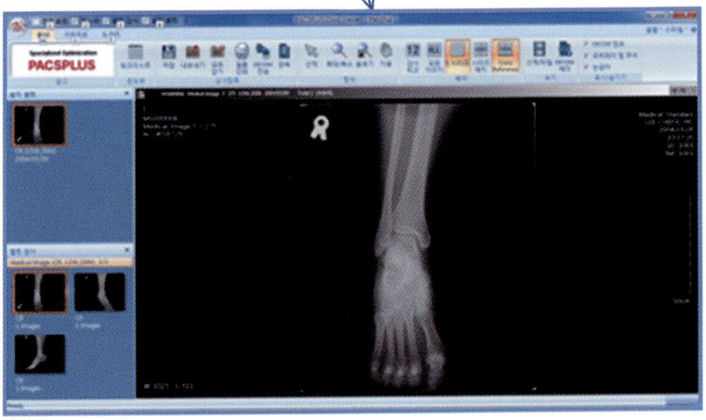

참조 Section 19

제 8 장

4 DICOM Q/R로 받은 여러 영상 저장하기

1 환자 ID를 **입력**하고 검색을 **클릭**,

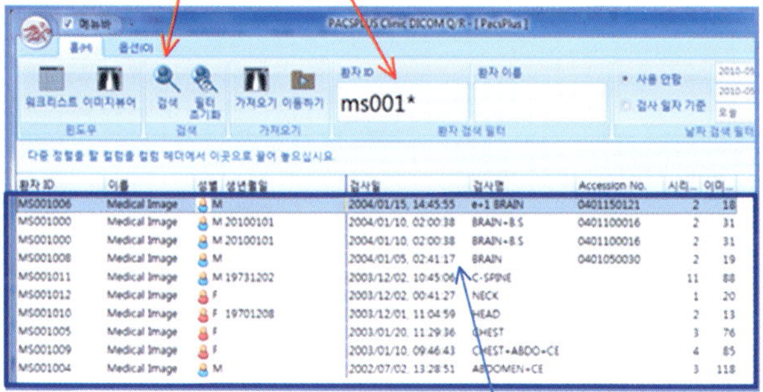

2 Ms0001로 시작하는 ID 갖는 환자들의 검사 목록이 나타나고,

3 Ctrl 키를 누르고, 3개 '검사'를 **선택**한 후,

4 가져오기를 **클릭**,

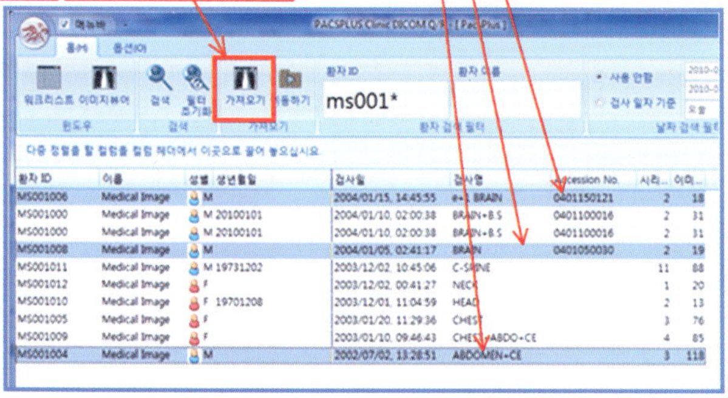

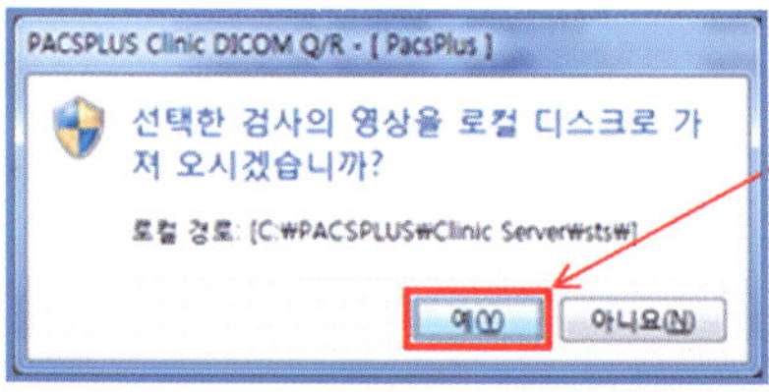

5 예를 **클릭**,

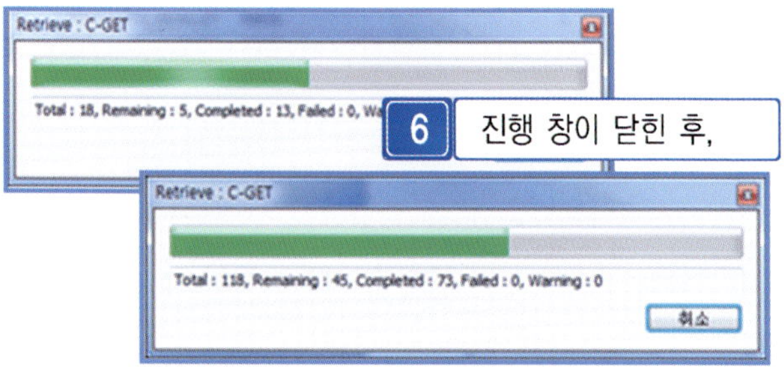

6 진행 창이 닫힌 후,

MEMO PPclinic 서버로 저장

무료판의 경우는 'PPclinicServer'라고 정하면, PPclinic 서버로 Q/R한 영상을 저장합니다.

제 8 장

7 Worklist 창에서 검색하면 저장된 것을 확인할 수 있습니다.

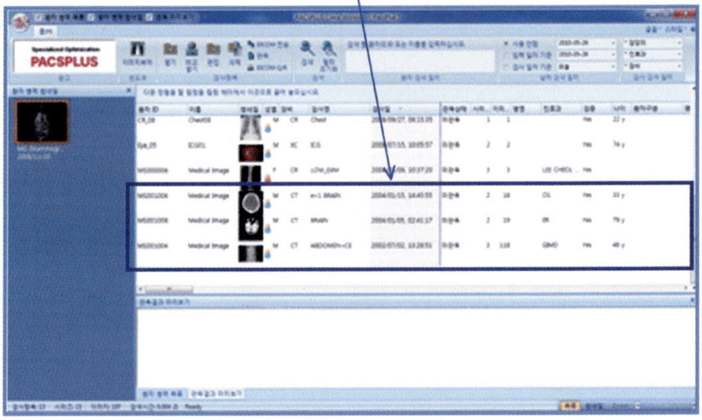

5 DICOM Q/R로 받은 여러 영상을 다른 서버로 저장하기

MEMO 이동할 DICOM 서버 지정

이동할 네트워크의 AE 타이틀은 영상 데이터를 저장할 서버(DICOM Storage SCP)를 지정하면 됩니다. 무료판의 경우는 'PPclinicServer'라고 정하면, PPclinic 서버로 Q/R한 영상을 저장합니다. 만일 다른 DICOM 서버로 전송하여 저장하려면 'PPclinicServer' 대신에 해당 AE 타이틀을 입력해야 합니다.

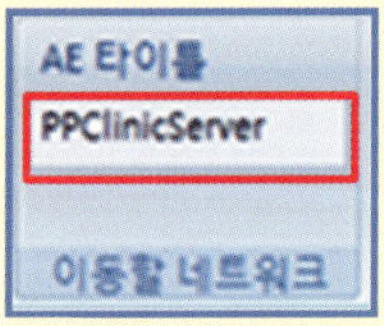

1 이동하기를 **클릭**하면, 기 설정된 타 서버로 전송합니다.

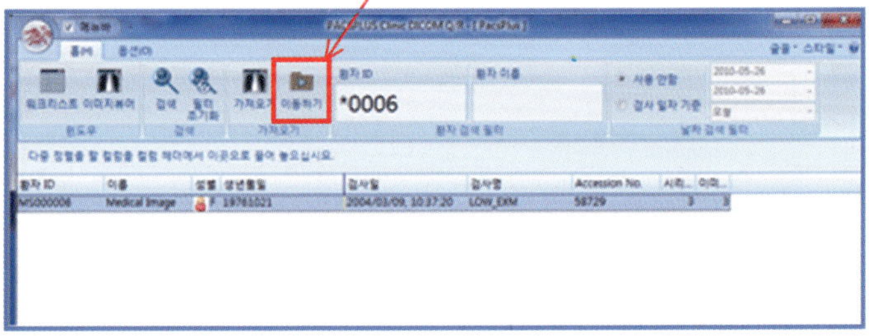

2 타 서버에서 영상이 들어왔는지 확인하면 됩니다.

제 8 장

쉬어가기... 대학에서 연구 및 교육용 자료 모으기

대학 및 대형병원에서 연구나 교육목적으로 자신의 폴더에 보관할 경우가 많습니다. 문제는 병원의 PACS 용량이 부족하여 어느 정도 기간이 지나면 삭제되는 큰 불편을 겪게 됩니다. 따라서 보관할 영상들을 자신의 PC로 옮길 필요가 있으며, 개인용 PC나 노트북에 PPclinic을 설치하면 필요한 자료를 별도로 관리하기 쉽습니다.

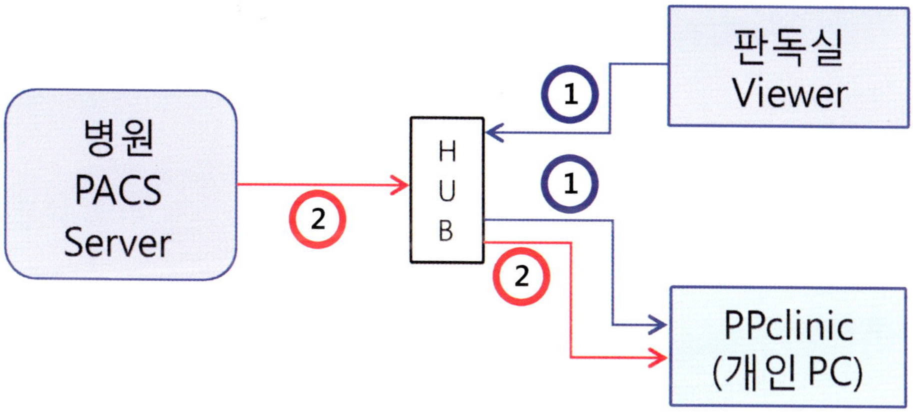

① 병원에 설치된 PACS 뷰어에서 개인 PC로 DICOM 전송할 경우

필요한 검사를 선택한 후, DICOM 전송기능을 이용하여 등록된 개인 PC(PPclinic이 탑재됨)로 DICOM 전송하면 됩니다. PPclinic이 영상을 전송받아 자동으로 데이터베이스를 생성합니다.
환자정보를 바꾸려면, 검사의 편집기능을 이용해서 바꾸면 됩니다.
(사전에 자신의 개인 PC의 DICOM 네트워크 정보(IP address, AE title, Port)를 병원 PACS 뷰어에 설정해야 합니다. 병원 PACS 뷰어에 설정할 때, 잘 모를 경우 시스템 관리자나 PACS 업체에 설정을 부탁하면 됩니다.)

참조 Section 47

② 개인 PC에서 병원 PACS 서버의 영상을 DICOM Q/R 기능을 이용하여 끌어올 경우

PPclinic 뷰어의 DICOM Q/R 기능에서 병원 PACS 서버의 DICOM 네트워크 정보((IP address, AE title, Port)를 등록합니다.
끌어올 환자 ID를 입력하여 검사를 조회한 후, 영상을 불러 PPclinic에 저장하면 됩니다.
(사전에 자신의 개인 PC의 DICOM 네트워크 정보(IP address, AE title, Port)를 병원 PACS 서버에 설정해야 합니다. 병원 PACS시스템 관리자나 PACS 업체에 설정을 부탁하면 됩니다.)

참조 Section 48

SECTION 49

DICOM Print(필름인쇄)

PPclinic은 DICOM Print 기능을 지원하므로 DICOM 프린터(필름, 용지)를 이용할 수 있습니다.

1 DICOM Print 개념

MEMO **필름 프린터 DICOM 설정**

PPclinic 뷰어에서는 DICOM Print SCU(client) 기능을 지원합니다. 따라서 DICOM Print SCP(server)를 지원하는 필름 프린트로 영상을 보내 필름으로 출력할 수 있습니다. DICOM 필름 프린터의 AE제목, 호스트이름, 포트정보를 PPclinic 뷰어에 입력하여 설정해야 합니다. DICOM 프린터에는 필름뿐 아니라 용지 등으로 출력하는 장비가 있습니다.

참조 Section 39

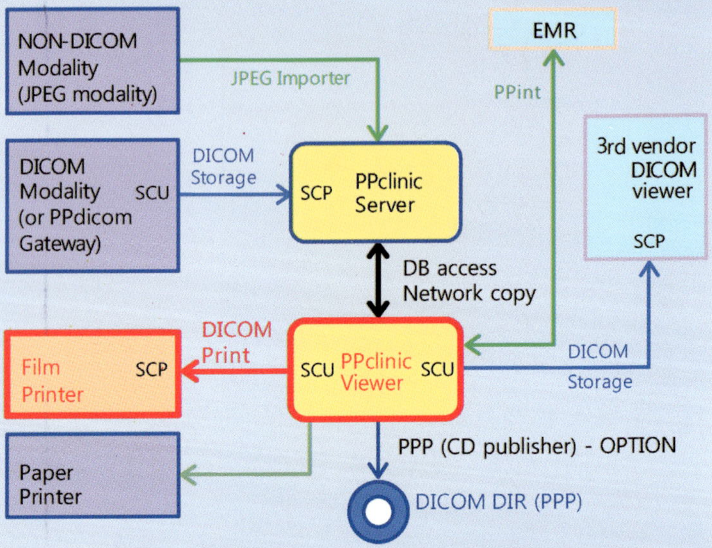

2 필름 프린터설정

주의 **필름 종류별 정보**

필름인쇄를 하려면 반드시 DICOM 필름 프린터가 있어야 하며, 그 프린터가 지원하는 필름 종류에 대한 정보를 알아야 합니다. 필름 프린터에 대한 상세한 정보는 납품업체나 서비스업체에 문의하셔도 좋습니다.

MEMO **원격필름출력**

필름 프린트는 병원 내에서 뿐만 아니라, 인터넷이 연결된 병원 외부의 필름 프린트에도 연결이 가능합니다. 따라서 원격으로 필름출력이 가능합니다.

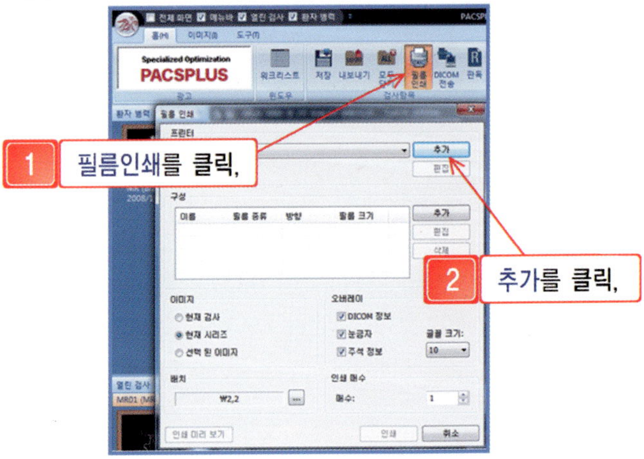

3 프린터의 'DICOM 정보'를 입력,

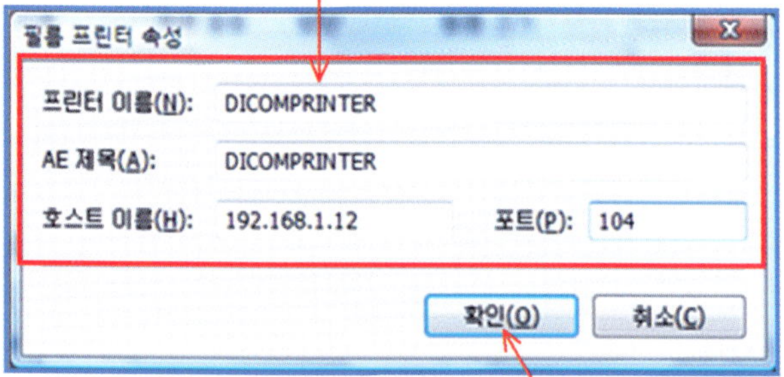

4 확인을 클릭,

5 추가를 클릭,

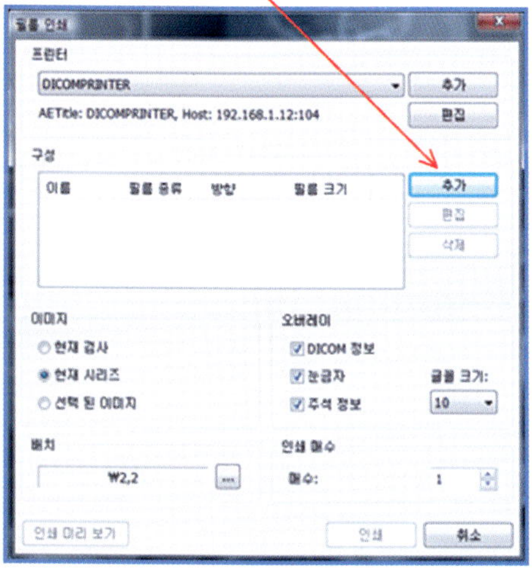

6 '필름 이름'을 입력하고,

7 '필름 특성'을 설정하고,

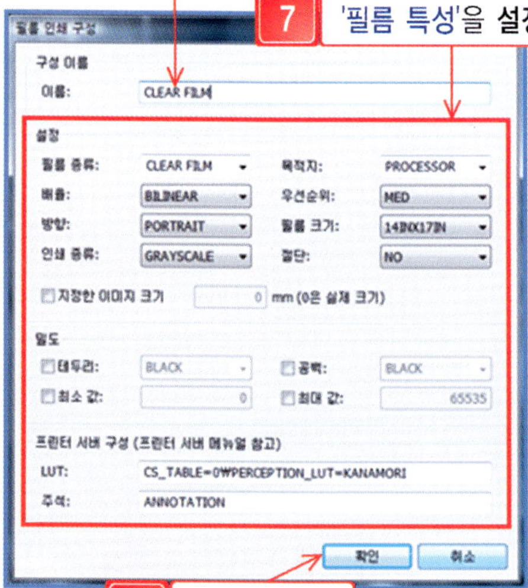

8 확인을 클릭,

MEMO 필름종류별 구성예제

필름인쇄 구성 창에서 프린트에 장착되는 필름의 종류나 특성에 대한 각 항목의 우측 풀다운 바를 누르면 리스트가 뜨며, 적절한 항목을 선택해야 합니다. 필름설정을 제대로 하지 않을 경우에는 필름인쇄가 안되거나 부적절하게 될 수 있습니다.

필름종류

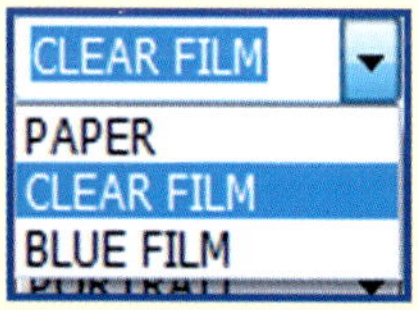

목적지

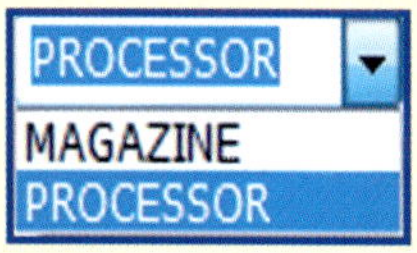

배율

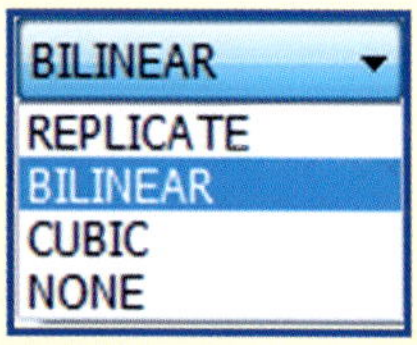

우선순위

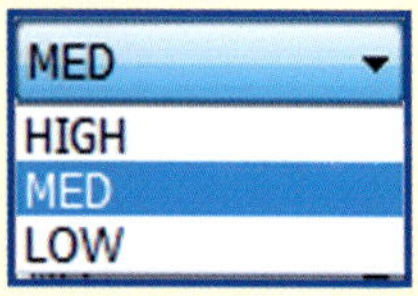

방향

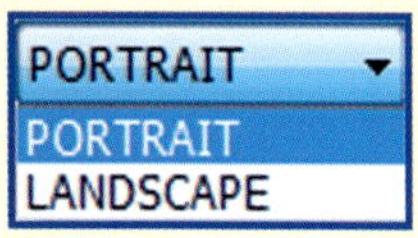

제 8 장

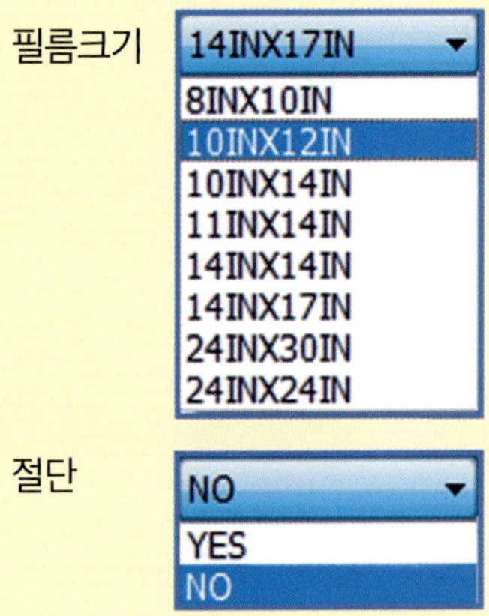

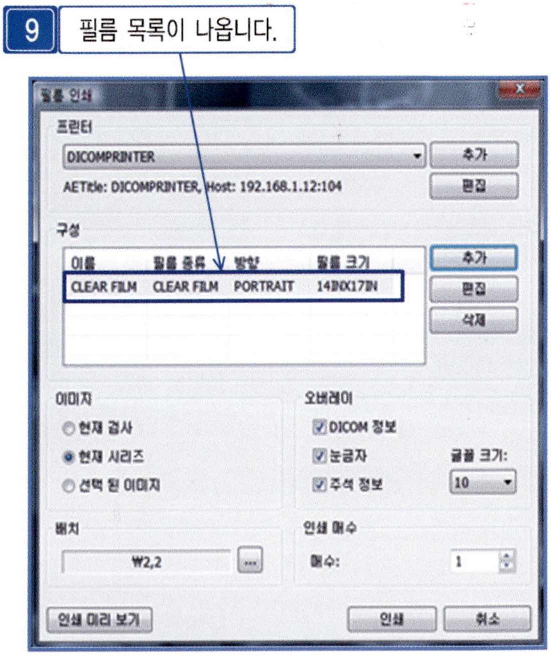

3 필름인쇄 미리보기

MEMO **필름인쇄 미리보기 내용**

이미지

현재검사: 현재검사의 전체영상을 필름인쇄 합니다.

현재 시리즈: 현재 선택된 영상의 시리즈 영상을 인쇄합니다.

선택된 이미지: 현재 선택된 영상만 인쇄합니다.

오버레이

DICOM 정보: 필름인쇄 시 DICOM 정보도 같이 인쇄합니다.

눈금자: 필름인쇄 시 눈금자도 같이 인쇄합니다.

주석정보: 필름인쇄 시 오버레이도 같이 인쇄합니다.

글꼴크기: 필름인쇄 시 글꼴의 크기를 정할 수 있습니다.

인쇄매수

인쇄할 필름의 매수를 설정합니다.

배치

우측의 레이아웃버튼을 눌러 필름 한 장에 몇 개의 영상을 인쇄할 지에 대한 배치설정이 가능합니다.

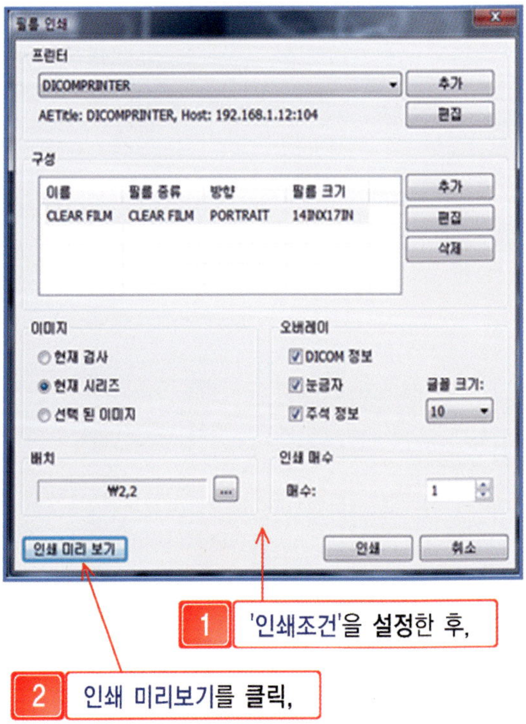

3 다음을 **클릭**하면, 다음 페이지로 넘어가고,

4 인쇄를 **클릭**하면, 필름 출력됩니다.

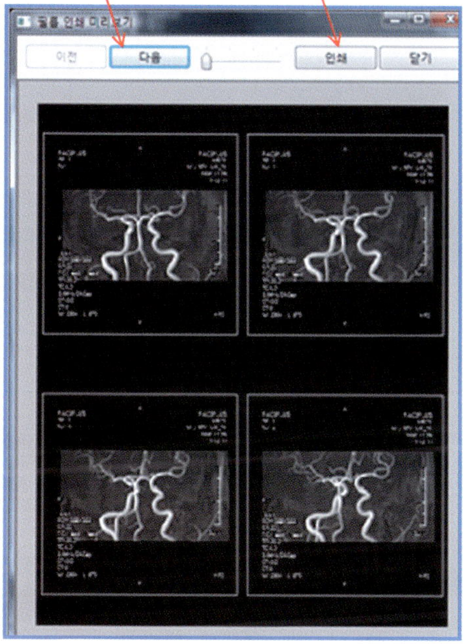

MEMO 미리보기 이용

인쇄조건을 조정하면, 미리보기에서 레이아웃이 변하게 됩니다.

현재 시리즈: 현재 선택된 영상의 시리즈 영상을 인쇄합니다. 뷰어창에서 1 시리즈 상태이어야, 해당 시리즈만 인쇄됩니다.

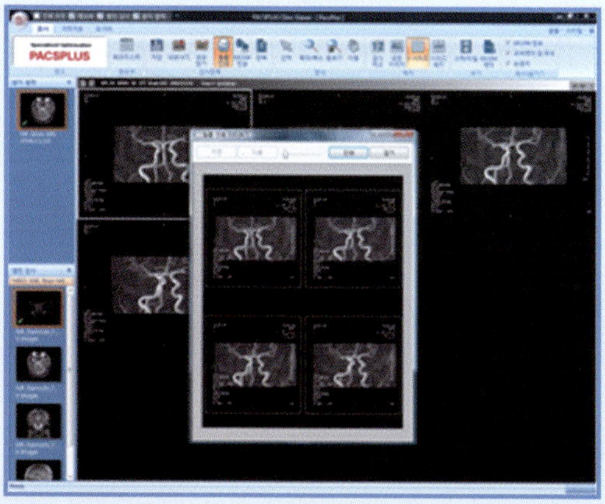

선택된 이미지: 현재 선택된 영상만 인쇄합니다.

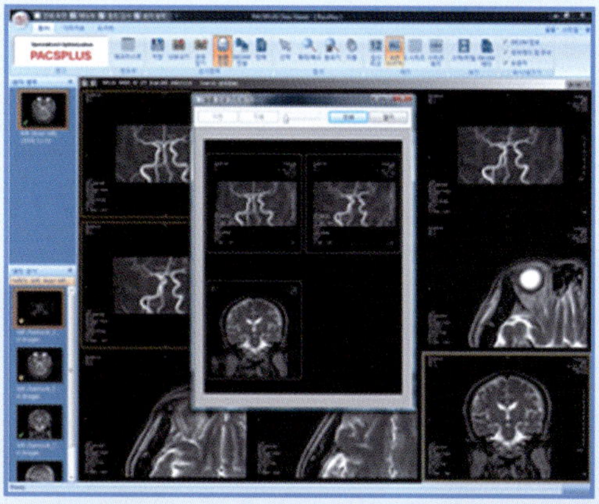

주의 시리즈 인쇄는 시리즈 모드에서

현재 시리즈를 인쇄하려면 뷰어창에 시리즈 보기상태로 되어 있어야 합니다. 모든 이미지 보기 상태면 전체영상이 모두 인쇄됩니다.

MEMO Shift나 Ctrl 키로 여러 영상선택

선택된 영상들을 출력하기 위해서는 뷰어창에서 Shift나 Ctrl키를 이용해서 여러 영상을 선택한 후, 선택된 이미지를 이용하여 인쇄해야 합니다.

4 필름인쇄

필름 프린트는 병원 내에서 뿐만 아니라 인터넷이 연결되는 병원 외부의 필름 프린트에도 연결이 가능합니다. 따라서 원격으로 필름출력이 가능합니다(인터넷을 사용할 경우는 IP 주소가 변동될 수 있으므로, DICOM 네트워크의 IP 주소 설정을 다시 해야 할 경우도 있습니다).

MEMO **DICOM 설정은 처음에**

PPclinic과 DICOM 필름 프린터간의 연결 및 설정은 처음 한번만 하면 계속 사용할 수 있습니다.

주의 **DICOM 설정은 주의 깊게**

필름 프린터의 설정이 제대로 되지 않으면 실패하였다는 메시지창이 나타납니다.

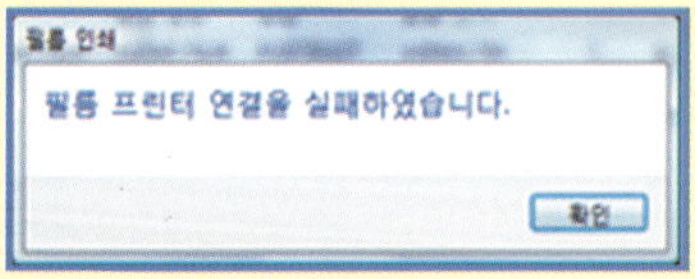

필름 프린터 연결실패 메시지가 계속 발생하면, 프린터 설정 및 DICOM 연동 테스트를 다시 해야 합니다.
필름 프린터 설치를 다시 할 때, IP 주소 등 DICOM 네트워크 정보가 바뀔 수도 있으니 반드시 확인할 필요가 있습니다.

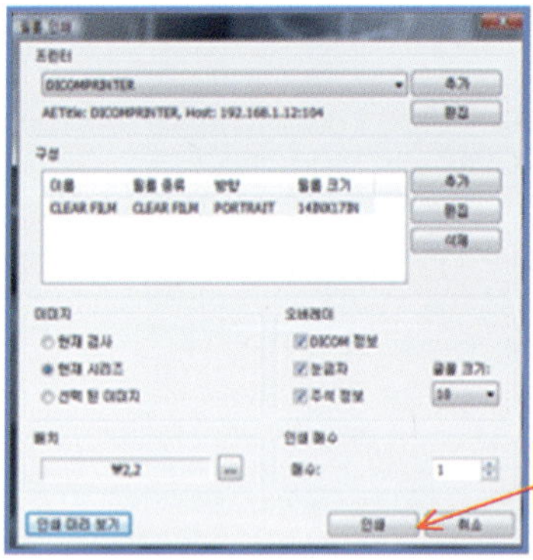

1 인쇄를 클릭하거나,

1 인쇄를 클릭하면,

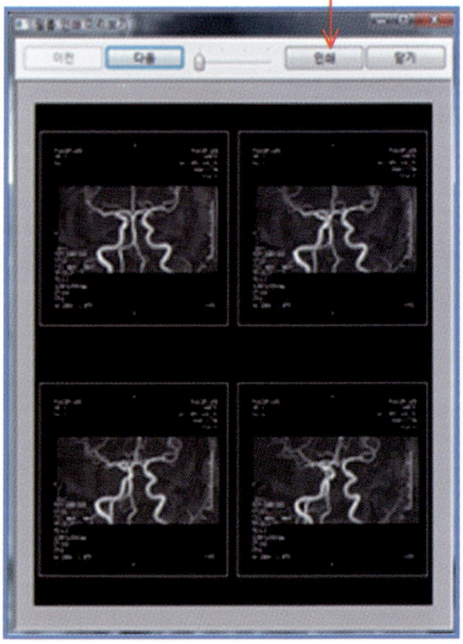

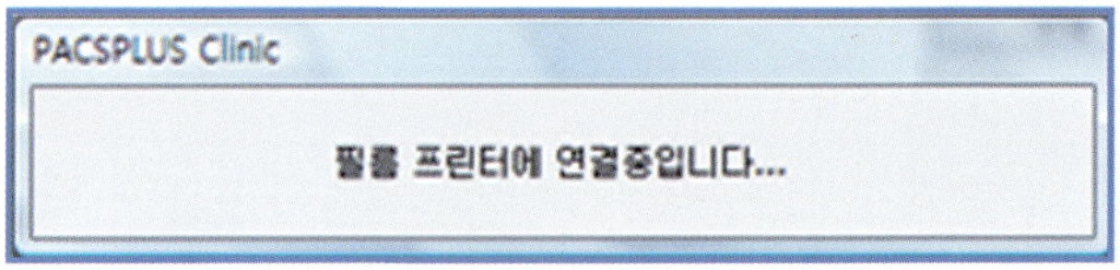

2 프린터를 연결하는 메시지 창이 나오고, 필름을 출력합니다.

제 8 장

제 9 장

데이터 백업 외

Section

SECTION 50 PPclinic 들여다보기

1 PPclinic 디렉터리 보기

MEMO PPclinic 프로그램 위치

PPclinic 소프트웨어를 설치하면, C: ₩PACSPLUS 디렉터리에 Clinic M-anual, Clinic Server, Clinic 뷰어 디렉터리가 생성됩니다.
Clinic Manual에는 사용자 매뉴얼이 있습니다. Clinic 서버에는 서버 소프트웨어와 DICOM 영상들이 저장됩니다. Clinic 뷰어에는 뷰어용 소프트웨어들이 있습니다.

참조 Section 10

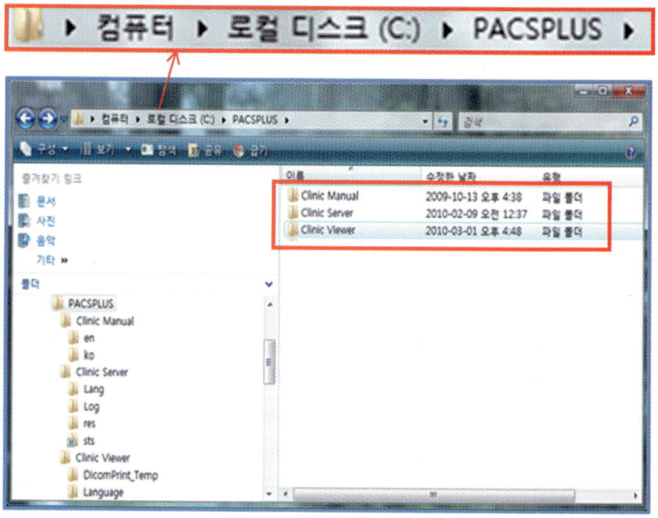

2 PPclinic 서버 디렉터리 보기

MEMO 디렉터리 위치

C: ₩PACSPLUS ₩Clinic Server 디렉터리에 PPclinic 서버와 관련된 폴더와 프로그램들이 들어 있습니다. Log 폴더에는 프로그램 실행 시 생성되는 로그파일들이 저장됩니다.
STS 폴더에는 DICOM 영상들이 저장됩니다.

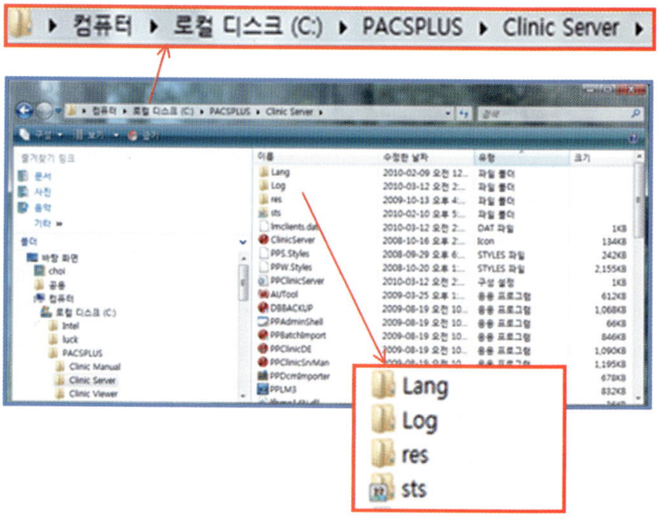

3 DICOM 영상파일 저장(STS)

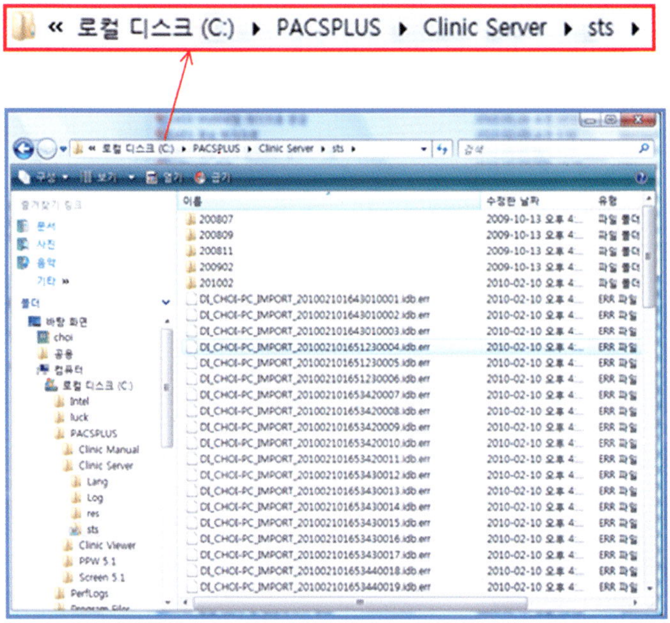

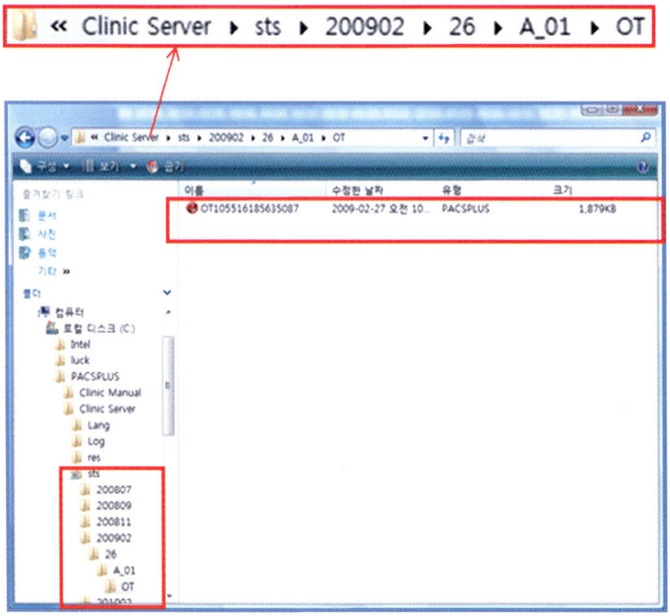

MEMO 영상저장 폴더(sts)

C: ₩PACSPLUS ₩Clinic Server ₩sts 는 DICOM 영상들이 저장된 폴더입니다. PPclinic 서버는 연월(200902)로 폴더가 생깁니다.

sts 하부폴더로

200902 (연월)
26 (일)
A_01 (환자 ID)
OT (검사종류)

의 순서대로 하부디렉터리가 생기고 그 속에 DICOM 영상파일이 존재합니다.

주의 데이터 백업

매일 또는 정기적으로 sts 폴더 내의 영상 데이터를 백업하십시오. Sts 〉 연월 〉 일순으로 매일 디렉터리가 생성되므로, 폴더를 복사해서 다른 하드디스크 또는 USB 하드디스크나 DVD/CD 등으로 파일을 복사하십시오.

참조 Section 51

MEMO 에러파일 위치

PPclinic에 제대로 저장되지 않아 viewer 에서 조회가 되지 않을 경우, sts 폴더 내를 보면 err 파일들이 생성됩니다.
이를 분석하면 그 원인을 파악할 수 있습니다.

PPclinic server의 로그파일

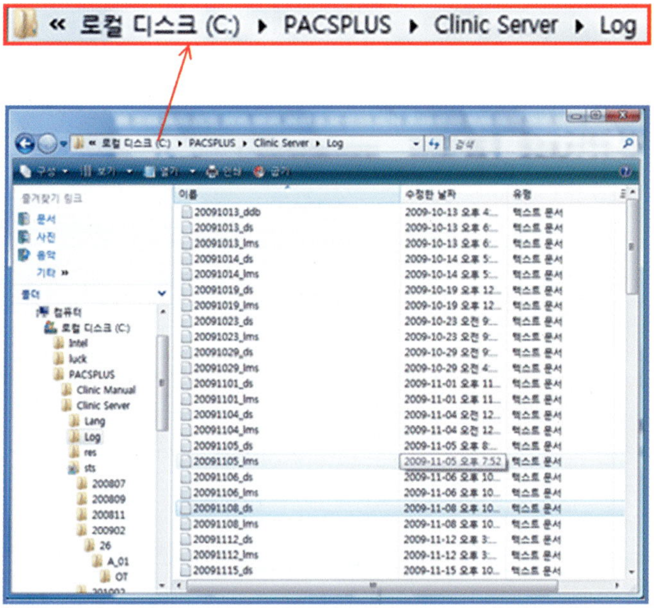

MEMO **로그파일 위치**

C: ₩PACSPLUS ₩Clinic Server ₩log에 PPclinic 서버에 관련된 로그파일들이 생성됩니다.

4 PPclinic 뷰어 디렉터리 보기

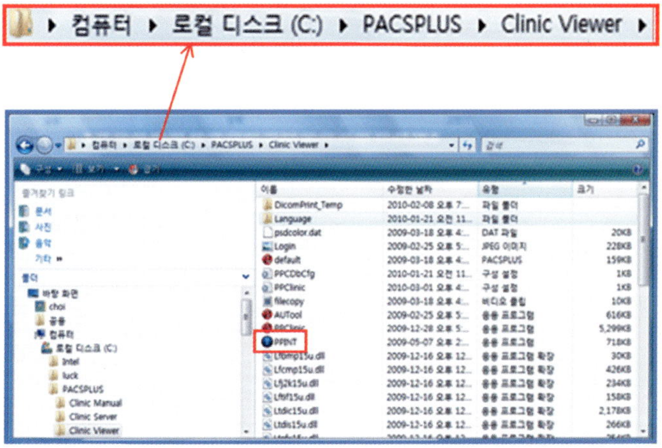

MEMO **PPINT 바로가기 만들기**

C: ₩PACSPLUS ₩Clinic Viewer 디렉터리에 뷰어용 소프트웨어들이 있습니다. PPINT는 전자차트와의 연동을 위한 프로그램입니다.
이를 사용하려면 바탕화면에 바로가기 아이콘을 만들어서 사용하면 편리합니다.

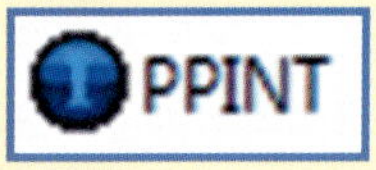

제 9 장

5 Windows 작업관리자

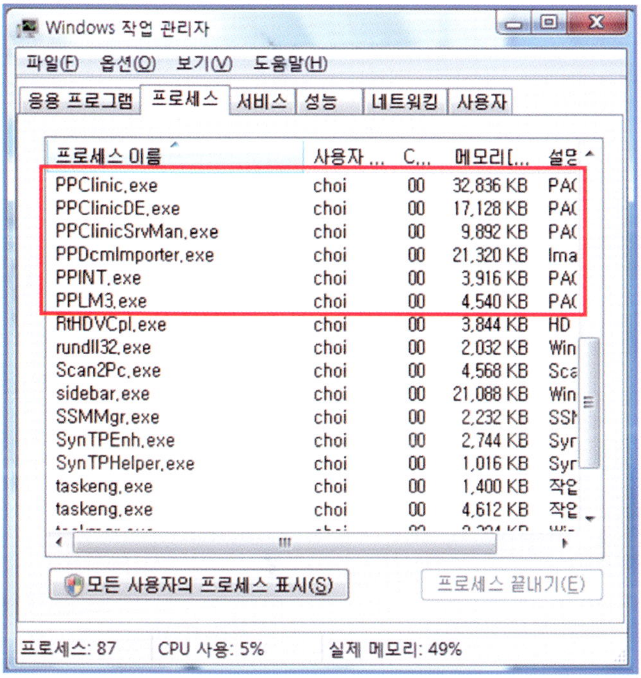

MEMO 윈도우 작업관리자

Windows 작업관리자를 보면, PPclinic 프로그램의 실행상태를 볼 수 있습니다. PPclinic 서버가 기동 중이면, PPClinic-DE.exe, PPclinicSrvMan.exe와 PPLM-3.exe가 실행됩니다. PPclinic 뷰어를 기동하면 PPclinic.exe가 실행됩니다. 만일 JPEG importer를 기동하면 PPDcmIm-porter.exe가, PPINT를 기동하면 PPINT.exe가 실행상태로 나타납니다.

SECTION 51 데이터 백업

1 일자별 영상파일 백업하기

MEMO 영상저장 폴더(sts)

C: ₩PACSPLUS ₩Clinic Server ₩sts 는 DICOM 영상들이 저장된 폴더입니다. PPclinic 서버는 연월(200902)로 폴더가 생깁니다.

sts 하부폴더로

200902 (연월) 26 (일) A_01 (환자 ID) OT (검사종류)

의 순서대로 하부디렉터리가 생기고 그 속에 DICOM 영상파일이 존재합니다.

주의 백업은 매일 하십시오.

C: ₩PACSPLUS ₩Clinic Server ₩sts 의 하부 폴더는 연월(예, 200911는 2009년 11월)로 구성됩니다. 그 하부에 일 단위 (예, 21은 2009년11월21일) 디렉터리가 있습니다.
매일 새 일자 폴더가 자동으로 생성되며, 그 일자의 DICOM 영상들이 이 폴더 내에 저장됩니다.

1 STS 디렉토리를 들어가서,

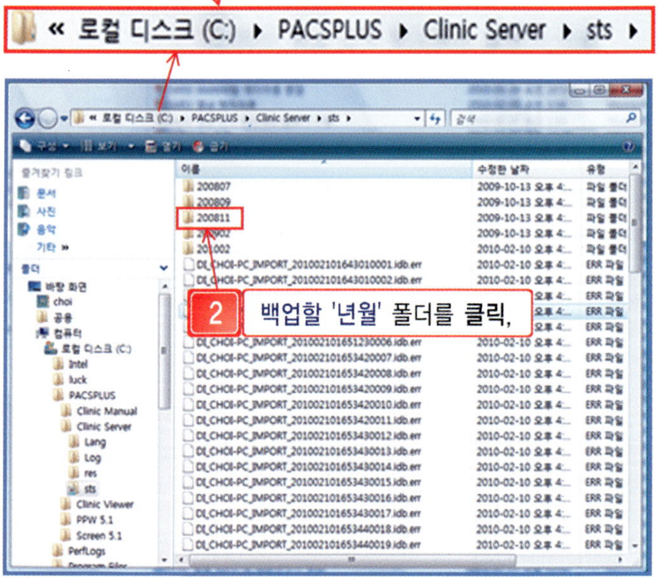

3 '해당일자' 폴더를 **선택**하여 **복사**한 후, 다른 디스크 또는 CD/DVD로 **복사**합니다.

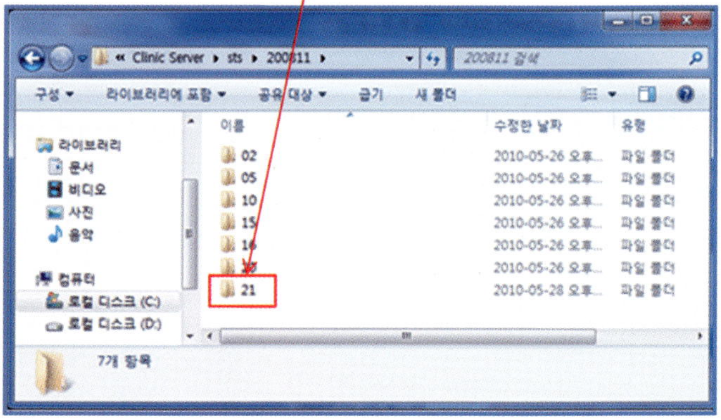

2 백업주기 및 매체

- 백업은 중복해서 하는 것이 바람직합니다. 컴퓨터 하드디스크의 기계문제로 인하여 기존데이터가 손상되거나, 사용자의 실수로 지워버릴 수 있기 때문입니다.
- 매일 백업할 경우에는 백업할 매체에 전술한 일자별 폴더를 복사하면 됩니다.
- 백업 매체로는 외장형 하드디스크, USB 하드디스크, USB 메모리를 사용하면 좋습니다.
- 매월 또는 몇 달 간의 백업은 CD/DVD 백업을 하면 좋습니다.

SECTION 52 CD/DVD 굽기(PPP)

과거에는 필름을 외부 반출용으로 복사하여 주었으나, 최근에는 PACS도입에 따라 영상을 CD에 구워서 반출하는 경우가 많습니다. PPP(PACSPLUS CD/DVD Publisher)는 PPclinic의 DICOM 영상을 외부반출용으로 CD/DVD에 굽는 기능을 제공합니다. CD 내에는 간단한 DICOM 뷰어가 탑재되어 있으므로, CD를 PC에 넣으면 영상을 조회할 수 있습니다. PPP는 옵션판매용이므로, PPclinic 무료판에는 이 기능이 없습니다. PPP를 구입한 후, PPclinic이 설치된 PC에 설치하면 됩니다.

1 DICOM DIR

MEMO 외부반출 CD

외부 반출용 CD/DVD를 복제할 때 검사목록을 DICOM DIR 방식으로 하여 DICOM 영상과 같이 주면, 외부 PC에서 목록과 영상을 조회할 수 있습니다.
PPP는 검사영상과 간단 DICOM 뷰어를 같이 CD에 담아서 내보냅니다. 따라서 외부 PC에서 DICOM 뷰어가 없더라도, PPP로 구운 CD/DVD에 담겨 있는 검사영상을 조회할 수 있습니다.

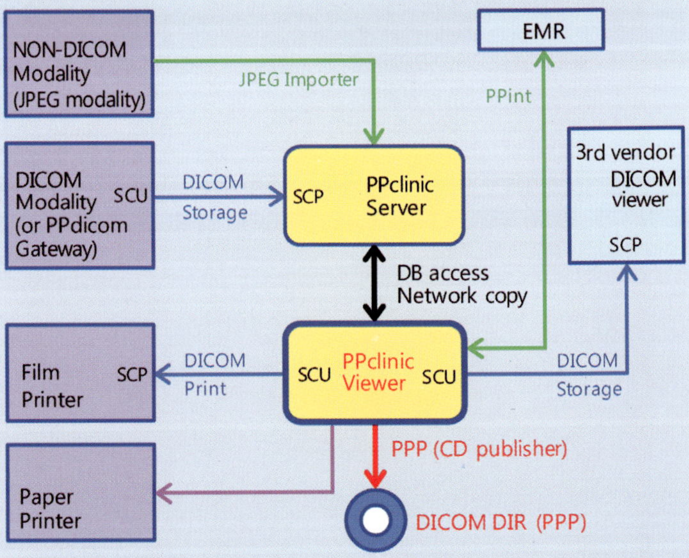

제 9 장

2 PPP(PACSPLUS CD Publisher)

1 바탕화면의 'PPP' 아이콘을 더블클릭,

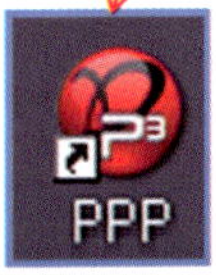

2 '아이디', '패스워드'를 입력한 후,

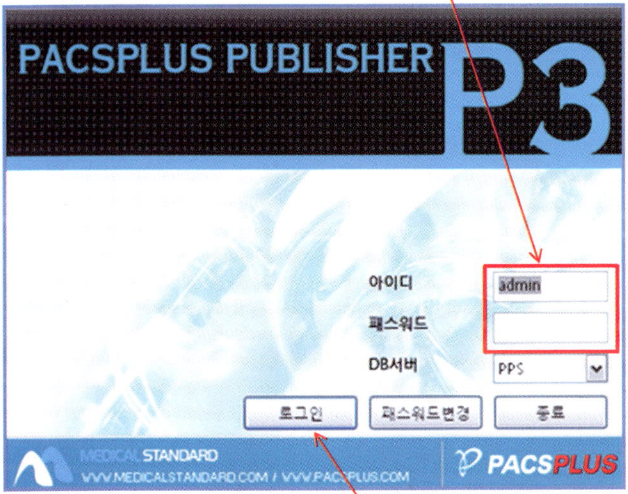

3 로그인를 클릭,

4 '검색 조건'과 '환자ID'를 입력한 후,

5 검색을 클릭,

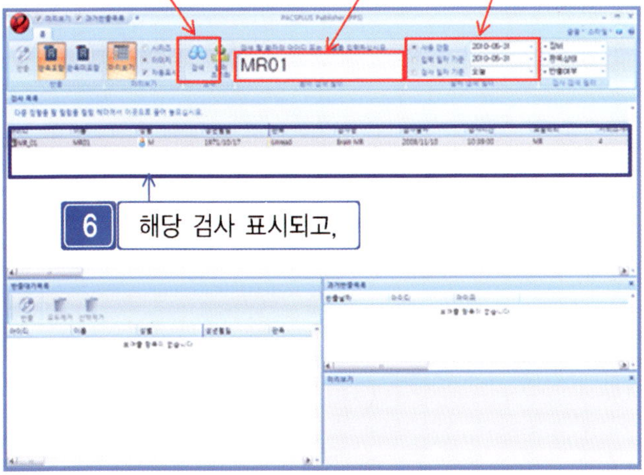

6 해당 검사 표시되고,

MEMO PACSPLUS 서버 데이터도 CD/DVD에 복제가능

PPP는 PACSPLUS사 제품의 서버(PPS 또는 PPclinic server)에 있는 검사 및 DICOM 영상을 조회하고, CD/DVD에 구울 수 있습니다. DB 서버의 Config 기능을 이용하여, 해당 서버를 설정해두어야 합니다.

MEMO 복제할 환자검사 찾기

환자명 또는 환자 ID의 일부를 입력하면 그 내용이 포함된 환자들의 검사목록이 표시됩니다. 환자 ID의 마지막 4자리 수를 넣으면 편리하게 검색할 수 있습니다.

MEMO 썸네일로 검사 확인

미리보기를 누르면 오른쪽 하단에 썸네일로 영상이 작게 나타나므로, CD에 구울 영상을 쉽게 판단할 수 있습니다.

7 미리보기를 클릭,

8 썸네일 나타나고,

9 반출을 클릭,

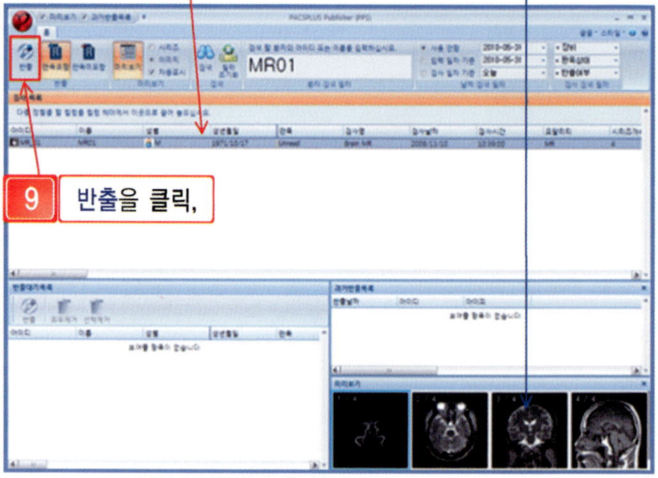

10 현재 디스크 용량이 표시됩니다.

11 굽기를 클릭,

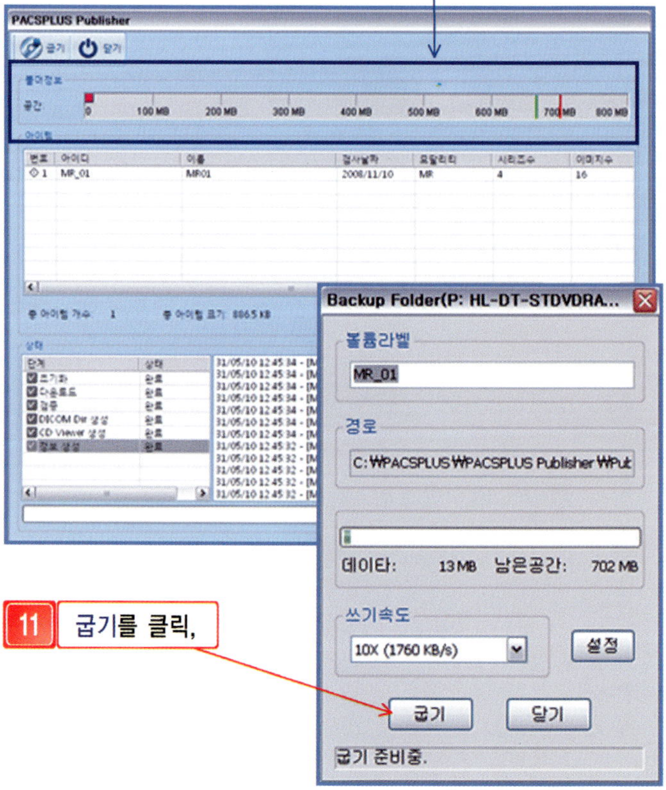

MEMO 공 CD를 미리 넣어야

공 CD를 CD driver에 미리 넣으십시오. 만일 CD가 없으면 굽기 버튼이 비활성화 상태로 표시됩니다.

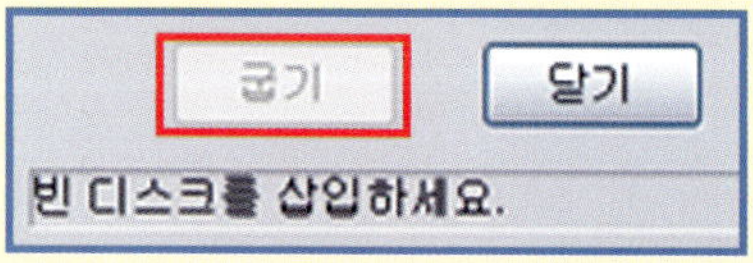

제 9 장

2 백업주기 및 매체

- 백업은 중복해서 하는 것이 바람직합니다. 컴퓨터 하드디스크의 기계문제로 인하여 기존데이터가 손상되거나, 사용자의 실수로 지워버릴 수 있기 때문입니다.
- 매일 백업할 경우에는 백업할 매체에 전술한 일자별 폴더를 복사하면 됩니다.
- 백업 매체로는 외장형 하드디스크, USB 하드디스크, USB 메모리를 사용하면 좋습니다.
- 매월 또는 몇 달 간의 백업은 CD/DVD 백업을 하면 좋습니다.

SECTION 52

CD/DVD 굽기(PPP)

과거에는 필름을 외부 반출용으로 복사하여 주었으나, 최근에는 PACS도입에 따라 영상을 CD에 구워서 반출하는 경우가 많습니다. PPP(PACSPLUS CD/DVD Publisher)는 PPclinic의 DICOM 영상을 외부반출용으로 CD/DVD에 굽는 기능을 제공합니다. CD 내에는 간단한 DICOM 뷰어가 탑재되어 있으므로, CD를 PC에 넣으면 영상을 조회할 수 있습니다. PPP는 옵션판매용이므로, PPclinic 무료판에는 이 기능이 없습니다. PPP를 구입한 후, PPclinic이 설치된 PC에 설치하면 됩니다.

1 DICOM DIR

MEMO **외부반출 CD**

외부 반출용 CD/DVD를 복제할 때 검사목록을 DICOM DIR 방식으로 하여 DICOM 영상과 같이 주면, 외부 PC에서 목록과 영상을 조회할 수 있습니다.

PPP는 검사영상과 간단 DICOM 뷰어를 같이 CD에 담아서 내보냅니다. 따라서 외부 PC에서 DICOM 뷰어가 없더라도, PPP로 구운 CD/DVD에 담겨 있는 검사영상을 조회할 수 있습니다.

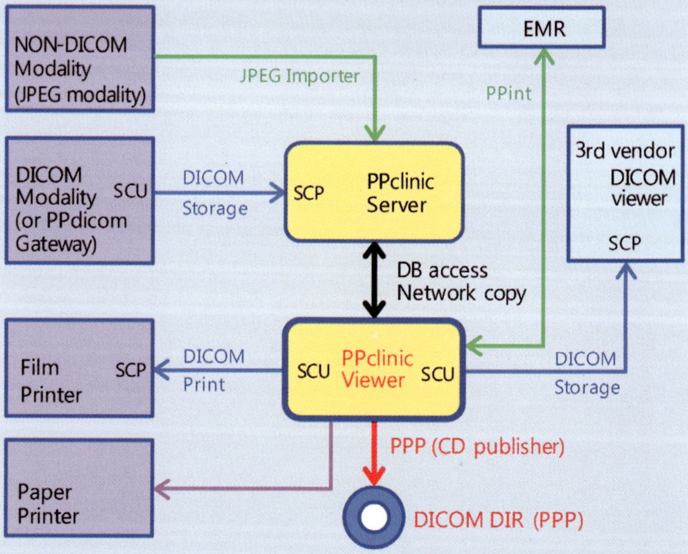

제 9 장

2 PPP(PACSPLUS CD Publisher)

1 바탕화면의 'PPP' 아이콘을 더블클릭,

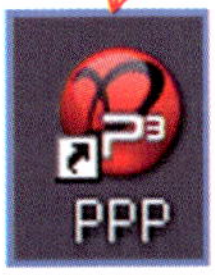

2 '아이디', '패스워드'를 입력한 후,

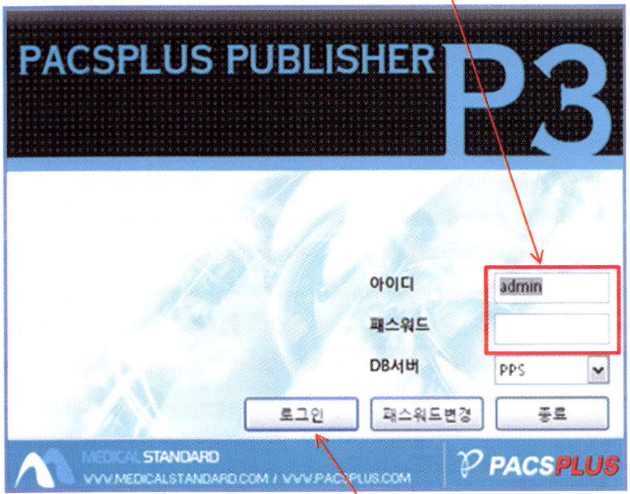

3 로그인를 클릭,

4 '검색 조건'과 '환자ID'를 입력한 후,

5 검색을 클릭,

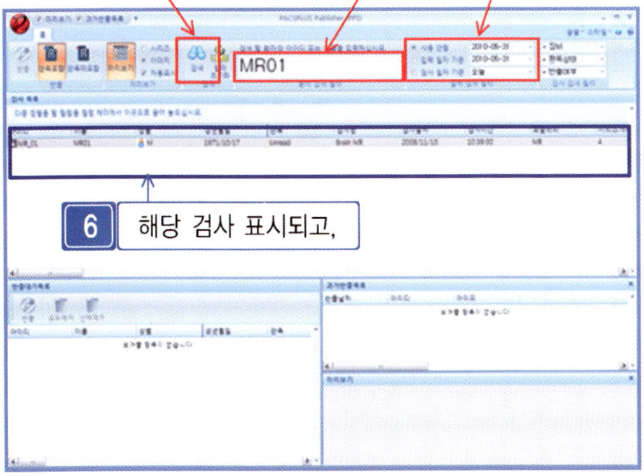

6 해당 검사 표시되고,

MEMO PACSPLUS 서버 데이터도 CD/DVD에 복제가능

PPP는 PACSPLUS사 제품의 서버(PPS 또는 PPclinic server)에 있는 검사 및 DICOM 영상을 조회하고, CD/DVD에 구울 수 있습니다. DB 서버의 Config 기능을 이용하여, 해당 서버를 설정해두어야 합니다.

MEMO 복제할 환자검사 찾기

환자명 또는 환자 ID의 일부를 입력하면 그 내용이 포함된 환자들의 검사목록이 표시됩니다. 환자 ID의 마지막 4자리 수를 넣으면 편리하게 검색할 수 있습니다.

MEMO 썸네일로 검사 확인

미리보기를 누르면 오른쪽 하단에 썸네일로 영상이 작게 나타나므로, CD에 구울 영상을 쉽게 판단할 수 있습니다.

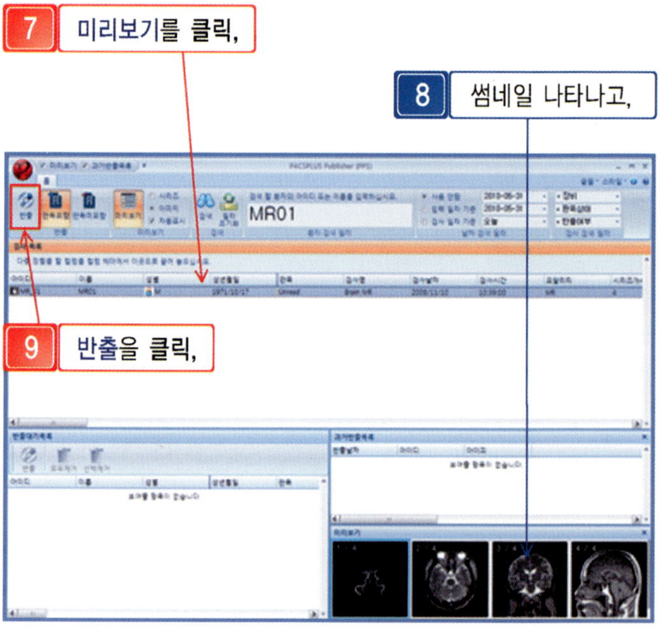

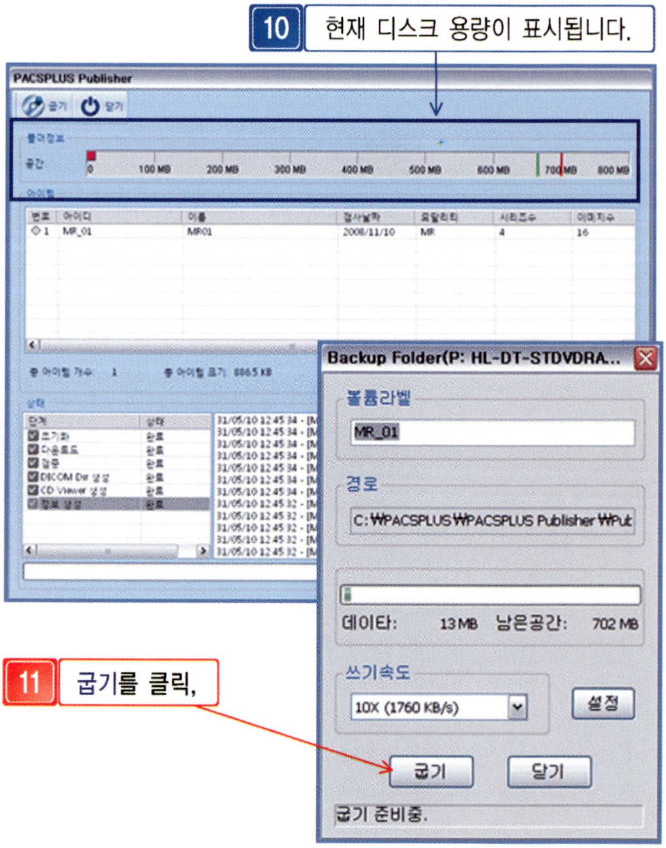

MEMO 공 CD를 미리 넣어야

공 CD를 CD driver에 미리 넣으십시오. 만일 CD가 없으면 굽기 버튼이 비활성화 상태로 표시됩니다.

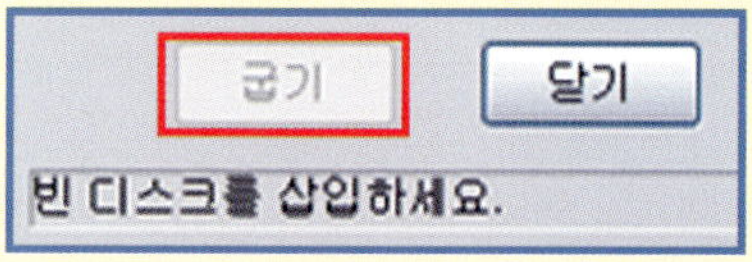

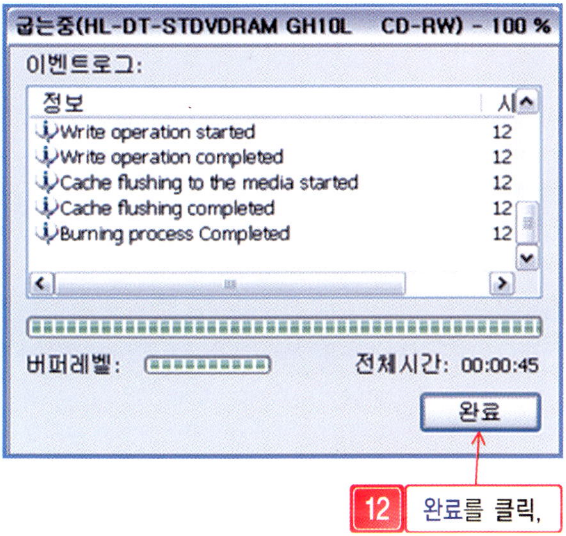

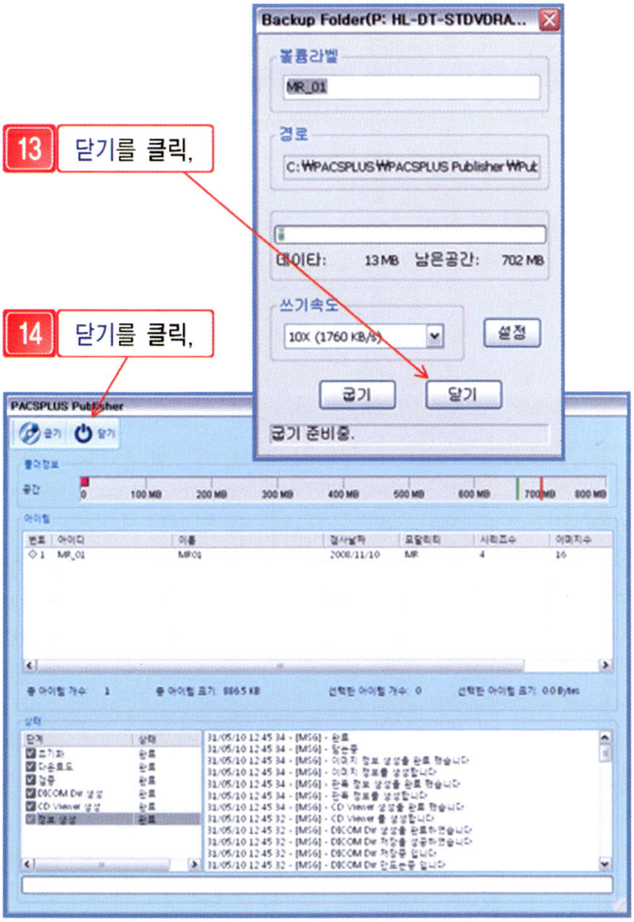

MEMO CD 굽기 완료

CD 굽기가 끝나면 완료버튼이 활성화되고, CD가 자동으로 드라이버에서 꺼내집니다.

제 9 장

3 PPP로 구운 CD에서 영상보기

MEMO 간단 DICOM 뷰어

PPP로 구운 CD에는 DICOM 영상은 물론 검사목록이 DICOM DIR로 저장되며, 간단한 DICOM 뷰어가 내장되므로 쉽게 영상을 조회할 수 있습니다.
DICOM 뷰어가 화면에 나타날 때까지 잠시 기다려 주십시오.

아래 시리즈를 화면으로 드래그하여 놓거나, 더블클릭하면 영상이 표시됩니다.

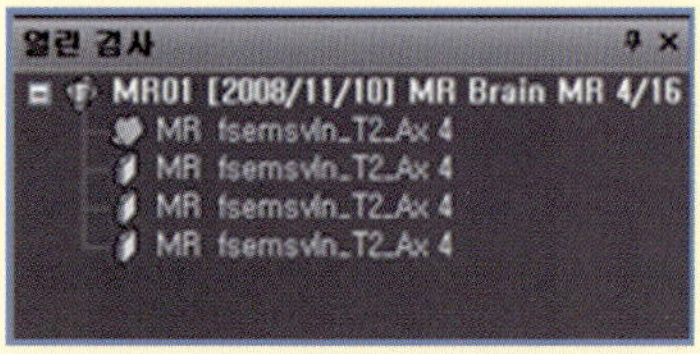

주의 CD 영상이 표시 안되면

현재 사용 중인 윈도우 OS가 구 버전인 경우, 마이크로소프트에서 업데이트하면 됩니다.

1 PPP로 생성한 CD를 PC의 CD 드라이버에 **넣으면,**

2 자동으로 간단 DICOM Viewer가 실행됩니다.

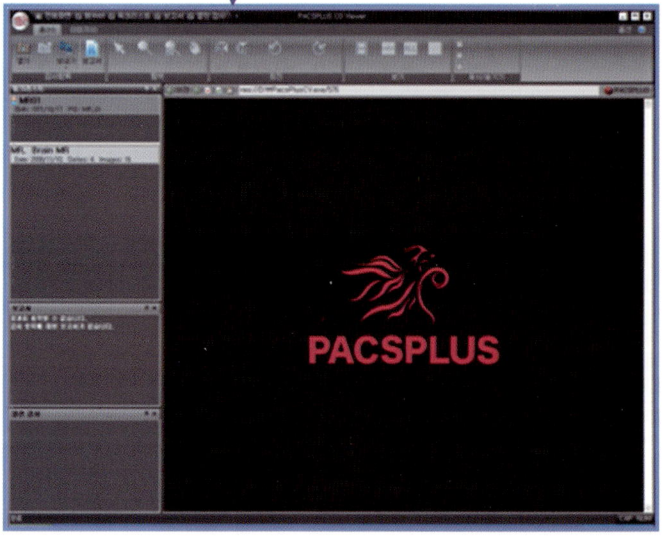

3 검사명을 **더블클릭**하거나, 열기를 **클릭**하면,

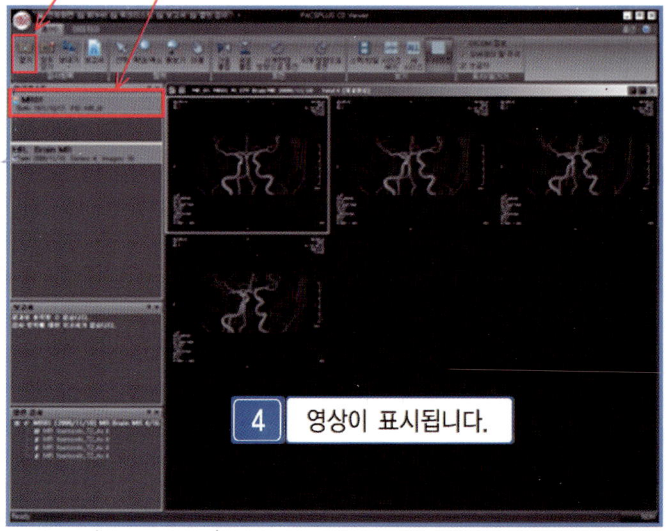

4 영상이 표시됩니다.

제 9 장

4 PACSPLUS CD 영상을 본원 PACS로 전송하기

PPP(PACSPLUS)에서 구운 CD 영상을 본원의 PACS 서버로 보낼 때는, 촬영한 병원 ID를 본원의 ID로 바꿔줄 필요가 있습니다.

1 **보내기**를 **클릭**하면 판독창이 뜨고,

2 보낼 PACS server의 'DICOM 네트워크' 정보를 **입력**하고,

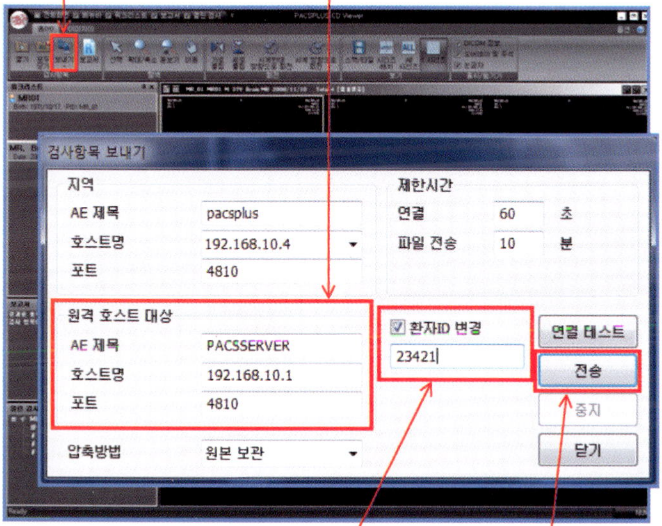

3 **환자 ID 변경**을 **체크**하고 본원의 '환자 ID'를 새로 **입력**한 후,

4 **전송**을 **클릭**하면, 본원 PACS 서버로 전송됩니다.

MEMO **접속테스트**

본원 서버로의 DICOM 전송가능여부를 확인하려면, 접속테스트 버튼을 누르면 접속 상태가 표시되어 있어야 합니다.

SECTION 53 문제해결(알림, 에러 등)

1 로그인 시 IP 메시지창이 뜰 때

로그인이 되면, 무료판 PPclinic의 경우 스폰서 광고창이 나타납니다.

MEMO IP 주소 설정

PC의 네트워크 케이블을 빼거나, 인터넷 사용을 중지할 경우, 127.0.0.1이라는 로컬 호스트 IP 주소로 새로 설정하라는 메시지창이 나타납니다.
PC를 이동하여 새로운 네트워크 케이블이나 무선네트워크를 사용할 경우, 새로 잡힌 네트워크 IP 주소가 나타납니다.

참조 Section 06

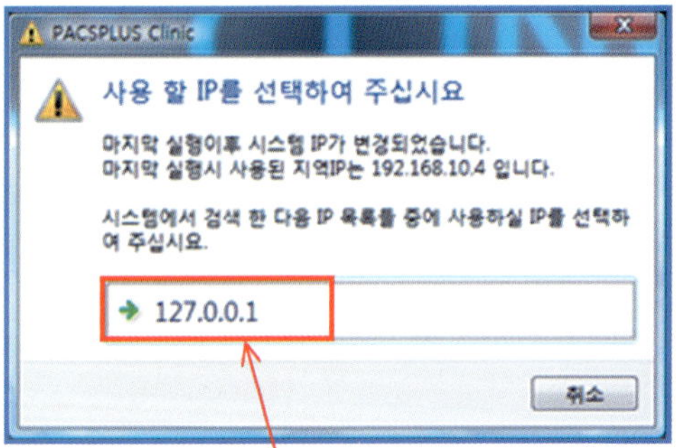

1 'IP address'를 **클릭**하면, 광고창이 뜹니다.

2 스폰서 광고화면

로그인이 되면, 무료판 PPclinic의 경우 스폰서 광고창이 나타납니다.

주의 로그인 실패 시

로그인이 제대로 되지 않으면 스폰서 광고창이나 PPclinic의 워크리스트창이 올라오지 않습니다.

MEMO 광고창이 늦게 뜰 때

인터넷을 사용하는 경우, 무료판 PPclinic의 광고창은 회사의 방침에 따라 정기적으로 업데이트됩니다. 인터넷을 사용하지 않는 경우는 광고창이 뜨는 시간이 조금 더 걸리게 됩니다.
인터넷 속도가 느릴 경우는 광고내용이 늦게 올라오는 수도 있습니다. 광고내용에 관계없이 OK 버튼이 활성화되면 PPclinic을 사용할 수 있습니다.

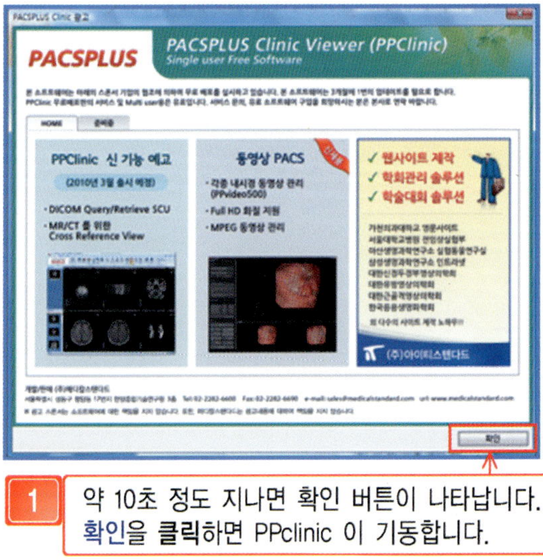

1 약 10초 정도 지나면 확인 버튼이 나타납니다. 확인을 **클릭**하면 PPclinic 이 기동합니다.

3 데이터베이스 설정

1 '데이터베이스 설정'이 표시되면,

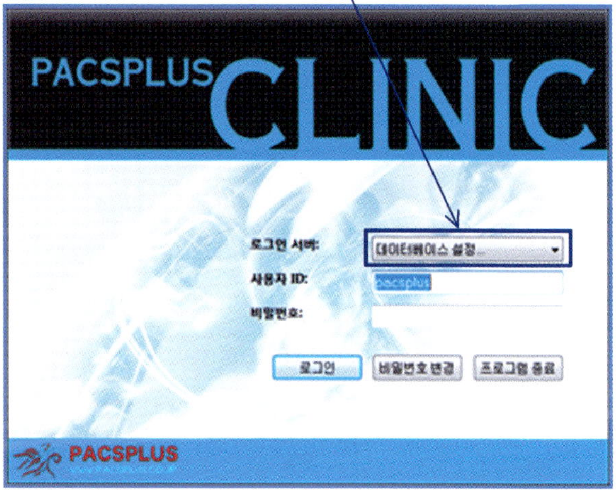

2 PPclinic Server를 열어, 시작을 클릭하십시오.

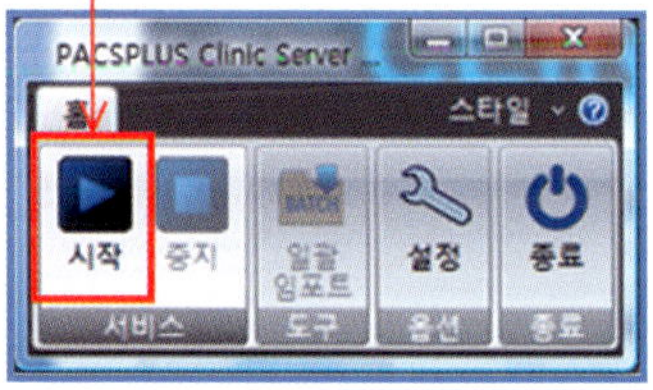

주의 **PPclinic 서버가 작동되지 않으면**

PPclinic 뷰어 로그인창에서 데이터베이스 설정이라는 메시지가 보이면 PPclinic 서버가 기동되지 않은 것입니다. PPclinic 서버가 정상적으로 실행되면 Local이 표시됩니다.

참조 Section 06

4 업데이트 안내창

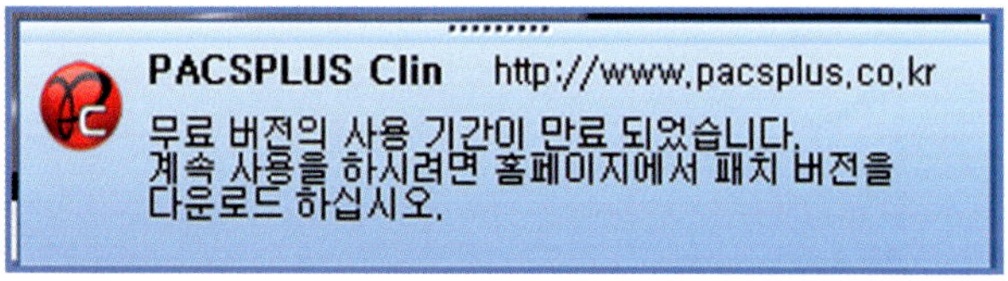

MEMO **PPclinic 업데이트 사이트**

PPclinic은 주기적으로 업데이트 패치파일을 홈페이지를 통해서 제공합니다. 업데이트 안내창 메시지가 화면 오른쪽 하단에 나타나면,
www.medicalstandard.com,
www.pacsplus.co.kr,
www.pacsplus.com,
www.pacsplus.co.jp에서
패치파일을 받아 업데이트하면, 업데이트 안내창은 사라집니다.

주의 **업데이트 안내창**

업데이트를 하기 전에는 팝업창이 계속 유지됩니다. PPclinic 프로그램은 동작합니다.

5 PPclinicServerManager 메시지창

주의 **PC를 재기동할 필요가 있음**

PPclinic 서버 아이콘을 더블클릭해도 서버 실행 안되고 PPclinicServerManager 바가 하단에 뜰 때, 이를 더블클릭해도 '데이터베이스에 연결할 수 없습니다.'라는 메시지창이 나타나는 경우에는, PC를 다시 시작하면 PPclinic 서버가 자동으로 실행됩니다. 시간이 소요될 수 있으므로 잠시 기다려야 합니다.

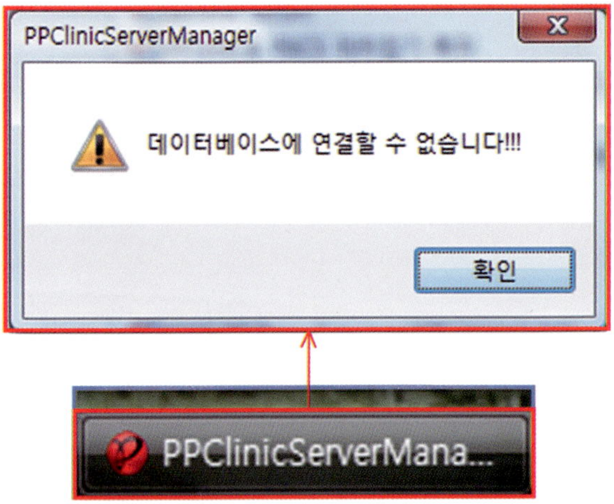

6 Licensing the authentication process has failed

주의 **에러발생 이유**

'Licensing the authentication process has failed' 메시지는 네트워크 케이블이 빠졌거나, IP address가 바뀌면 나타납니다. 유료판의 경우는 라이선스를 초과하여 사용한 경우에 나타날 수 있습니다.

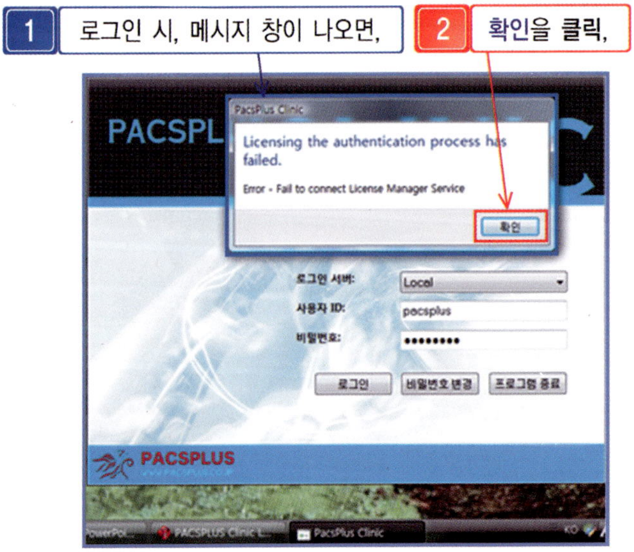

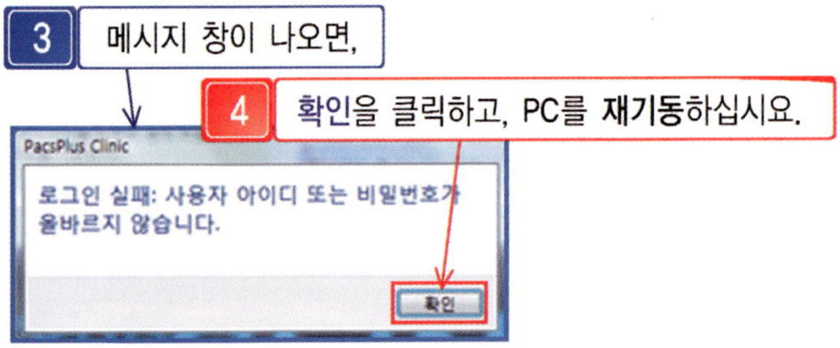

제 9 장

7 DICOM 전송 시 에러

1 에러 메시지 창이 표시되면,

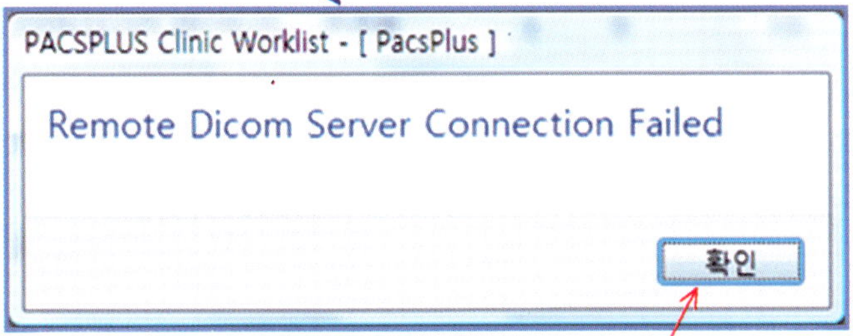

2 확인을 **클릭**하고, 네트워크 케이블이 빠졌는지, DICOM 네트워크 설정이 제대로 되어 있는지를 재확인 하십시오.

MEMO **DICOM 전송 실패 시**

만일 실패메시지가 나타나면, DICOM 정보를 재확인하십시오. 네트워크 케이블이 빠졌거나, 네트워크 장비에 문제가 있을 수 있습니다. 상대방 DICOM 기기에 문제가 있을 경우 나타날 수도 있습니다. 네트워크는 ping 테스트를 하면 좋습니다. 만일 인터넷을 사용할 경우는 보안시스템 및 장치들 사이의 상관관계를 파악해야 합니다.

참조 Section 39, 47

제 10 장

PACSPLUS 제품군

Section

SECTION 54 PACSPLUS-대형 PACS시스템 개요

PACSPLUS는 PACS와 teleradiology를 위한 총체적인 솔루션을 제공합니다. 필름을 사용하지 않고, DICOM 영상시스템들을 통합하는 기능을 제공합니다. 경제성을 위하여, 개방형 산업표준형 상용기술을 채택합니다.

PACS는 의료기관에서 필름 없이 디지털영상을 모니터로 진단하는 의료영상 관리시스템입니다. 의료기기에서 받은 영상들을 중앙서버에 저장, 관리하고 원내에 설치된 어느 워크스테이션에서도 영상조회를 할 수 있습니다. PACSPLS는 디지털영상의 획득, 저장, 분배 및 표시를 지원하는 기술에 많은 투자를 하여 완성된 제품입니다.

10년 이상의 기술개발과 전 세계 1800여 곳의 의료기관에서 현재 사용 중입니다. 이런 글로벌한 임상경험, 기술 및 서비스를 바탕으로 필름 없는 PACS 운영에 적합한 제품들을 제공합니다. PACSPLUS의 기술력과 경제성은 개방형 산업표준을 따르는 상용 컴퓨터, 네트워크 및 관련 제품을 채택하는 데 있습니다.

표 1. 용어 및 약어 설명

약어	용어	비고
AE Title	Application Entity Title	
CR	Computed radiography	
DB	Database(데이터베이스)	PACSPLUS supports Microsoft SQL and Oracle database
DICOM	Digital imaging and communication in Medicine	
DR	Digital radiography	
EMR	Electronic medical record(전자차트)	
Exam	Examination(검사)	Patients examination
GW	Gateway(게이트웨이)	
HIS	Hospital information system(병원정보시스템)	
HL7	Health level 7	
HW	Hardware(하드웨어)	
Info	Information(정보)	
IP address	Internet protocol address(IP주소)	
JPEG	Joint photographic expert group	
JPEG2K	JPEG 2000	
LAN	Local area network(근거리 통신망)	
MPEG	Motion picture expert group	
MWM	Modality worklist management	Interfacing patient and exam information between RIS/HIS and DICOM modalities
NAS	Network attached storage	Inexpensive RAID for long tern archive

약어	용어	비고
NW	Network(네트워크)	
OS	Operating system(운영체계)	Microsoft Windows OS
PACS	Picture archiving and communications system	
PC	Personal computer	PC with Microsoft windows OS
PPA	PACSPLUS archive	Archive server application of PPS
PP	PACSPLUS	Brand name of PACSPLUS
PPclinic	PACSPLUS clinic viewer	Viewing application for clinicians
PPdicom	PACSPLUS DICOM gateway	
PPE	PACSPLUS engine	DICOM acquisition server engine of PPS
PPfocus	PACSPLUS focus viewer	Ophthalmology-specific viewer application
PPH	PACSPLUS HIS interface	HIS/RIS/EMR to PACS interface
PPint	PACSPLUS intergation	HIS/RIS/EMR to PACS viewer integration software
PPmammo	PACSPLUS mammography QC	Mammography QC station application
PPorder	PACSPLUS order generator	Input screen of patient and exam information for PPMWM
PPP	PACSPLUS publisher	CD/DVD publisher burning images and auto-run viewer
PPS	PACSPLUS server	The shared file server of PACSPLUS
PPscreen	PACSPLUS screen viewer	Screening viewer application for multiple chest exams.
PPW	PACSPLUS viewer	Workstation application
PPweb	PACSPLUS web server	Web server and viewer application
QC	Quality control	
RAID	Redundant arrays of inexpensive discs	
RIS	Radiology information system (영상의학과 정보시스템)	
SAN	Storage area network	Network device for two RAIDs clustering
SCP	Server class provider	
SCU	Service class user	
SW	Software(소프트웨어)	
WAN	Wide area network(원거리 통신망)	
WS	Workstation(워크스테이션)	

1 대형 PACS 구성에 관한 개요

필름 없는 PACS를 위한 PACSPLUS는 경제적인 상업용 하드웨어와 소프트웨어 제품을 채택한 고기능, 고성능 시스템입니다.

PACSPLUS는 고기능, 고성능의 필름 없는 PACS를 위한 모든 소프트웨어 제품군을 가지고 있습니다. 특히 하드웨어는 일반 컴퓨터서버 또는 PC 하드웨어를 사용하고 있으며, 마이크로소프트 운영체계를 사용합니다. 이들은 시장에서 판매되는 경제적인 개방형 산업표준에 부합한 제품들로서, PACSPLUS의 성능을 충분히 지원할 수 있는 사양을 제공합니다.

고객의 요구에 따라, PACSPLUS는 하드웨어를 포함한 토털시스템 방식으로 판매될 수도 있고, 소프트웨어만 판매될 수도 있습니다. 대형병원의 경우는 전자의 토털시스템 방식을 선호하며, 소형병원이나 의원의 경우는 후자의 소프트웨어 방식을 선호합니다.

PACSPLUS는 이미 세계적으로 1800여 곳 이상의 많은 의료기관에서 운영되고 있으며, 기술자들이 적시에 필요한 기술을 지원하고 있습니다. 원격 온라인으로 기술지원을 하기 때문에 장애처리를 실시간으로 해결합니다. 이를 위해 고도로 숙련된 기술자들이 대기하고 있으며, 이들에 대한 기술교육과 훈련을 끊임없이 하고 있습니다.

PACSPLUS 시스템 개요

여기서는 대형규모 PACS를 위한 토털 솔루션을 중심으로 설명합니다(그림 1-1).

PACSPLUS는 어떠한 규모의 병원일지라도 운용 가능한 임상적 요구에 부합하는 모듈화된 고기능의 디자인을 제공합니다. 또한 영상획득, 저장, 분배 및 조회를 위한 고도의 적합성과 선진기술을 제공합니다. PACSPLUS는 상품화된 소프트웨어 제품으로서, 제안된 기능은 계약에도 반영되며, 별도의 개발비는 추가로 들지 않습니다. 다만, 의료기관의 특성에 따라 약간의 시스템 통합비용과 customization 비용이 드는 경우는 있습니다.

토털시스템으로 제안할 경우에는 장비, 소프트웨어, 매뉴얼, 설치 전 준비사항, 설치계획, 시스템통합과 검수내용들을 포함하는 포괄적인 내용으로 제안될 것 입니다. 통상 1년간의 무상보증기간이 포함됩니다.

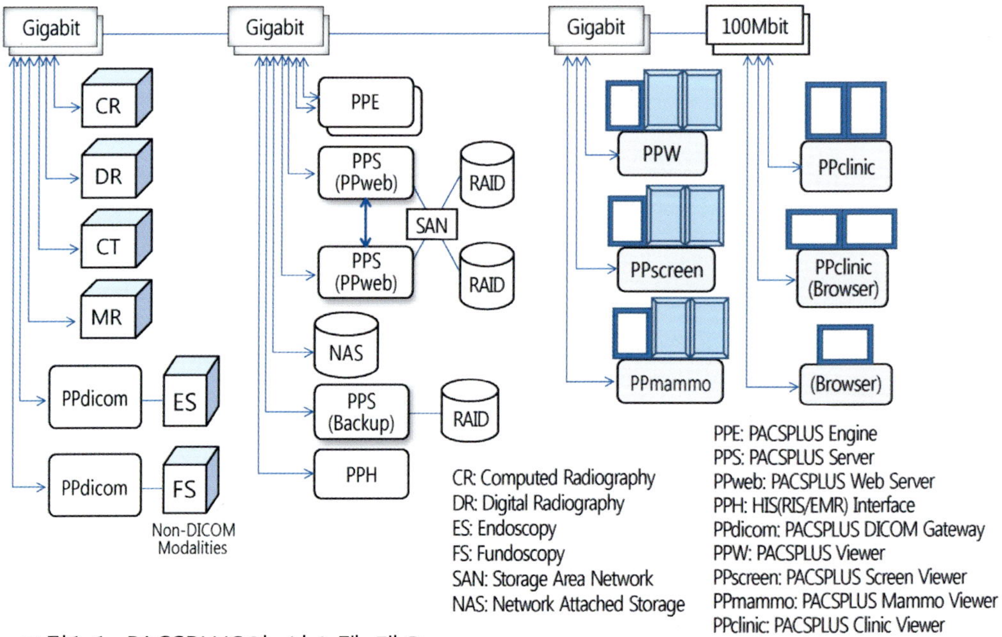

그림1-1. PACSPLUS의 시스템 개요

시스템 구조

PACSPLUS는 필름 없는 디지털영상 시스템운영이 가능하도록 설계되었으며, 임상현장에서 증명된 저가의 고성능 제품구성을 제안함으로써, 의료기관에 최대한의 가치를 제공할 요소들로 구성되었습니다.

PACSPLUS의 시스템은 모듈화되고 개방형이므로 향후 확장성을 고려하여 설계되었습니다. 의료장비로부터 서버 및 저장장치로 영상을 보내거나, 서버에서 각 워크스테이션과 출력장치로 영상을 보낼 때, 고속의 네트워크를 사용합니다. 의료기관 내의 어느 PACSPLUS 워크스테이션에서도 서버의 영상파일을 즉시에 그리고 동시에 접속할 수 있습니다.

PACSPLUS에서 사용되는 모든 워크스테이션과 장비 연동용 DICOM 게이트웨이는 모두 PC를 사용합니다. 일반 PC를 사용함으로써 사용자의 편리성과 접근성을 크게 높이고, 사용자의 능력을 최대화 할 수 있습니다.

모든 PACS 장비를 연결하는 네트워크는 기가바이트와 100메가바이트 근거리통신망(LAN)을 사용하며, 이를 통해 영상 및 시스템 제어명령을 전달하고 있습니다. PACS 서버에서 제공되는 시스템 제어, 데이터베이스 관리와 보안체계는 LAN으로 연결됩니다. 워크스테이션에서 영상조회에 대한 필요한 조작이 입력되면 즉시 서버로 전달되어 시행됩니다. 그 조작이 유효하면, 바로 서버로부터 필요한 영상을 필요한 워크스테이션이나 출력장치로 전송 받습니다. 이 구조는 DICOM 사양에 완벽하게 부합되며, 필름 없는 PACS에 필요한 충분한 성능들을 지원합니다.

PACSPLUS의 4개의 하부시스템은 그림1-2와 같습니다. 4개의 부문으로 나누어 설명합니다.

영상획득 하부시스템 의료장비와의 DICOM 연동부문에 해당합니다.

DICOM이 지원되는 의료장비는 Computed Radiography(CR), Digital Radiography(DR), CT, MR, PET 등이 있습니다. 또한 DICOM을 지원하지 않는 의료장비를 연결하기 위하여서는 DICOM 게이트웨이 등이 사용됩니다.

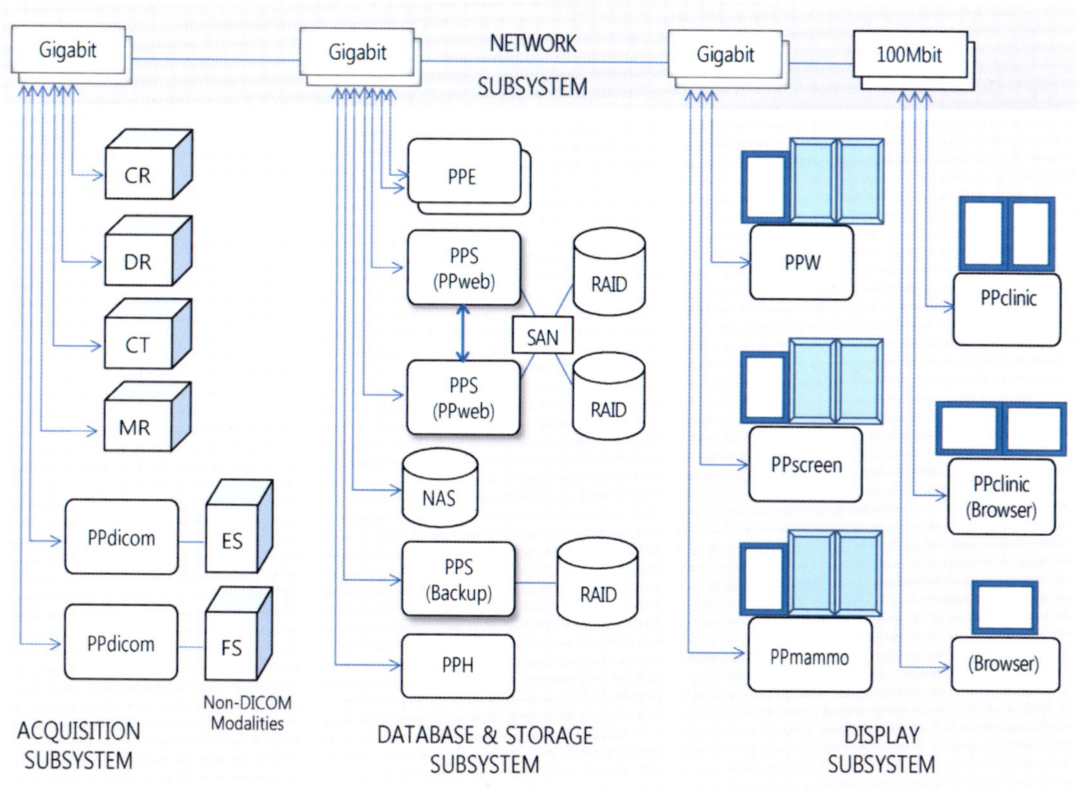

그림1-2. PACSPLUS의 시스템 개요

제 10 장

데이터베이스 및 저장 하부시스템: PACS 서버인 PPS는 데이터베이스 서버와 저장 서버로 구성됩니다.
데이터베이스 서버는 HP, IBM, DELL, Fujitsu, Supermicro 등의 하드웨어가 있으며, 의료장비로부터 전송되어 온 영상파일을 받은 후, DICOM 헤더정보를 분석하여 환자 및 검사정보 데이터를 PACS 데이터베이스에 입력합니다.
저장 서버는 RAID를 이용하며, 저장을 위한 영상압축 및 영상의 저장과 관리 기능을 담당합니다. NAS 등의 백업용 저장장치를 사용하기도 합니다.
영상표시 하부시스템: 임상에서 의사나 의료진들이 실제 영상을 조회하는 워크스테이션을 의미합니다.
영상의학과 의사가 사용하는 진단용 워크스테이션과 임상의가 사용하는 임상용 워크스테이션이 있습니다.
또한 필요한 경우는 필름이나 종이에 영상을 출력할 수도 있습니다.
네트워크시스템: 의료장비, PACS 서버 및 워크스테이션 사이에 영상을 주고받는 데 필요한 설비를 의미합니다.
기가바이트 네트워크 또는 100메가바이트 네트워크를 사용합니다.
병원의 규모가 큰 경우는 기가바이트 네트워크 백본망을 추천합니다.

영상획득 하부시스템(Acquisition Subsystem)

이 하부시스템은 의료장비로부터 발생한 DICOM 영상을 PACS 서버로 보내는 부문입니다. 기존 필름 X-선 촬영 대신에, 디지털 장비인 Computed Radiography(CR)과 Digital Radiography(DR)이 사용됩니다. 통상적으로 DICOM이 지원되는 CT MR US PET DSA 등은 별도의 장비 없이 바로 네트워크에 연결함으로써 PACS 서버로 영상을 보낼 수 있습니다. DICOM이 지원되지 않는 의료장비는 중간에 DICOM으로 변환하는 게이트웨이들이 필요합니다. DICOM이 지원되는 장비라도 환자와 검사정보를 손으로 입력하면 오타가 발생할 수도 있습니다. 이와 같이 오타 입력된 검사와 영상들은 워크스테이션에서 쉽게 조회되지 않을 수 있습니다. DICOM Modality Worklist Management(MWM) 기능을 통하여 HIS/RIS에서 입력된 검사정보를 직접 의료기기에 전달하면, 이러한 오타로 인한 에러를 대폭 개선할 수 있습니다.

DICOM이 지원되지 않는, 표준 비디오 출력신호를 제공하는 아날로그 의료장비(내시경, 투시촬영 등)를 위해서는 PACSPLUS video DICOM 게이트웨이가 있습니다. 이는 영상획득, 화질관리 및 PACS 연동기능을 제공합니다. PC를 기반으로 한 비디오 영상처리 및 디지털 변환과정이 내재되어 있습니다.
DICOM 대신에 일반적인 표준영상 포맷(JPEG, BMP, TIFF 등)을 지원하는 디지털 의료장비는 PACSPLUS DICOM 게이트웨이에서 표준 디지털영상 포맷을 DICOM 영상 포맷으로 변환하여 PACS 서버로 전송합니다.
게이트웨이에서 DICOM 영상으로 변환하기 위해서는 최소한의 환자 및 검사정보 데이터의 입력이 필수적입니다.

데이터베이스 및 저장 하부시스템(Database and Storage Subsystem)

이 데이터베이스 및 저장 하부시스템인 PACS 서버는 PACSPLUS 서버(PPS)가 담당합니다.
PPS는 데이터베이스, 저장장치, 저장관리 모듈, 시스템 관리자기능, 유효성 관리, 압축 모듈, 웹서버 모듈로 구성됩니다. 저장장치는 단기저장장치와 장기저장장치로 구별됩니다. 최근 저장장치의 눈부신 발전으로 장기저장장치를 별도로 두지 않아도 되는 경우가 많습니다.
의료장비로부터 전송된 DICOM 영상을 획득하여 PPS로 전달하는 부분은 PACSPLUS Engine(PPE)이 담당합니다. PPE는 PPS와 같은 컴퓨터 하드웨어에 설치되거나, 별도의 외부 PC에 설치될 수 있습니다. 의료장비의 추가설치 또는 교체, 워크스테이션의 추가설치 등 향후 확장성을 최대한 보장하는 시스템구성이 가능합니다.
PPS 주 컴퓨터는 2~4개의 CPU 프로세서를 사용합니다. PPS 주 컴퓨터는 시스템의 안정성을 확보하기 위하여 서버 하드웨어를 클러스터링하고 있으며, 안정적인 대용량 데이터베이스를 관리하고 있습니다.
서버시스템 백업을 위하여, 별도의 백업용 PPS를 설치하여 운영하는 것이 바람직합니다. 타 업체는 단순히 일반 NAS나 RAID를 이용하여 저장장치만 백업하는 데 반하여, PACSPLUS는 서버의 완벽한 시스템 백업이 가능합니다.
그림 1-3은 PPE, PPS 및 저장장치의 구조와 기능을 설명하고 있습니다.
데이터베이스는 시스템의 안정성과 자동 check-point/재시동 기능 등을 제공합니다. 한 부분의 장애로 인하여 데이터베이스 기능에 지장을 받아서는 안됩니다.
PACSPLUS는 데이터베이스 관리프로그램으로 Oracle 또는 Microsoft SQL을 사용하고 있습니다.
영상저장장치는 외장형 상용 RAID 제품들을 사용하며, RAID는 고속으로 의료기기로부터 영상을 받아 저장하고 각 워크스테이션으로 영상을 전송하는 역할을 합니다. 대형병원의 경우는 이들 RAID를 SAN(storage area network)으로 연결하여 보다 나은 시스템의 안정성과 확장성을 보장하며, 하나의 디스크 장애가 발생하더라도 바로 예비 디스크가 대체 작동하여 저장장치가 정상적으로 가동되도록 설계되어 있습니다.

상용 RAID는 가격이 저렴하므로 과거처럼 굳이 장기저장장치로 디스크 테이프 주크박스 등을 사용할 필요가 없게 되었습니다. 소형병원이나 의원에서는 RAID보다 저렴한 NAS를 사용할 수도 있습니다. 의료진들이 사용하는 워크스테이션은 어디에서든 단기 또는 장기저장장치의 영상을 조회할 수 있습니다.

또한 워크스테이션의 로컬 하드디스크를 캐시메모리로 사용하기 때문에, 중앙 서버의 업무부하를 적절히 재분배하도록 설계되었습니다. RAID는 고속의 안정성과 더불어 기가바이트 백본과 스위치를 통해 다채널로 워크스테이션으로 영상을 분배할 수 있습니다.

PPS에서는 2:1의 무손실 압축을 지원하여 저장공간을 반으로 줄이는 한편, 네트워크 상 영상전송 속도도 빠르게 하였습니다. CR과 DR의 경우, 판독하기 전 검사영상들은 2:1 DICOM 무손실 압축을 씁니다. 단기저장장치 용량이 부족할 경우는 장기저장장치로 이들 영상을 이전하게 됩니다.

판독이 끝난 후의 장기보존을 위한 압축은 10:1 DICOM JPEG 손실성 압축을 지원합니다. 압축에 관한 사항은 의료기관의 정책에 따라 설정을 조정할 수 있습니다. PPS는 PPweb 웹서버 모듈을 제공하고 있습니다.

PPweb 서버에서 CR과 DR 영상들은 30:1의 DICOM JPEG 2000 손실성 압축을 지원합니다.

그림 1-4에서 PPS와 PPweb 저장장치에서 사용하는 압축방식을 비교하였습니다.

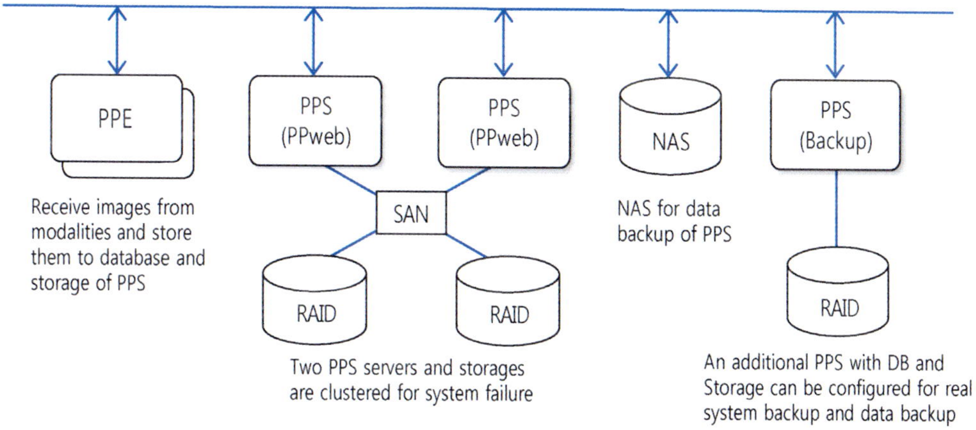

그림 1-3. PPE, PPS 및 저장장치 구조

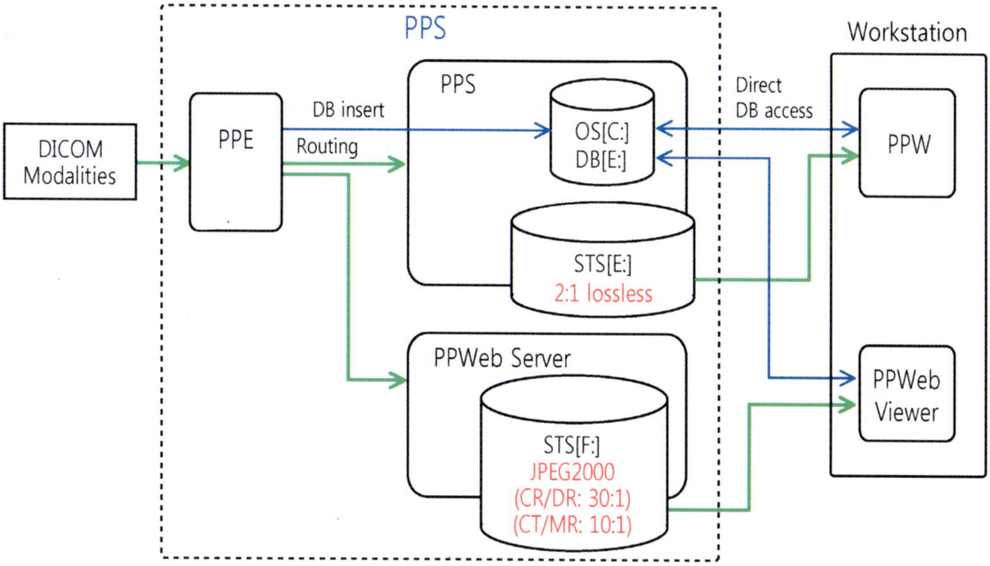

그림 1-4. PPS와 PPweb 저장장치의 업무흐름과 압축방식

영상표시 하부시스템(Display Subsystem)

영상표시 하부시스템은 의료진들이 실제 임상현장에서 가장 많이 쓰는 부문으로서, PACS에서 모니터 진단을 하기 위해 영상을 조작하는 부분과 필름으로 출력하는 부문을 말합니다. 최근 필름 없는 PACS가 보급되면서 필름 출력 부문은 그 비중이 매우 적어지고, 워크스테이션의 성능 및 도입비용이 PACS의 가장 중요한 요소가 되고 있습니다.

PACSPLUS는 우수한 기능과 사용의 편리성 및 가격 등을 고려하여 상용 PC를 워크스테이션 하드웨어로 사용하고 있습니다.

PACSPLUS 워크스테이션 구성은 PC를 기반으로 하므로 별도의 특수한 하드웨어 부품을 사용하지 않습니다.

하드웨어 면으로 보면, 매우 저렴하게 시스템을 구성할 수 있는 것입니다.

또한 전 세계적으로 많은 일반인들이 보편적으로 사용하는 마이크로소프트사의 운영체제를 사용하므로 별도의 교육이 불필요하며, 사용하기 쉽고 저렴하다는 장점이 있습니다.

영상의학과 전문의들이 주로 사용하는 진단용 워크스테이션은 좀 더 빠른 CPU와 메모리를 사용합니다.

1대의 컬러모니터에는 검사 워크리스트를 표시하고, 별도의 흑백모니터 2대까지 의료영상을 표시하도록 합니다.

2K 크기의 DICOM 영상을 1초 이내의 빠른 속도로 interpolation, spatial filtering, zooming, panning 및 rotating 등의 영상처리를 할 수 있습니다. 2K×2.5K의 해상도의 12 비트 영상을 모니터 상에 고속으로 표시하고 영상을 처리하는 기능이 제공됩니다.

임상용 워크스테이션은 상용 PC와 컬러모니터를 사용하므로 매우 저렴한 가격으로 구성할 수 있습니다.

판독용처럼 굳이 고해상도 흑백모니터를 쓸 필요가 없기 때문입니다. 뷰어 소프트웨어는 판독용과 임상용 워크스테이션에서 모두 쓸 수 있습니다. 키 조작이나 사용법은 물론, PPS로부터 영상을 검색하고 조회하는 방법도 동일합니다.

PACSPLUS 워크스테이션 소프트웨어는 10년 이상 임상에서 입증된 제품입니다. 판독용 뷰어 소프트웨어에는 PPW (PACSPLUS Viewer), PPscreen(PACSPLUS Screening Viewer), PPmammo viewer(PACSPLUS Mammography Viewer) 등이 있습니다. 사용자의 판단과 선택으로 여러 대의 뷰어를 하나의 PC에 설치하여 사용할 수도 있습니다.

임상용 뷰어 소프트웨어로는 PPclinic(PACSPLUS Clinical Viewer)이 있습니다. PPweb 웹서버의 브라우저용 뷰어도 PPclinic과 같은 디자인이므로 모든 임상용 워크스테이션에서는 같은 응용소프트웨어를 쓰게 됩니다.

PACSPLUS 워크스테이션에서 필름은 물론 컬러용지 인쇄가 가능합니다.

이들은 사용방법이 동일하고 편리하며, 별도의 비용부담도 들지 않습니다.

PACSPLUS는 고성능 PACS 서버, 고속의 네트워크, 고기능 워크스테이션을 하나의 PACS시스템으로 구성하기 때문에, 임상에서 필름 없이도 영상의 관리와 조회를 가능하게 합니다.

어느 워크스테이션에서나 언제든지 동시에 빠른 검색과 조회(2초 이내)가 가능한 것입니다.

네트워크 하부시스템(Network Subsystem)

PACSPLUS는 개방형 네트워크시스템을 채용하며, DICOM 통신방식을 지원합니다. 따라서 기능적으로 보면 DICOM 네트워크라고 합니다.

이는 기가바이트 백본 및 스위치 그리고 100메가바이트 스위치 허브와 케이블들로 구성됩니다.

완전 개방형 표준형을 따르는 네트워크 제품사용으로 가격도 저렴하며, 향후 확장 및 변경이 매우 용이합니다.

전술한 PACS 하부시스템 및 관련 제품들이 네트워크를 통하여 연결되고 공유됩니다. 대용량 의료영상이 고속 백본 LAN을 통하여 PPS와 진단용 워크스테이션과 의료장비 간에 연결되며, 필요한 경우 광케이블을 사용하기도 합니다.

백본용 LAN은 기가바이트의 표준 호환성과 안정성을 따르며, 의료기관 전체의 네트워크 구성에 따른 백본을 제공하게 됩니다. 그러므로 향후의 케이블 확장 공사에 대비한 네트워크 설계가 바람직합니다.

영상의학과에서 사용하는 영상획득과 표시에 관한 하부시스템은 가능한 한 기가바이트 네트워크를 사용하며, 임상용은 비용을 절감하기 위하여 100메가바이트 네트워크를 사용하면 좋습니다.

결론적으로, PACSPLUS는 다음과 같은 특성을 가지는 시스템을 제공합니다.

병원의 PACS 요구사항을 충족.
저렴한 비용.
개방형 구조와 확장성.
사용자의 요구사항 반영.
사용과 조작의 편리성.
고도의 안정성.
최상의 화질.
유지보수 비용절감을 위한 상용 하드웨어 제품사용.

시스템 주요기능

PACSPLUS는 다음과 같은 주요기능을 제공함으로써 의료기관에 최상의 가치를 제공합니다.

> 개방형 시스템(Open architecture system)
> 경제성 있는 시스템(Cost-effective system)
> 고기능 시스템(High-performance system)
> 사용하기 편리한 시스템(Ease to use system)
> 안정적인 시스템(Reliable system)

개방형 시스템 (Open Architecture System)

PACSPLUS는 현재와 미래에도 상용화된 신기술을 사용하므로 확장성이 보장되는 제품을 의료기관에 제공합니다.
네트워크도 업계에서 표준화된 개방형 프로토콜을 사용하므로 PACS 내의 모든 제어와 통신을 원활하게 합니다.
DICOM 프로토콜을 완벽하게 지원하는 인터페이스를 제공하기 때문에 의료기기가 증설되어도 문제가 없습니다.
DICOM을 지원하지 않는 의료기기도 PACSPLUS 게이트웨이를 사용하여 DICOM의 호환성을 유지할 수 있습니다.
PACSPLUS는 모듈화된 확장성을 제공하므로 기능 저하 없이 미래의 PACS 요구사항을 수용할 것입니다.

경제성 있는 시스템 (Cost Effective System)

PACS 도입 성공을 위해서 가격에 대비한 효과성은 아주 중요한 사항이며, PACSPLUS는 업계에서 표준화된 개방형 기술을 도입하여 저가에 고기능을 제공합니다. 예를 들어, PPS는 상용화된 하드웨어 서버 및 저장장치를 사용하고 있습니다. PACSPLUS 워크스테이션과 게이트웨이 등은 PC내의 하드디스크를 로컬 저장장치로 활용하고 있어, 주 서버의 부하를 분산시킴과 동시에 일시적인 영상 백업기능을 하고 있습니다.
진단 및 임상용 워크스테이션도 상용 PC를 사용하므로 저가에 고기능을 실현하고 있습니다.
이러한 상용화된 하드웨어의 사용으로 교체비용을 절감할 수 있습니다. PACS 서버 하드웨어도 HP, IBM, DELL, FUJITSU, SUPERMICRO 등의 상용 컴퓨터를 사용하며, 워크스테이션은 물론 게이트웨이도 상용 PC를 사용하고 있으므로 서비스나 유지보수 비용도 줄일 수 있습니다.

고기능 시스템 (High-Performance System)

PACSPLUS는 필름 없는 PACS의 요구사항을 충족함은 물론 그 이상의 고기능 시스템을 제공합니다.
특히 2K 흑백모니터 상에서 영상을 빠르게 표시할 수 있는 성능이 아주 중요합니다.
PACSPLUS는 부하가 많은 시간대에도, 어느 워크스테이션에서든 2초 이내에 영상을 빠르게 표시하도록 합니다.
PACSPLUS는 10년 이상 전 세계의 수많은 의료기관에서 사용 중이며, 안정성이 입증된 완벽한 시스템입니다.
또한 지속적인 연구 개발 및 투자를 통하여 다음과 같은 기능을 충분히 구현하고 있습니다.
CR 영상 전체를 표시하기 위해 2K×2.5K 흑백모니터를 지원하며, 이는 판독용은 물론 임상용 워크스테이션에서도 구성이 가능합니다.
어느 워크스테이션에서도 중앙 PACS 서버 PPS에 저장된 영상을 2초 이내에 불러와 화면에 표시합니다.
모든 임상용 워크스테이션은 공통된 사용자 인터페이스를 쓰고 있습니다.

사용하기 편리한 시스템 (Ease to Use System)

의료진 중에는 컴퓨터의 사용이 미숙한 사람도 많기에, 사용법을 습득하는데 많은 시간을 소요할 수도 있습니다. 따라서 사용하기 쉽거나, 사용방법에 관한 교육기간이 짧을수록 유용한 시스템이라는 점을 잘 이해하고 있습니다.
PACSPLUS는 통상 PC와 마이크로소프트사의 Windows를 기반으로 운용되고 있습니다. 이는 전 세계에서 가장 많이 쓰는 컴퓨터 및 운영체계입니다. PACSPLUS의 화면 디자인과 작동 방법은 매우 직관적이어서 컴퓨터에 익숙하지 않은 사람도 쉽게 배울 수 있고, 교육에 많은 시간을 빼앗기지 않으며, 일정기간 재교육을 받을 필요도 없습니다. Windows 응용프로그램과 비슷하게 조작하도록 디자인된 마우스, 키보드 등도 아주 실용적이고 사용하기도 쉽다고 느낄 것입니다.
제안된 PACSPLUS는 다양한 방법으로 임상에서 요구되는 요구사항들을 충족하고 있습니다. 어떠한 워크스테이션에서도 서버에 저장된 영상을 원하는 즉시 언제든지 동시에 불러서 표시할 수 있습니다. 또한 HIS/RIS(영상의학과 정보시스템)의 장애로 인해 예약 검사정보가 PACS에 전달되지 않더라도, 촬영된 영상을 조회할 수 있으므로 응급 진료에 아주 적합한 시스템입니다. 또한 PACS 모니터에서 표시되는 영상화질은 매우 중요합니다. PACSPLUS는 원본 영상을 2:1로 비 손실 압축하여 관리하므로 원본 영상의 화질 저하 없이 조회할 수 있습니다.

안정적인 시스템 (Reliable System)

PACSPLUS의 큰 장점은 매우 안정적이라는 점입니다. 만약에 발생할지도 모르는 부분적 시스템장애에 대한 준비가 철저하게 되어 있습니다. 이는 전체적인 시스템은 물론 부분적인 시스템의 안정성도 모두 충족시켜 줍니다.

PACSPLUS는 주 PACS 서버와 네트워크같이 아주 중요한 부문에서는 충분한 중복성(redundancy)을 가지도록 설계되었습니다. 서버의 저장장치는 fault tolerant하여, 디스크에 장애가 있을 경우에도 영상 데이터의 손실 없이 제대로 작동하도록 하고 있습니다.

PACSPLUS에 저장됨과 동시에 백업이 자동으로 이루어지도록 하여 최악의 상황에서도 데이터를 분실하지 않도록 해줍니다. 또한 PACSPLUS는 주 PPS 서버를 백업하는 백업용 PPS를 설치함으로써, 시스템 자체를 백업할 수 있습니다. 만약에 발생할지도 모르는 주 PACS 서버의 장애 시, 백업 PPS를 사용하게 되면 주 서버의 장애 해결을 별도로 하더라도, 임상에서는 그대로 PACS를 사용할 수 있습니다.

포괄적인 장애대비책이 PACSPLUS 개발 및 구성의 가장 큰 장점이라고 할 수 있습니다.

장애 대비 안정적 운영(Fail-Safe Operations)

PACS 선정의 핵심은 영상화질, 시스템의 성능과 사용의 편리성, 시스템의 개방성과 확장성, 시스템의 안정성, 기술지원, 가격 등입니다.

PACSPLUS 구조는 장애에 대비하여 안정적이고 유연한 대처와 운영이 가능하도록 설계되었습니다. PACS는 검사영상을 잃어버리거나 응급진료에 지장을 주지 않도록, 10년간의 다양한 임상 경험을 바탕으로 한 최고의 안정적인 시스템설계가 기본입니다. 다양한 데이터 백업과 시스템 백업으로 어떠한 시스템의 장애에도 대비할 수 있습니다.

중복성(Redundancy)
백업 운영(Operational backup)
장애에 대한 유연성(Fail-soft features)

중복성 (Redundancy)

시스템장애에 대한 안정성을 높이려면 시스템의 중복성이 필요합니다. PACSPLUS 구조는 심각한 부문 즉 장애가 발생할 경우 필름 없는 운영의 차질을 방지하거나, 응급진료에 지장을 주지 않도록 중복성을 적극 도입합니다.

특히, 데이터베이스와 영상저장 관리를 담당하는 중앙 주 서버는 물론 네트워크 백본도 이중화 되어야 합니다. 중앙 PACS 서버는 상용 서버급 컴퓨터로 이중화됩니다. 2대의 컴퓨터가 같이 클러스터링 되며, 모든 데이터는 양쪽으로 저장하게 됩니다. 저장장치인 RAID 역시 SAN(Storage Attached Network)으로 이중화 됩니다. 자동으로 장애발견을 하며, 자동으로 checkpoint/재기동하는 기능이 지원됩니다. 장애처리 후에는 자동으로 기존 데이터베이스가 업데이트되도록 합니다.

PACS 서버의 저장장치는 RAID로 구성됩니다. 각 RAID는 중복성을 갖는 디스크 어레이를 사용하며, 하나의 디스크에 장애가 발생하더라도 RAID의 영상저장과 조회기능을 방해해서는 안 되며, 데이터 분실이 있어서도 안됩니다.

장애가 발생한 디스크는 온라인 상태에서 교체될 수 있어야 하며, 새 디스크로 자동으로 복원되어야 합니다.

전원장치들도 uninterruptible power sources(UPS)와 AVR들을 사용하여 안정적인 전원공급이 이루어져야 합니다. 이들 전원장치는 의료기관의 장비와 전원사용량 등을 고려하여 준비됩니다.

백업운영 (Operational Backup)

전술한 시스템의 중복성과 장애에 대한 유연한 대처가 가능한 기능만으론 해결되지 않는 시스템 장애를 위하여 PACSPLUS는 여러 가지 대비책을 제공합니다.

첫째, PPS의 추가설치로 PACS 서버 자체를 시스템 백업하는 구성을 제안합니다. 즉, 기존의 PPS에 장애가 발생할 경우, 추가로 설치된 백업 PPS가 워크스테이션과 의료장비를 지원하게 되는 것입니다.

또한, PPE(DICOM engine)에 장애가 발생할 경우, 의료장비는 다른 PPE로 전송하여 PACS 서버에 데이터를 저장할 수 있습니다.

둘째, MWM 서버의 장애 시, DICOM 게이트웨이에서 수동으로 검사정보를 입력할 수 있습니다.

특히 RIS나 EMR의 장애는 PACSPLUS 운영에 전혀 지장을 주지 않습니다. 즉 이들 시스템에 장애가 발생하더라도 의료장비나 게이트웨이에서 수동으로 입력할 수도 있으며, PACSPLUS order generator(PPorder)에서 입력한 후 의료장비나 게이트웨이에서 MWM 서버기능을 이용하여 환자 데이터를 가져올 수 있습니다.

판독기능은 PACSPLUS에서 자체적으로 제공되므로 전혀 문제가 되지 않습니다.

PACSPLUS는 다양한 백업을 제공하므로, 시스템 운영에 관해 교육받은 자가 적절하게 시스템 장애에 대한 대비를 할 수 있습니다. 시스템장애관리가 PACS 운영에서 매우 중요하며, PACSPLUS는 충분한 교육과 원격 기술지원 등을 통해 병원 운영자가 충분히 장애에 대응할 수 있도록 해줍니다.

장애에 대한 유연성 (Fail-Soft Features)

시스템의 장애에 대비한 완전한 중복성(redundant)을 가지려면 필요이상의 비용을 허비할 수도 있으므로, 경제성을 고려하여 유지가 꼭 필요한 사항들만 중복성을 갖는 것이 현명하다고 봅니다.

예를 들어 첫째, 데이터 분실이 없어야 하고 둘째, 응급환자 진료에 차질이 없어야 하고 셋째, 장애 후의 시스템 복구가 신속히 재건되어야 하는 경우입니다. 이와 같은 매우 중요한 요구사항을 지키는 선에서 지나친 중복성을 두지 않는 시스템을 장애에 대해 유연한 시스템이라고 합니다.

PACS는 필름과 달리 의료기기와 워크스테이션 등에서 보통 몇 장의 영상 카피를 하고 있으므로, 장비 일부에 장애가 발생하더라도 시스템 사용이 충분히 가능합니다.

모든 워크스테이션은 중앙 PACS 서버인 PPS의 저장장치를 기본으로 사용하므로 몇 대의 PC에 장애가 발생하여도 진료에는 지장이 없습니다.

그리고 장애가 발생된 PC로 영상을 재전송할 필요도 없습니다.

가능한 기존 병원의 네트워크 인프라를 공유해서 쓸 수 있습니다.

2 위험 관리

우리는 필름 없는 PACS가 성공하려면 경제성이 좋고 성능이 우수해야 한다고 믿기에, 경제성을 위하여 개방형이며 산업 표준을 따르는 상품화된 기술과 제품을 사용하여 가격대비 효율을 높이고 있습니다.

PACSPLUS는 PACS 프로젝트를 수행하면서 시스템의 성능, 안정성과 유지에 따른 위험 관리를 항상 생각하면서 통합시스템 구조를 개발하였고, 이들의 위험요소를 최소화하는 접근방법을 개발하였습니다.

PACS에는 임상적 위험요소와 기술적 위험요소들이 있습니다.

PACSPLUS의 위험관리프로그램은 항상 위험요소에 대한 추적, 감시를 통해 제어하고 있습니다.

전향적인 위험관리가 성공의 열쇠입니다. 우리 팀은 이런 일을 훌륭히 수행하였으며, 수년간의 경험을 통해 위험요소는 초기에 충분히 검토되어야 한다는 것을 알았습니다. 이를 바탕으로 한 통합시스템을 설계에 반영하였습니다.

기술 위험 관리

PACSPLUS는 필름 없는 PACS가 성공하려면 경제성이 좋고 성능이 우수해야 한다고 믿습니다. 경제성을 위하여 개방형이며 산업 표준에 따라 상품화된 기술과 제품을 사용하므로, 가격대비 효율을 높이고 있습니다.

상업화된 기술 채용

PACSPLUS에서 사용하는 서버 저장장치 PC 및 네트워크 장비는 개방형, 산업 표준을 따르고 있습니다.

특히, 저장장치는 상업용 RAID를 채용하고 있어 시스템의 가격을 매우 경제성과 확장성이 있도록 구성합니다.

완전한 DICOM 호환성을 제공하므로 새로운 의료장비가 추가되더라도 인터페이스 문제가 전혀 발생하지 않습니다.

PACSPLUS는 미래 PACS의 요구에 부응하여 보다 성능이 향상된 모듈화된 확장성을 제공합니다.

물리적 유연성 (Physical redundancy)

지속적이고 안정적인 PACS 운영을 위하여 PACS 설계에 물리적 유연성을 고려하였습니다.
특히, 매우 심각한 하드웨어와 소프트웨어는 모두 유연성 있게 자동으로 전환되게 설계하였습니다.

클러스터링기법을 이용하여, 2개의 PACS 서버로 서로 지속적으로 백업되게 하였습니다. 주 컴퓨터 내의 모든 중요한 소프트웨어들도 유연성을 가진 상태에서 동작되도록 하였습니다. SAN을 이용한 저장장치인 대형 PACS는 SAN을 이용하여 2개 이상의 RAID를 사용하여 유연성과 상호 백업을 하도록 하였으며, 향후 확장성도 고려하였습니다.
추가로 시스템 백업용 PPS를 설치하여, 혹시 발생할지 모르는 주 컴퓨터의 장애를 처리하는 동안 임상에서 응급으로 PACS를 운영하도록 대비하였습니다.
PACSPLUS는 모든 심각한 부문의 하드웨어와 소프트웨어를 모두 이중화하여 설계함으로써, 필름 없는 PACS가 효율적이고 안정적으로 원활히 작동하도록 하고 있습니다.

우발사고 대책

시스템의 일부에 우발사고로 인한 장애가 발생하더라도 진료에 심각한 지장이 없도록 대비하고 있습니다. 치명적이지 않은 부문에 장애가 생길지라도, 중요한 시스템은 항상 안정하게 동작하도록 시스템설계를 하였습니다.

장애경감 조치

원격 또는 현지 시스템 관리자와 기술자가 PACS시스템 전반을 감시하며, 장애 발생 시 즉시 실시간으로 조치하도록 하고 있습니다. 현장 경험은 물론 수시의 교육과 훈련을 통하여 우수한 기술을 보유하고 있습니다.

임상적 위험 관리

영상화질

PACSPLUS는 영상화질의 중요성을 알고 있습니다. PACS의 임상적 유효성은 디지털영상의 화질에 달려 있습니다. CR과 DR 영상은 판독용 워크스테이션에서 진단의 목적으로 표시되어야 합니다. 영상의학과 의사가 고해상도 모니터 상 2K×2.5K 해상도의 12 비트 영상을 빠르게 표시하고, 영상 처리 조작을 할 수 있도록 지원하고 있습니다.

사용자 교육

워크스테이션은 사용하기 편리하며, 사용법 교육을 통해 여러 부문의 PACS 장비들이 임상에서 잘 사용되도록 하고 있습니다. 특히 임상용 워크스테이션은 PPclinic과 웹 브라우저의 화면 디자인과 키 조작법을 거의 동일하게 하였습니다. 이들은 마이크로소프트오피스와 비슷한 화면구조 및 마우스와 키 조작법을 가지므로, 약 10~30분 정도의 교육으로도 충분히 사용이 가능합니다. 컴퓨터를 잘 다루는 사람은 교육이 필요 없을 정도로 직관적인 우수한 디자인을 제공하고 있습니다.

우수한 성능

더 중요한 요소는 환자정보를 검색하고 해당 환자의 영상을 찾아 모니터에 띄우는 속도가 빨라야 한다는 것입니다. 수년간의 임상경험을 통하여 사용자들이 쉽고 빠르게 자신이 원하는 영상을 조회하여 환자를 진료할 수 있는 PACS 성능을 제공하고 있습니다. 성능이 떨어지는 PACS는 임상에서 사용할 수가 없습니다.

영상 라우팅 불필요

PACSPLUS는 중앙집중형으로 주 서버에 환자의 검사정보와 영상들을 보관하고 있으므로, 워크스테이션 하드디스크에 미리 환자의 영상을 준비시키는 작업은 필요없으며, 미리 불러오기(prefetching)를 할 필요 없으며, 장애 시에도 진료에 지장을 주지 않습니다. 고속의 중앙 서버 PPS를 사용하고 저장장치를 공유하게 설계하였습니다. 모든 워크스테이션은 고속 네트워크를 통하여 모두 중앙 서버에 접속되어 있습니다. 결국 중앙 서버의 저장장치는 분산형 PACS로 보면 모두 워크스테이션의 로컬 저장장치처럼 보이게 되는 것입니다. 따라서 사용자는 어느 워크스테이션에서나 로그인하면 서버의 정보와 영상을 동일하게 검색할 수 있게 됩니다.
PACSPLUS는 분산형 PACS에서 요구되는 복잡하게 자동 fetching 하는 기술이 아니며, 시스템 보안차원에서도 매우 우수한 시스템을 갖습니다.

또한, 의료기기에서 영상이 획득되는 순간 PACS에 저장되므로, 판독 유무에 관계없이 언제 어디서나 동시에 조회가 되는 특별한 장점이 있습니다.

응급환자 검사 처리

응급환자의 촬영 및 영상검색은 어떠한 경우라도 순조롭게 진행되어야 합니다. 비록 RIS에서 환자 예약과정이 없더라도, PACS에서 검사정보를 처리하고 환자를 치료할 수 있어야 합니다.
PACSPLUS는 이러한 예약되지 않은 응급환자의 처리를 원활하게 할 수 있도록 설계되어 운영됩니다.

안정성과 가용성

임상적으로 PACS는 지속적으로 운용되어야 하며, 안정적이어야 합니다.
이를 위해, PACSPLUS는 우수한 중복성, 서버와 저장장치의 클러스터링, 몇 단계의 fallback 운영을 지원하고 있습니다. 기술지원 인력은 PACSPLUS와 그 운용에 대하여 충분히 이해하고 숙달되어 있습니다.

3 관리 요약

PACSPLUS는 PACS 프로젝트가 일정대로 순조롭게 설치 가동되도록 팀을 정하여 준비하고 있습니다.

프로젝트 관리

PACS 프로젝트 관리는 계약이 이뤄지는 시점부터 빠르게 진행됩니다. 회사의 인적, 물적 자원을 동원하여 PACS 프로젝트에 필요한 복잡한 조치와 준비를 동시에 추진합니다. 우리 팀은 다음과 같은 역할을 하게 됩니다.

- 프로젝트 관리자 Project manager
- 시스템 기술 관리자 System engineering manager
- 임상 적용 관리자 Clinical applications manager
- 시스템 설치 통합 관리자 Installation & integration manager
- 현장 기술 지원 관리자 On-site technical support manager
- 구매 관리자 Acquisition manager

일정(Schedule)

병원으로부터 주문을 받으면, 직접 방문하여 현장조사와 설치계획을 수립합니다. 병원과의 계약이 이뤄지면, 현장의 설비변경 및 장비도입이 이루어짐과 동시에 네트워크 공사가 진행됩니다. 그리하여 시스템 설치와 타 제품과의 연결 및 통합이 진행됩니다.
다년간 비슷한 프로젝트를 진행한 경험을 바탕으로, 계획성 있는 일정을 잡아 불필요하게 시간과 자원을 낭비하지 않습니다. 중요한 현장의 설비변경이나 주요 장비설치는 치밀하게 계획해야 합니다.
시스템설치와 통합이 끝나면 기술을 테스트합니다. 그리고 환자의 진료에 지장이 없도록 사용자 교육이 진행됩니다. 모든 과정은 병원 담당자와의 협의를 통해 진행하게 됩니다.

SECTION 55 PACSPLUS의 제품별 기능

필름 없이 임상적으로 원활히 가동되는 PACS를 위하여, 이 문서에서는 PACS의 하부시스템에 상응하는 PACSPLUS 제품들이 어떻게 구성되어 각각의 기능을 하는지에 대해서 설명하겠습니다.

1) 영상획득 하부시스템에 대한 설명과 구성, 의료기기와의 연계에 대해 설명합니다.
2) 영상저장 및 데이터베이스 하부구조에서는 단기저장장치(STS)와 장기저장장치(LTA), 영상압축, 영상관리/데이터베이스 및 HIS(RIS) 인터페이스에 대해 설명합니다.
3) 영상조회 하부시스템에서는 영상표시용 워크스테이션을 중심으로 설명하면서, 필름이나 종이 프린터에 대한 연계에 대해 설명합니다.
4) 네트워크 하부시스템에서는 네트워크 구성 및 특성에 대해 설명합니다.

DICOM 호환 제품들 즉 DICOM 의료기기, 영상획득 게이트웨이, PACS 서버, DICOM 뷰어 등은 상호 연동이 잘 되어야 합니다. 기본 DICOM 기능과 업무흐름은 그림 2-1에서 설명됩니다. 표 1에서는 필름 없이도 임상에서 원활한 작동을 하기위해 필요한 PACSPLUS 제품군과 각 제품별 DICOM 기능에 대한 간단한 설명을 합니다.

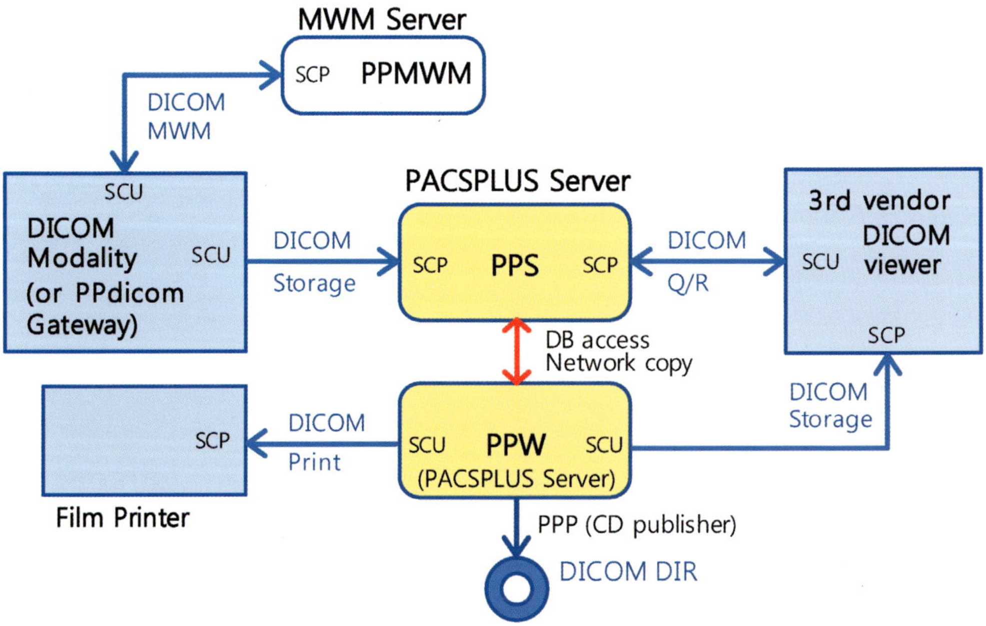

그림 2-1. DICOM functionality among DICOM modality and PACS products

통상 워크스테이션이라는 것은 컴퓨터 하드웨어에 DICOM 뷰어를 모두 합친 것을 의미하며, 뷰어는 DICOM 영상을 표시하는 소프트웨어를 지칭하는 것입니다.
따라서, PACS시스템에서 워크스테이션이나 뷰어는 모두 같은 의미로 생각하셔도 됩니다.

표 1. PACSPLUS products and their DICOM functionality

Subsystem	Product	Key Feature	DICOM Storage	DICOM Q/R	DICOM Print	DICOM MWM	DICOM DIR
영상획득 하부시스템	PPdicom100, 100C	Video acquisition gateway	SCU			SCU	
	PPdicom200, 200T	JPEG to DICOM conv.	SCU			SCU	
	PPdicom300, 300E	JPEG to DICOM conv.	SCU			SCU	
	PPvideo500	MPEG4	SCU			SCU	
	PPdicom600	Dental gateway	SCU			SCU	
	PPmammoQC	2 on 1 stitching	SCU				
데이터베이스 및 저장 하부시스템	PPE(PPS)	PACS server	SCP/SCU	SCP			
	PPH	RIS/HIS interface				SCP	
	PPMWM	Scheduling order				SCP	
표시 하부시스템	PPW	Radiology viewer	SCP/SCU	SCU	SCU		
	PPscreen	Screening viewer of multiple chest exams	SCP/SCU	SCU	SCU		
	PPMammo Viewer	Mammo viewer	SCP/SCU		SCU		
	PPclinic	Clinical viewer	SCP/SCU		SCU		
	PPfocus	Ophthalmology viewer	SCP/SCU		SCU		
	PPP	CD publisher	SCU				DIR

1 영상획득 하부시스템

임상적으로 입증된 PACSPLUS 영상획득 하부시스템은 DICOM 호환성을 제공하며 가격대비 고성능을 지원하도록 설계되었습니다.

PACSPLUS 영상획득 하부시스템(그림 2-2)은 일반 상용 PC의 사용이 가능하여 공급과 서비스가 원활하며 저렴한 가격에 제공됩니다.

DICOM 의료기기 연계.

비디오 획득 게이트웨이- 내시경과 투시촬영 같은 비디오 장비를 디지털 DICOM 장비로 변환하는 게이트웨이.
디지털 게이트웨이- 내시경과 안저촬영 같은 JPEG 장비를 DICOM 장비로 변환하는 게이트웨이.
모든 제품은 상용 PC를 기반으로 합니다. 이들은 유연하게 중앙 PACS 서버로 DICOM 영상을 전달하며, 필요에 따라 영상압축도 지원합니다.

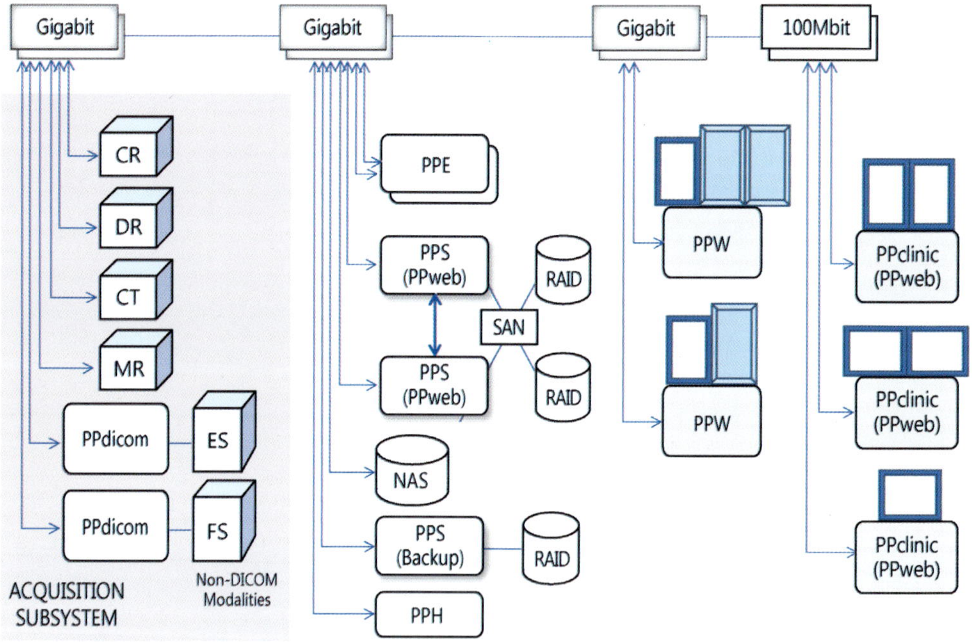

그림2-2. 영상획득 하부시스템

DICOM 의료기기 연계

만일 의료기기가 DICOM 표준방식을 지원한다면, 특별히 변환하는 게이트웨이는 필요 없이 바로 PACSPLUS 서버(PPS)와 연계됩니다. PPS의 DICOM 서버인 PPE는 의료기기에서 전송된 DICOM 영상들을 STS에 저장하고 헤더정보를 분석하여 데이터베이스에 입력합니다. 의료기기 내의 DICOM 영상들은 데이터 손실 없이 원래 정보 그대로 PPS에 저장됩니다(그림 2-3).

과거에는 수동으로 환자와 검사정보를 입력하기도 했으며, 입력 에러에 따른 문제점이 많았습니다. 하지만 요즘은 의료기기에서 직접 환자와 검사정보를 입력하지 않고, HIS(RIS)에 정보를 직접 전송받아 의료기기에 전달하는 DICOM MWM(Modality Worklist Management) 기능이 지원됩니다.

그리고 MWM 기능 대신에 바코드 IC카드를 이용하여 환자에 대한 검사정보를 읽어 들일 수도 있습니다.

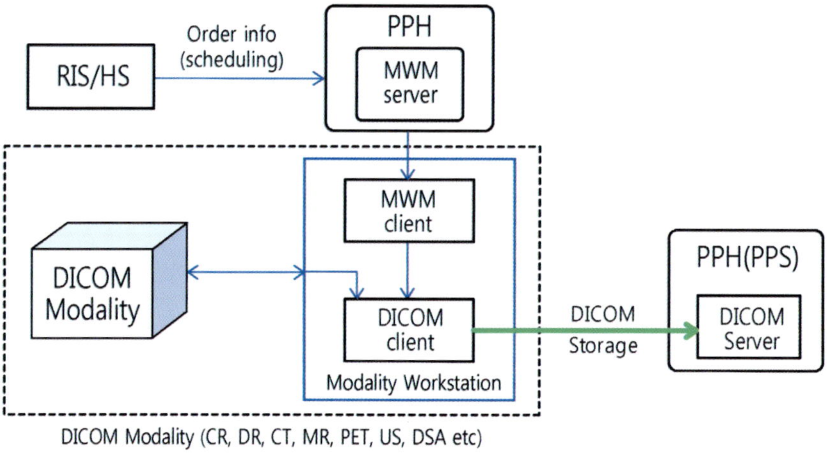

그림 2-3. Workflow of DICOM modality to PACSPLUS

비디오 획득 게이트웨이

의료장비 중에는 아날로그 신호를 내는 장비가 있습니다. PACSPLUS PPdicom100 시리즈는 이러한 비디오 의료장비로부터 아날로그 신호를 받아 디지털로 변환한 후, DICOM 전송하는 DICOM 게이트웨이입니다.

내부의 비디오 획득보드(frame grabber)를 이용하여 초음파, 내시경 등의 영상은 640×480 해상도로 8비트 컬러 영상으로 받아들이며, CT, MR 또는 투시장비(fluoroscopy)등은 약 1024×1024 해상도로 받아들이게 됩니다. 사용자는 풋(foot) 스위치나 모니터 상의 버튼을 눌러 영상을 획득 저장하며, PACS 서버로 영상의 DICOM 전송이 자동으로 이루어집니다(그림2-4). 표 2의 DICOM 게이트웨이 비교표를 참조하십시오.

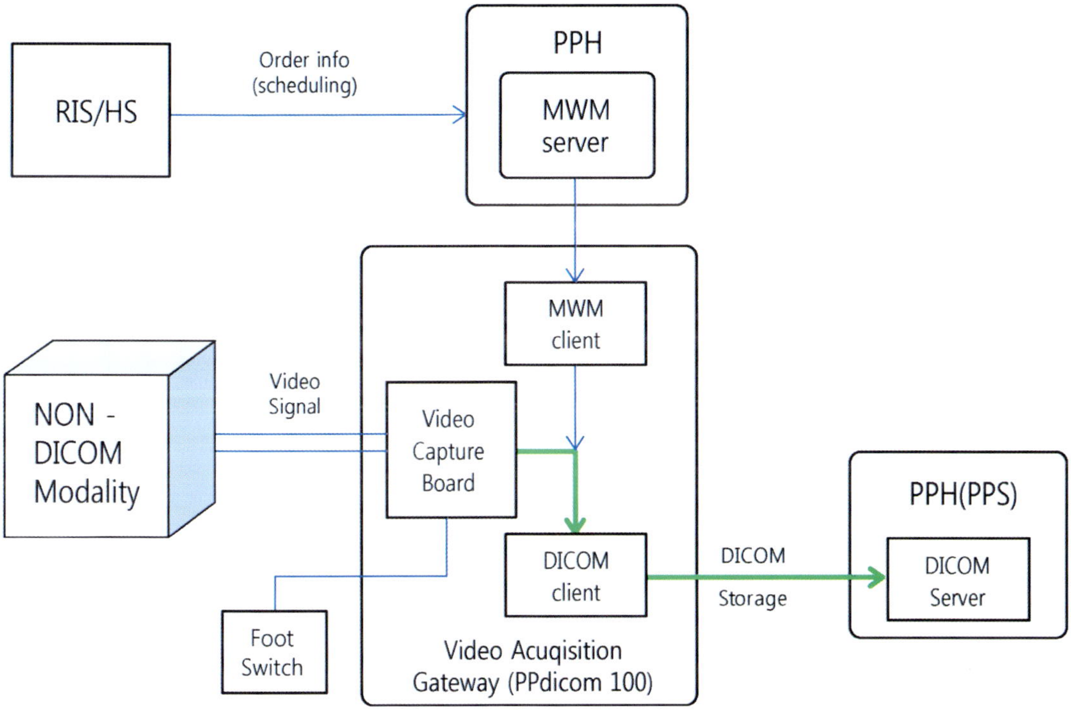

그림 2-4. Workflow of Video Acquisition Gateway for Non-DICOM modality

디지털 획득 게이트웨이

내시경 또는 안저촬영 등의 의료장비 중에 DICOM은 지원하지 못하지만, JPEG 또는 BMP로 디지털영상을 생성하는 경우가 있습니다.

PACSPLUS 게이트웨이 중 PPdicom 200, 300 및 600 시리즈 제품이 이러한 JPEG, TIFF, BMP 영상을 받아 환자의 검사정보를 포함한 후, DICOM 파일로 변환하여 전송하는 DICOM 게이트웨이입니다(그림 2-5). 사용자가 확인버튼을 누르면 게이트웨이에서 PACS 서버로 DICOM 전송이 자동으로 이루어집니다.

캐논 또는 니콘 디지털카메라를 사용하는 안저촬영기를 위해서, PPdicom 300, 300E 제품은 카메라 셔터를 누름과 동시에 디지털영상을 DICOM으로 변환하여 전송하는 기능이 있습니다(그림 2-6).

표 2의 DICOM 게이트웨이 비교표를 참조하면 됩니다.

표 2. PACSPLUS DICOM 게이트웨이 비교표

구분	PPdicom 100	PPdicom 100C	PPdicom 200	PPdicom 200T	PPdicom 300	PPdicom 300E	PPvideo 500HD
Key Role	Analog 장비	고해상도 Analog 장비	JPEG to DCM	JPEG &Text to DCM	Camera 제어	안과 Camera 대응	Full HD 동영상 보존
제품특징	US, ES 등 아날로그 신호를 디지털로 변환	구형 CT, MR 등 아날로그 신호를 디지털로 변환	공유폴더 내의 JPEG 영상을 DICOM 변환	공유폴더 내의 JPEG 영상 & Text 검사정보를 DICOM 변환	디지털카메라 촬영 즉시 DICOM 변환	300기능에 타이머기능 추가	Full HD 신호를 받아 디지털로 변환 MPEG4(30fps)보존, DICOM 정지영상
입력방식	비디오신호 (BNC, S-Video 등) 캡쳐보드	비디오신호 (BNC, S-Video 등) 캡쳐보드	JPEG,BMP, TIFF 영상파일	JPEG 영상파일 & Text 파일	Canon, Nikon Digital camera	Canon, Nikon Digital camera	Digital(HDMI, DVI) 또는 Analog 캡처 (component)보드
해당 의료기기	ES, US 등	CT, MR 등	디지털 장비 ES, US, BMD, EKG 등	ES 및 저장매체	안저촬영, 현미경 촬영 등	Fundus camera, Retrial camera, Slit lamp 등	US, 수술현미경, ES, 안과장비 등
검사정보 입력							
Local DB	O	O	X	X	X	O	O
DICOM 워크리스트	O	O	O	X	O	O	O
Text File(csv)	X	X	O	X	O	X	X
Bar code Reader	O	O	O	X	O	O	O
Card Reader	X	X	O	X	O	X	X
키보드 입력	O	O	O	X	O	O	O
컬러 조절	O	O	X	X	X	X	O
영상획득							
획득방법	Foot Switch	Foot Switch	Import 실행	전자동 변환	Camera 촬영	Camera 촬영	Foot Switch
DICOM 영상보존	O	O	O	O	O	O	O
동영상보존(MPEG)	X	X	X	X	X	X	O
CD/DVD 보존	X	X	X	X	X	X	O
영상 좌우상하 변경	O	O	X	X	X	O	X
영상 뷰어	O	O	O	X	O	O	O
동영상 뷰어	X	X	X	X	X	X	O
영상삭제	O	O	O	X	O	O	O
JPEG Import	O	O	O	X	X	O	X
영상 여백 shuttering	X	X	O	X	O	X	O
검사취소 기능	O	O	O	X	O	O	O
영상보존							
Auto DICOM send	O	O	O	O	O	O	O
복수 서버 전송	X	X	O	O	O	X	O
DICOM Backup	O	O	O	O	O	O	O
과거검사 표시	O	O	O	X	O	O	O
과거검사의 DICOM 전송	O	O	O	X	O	O	O
검사정보 재이용	O	O	X	X	X	X	O
Paper Print	O	O	O	X	O	O	X
Paper Print 지원	X	X	O	X	O	X	X
다음 검사준비	X	X	O	O	O	X	X
DICOM 압축	X	X	O	X	O	O	X
검사명, 병원명, 진료과, 의사명 입력	O	O	O	O	O	O	O
R/L 정보입력	X	X	X	X	X	O	X

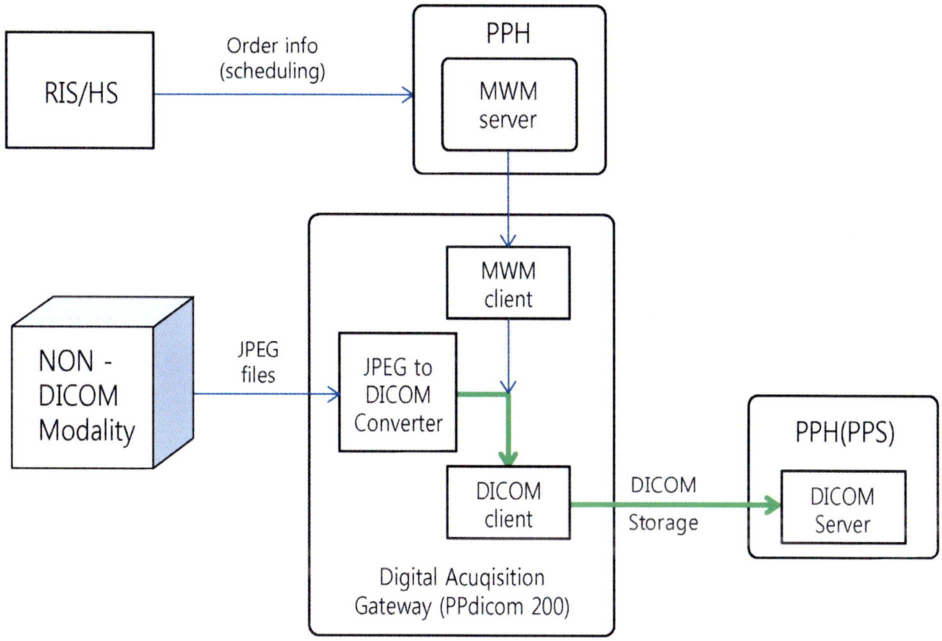

그림 2-5. Workflow of Digital Acquisition Gateway for Non-DICOM modality

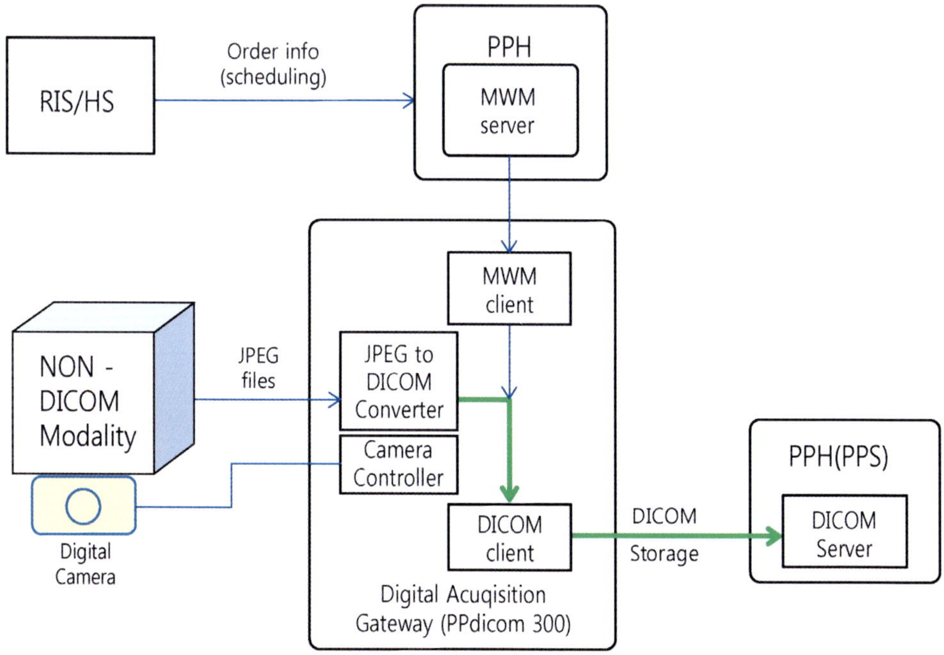

그림 2-6. Workflow of Digital Acquisition Gateway for Non-DICOM modality with Digital Camera

제 10 장

2 데이터베이스와 저장 하부시스템

데이터베이스와 저장 하부시스템으로서, PACSPLUS는 고성능의 안정적인 PACS 서버인 PPS(PACSPLUS Server)를 제공합니다(그림 2-7). PPS는 고속의 영상파일 서버이며, 전 세계에 800시스템 이상이 임상에서 사용되고 있는 안정성과 고성능이 임상적으로 입증된 제품입니다. 환자의 검사와 영상에 관련된 데이터베이스를 제공합니다.

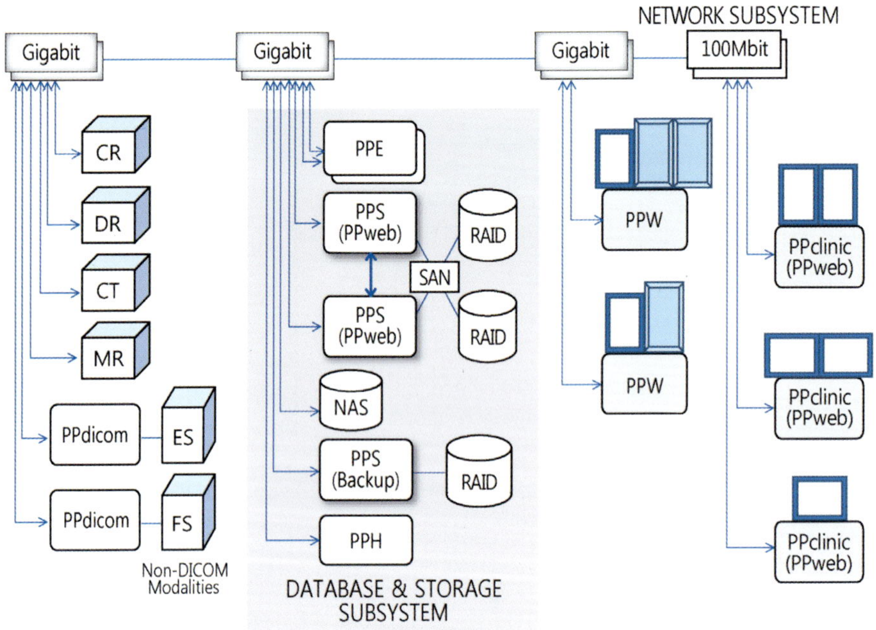

그림 2-7. Database and Storage Subsystem of PACSPLUS

데이터베이스와 저장 하부시스템은 PPE(PACSPLUS Engine)와 PPS(PACSPLUS Server)로 구성됩니다.

PPE는 DICOM 획득 서버, DICOM Q/R 서버와 라우터로 구성되며, PPS는 데이터베이스 관리, 영상파일 저장 장치, 저장관리 모듈, 압축 모듈, 관리자 모듈, Validation 모듈 그리고 웹서버 모듈로 구성됩니다(그림 2-8).

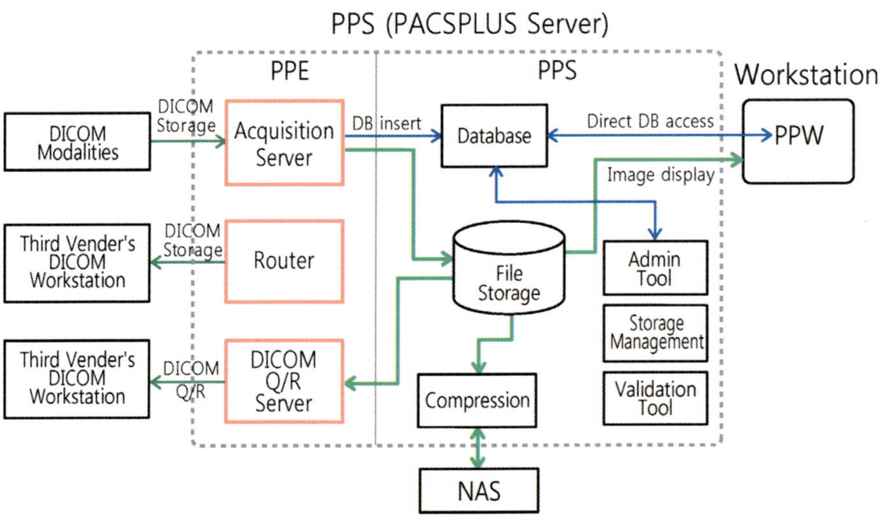

그림 2-8. Workflow of PPE and PPS components

PPE는 DICOM 의료장비와의 인터페이스가 가능한 제품으로, 여러 대의 DICOM 의료기기로부터 동시에 DICOM 영상을 전송 받아 PPS의 데이터베이스와 저장장치에 입력하는 기능을 제공합니다.

그림 2-9는 PPS의 구조 및 네트워크 구성을 보여줍니다.

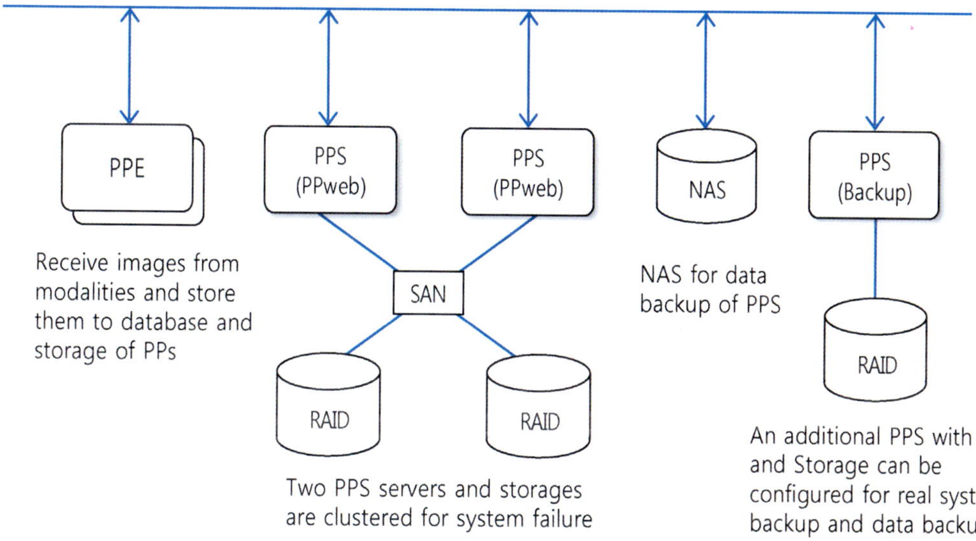

그림 2-9. Detail architecture of PPE, PPS and Storages

PPE(PACSPLUS Engine)

PPE는 PACSPLUS의 핵심제품입니다.

PPE는 DICOM 의료장비로부터 전송된 영상을 전송 받아 DICOM 영상을 PPS의 저장장치에 저장하고 헤더정보를 분석하여 PPS의 데이터베이스에 데이터를 입력합니다.

PPE는 DICOM 획득서버, DICOM Q/R 서버와 라우터로 구성됩니다.

PPE는 PPS와 같은 하드웨어에 설치할 수도 있고, 별도의 PC에 설치할 수도 있습니다.

대형병원 급 PACS에서는 별도의 여러 대의 PC에 PPE를 설치하도록 권장합니다.

1) DICOM 획득 서버

DICOM 획득 서버는 의료장비로부터 전송되는 새 DICOM 영상들을 받아들이는 DICOM Storage SCP(service class provider) 기능을 제공합니다.

또한 DICOM 영상을 PPS의 저장장치에 저장하고, PPS의 데이터베이스에 자료를 입력합니다.

PPE는 DICOM 압축기능이 탑재되어 있습니다.

PPS의 저장장치를 위해서, 통상 2:1 lossless DICOM 압축방식을 많이 사용합니다. PPS의 웹서버 저장을 할 경우 DICOM JPEG 2000 압축을 지원합니다. CT와 MR의 경우에는 10:1 DICOM JPEG2000을 사용하며, CR과 DR의 경우에는 30:1 DICOM JPEG 2000을 사용합니다. PPS의 백업 시스템으로서도 웹서버가 대안이 될 것입니다.

그림 2-10에서는 PPS의 업무흐름과 압축기능을 설명하였습니다.

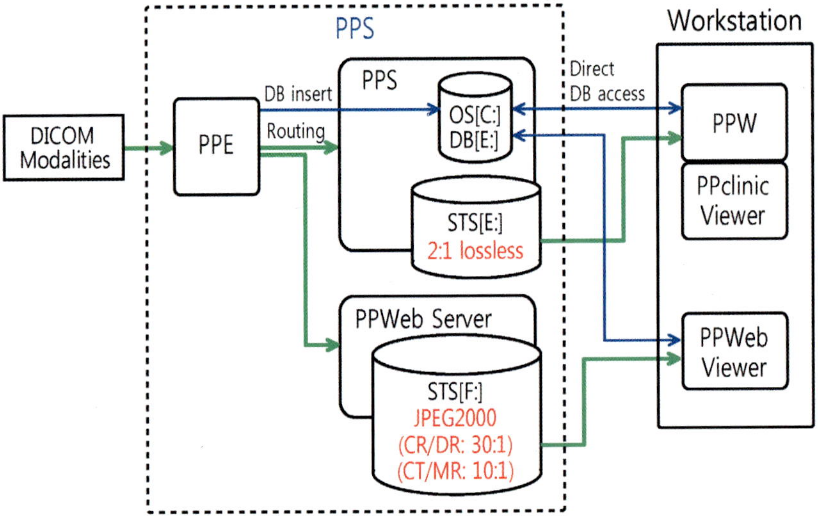

그림 2-10. Workflow of PPS components from modality to workstation

2) 라우터(Router)

PPE의 라우터는 의료장비에서 받은 DICOM 영상을 자동으로 타 PACS 제품으로 전송하는 기능입니다. 라우터에서는 압축방식을 지원하지 않고, 의료장비에서 들어온 원본 DICOM 영상 그대로 전송합니다.
대형 PACS에서 여러 회사제품(multiple vendors' approach)으로 PACS시스템을 구성할 때 이용하면 좋습니다.

3) DICOM Query/Retrieve Server

PPE의 DICOM Q/R 서버는 타 DICOM 뷰어에서 PPS에 저장된 DICOM 영상을 DICOM Q/R 방식으로 조회하고, 불러갈 수 있도록 DICOM Q/R SCP 기능을 지원합니다.
대형 PACS에서 여러 회사제품(multiple vendors' approach)을 이용한 PACS시스템에서 DICOM Q/R 기능을 이용하여 타사의 PACS 서버 또는 워크스테이션의 DICOM 영상을 끌어갑니다.

PPS(PACSPLUS Server)

PPS의 구성요소로는 데이터베이스 관리, 영상파일 저장장치, 저장관리 모듈, 압축 모듈, 관리자 모듈, Validation 모듈과 웹서버 모듈이 있습니다. PPS는 Windows 2008 server OS를 채택하고 있습니다.

데이터베이스 관리(Database Management)

제 10 장

PACSPLUS는 클라이언트 서버방식을 지원합니다. 데이터베이스 관리는 상용 DBMS(MS SQL 또는 Oracle)를 사용하며, PACSPLUS 데이터베이스/영상관리 소프트웨어로 구성됩니다.
PPS 데이터베이스는 환자 및 검사정보, 영상 오버레이, 영상 수, 종류 등 DICOM 헤더정보를 이용한 다양한 정보들이 관리되며, 최신 분산 관계형 데이터베이스 기술을 활용합니다.
Microsoft SQL 2008 또는 Oracle 등의 상용 DBMS는 2개의 하드디스크에 미러링(mirroring)되어 사용됩니다.
PACSPLUS 데이터베이스는 안정성과 고성능을 지원하는 데이터베이스 시스템입니다. 주 기능은 환자, 검사, 영상에 관한 정보를 조직적으로 관리하여 데이터 손실을 방지하며, 사용자들이 빠르고 쉽게 검색, 조회하도록 합니다.
또한 항상 고성능 고효율을 지원하며, 별도의 2개의 하드디스크에 따로 보관되어 데이터베이스 백업이 됩니다.
사용자 로그인, 접근 제어와 사용자계정 관리는 PACSPLUS 데이터베이스 관리에서 지원됩니다. 사용자가 의료기관 내의 PACSPLUS 뷰어가 설치된 어떤 PC에서라도 PPS에 접속하면, 사용자의 접속 권한과 설정 등이 지원됩니다.

PACSPLUS는 응급 판독의 우위성을 보여줍니다. 병원 내의 어느 곳에서나 PACS 뷰어에서 응급검사목록 조회가 가능하며, 촬영이 끝난 즉시 영상조회가 가능합니다. 응급검사의 경우 붉은 색 볼드체로 목록에서 표시됩니다.

영상파일 저장장치 (Image File Storage)

PACSPLUS는 중앙 서버저장장치로 상용 RAID 제품을 사용하므로, 최신의 안정적이고 경제성 있는 저장 솔루션을 제공합니다. 의료기기에서 전송된 DICOM 영상은 PPE를 통해 PPS의 저장장치에 2:1 비 손실 압축방식으로 원본영상이 저장되므로, 의료기관 내의 PACSPLUS 뷰어가 설치된 어느 PC에서나 최근 검사는 물론 과거 검사영상을 조회할 수 있습니다. NAS등의 파일 백업장치를 사용하여, 중앙 서버저장장치에 저장되는 것과 동시에 DICOM 영상을 백업 보관합니다. 또한 웹서버의 저장장치를 사용할 경우는 10~30:1 손실성 JPEG 2000 영상들을 보관합니다.

이러한 다중의 저장방식을 사용함으로써 필름 없는 PACS의 안정성과 redundancy를 확보하게 됩니다.

PPS의 RAID는 중앙저장장치이지만 단기저장장치의 기능을 모두 수행하기 때문에, 고속으로 영상을 안정적으로 뷰어에 보내주므로, 뷰어가 설치된 어디서나 영상검색을 쉽게 할 수 있습니다. 분산형 PACS에서는 auto-routing 또는 fetching 작업이 빈번한 데, PACSPLUS는 이러한 작업을 별도로 할 필요가 없습니다.

최근에는 상용 RAID의 가격이 많이 저렴해지고 용량도 커져 있으므로, 과거의 PACS처럼 굳이 단기와 장기저장 장치로 구분할 필요는 없게 되었습니다. 과거의 장기저장장치인 디스크 테이프 주크박스 등은 사용하지 않고, 필요시엔 NAS를 사용하는 추세입니다. 따라서 과거처럼 DICOM 영상을 검사일을 기준으로 분류하여 보관하거나, 예약일을 기준으로 pre-fetching 하는 기능은 크게 중요하지 않게 되었습니다.

A) RAID

PPS 및 PPweb의 저장장치는 1개 또는 2개의 RAID로 구성됩니다. 대형병원의 경우는 다수의 RAID를 사용할 수 있지만, 소형병원이나 의원에서는 RAID1 또는 2로 구성하는 것이 경제적입니다. PPS의 RAID는 경제성 있는 중앙 저장장치의 역할을 하므로, 어느 뷰어에서나 저장된 모든 검사영상을 쉽게 조회할 수 있습니다.

PACSPLUS는 상용 RAID제품을 사용하므로, 향후 확장성이나 경제성이 확보됩니다.

통상 RAID는 다수의 하드디스크를 병렬로 사용하며, 에러 조정을 위해 여분의 하드디스크를 가지고 있습니다. 따라서 하드디스크가 고장이 나더라도, 시스템 중단 없이 업무를 수행할 수 있습니다.

표 3과 그림 2-11 부터 2-13은, 의원, 소형병원 및 일반병원의 PPS 서버와 하드웨어 구성 예를 들은 것입니다.

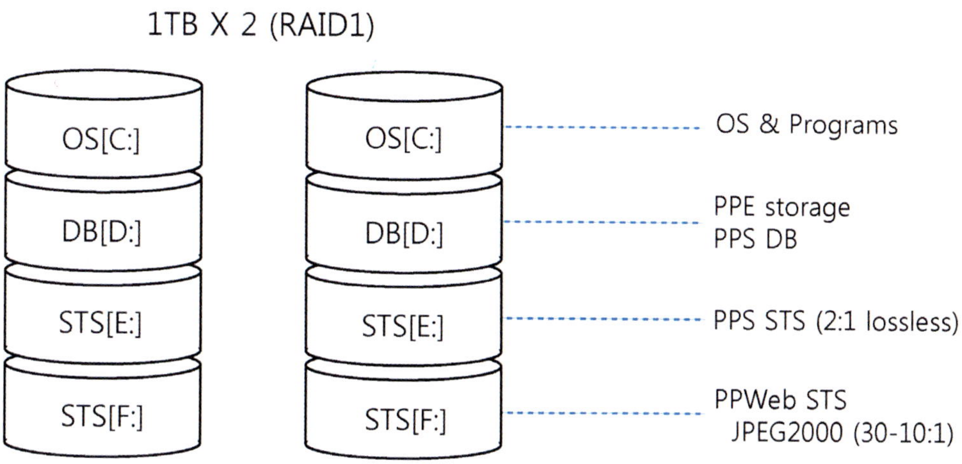

그림 2-11. An example of RAID configuration of PPS for a clinic

표 3. Examples of PPS configuration by hospital type

Server HW	Clinic	Small Hosp	General Hosp
No. of viewers	10 copies	20 copies	30 copies
CPU	Core 2 Duo 2.8GHz	Core 2 Duo 2.8 GHz	Xeon CPU E5440, 2.83 GHz
Memory	2 GB	4 GB	4 GB
OS	Windows 2008 server	Windows 2008 server	Windows 2008 server
Database	MS SQL	MS SQL	MS SQL
Graphic card memory	Normal	Normal	Normal
C: drive(for OS and programs)	*1TBx2*(RAID0 Partition 200GB Use)	*500GBx2*(RAID0 Partition 200GB Use)	*500GBx2*(RAID0 Partition 200GB Use)
D: drive(for DB)	Above(RAID0 Partition 300GB Use)	Above(RAID0 Partition 300GB Use)	Above(RAID0 Partition 300GB Use)
E: drive(for PPS STS) 2:1 lossless	Above(RAID0 Partition 400GB Use)	*1TBx2*(RAID0 Partition 600GB Use)	*1TBx4(*RAID5 partition 1TB Use)
F: drive(for PPweb STS) 10:1-30:1 lossy	Above(RAID0 Partition 100GB Use)	Above(RAID0 Partition 400GB Use)	Above(RAID5 partition 500GB Use)
Others			

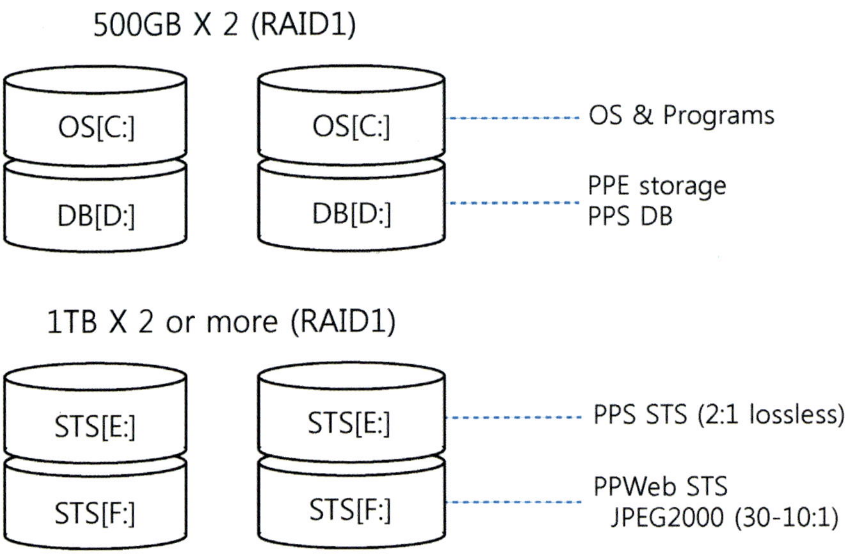

그림 2-12. An example of RAID configuration of PPS for a small hospital

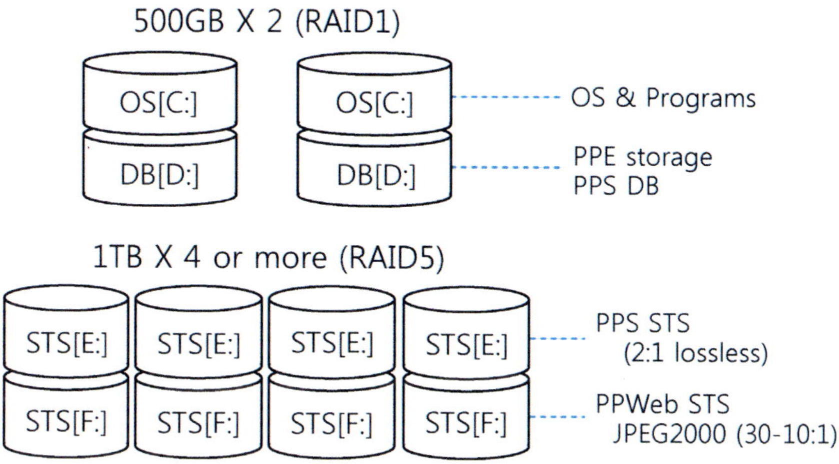

그림 2-13. An example of RAID configuration of PPS for a general hospital

저장관리 모듈 (Storage Management Software)

PPS의 저장관리 모듈은 PPS가 중앙 서버컴퓨터로서 동작하도록 하는 논리적인 소프트웨어입니다.

이 모듈은 검사일자를 기준으로 영상저장을 담당하며, 단기저장장치가 부족할 경우 최신영상 보관을 위해 과거영상을 삭제하는 기능을 담당합니다. 이는 PPS의 데이터베이스와 연계하여 저장장치에 보관된 DICOM 영상들을 관리합니다. 또한 장기저장장치에서 단기저장장치로 영상을 다시 끌어와 저장하는 역할도 합니다.

PPS의 RAID 즉 단기저장장치는 자동으로 이 저장관리 모듈에 의하여 제어되고 운영됩니다. 만일 단기저장장치의 남은 디스크 용량이 부족하면, 자동으로 과거 환자의 영상들을 삭제하여 새로운 검사영상을 보존할 디스크 용량을 확보하게 됩니다. 또한 복수의 RAID를 사용할 경우 어느 RAID에 어떤 영상들이 보존되어 있는지를 PPS의 데이터베이스와 연계하여 관리합니다.

통상 RAID의 사용 가능 용량은 전체 디스크 용량의 80% 정도로서 관리됩니다. 물론 관리자가 사용 가능 용량의 수위를 조정할 수 있습니다.

만일 정해진 사용가능용량을 초과하면, 논리적으로 과거영상을 단계적으로 삭제하면서 사용가능용량을 계속 확보하게 되지만, 최신영상과 사용자가 보관하도록 설정한 영상은 삭제되지 않고 남아 있습니다. 만일 외부 RAID를 증설할 경우, 저장관리모듈은 새로운 RAID의 디스크를 사용가능공간으로 추가로 관리하게 됩니다.

압축 모듈 (Image Compression)

PACSPLUS는 비손실성 및 손실성 압축방식을 모두 지원합니다. 비손실성 압축은 2:1 압축률을 제공하므로 하드디스크의 용량을 2배로 크게 사용할 수 있으며, 네트워크 상의 전송 속도 또한 빠르게 됩니다. PPS의 저장장치 RAID는 2:1 비손실성 압축을 주로 사용합니다. 의료기관의 정책에 따라 장기저장용으로는 10:1 손실성 DICOM JPEG 압축을 사용할 수 있습니다. 또한 PPWeb 서버용 저장장치는 10~30:1의 손실성 JPEG 2000 압축을 지원하므로, 디스크 용량을 크게 사용하며, 네트워크 상의 전송 속도 또한 현저하게 빠르게 됩니다.

PPS 압축 모듈은 PPS 단기저장장치의 비손실성 압축을 장기저장장치로 보낼 때 손실성 압축으로 바꿀 수가 있으며, PPS의 데이터베이스에 영상의 압축률과 방식을 기록하여 보관합니다. 이들 압축된 영상들이 네트워크를 통해 사용자의 PC로 전송된 후, 뷰어에서 압축을 풀어 영상을 표시하게 됩니다.

관리자 모듈 (Administration Tool)

PPS 관리자 모듈은 의료기관의 PACS 설정을 정하고 수정하는 데 사용되는 소프트웨어입니다. 이 설정에는 온라인 장비들의 사양, 운영 방침, 사용자 권한 부여, 프로토콜 및 뷰어 접속 등이 해당됩니다.
관리자는 병원 운영방침에 따라 변경 가능합니다. 또한, 사용자들이 보안을 유지하면서 PPS에 접근을 하도록 합니다. 관리자는 삭제된 검사와 영상들을 복원할 수 있으며, 환자 및 검사정보의 수정이 가능합니다.

의료기관의 특성에 따라 다음과 같은 부문들을 변경할 수 있습니다.
PACS 장비의 시스템구성: 각 장비 별 논리적 위치번호, 네트워크 주소와 업무내용.
사용자 권한과 접근 제어: 사용자 별로 임상에서 사용할 수 있는 업무를 정의해 줍니다. 이 사용자 권한 부여를 통해 사용자 별로 조회할 수 있는 검사 및 영상을 제한할 수 있습니다. 또한 사용자가 수정 및 보존할 수 있는 작업도 제한합니다.
시스템 성능 모니터링: 시스템구성에 관한 부문별 자체 테스트 및 모니터링을 가능하게 합니다.

Validation 모듈 (Validation Tool)

Validation 모듈은 PPS 데이터베이스와 저장장치의 상태 등을 기록하는 로그파일을 관리합니다. 모든 에러 로그파일들이 이 모듈에 의하여 관리되고 통제됩니다. 시스템 관리자는 이 모듈을 사용하여 에러 로그파일을 점검하고 평가하여 시스템에 발생하는 장애를 처리하게 됩니다.
Validation 모듈은 시스템 audit 로그를 관리하므로, 시스템의 성능과 에러발생에 관한 결과보고를 합니다.

PPweb Server

PPS는 PPweb 웹서버 모듈이 있습니다. DICOM 뷰어가 없는 PC에서 인터넷으로 PPS의 웹서버에 접속하면, 웹브라우저를 통해 PPS 영상을 조회할 수 있습니다. 특히 웹서버의 저장은 DICOM JPEG 2000을 지원하고 있으므로, 통상적으로 CR과 DR 영상은 약 30:1 압축을 하고, CT와 MR 등은 약 10:1 정도의 압축을 지원합니다.

PPH(PACSPLUS HIS Interface)

PPH는 별도의 옵션 소프트웨어로서, 병원정보시스템(HIS) 또는 방사선정보시스템(RIS)과 PPS 사이를 인터페이스 합니다. 의사가 병원정보시스템에서 검사오더를 내면, PPH가 그 데이터를 받아 PPS는 물론 의료장비에 전달합니다.
PACSPLUS에서 판독한 내용을 병원정보시스템으로 전달하고, 반대로 병원정보시스템에서 판독하면 PACSPLUS로 전달합니다. PPH는 PPS의 데이터베이스와 직접 연동됩니다.
PPH는 DICOM MWM 서버기능을 탑재하고 있어 검사오더를 처리하여 환자 및 검사정보를 의료기기 또는 DICOM 게이트웨이에 전달합니다. 이때 의료기기 역시 DICOM MWM client 기능을 가지고 있어야 합니다. MWM 기능을 이용하여 방사선사 등은 의사의 검사처방을 의료기기에서 확인할 수 있으며, 해당 오더를 더블클릭하여 의료기기에 환자 및 검사정보를 입력할 수 있습니다. MWM이 지원되지 않는 의료기기는 일일이 키보드로 입력해야 하며, 오타에 따른 잘못된 정보처리를 할 수도 있습니다. 결과적으로 뷰어에서 해당 환자와 영상을 검색하는 데 어려움이 생길 수 있습니다. HIS/RIS에서 입력된 검사처방정보는, PPH를 통하여 PPS의 데이터베이스에 입력됩니다. 검사테이블(table)에 정보가 들어오면 내부 트리거(trigger)에 의하여 실행됩니다.
PACSPLUS 뷰어 또는 판독창을 이용하여 영상의학과 의사 또는 판독 전사자가 판독을 입력하면, 판독결과가 PPH를 통하여 HIS/RIS로 자동전달됩니다. HIS/RIS의 데이터베이스에 직접 연결하거나, 중간에 공유폴더를 두어 문자파일을 이용하여 인터페이스 합니다. 따라서 PPH를 HIS/RIS에 연동하기 위해서는 업체 간의 기술적 협의를 필요로 합니다. 특별한 경우는 일부 개발을 추가로 할 수도 있습니다.

3 영상표시 하부시스템(DISPLAY SUBSYSTEM)

PACSPLUS 영상표시 하부시스템 즉 뷰어, 워크스테이션 등은 경제성 있는 고성능 제품입니다(그림 2-14).

고속의 중앙파일서버인 PPS와 연결된 워크스테이션은 통상 일반 촬영 영상 1매를 화면에 표시하는 데 2초 이내로 수행해야 하며, 환자가 가장 많이 몰리는 시간대에도 그 속도를 유지해야 합니다.

또한 워크스테이션에 필름 인쇄를 할 수도 있고, 외부 반출용 CD에 해당 환자의 영상을 구워줄 수도 있습니다.

시스템의 최상의 활용성, 교육시간의 최소화, 사용의 편리성을 위해 PACSPLUS 뷰어(진단용 또는 임상용)는 대부분 상용 응용소프트웨어를 활용합니다.

특히 PPweb 웹서버 브라우저의 화면 디자인은 임상의 PPclinic 뷰어와 거의 동일하고, PACSPLUS의 시스템은 모든 워크스테이션에 원본과 동일한 해상도와 dynamic range(bit depth)를 유지하여 영상을 표시합니다. 사용자의 권한에 따라 사용제약이 있을 수 있지만, 대부분의 영상조작은 모든 워크스테이션에서 공통적으로 수행됩니다.

모든 뷰어 워크스테이션은 편리성이 뛰어나고, 시스템 운영 면에서 매우 유리한 경제성 있는 PC를 사용합니다.

영상표시 하부시스템은 진단용 및 임상용 워크스테이션, 프린터 등이 포함됩니다.

진단용 워크스테이션에서 사용하는 DICOM 뷰어로는 PPW(PACSPLUS Viewer), PPscreen(PACSPLUS Screen Viewer), PPmammo (PACSPLUS Mammo Viewer) 등이 있습니다.

임상용으로는 PPclinic(PACSPLUS Clinic Viewer), PPfocus (PACSPLUS Focus Viewer), PPweb(PACSPLUS Web Server)의 웹브라우저 등이 있습니다. 프린터는 레이저 필름프린터와 컬러 종이프린터가 있습니다.

모든 PACSPLUS 워크스테이션은 PPS에 직접 연결됩니다. 과거와 같이 프린터용 PC가 별도로 필요하지 않고, DICOM print 기능을 이용하여, 워크스테이션에 필름 프린터나 컬러 프린터로 직접 인쇄할 수 있습니다.

임상용 워크스테이션(PPclinic)과 웹서버(PPweb) 브라우저의 뷰어의 디자인은 거의 동일하므로 조작이나 교육이 아주 수월합니다.

> 워크스테이션이라는 것은 컴퓨터 하드웨어와 DICOM 뷰어를 모두 합친 것을 의미하며, 모니터 대수와 종류 등의 관점에서 말하는 것입니다. 뷰어는 DICOM 영상을 표시하는 소프트웨어를 지칭하며, 하드웨어보다는 소프트웨어적 기능에 비중을 두고 있습니다.
> 따라서 워크스테이션이나 뷰어는 PACS시스템 구성 면에서 같은 의미로 사용됩니다.

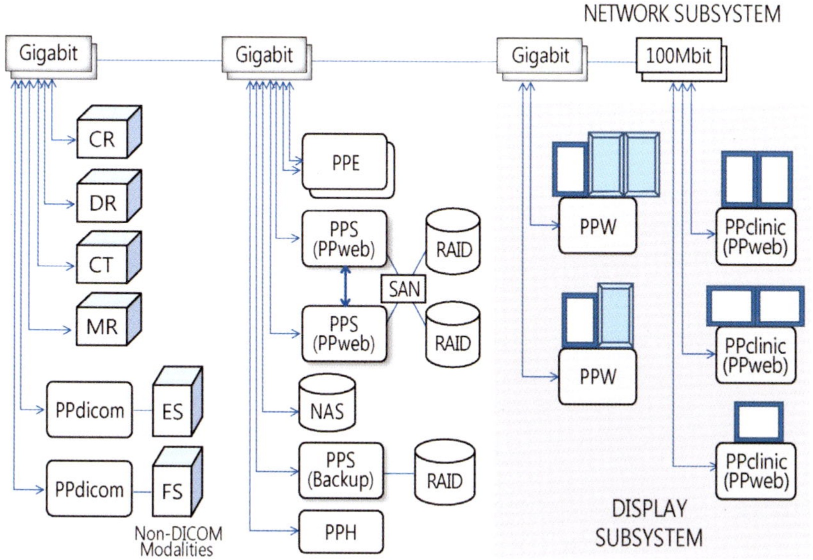

그림 2-14. Display Subsystem of PACSPLUS

진단용과 임상용 워크스테이션은 모두 비슷한 사용자 인터페이스를 제공하며, PC 하드웨어 플랫폼과 마이크로소프트사 OS(운영체계)를 이용합니다.

사용이 편리하고, 가격도 저렴합니다. 사용자 교육시간도 크게 줄일 수 있고, 서비스 비용도 크게 절감할 수 있으므로 현재 국내외 많은 병원에서 사용 중입니다.

워크스테이션은 상용 PC와 컬러모니터를 기본으로 사용하고 있으며, PPS에 저장된 영상들을 1~2초 내로 빠르게 조회합니다. 모두 PPS의 RAID에 저장된 영상을 직접 불러서 보므로, 하드디스크의 용량은 크게 문제되지 않습니다. 고성능이며 안정적인 RAID를 사용하므로, 시스템 저장장치 비용을 절감하고 영상저장관리를 단순화하고 체계화 할 수 있습니다.

진단용 워크스테이션은 주로 영상의학과 전문의들이 진단을 목적으로 영상을 조회하는 데 사용되며, 고해상도 흑백모니터(5 또는 3 메가 픽셀)와 12비트 X-선 영상을 표시하는 특수 그래픽카드를 이용하며, 주로 모니터 2대로 영상을 표시합니다. 컬러모니터에서는 주로 환자 검사목록이나 워크리스트를 조회하며, EMR과 같이 쓸 경우 EMR도 컬러모니터에 표시하게 됩니다.

임상용 워크스테이션은 임상의들이 진료시에 표시된 영상과 영상의학과 전문의의 판독소견을 같이 보면서 사용합니다. 진단용보다는 훨씬 많은 수량이 설치되어야 하므로, 경제성을 고려하여 시스템을 구성하게 됩니다.

각 과별로 PC 1대와 컬러모니터 1~2대로 구성하는 것이 대부분이지만, 내시경을 비롯하여 특수 컬러영상이 필요한 임상과는 의료용 고가 컬러모니터를 사용하기도 합니다. 또한 영상을 많이 보는 신경외과, 정형외과 등에서는 3메가 픽셀의 흑백모니터를 병용해서 쓰기도 합니다.

영상표시 하부시스템은 HIS/RIS시스템에 장애가 발생하더라도 사용 가능합니다.

PACSPLUS 개념은 원본영상을 고도로 안정된 PPS 저장장치에 보관하며, 영상종류에 따라 모니터에 표시되는 화상 레이아웃을 다르게 설정할 수 있습니다.

또한 PPS의 데이터베이스에서 영상 관련정보, 오버레이, 확대, 윈도우레벨 값 등을 관리하므로 병원 어디에서나 같은 보관상태로 영상조회도 가능하고, 인쇄도 할 수 있습니다.

PACSPLUS 워크스테이션은 상용 PC를 기반으로 운용하므로 저렴한 비용으로 최상의 시스템을 구축할 수 있으며, 사용자의 편리성을 극대화하고 있습니다.

진단용 워크스테이션 하드웨어 (Radiology Workstation Hardware)

진단용 워크스테이션은 경제성을 추구하면서도 영상의학과 전문의들이 판독을 할 때 필요로 하는 모든 기능이 지원됩니다. 5메가나 3메가의 고해상도 흑백모니터와 고해상도 그래픽카드를 탑재한 PC를 사용합니다.

진단용 워크스테이션을 이용하여, PPS의 데이터베이스와 저장장치에서 필요한 검사목록을 검색하고 영상을 조회할 수 있습니다. 영상을 빠른 속도로 전송하기 위하여 1기가바이트 이상의 네트워크를 사용하기를 권장합니다.

진단용 워크스테이션 성능 (Radiology Workstation Performance)

진단용 워크스테이션은 매우 빠르게 영상을 표시하고 처리하도록 설계되었습니다.

예를 들어 CR같은 8메가 영상은 2초 이내로 화면에 표시되며, 3메가 영상은 0.8초 이내로 영상을 표시합니다. CT 또는 MR처럼 많은 0.25 메가 슬라이스 영상의 경우는 초당 20장의 슬라이스 영상을 동시에 확대할 수 있습니다.

임상용 워크스테이션 하드웨어 (Clinical Workstation Hardware)

임상용 워크스테이션도 PPS의 데이터베이스와 저장장치에서 필요한 검사목록 검색과 영상조회가 가능합니다.

일반 PC를 주로 사용하며, PC에 내장된 그래픽카드의 대형 컬러모니터 지원가능여부가 중요합니다.

진단용과 같은 고해상도 그래픽카드가 필요하지는 않지만, 3메가 픽셀의 고해상도 컬러모니터 2대를 사용할 경우에는 고해상도 그래픽카드를 필요로 합니다.

분산형 PACS에서는 미리 각 워크스테이션으로 영상을 보내서 PC에 저장하는 방식을 씁니다.
많은 영상을 PC의 저장장치에 미리 저장하려면 고속의 대용량 하드디스크가 필요하며, 워크스테이션을 사용하는 의사 업무에 맞춰 미리 영상을 PC에 저장하는 소프트웨어가 필요합니다.

워크스테이션 모니터와 그래픽카드 (Workstation Monitors and Graphic Cards)

모니터를 크게 네 가지로 나눌 수 있으며, A형은 5 메가 픽셀의 흑백모니터, B형은 3메가 픽셀의 흑백모니터, C형은 3메가 픽셀의 컬러모니터, D형은 1280×1024 이상의 해상도를 가진 컬러모니터를 주로 사용합니다.
A, B, C형은 띄어난 밝기와 대비를 필요로 하여, 그래픽 카드도 고가의 제품을 사용하게 됩니다.
자세한 설명은 표 4에 있습니다.

진단용 모니터로는 고해상도 흑백모니터 2대를 제안합니다. 진단용 워크스테이션은 보통 A형 또는 B형 모니터 2대를 이용하여 영상을 표시하고, 1대의 D형 컬러모니터를 이용하여 검사 검색리스트를 표시하며, HIS/RIS 화면도 같이 표시하기도 합니다. 임상용 워크스테이션은 C또는 D형 모니터를 사용합니다.
그림 2-15에서는 다양한 모니터 구성을 표시합니다.

표 4. The monitor types for PACSPLUS workstations

Parameter	A Type	B Type	C Type	D Type
Spatial resolution	5 Mega pixel	3 Mega pixel	3 Mega pixel	1.2 Mega pixel
Color	Monochrome	Monochrome	Color	Color
Viewable raster diagonal	>19 inch	>20 inch	>19 inch	>17 inch
Brightness	>50 ft-L	65 ft-L	65 ft-L	
Refresh rate	70.5 Hz, non-interlaced	72 Hz, non-interlaced	72 Hz, non-interlaced	
Monitor calibration	Yes	Yes	Yes	Yes
Brightness uniformity	< 15%	<10% of screen center	<10% of screen center	
Linear distortion	<3% @ 35 degree	V<2%, H<3%	V<2%, H<3%	
Spot variation	< 25%	<30%	<30%	
Viewable grayscale display	8 bits	8 bits	8 bits color	
Aux. output for slave monitors	Yes-via external connection	Yes-via external connection	Yes	
Brightness/contrast drift	<5% over 3 months (Ave. scene brightness<35 ft-L)	<5% over 3 months (Ave. scene brightness<35 ft-L)	<5% over 3 months (Ave. scene brightness<35 ft-L)	

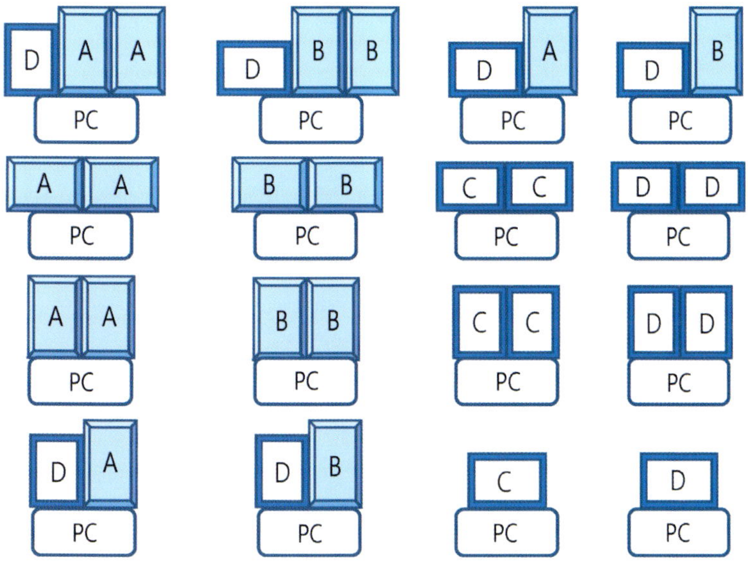

그림 2-15. Various configuration of Workstations

워크스테이션 소프트웨어 (Workstation Software)

워크스테이션 소프트웨어를 뷰어 소프트웨어, DICOM 뷰어 또는 간단히 뷰어라고 합니다.

PACSPLUS의 진단용 또는 임상용 워크스테이션 소프트웨어는 비슷한 기능을 제공하므로 사용자 교육을 최소화 할 수 있습니다. 특히, 임상용 뷰어인 PPclinic과 웹서버용 브라우저는 화면 디자인과 기능이 거의 동일하므로, 쉽고 편리하게 사용할 수 있습니다.

PACSPLUS의 진단용 DICOM 뷰어 소프트웨어로는 PPW(PACSPLUS Viewer), PPscreen(PACSPLUS Screening Viewer), PPmammo(PACSPLUS Mammography Viewer)가 있습니다. 임상용 뷰어로는 PPclinic(PACSPLUS Clinical Viewer)과 PPweb 브라우저가 있습니다.

안과전용 뷰어로는 PPfocus(PACSPLUS Focus Ophthalmology Viewer)가 별도로 있습니다. 뷰어비교는 표 5참조.

향후 확장성과 업그레이드를 고려하여 소프트웨어를 모듈화 하여 설계하였으며, 기능별로 모듈화된 부분은 다른 뷰어에서도 그대로 사용되므로, 사용자가 이해하기 쉽습니다.

워크스테이션 소프트웨어는 일반 PC와 마이크로소프트 윈도우 운영체제를 기반으로 동작하므로 사용하기 편리합니다. 풀다운 메뉴, 아이콘, 윈도우창 및 마우스와 키보드 조작법에 대한 특별한 교육 없이도 직관적으로 운용할 수 있습니다.

상용 PC에서 많이 사용되는 표준화된 툴 표시방법을 사용하므로, 간단한 마우스와 키보드조작으로 뷰어의 메뉴바, 툴 바, 아이콘을 클릭하여 각 기능을 실행합니다. 또한 드래그 드롭을 이용하여 영상을 표시하고, 마우스 스크롤을 통해 영상 페이지를 전후로 이동할 수 있습니다. 뷰어 소프트웨어는 검사목록을 검색하는 워크리스트창(worklist window)과 영상을 표시하는 영상표시 창(image viewer window)으로 구성됩니다(그림 2-16).

PACSPLUS DICOM 뷰어들에 대해 간단히 설명하겠습니다. 뷰어의 기능비교는 별첨 표를 참조하면 됩니다.

PPW(PACSPLUS Viewer)는 영상의학과, 정형외과, 신경외과 의사들이 많이 사용하며, 영상표시 및 다양한 영상처리와 계측을 통한 진단, 판독내용의 입력기능 등이 제공됩니다. 진단용으로 특화되어 사용법이 복잡하고 다양한 기능이 있습니다. 임상 의사들도 많이 사용하지만, 더욱 간편하고 쉽게 사용하기를 원하는 임상 의사는 PPclinic (PACSPLUS Clinic Viewer for general physicians)을 선호합니다.

PPclinic을 이용하면, 환자명 또는 ID를 기준으로 검색이 쉬우며, 특히 검사영상 검색을 작은 썸네일 영상으로도 할 수 있어 컴퓨터에 문외한인 의사들도 직관적으로 쉽게 사용할 수 있습니다.

PPweb 웹서버의 브라우저도 PPclinic을 기반으로 한 웹 기술의 접목으로 PPclinic과 사용법이 거의 같습니다.

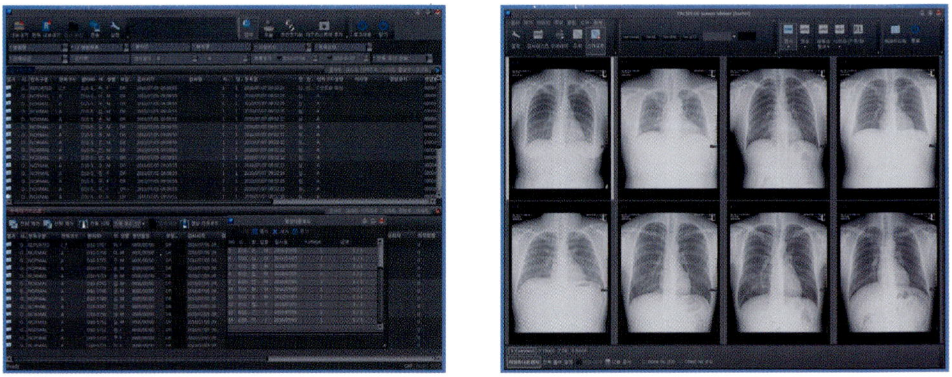

그림 2-16. Worklist and image display of PACSPLUS viewer.

PPscreen(PACSPLUS Screen Viewer)는 건강검진센터 용으로 대량의 흉부 사진 또는 다른 검사들을 빠르게 조회하고 판독할 수 있는 소프트웨어입니다.

타 뷰어와의 차별은 여러 검사결과를 하나의 뷰어창에서 동시에 조회할 수 있다는 것입니다. 예를 들어 검진에서 100명 이상이 동시에 촬영하는 경우에 대부분의 대상자는 정상이므로, 하나의 뷰어창에서 여러 영상을 동시에 조회하다가 이상이 있는 부위만 체크하며 판독하고, 나머지 영상은 일괄적으로 정상 처리하는 판독기능이 특징입니다.

PPmammo(PACSPLUS Mammo Viewer)는 유방의 디지털 촬영영상을 좌우 대칭적으로 비교하고, 확대하는 유방 판독에 특화된 뷰어입니다. 유방암의 진단에 필수적인 소석회화(microcalcification)를 분석하기 위해서는 유방전용 CR 또는 DR을 사용한 디지털 유방영상을 사용하므로 파일 사이즈가 매우 큽니다. 판독용 모니터도 5메가 픽셀의 고해상도 흑백모니터를 사용해야 합니다.

유방영상 판독 시에는 파일 사이즈가 매우 큰 유방영상을 고속으로 처리하고, 양쪽 유방을 대칭구조로 조회하면서도 과거검사영상과 비교할 수 있도록 고성능 하드웨어 및 PPmammo와 같은 유방전용 소프트웨어를 사용하게 됩니다.

PACSPLUS의 PPmammo QC(PACSPLUS Mammo QC Station)을 사용하면, 4매의 유방영상을 좌우대칭으로 붙인 2매의 영상으로 처리합니다. 불필요한 여백의 절단으로 파일 사이즈를 50% 이상 줄일 수 있어 저장장치 효율은 물론 네트워크전송 속도와 모니터 화면표시 속도를 빠르게 할 수 있습니다.

PPmammo는 좌우대칭영상을 손쉽게 조회하면서도 한쪽만 윈도우레벨을 조정할 수 있는 기능도 가지고 있습니다.

PPfocus(PACSPLUS Focus ophthalmology viewer)는 안과에 특화된 DICOM 뷰어 소프트웨어입니다. 안과에서 특수하게 사용되는 안저촬영 및 슬릿램프 등의 영상을 표시하며, 안저 혈관촬영에서 중요한 타이머 기능, 스테레오 뷰(view), 파노라마 뷰, RGB 스플리트 뷰, C/D 비율 등의 각종 기능이 제공됩니다.

사용자는 뷰어에서 제공하는 툴을 마우스로 클릭하여 표시된 영상에 해당 툴의 영상처리기능을 적용합니다. 영상 선택, 재배열, 윈도우레벨 적용, 확대 및 이동, 회전, 반전을 비롯하여 각종 계측을 할 수 있습니다.

툴 바에 표시되는 툴은 설정에서 사용자가 원하는 데로 표시하거나 감출 수 있습니다. 일부 툴은 다른 툴 기능이 실행되면 작동이 되지 않도록 비 활성화시킬 수 있습니다. 흔히 사용하는 기능은 단축키를 사용하면, 마우스로 클릭하는 번거로움이 없이 빠르게 실행할 수 있으므로, 쉽고 빠르게 뷰어를 임상에서 활용할 수 있습니다.

자세한 내용은 각 PACSPLUS 뷰어 매뉴얼을 참조하면 됩니다.

표 5. Comparison of PACSPLUS Viewers

Class	PPW	PPclinic	PPScreen	PPFocus	Mammo viewer
Applications	Radiologists (Stand-alone)	Physicians	Screening	Ophthalmology	Mammography
Key features	Various image processing, high perfomance and stability Hanging Protocol	Very user-friendly, patient based search and thumbnail exam list	Display multiple exam on the screen and save reading time dramatically	Color, red free, FA, ICG etc Stereo, RGB split, panorama views	Symmetic display of both breasts, 2on1 stitching
Dept	Radiologistsneurosurgeonsorthopedic surgeons etc	Internal medicine/ surgery clinicians	Radiologists screening center teleradiology	Ophthalmology	Breast specialists
Worklist					
Worklist with exam list	O	O	O	O	O
Worklist of historical exam list	O	O	O	X	X
Edit DICOM header information	O	O	O	O	O
Macro functions	O	X	X	X	O
Search filters	O	O	O	O	O
Soft by multiple filters	X	O	X	O	O
Merge/Spilt exams or series	O	X	X	X	X
Manual matching with EMR order	X	X	X	X	X
Conference folder generation	O	X	X	X	X

Class	PPW	PPclinic	PPscreen	PPfocus	Mammo viewer
Window layout change	O	O	X	X	X
Comparison display with previous exam	O	O	X	O	X
Report preview	O	O	X	X	X
Export excel file of reports	X	X	O	X	X
Thumbnail display of exams	X	O	X	O	O
Batch import	O	O	O	O	X
DICOM CD open(DICOM DIR)	O	X	O	X	O
CD/DVD publisher(PPP)	O	O	O	O	O
Fetching exams	X	X	O	X	O
Preparing exam list for reading	X	X	O	X	X
Viewer					
Hanging protocol by modalities	O	O	O	X	X
Series view	O	O	O	X	X
Cross reference of series images	O	O	O	X	X
Comparison mode of NEW - OLD exams	O	O	O	O	O
Right/Left View	X	X	O	O	O
Chest CT view with two W/L setting	O	X	X	X	X
Display multiple exams on the screen (more than 20 exams at once)	O	X	O	X	X
Page up/down by multiple exams	X	X	O	X	X
LUT setting	O	X	X	X	X
W/L preset	O	X	O	X	O
Cine/Stack mode	O	O	X	X	X
Display multiframe images	O	O	O	O	O
Image manupulation like W/L, zoom/pan, magnifying glass, rotation, flip/flop, inverse video, etc	O	O	O	O	O
Measurement distances, angles, areas, etc	O	O	O	O	O
Cobb angle, CTR, etc	O	O	X	X	X
Pixel view(HU value)	O	O	O	X	X
Delete unnecessary images	O	O	O	O	O
Change sequence of images	O	X	O	O	X
Display real size image	O	X	X	X	O

Long bone stitchng	O	X	X	X	X
DICOM film printing	O	O	O	O	O
Point to cm conversion	O	X	X	X	X
Modify toolbar setting	O	O	O	O	O
Batch import of DICOM files	O	O	O	O	X
ImPort No.n-DICOM files	O	X	O	O	X
Export as DICOM, JPEG, BMP	O	O	O	O	O
RGB split, stereo, panorama, FA, ICG, red free etc	X	X	X	O	X
Unilateral W/L of 2on1 stitched image	X	X	X	X	O
Reading					
Code-based reading	O	O	O	O	O
Interface with voice recogniton	O	O	O	O	O
Reading code tool buttons	X	X	O	X	X
Short-cut key of reading	O	X	O	O	O
Display reading code on the image	X	X	O	X	X
Automatic display of next exam after reading	O	X	O	X	O
Batch-reading of multiple exam at once	X	X	O	X	X
Paper printing	O	O	O	O	O
Paper printing with key images	X	X	O	O	X
Configuration					
PPS connection	O	O	O	O	O
PPclinic server connection	O	O	O	O	O
Stand-alone configuration(local DB)	O	X	O	O	X
DICOM Storage SCU/SCP	O	O	O	O	O
DICOM Q/R SCU	O	O	O	X	O
DICOM print	O	O	O	X	O
Multiple monitor setting	O	O	O	O	O
Open images called by HIS/EMR(PPINT)	O	O	X	X	X

필름 및 종이 인쇄

워크스테이션은 DICOM print 기능을 이용하여 DICOM 프린터로 필름 및 용지로 인쇄할 수 있으며, DICOM print SCP 기능이 지원되어야 합니다.

일반 PC용 프린터의 경우는 DICOM 방식이 아닌, 일반 프린터 방식을 사용하여 용지로 인쇄할 수 있습니다.

외부 반출용 CD/DVD 복제

워크스테이션에서는 환자의 검사영상을 CD에 구워 외부로 반출할 수 있으며, PACSPLUS Publisher(PPP)는 CD에 환자 검사영상목록을 만들어 복제할 때, 자동으로 실현되는 뷰어를 탑재합니다.

따라서 그 CD를 컴퓨터에 넣으면, DICOM 뷰어가 없어도 영상을 볼 수 있습니다.

4 네트워크 하부시스템(COMMUNICATIONS AND NETWORK SUBSYSTEM)

PACSPLUS 네트워크 통신망은 일반 상용 제품과 개방형 업계 표준 프로토콜을 사용하므로, 부품교체나 시스템 확장이 쉬운 경제성 있는 네트워크 설계를 합니다.

네트워크 장비도 매년 저비용 고성능 신제품들이 출시되므로, PACS 및 HIS/RIS 도입에 가장 적합한 경제성 있는 네트워크를 설비하는 것이 중요하며, 이미 설치된 네트워크 장비나 케이블이 있다면, 이를 그대로 사용할 수 있는지에 대한 검토도 필요합니다.

그리고 네트워크는 약 10년을 주기로 교체 가능하므로, 교체시기에 대한 경제성여부와 기술평가도 필수적입니다.

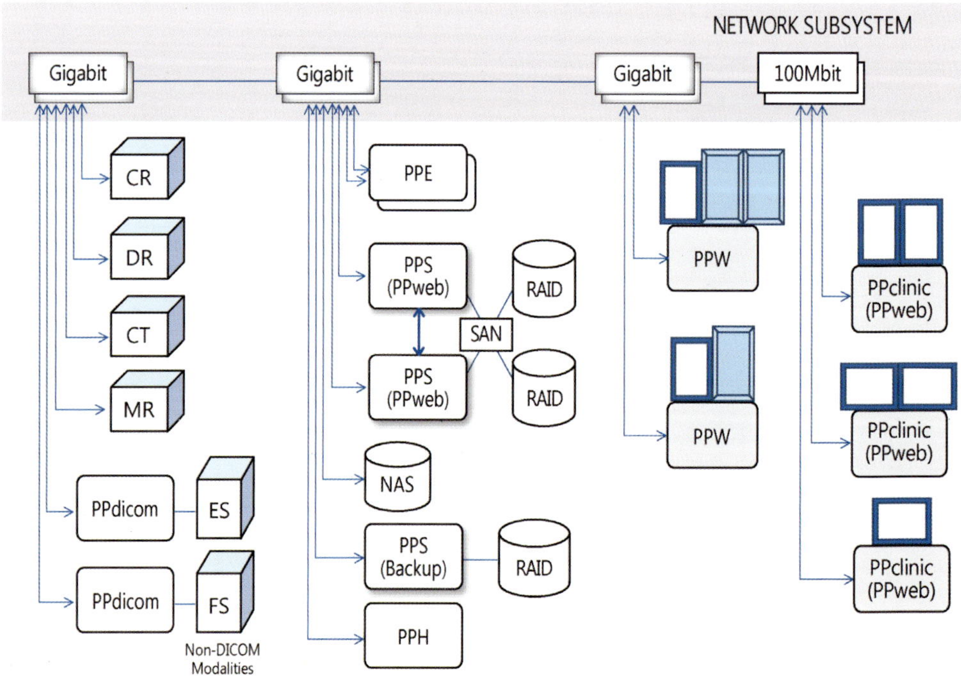

그림 2-17. Network Subsystem of PACSPLUS

높은 통신영역을 제공하는 기가바이트 백본과 기가바이트 장비를 사용하고 네트워크도 이중화하는 것이 좋으나, 2010년초를 기준으로 보면 제품가격이 매우 비싼 편입니다.

기가바이트 네트워크라는 의미는 최대로 초당 1기가바이트 약 128 메가바이트 데이터를 전송한다는 의미이지만, 많은 사용자가 동시에 서버에 접속하여 네트워크 부하가 걸리는 시간대에는 그 속도가 현저히 떨어진다는 점을 유념하길 바랍니다.

현재 대형병원은 주로 기가바이트 백본망을 사용하며 영상의학과는 기가바이트 네트워크, 임상에서는 100메가바이트 네트워크를 사용하지만, 소형병원과 의원에서는 경제성을 고려하여 100메가바이트 네트워크를 사용하여도 큰 문제는 없습니다(그림 2-17).

PACSPLUS 네트워크에서는 PACS와 연관된 모든 장비나 장치는 산업 표준 프로토콜인 근거리 통신망(LAN)을 통해 명령을 전달하고, 그에 대응하는 영상전송업무를 수행합니다.

예를 들어 워크스테이션에서 PPS의 데이터베이스로 쿼리 문을 작은 패킷으로 전달하면, 그 결과가 서버에서 워크스테이션으로 전달됩니다.

대형병원 급 PACS에서는 기가바이트를 주로 사용하여 영상의학과 의료장비와 PPS를 연결하며, 진단용 워크스테이션도 업무량에 따라 100메가 네트워크를 사용할 수도 있지만, 가능한 한 기가바이트를 사용합니다. 소형병원과 의원에서는 100메가 네트워크로도 정지영상을 전송은 충분히 가능합니다.

하지만 향후 내시경 초음파 수술현미경과 같은 동영상을 사용할 가능성도 있으므로, 경제성을 고려한 후, 미리 기가바이트 네트워크를 사용하는 것도 좋은 방편이 될 수 있습니다.

네트워크 장비와 케이블은 현장에서 안정적 운영이 되는 개방형 산업 표준방식에 부합하는 제품을 선별하는 것이 중요하며, LAN 설계 시에는 다음과 같은 점을 유념해야 합니다.

(1) 현장에서의 안정성이 입증된 상용 제품의 선택,

(2) 구입 및 설치비용은 물론, 향후 서비스 비용 등을 감안한 제품의 선택,

(3) 향후 확장성과 교체에 대비한 개방형 산업 표준방식에 따른 제품 선별.

결론적으로, 현시점에서 가장 경제성 있고, 안정적이며, 비용 대비 성능이 우수한 제품을 선별하고, 향후 서비스나 교체 시 문제를 일으키지 않는 네트워크 설계가 필요합니다.

또한 네트워크 관리 및 유지보수가 용이하며, 기술교육을 받기 쉽고, 여러 회사제품을 같이 사용할 수 있는 제품들을 구입할 필요가 있습니다.

부록

DICOM Conformance

PPclinic 뷰어의 DICOM conformance statement
PPclinic 서버의 DICOM conformance statement

PACSPLUS

www.medicalstandard.co.kr, www.pacsplus.co.jp

PACSPLUS Clinic 5.1

DICOM Conformance Statement

Medical Standard Co., Ltd
PACSPLUS Co.

Revision 1.1

Revision History

Revision 1.0: Initial release, June 2, 2008

Revision 1.1: June 1, 2010

PN: DCS-PACSPLUS-CLINIC-01

부록

부록

Copyrights

PACSPLUS is a trademark of Medical Standard Co., Ltd.

All products and company name mentioned herein should be considered registered trademarks or trademarks of their respective companies.

The information in this document is subject to change without notice.

June 1, 2010

Contents

1. Introduction

This document is a provisional DICOM Conformance Statement for the software product of PACSPLUS Clinic (PPclinic). It contains the details the DICOM Service Classes and the roles that are supported by this product. PPclinic is a powerful PC-based DICOM workstation running on Microsoft Windows 2003 Server/XP/2000/Vista. It uses DICOM services to store images, to export images to other DICOM applications, to import images from other DICOM applications, and to print images to DICOM-compliant printers.

Note that the format for this article strictly follows that of the DICOM Standard Part 2 (Conformance) annex A. Thus, it is advised for the readers to refer to that part of the standard while reading this article.

2. Implementation Model

2.1 Application Data Flow Diagram

The basic and specific application models for PPclinic are shown in the following figure.

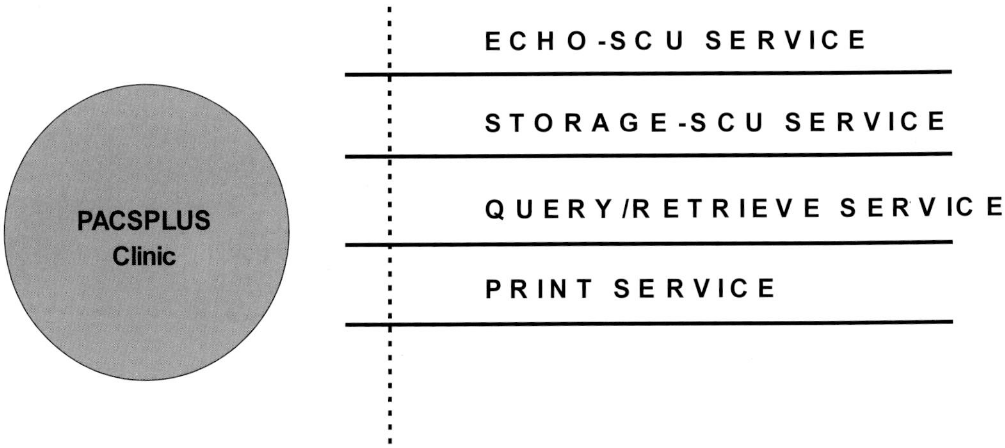

Figure1: DICOM Standard Interface

PPclinic uses DICOM protocol to send images, to query studies, to print images from other DICOM host.

PPclinic is related to the following Real World Activities:

- Send images to a remote host
- Query studies from a remote host
- Print images to a remote DICOM printer

Users can send images at the exam work list or image display window of PPclinic.
Users can query studies at the DICOM Query/Retrieve window of PPclinic by the specific Query/Retrieve Keys and Query/Retrieve Level.
All the remote DICOM applications must be manually configured on the preference setting of PPclinic

2.2 Functional Definitions of AE's

PPclinic supports the following functions:

- Access to patient demographics and pixel data in the local database
- Initiate a DICOM association to send images to a remote host
- Initiate a DICOM association to query studies to a remote host
- Initiate a DICOM association to print images to a remote host

2.3 Sequencing of Real World Activities

Not Applicable

3. AE Specifications

3.1 AE Specifications for PPclinic DICOM Services

PPclinic provides Standard Conformance to the following Verification SOP Class as an SCU and an SCP.

SOP Class	SOP Class UID
Verification	1.2.840.10008.1.1

Table 3.1 Verification SOP Class

PPclinic provides Standard Conformance to the following Storage SOP Classes as an SCU.

SOP Class	SOP Class UID
Computed Radiography Image Storage	1.2.840.10008.5.1.4.1.1.1

CT Image Storage	1.2.840.10008.5.1.4.1.1.2
Ultrasound Multi-frame Image Storage (Retired)	1.2.840.10008.5.1.4.1.1.3
Ultrasound Multi-frame Image	1.2.840.10008.5.1.4.1.1.3.1
MR Image Storage	1.2.840.10008.5.1.4.1.1.4
US Image Storage (Retired)	1.2.840.10008.5.1.4.1.1.6
US Image Storage	1.2.840.10008.5.1.4.1.1.6.1
Secondary Capture Image Storage	1.2.840.10008.5.1.4.1.1.7
X-Ray Angiographic Image Storage	1.2.840.10008.5.1.4.1.1.12.1
X-Ray Radiofluoroscopic Image Storage	1.2.840.10008.5.1.4.1.1.12.2
Nuclear Medicine Image Storage	1.2.840.10008.5.1.4.1.1.20
Positron Emission Tomography Image Storage	1.2.840.10008.5.1.4.1.1.128
Digital X-Ray Image Storage Presentation (presentation, processing)	1.2.840.10008.5.1.4.1.1.1.1 1.2.840.10008.5.1.4.1.1.1.1.1
Digital Mammography X-Ray Image Storage (presentation, processing)	1.2.840.10008.5.1.4.1.1.1.2 1.2.840.10008.5.1.4.1.1.1.2.1
Digital Intra-oral X-Ray Image Storage (presentation, processing)	1.2.840.10008.5.1.4.1.1.1.3 1.2.840.10008.5.1.4.1.1.1.3.1
VL Endoscopic Image Storage	1.2.840.10008.5.1.4.1.1.77.1.1
VL Photographic Image Storage	1.2.840.10008.5.1.4.1.1.77.1.4

Table 3.2 Storage SOP Classes

PPclinic provides Standard Conformance to the following Query and Retrieve SOP Classes as an SCU.

SOP Class	SOP Class UID
Study Root Query/Retrieve Information Model – FIND	1.2.840.10008.5.1.4.1.2.2.1
Study Root Query/Retrieve Information Model – MOVE	1.2.840.10008.5.1.4.1.2.2.2
Study Root Query/Retrieve Information Model – GET	1.2.840.10008.5.1.4.1.2.2.3

Table 3.3 Query and Retrieve SOP Classes

PPclinic provides conformance to the following Print Management SOP Classes as an SCU.

SOP Class	SOP Class UID
Basic Grayscale Print Management Meta	1.2.840.10008.5.1.1.9

Table 3.4 Print SOP Classes

SOP Class	SOP Class UID
Implicit VR Little Endian	1.2.840.10008.1.2
Explicit VR Little Endian	1.2.840.10008.1.2.1
Explicit VR Big Endian	1.2.840.10008.1.2.2
JPEG Baseline (Process 1)	1.2.840.10008.1.2.4.50
JPEG Extended (Process 4)	1.2.840.10008.1.2.4.51
JPEG Lossless, Non-Hierarchical (Process 14)	1.2.840.10008.1.2.4.57
JPEG Lossless, Non-Hierarchical, First-Order Prediction (Process 14 [Selection Value 1])	1.2.840.10008.1.2.4.70
JPEG 2000 Image Compression (Lossless Only)	1.2.840.10008.1.2.4.90
JPEG 2000 Image Compression	1.2.840.10008.1.2.4.91
RLE Lossless	1.2.840.10008.1.2.5

Table 3.5 Transfer Syntax

3.1.1 Association Establishment Policies

3.1.1.1 General

Before any SOP Classes can be exchanged between PPclinic and other DICOM applications, an association stage takes place to negotiate and exchange the capabilities of the SCU and SCP. PPclinic and other DICOM applications establish an association by using the Association Services of the DICOM Upper Layer. During association establishment stage, PPclinic negotiates the supported SOP classes.

The DICOM Application Context Name (ACN), which is always proposed is:

Application Context Name	1.2.840.10008.3.1.1.1

The Maximum Length PDU negotiation is included in all association establishment requests. However, the Maximum Length PDU for an association cannot be greater than:

Maximum Length PDU	16384 bytes

The SOP Class Extended Negotiation is not supported. The user information items sent by this application are

- Maximum PDU Length
- Implementation UID
- Implementation Version

3.1.1.2 Number of Associations

The number of supported associations depends on the SCU/SCP role of PPclinic. The number of associations as an SCU is always 1(one). This means PPclinic makes only one association to the other DICOM application. Also PPclinic does not make multiple associations when transferring images to multiple DICOM applications. The number of associations as an SCP is virtually unlimited, but it may be confined due to the system resource limit.

3.1.1.3 Asynchronous Nature

Asynchronous mode is not supported. All operations will be performed synchronously.

3.1.1.4 Implementation Identifying Information

The Implementation Version Name and the Implementation Class UID are as follows:

Implementation Version Name	MEDICAL_STANDARD_3.20
Implementation Class UID	1.2.410.200013.1.320

3.1.1.5 Called/Calling Titles

The default calling title that PPclinic will use is **"PacsPlus".** This parameter can be configured before application startup.

3.1.2 Association Initiation Policy

PPclinic initiates a new association to transfer images. This association corresponds to oneReal World Activities.

3.1.2.1 Real World Activity – Storage SCU

3.1.2.1.1 Associated Real World Activity

Users can send all images of specified studies at the exam work list of PPclinic or can send user-selected images at the image display window of PPclinic.

3.1.2.1.2 Presentation Contexts Table

Abstract Syntax		Transfer Syntax	Role	Ext. Neg.
Name	UID			
Computed Radiography Image Storage	1.2.840.10008.5.1.4.1.1.1	All from Table 3-5	SCU	None
CT Image Storage	1.2.840.10008.5.1.4.1.1.2	All from Table 3-5	SCU	None
Ultrasound Multi-frame Image Storage (Retired)	1.2.840.10008.5.1.4.1.1.3	All from Table 3-5	SCU	None
Ultrasound Multi-frame Image	1.2.840.10008.5.1.4.1.1.3.1	All from Table 3-5	SCU	None
MR Image Storage	1.2.840.10008.5.1.4.1.1.4	All from Table 3-5	SCU	None
Ultrasound Image Storage	1.2.840.10008.5.1.4.1.1.6.1	All from Table 3-5	SCU	None
Secondary Capture Image Storage	1.2.840.10008.5.1.4.1.1.7	All from Table 3-5	SCU	None
Standard X-ray Angiography Image Storage	1.2.840.10008.5.1.4.1.1.12.1	All from Table 3-5	SCU	None
X-Ray Radiofluoroscopic Image Storage	1.2.840.10008.5.1.4.1.1.12.2	All from Table 3-5	SCU	None
Nuclear Medicine Image Storage	1.2.840.10008.5.1.4.1.1.20	All from Table 3-5	SCU	None
Positron Emission Tomography Image Storage	1.2.840.10008.5.1.4.1.1.128	All from Table 3-5	SCU	None
Digital X-Ray Image Storage (presentation, processing)	1.2.840.10008.5.1.4.1.1.1.1 1.2.840.10008.5.1.4.1.1.1.1.1	All from Table 3-5	SCU	None
Digital Mammography X-Ray Image Storage (presentation, processing)	1.2.840.10008.5.1.4.1.1.1.2 1.2.840.10008.5.1.4.1.1.1.2.1	All from Table 3-5	SCU	None
Digital Intra-oral X-Ray Image Storage (presentation, processing)	1.2.840.10008.5.1.4.1.1.1.3 1.2.840.10008.5.1.4.1.1.1.3.1	All from Table 3-5	SCU	None
VL Endoscopic Image Storage	1.2.840.10008.5.1.4.1.1.77.1.1	All from Table 3-5	SCU	None
VL Photographic Image Storage	1.2.840.10008.5.1.4.1.1.77.1.4	All from Table 3-5	SCU	None

Table 3.6 Presentation Context

3.1.2.1.3 Specific Conformance

3.1.2.1.3.1 SOP Specific Conformance to Storage SOP Classes

This implementation can perform multiple C-STORE operations over asingle association. Upon receiving a C-STORE confirmation containing a successful status, this implementation will perform the next C-STORE operation. The association will be maintained if possible. Upon receiving a C-STORE confirmation containing an Error or a Refused status, this implementation will terminate the association. The current C-STORE operation is considered as failed. Upon receiving a C-STORE confirmation containing a Warning status, this implementation will treat it as a Success response.

When PPclinic initiates an association to issue a C-STORE operation, the image will be transmitted with the same elements in which it was received.

3.1.2.2 Real World Activity - Query/Retrieve SCU

3.1.2.2.1 Associated Real World Activity

Users can query studies from a remote host at the DICOM Query/Retrieve Folder of PPclinic and can retrieve images from the remote host.

3.1.2.2.2 Presentation Contexts Table

Abstract Syntax		Transfer Syntax	Role	Ext. Neg.
Name	UID			
Study Root Query /Retrieve Information Model – FIND	1.2.840.10008.5.1.4.1.2.2.1	All from Table 3-4	SCU	None
Study Root Query /Retrieve Information Model – MOVE	1.2.840.10008.5.1.4.1.2.2.2	All from Table 3-4	SCU	None
Study Root Query /Retrieve Information Model – GET	1.2.840.10008.5.1.4.1.2.2.3	All from Table 3-4	SCU	None

Table 3.7 Presentation Contexts

3.1.2.2.3 SOP Specific Conformance for Study Root Query/Retrieve (FIND) SOP Class

This implementation performs a C-FIND operation over an association.
The following required and optional keys are supported for Study Root FIND. The fields of Patient ID, Patient's Name, Study ID, Study Date, Accession Number and Study Description may be queried based on user specification. All other values for the fields are requested as part of the query.

Description	Element Tag	Type	Note
Study Date	**(0008,0020)**	**R**	
Study Time	(0008,0030)	R	
Accession Number	(0008,0050)	R	
Patient's Name	(0010,0010)	R	
Patient ID	(0010,0020)	R	
Study ID	(0020,0010)	R	
Study Instance UID	(0020,000D)	U	
Modalities in Study	(0008,0061)	O	
Study Description	(0008,1050)	O	

Table 3.8 Study Level Keys for StudyRoot Query/Retrieve Information Model

3.1.2.2.4 SOP Specific Conformance for Study Root Query/Retrieve (MOVE) SOP Class

This implementation performs a C-MOVE operation over an association.

3.1.2.2.5 SOP Specific Conformance for Study Root Query/Retrieve (GET) SOP Class

This implementation performs a C-GET operation over an association.

3.1.2.3 Real World Activity - Print SCU

3.1.2.3.1 Associated Real World Activity

PPclinic allows the user to select images at its image display windows and print them into a DICOM compliant printer. It also allows the user to manipulate some print parameters like the number of films and film format. When the user press "Print" button at the Print Configuration dialog box, PPclinic tries to establish an association to the DICOM compliant printer and sends images for printing.

3.1.2.3.2 Presentation Contexts Table

The proposed Presentation Context table for the Print Management SCU is as shown in the following table.

부록

Transfer Syntax Table - Proposed	
Name	**UID**
Implicit VR Little Endian	1.2.840.10008.1.2
Explicit VR Little Endian	1.2.840.10008.1.2.1
Explicit VR Big Endian	1.2.840.10008.1.2.2

Table 3.9 Transfer Syntax List – Proposed

Abstract Syntax		Transfer Syntax	Role	Ext. Neg.
Name	**UID**			
Basic Grayscale Print Management Meta	1.2.840.10008.5.1.1.9	All from Table 3-11	SCU	None

Table 3.10 Presentation Context List - Proposed

3.1.2.3.3 *Specific Conformance*

3.1.2.3.3.1 *SOP Specific Conformance to Basic Grayscale Print Management SOP Classes*

PPclinic supports the following mandatory SOP Classes which are defined under the Basic Grayscale Print Management Meta SOP Class.

SOP Class Name	SOP Class UID
Basic Film Session SOP Class	1.2.840.10008.5.1.1.1
Basic Film Box SOP Class	1.2.840.10008.5.1.1.2
Basic Grayscale Image Box SOP Class	1.2.840.10008.5.1.1.4
Printer SOP Class	1.2.840.10008.5.1.1.16

Table 3.11 Mandatory Print SOP Classes supported by the Grayscale Print SCU

3.1.2.3.3.2 *Basic Film Session SOP Class*

PPclinic supports the following DIMSE Service Elements for Basic Film Session SOP Class.

N-CREATE : Requests to create an instance of Basic Film Session.

Attribute	DICOM Tag	Default Value
Number of Copies	(2000,0010)	1
Print Priority	(2000,0020)	MED
Medium Type	(2000,0030)	CLEAR FILM
Film Destination	(2000,0040)	PROCESSOR
Film Session Label	(2000,0050)	Institution Name - site configurable

Table 3.12 Attribute Values supported by Basic Film Session SOP Class

3.1.2.3.3.3 Basic Film Box SOP Class

PPclinic supports the following DIMSE Service Elements for Basic Film Box SOP Class.

N-CREATE : Requests to create an instance of Basic Film Box.
N-ACTION : Requests to print the Film Box onto Printer.
N-DELETE : Request to delete the Film Box instance.

Attribute	DICOM Tag	Default Value
Image Display Format	(2010,0010)	STANDARD\C,R - configurable
Film Orientation	(2010,0040)	PORTRAIT
Film Size Id	(2010,0050)	14INX17IN
Magnification Type	(2010,0060)	BILINEAR
Border Density	(2010,0100)	BLACK
Empty Image Density	(2010,0110)	BLACK
Min Density	(2010,0120)	0
Max Density	(2010,0130)	65535
Trim	(2010,0140)	NO

Table 3.13 Attribute Values supported by Basic Film Box SOP Class

3.1.2.3.3.4 Basic Grayscale Image Box SOP Class

PPclinic supports the following DIMSE Service Elements for Basic Grayscale Image Box SOP Class
N-SET: Requests to set the Image Box attributes.

Attribute	DICOM Tag	Default Value
Image Position	(2020,0010)	image-dependent
Polarity	(2020,0020)	NORMAL

Preformatted Grayscale Image Sequence	(2020,0110)	
> Samples per Pixel	(0028,0002)	1
> Photometric Interpretation	(0028,0004)	MONOCHROME2
> Rows	(0028,0010)	image-dependent
> Columns	(0028,0011)	image-dependent
> Pixel Aspect Ratio	(0028,0034)	1\1
> Bits Allocated	(0028,0100)	8
> Bits Stored	(0028,0101)	8
> High Bit	(0028,0102)	7
> Pixel Representation	(0028,0103)	0
> Pixel Data	(7FE0,0010)	

Table 3.14 Attribute Values supported by Basic Grayscale Image Box SOP Class

3.1.2.3.3.5 Printer SOP Class

PPclinic issues the request to retrieve the following attributes from DICOM-compliant printer.

C-GET: Request to retrieve printer information.

Attribute	DICOM Tag	Default Value
Printer Status	(2110,0010)	printer-dependent
Printer Status Info	(2110,0020)	printer-dependent
Printer Name	(2110,0030)	printer-dependent
Manufacturer	(0008,0070)	printer-dependent
Manufacturer Model Name	(0008,1090)	printer-dependent
Device Serial Number	(0018,1000)	printer-dependent
Software Versions	(0018,1020)	printer-dependent
Last Calibration Date	(0018,1200)	printer-dependent
Last Calibration Time	(0018,1201)	printer-dependent
Manufacturer	(0008,0070)	printer-dependent

Table 3.15 Attribute Values retrieved by Printer SOP Class

3.1.3 Association Acceptance Policy

Not applicable because the PPclinic cannot accept an Association

4. Communication Profiles

4.1 Supported Communication Stacks

DICOM Upper Layer (Part 8) is supported using TCP/IP.

4.2 TCP/IP Stack

The TCP/IP stack is inherited from the Microsoft Windows Socket implementation.

4.2.1 API

Not Applicable

4.2.2 Physical Media Support

DICOM is indifferent to the physical medium over which TCP/IP executes (e.g. Ethernet, Fast- Ethernet, FDDI, ATM, etc)

4.3 Point-to-Point Stack

Not Applicable

5. Extensions/Specialization/Privatization

5.1 Standard Extended/Specialized/Private SOPs

None Supported

5.2 Private Transfer Syntaxes

None Supported

6. Configuration

6.1 AE Title/Presentation Address Mapping

The Local AE Title is configurable in the Preference setting menu.

6.2 Configuration Parameters

The following fields are configurable for this Store SCU:

- Remote AE Title
- Remote IP Address
- Remote TCP Port Number

7 Support of Extended Character Sets

This implementation supports the following extended character set:
ISO-IR 100 = Latin alphabet No. 1, supplementary set
ISO 2022 IR 87 = JIS X 0208: Japanese kanji, hiragana, katakana
ISO 2022 IR 13 = JIS X 0201: Japanese katakana
ISO 2022 IR 14 = JIS X 0201: Japanese romaji for delimiters
ISO 2022 IR 149 = KS X 1001: Hangul and Hanja
ISO 2022 IR 159 = Supplementary Japanese kanji (ideographic) characters

PACSPLUS

www.medicalstandard.co.kr, www.pacsplus.co.jp

PACSPLUS Clinic Server 5.1

DICOM Conformance Statement

Revision 1.1

Revision History

Revision 1.0: Initial release, November 24, 2008

Revision 1.1: June 1, 2010

PN: DCS-PACSPLUS-CLINIC-SVR-01

Copyrights

PACSPLUS is a trademark of Medical Standard Co., Ltd.

All products and company name mentioned herein should be considered registered trademarks or trademarks of their respective companies.

The information in this document is subject to change without notice.

June 1, 2010

Contents

1. Introduction

This document is a provisional DICOM Conformance Statement for the software product of PACSPLUS Clinic Server. It contains the details the DICOM Service Classes and the roles that are supported by this product. PACSPLUS Clinic Server is a powerful PC-based DICOM workstation running on Microsoft Windows Vista/2003 Server/XP. It uses DICOM services to store images.
Note that the format for this article strictly follows that of the DICOM Standard Part 2 (Conformance) annex A. Thus, it is advised for the readers to refer to that part of the standard while reading this article.

2. Implementation Model

2.1 Application Data Flow Diagram

The basic and specific application models for PACSPLUS Clinic Server are shown in the following figure.

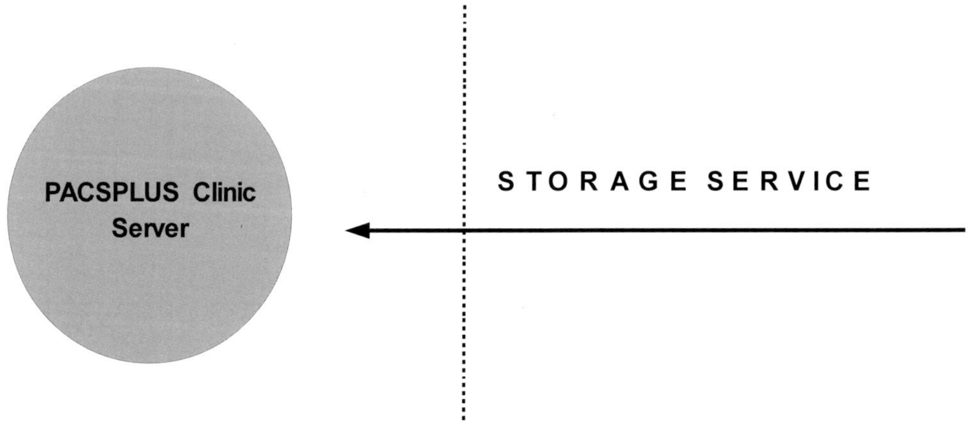

Figure1: DICOM Standard Interface

PACSPLUS Clinic Server uses DICOM protocol to receive images from other DICOM host.

PACSPLUS Clinic Server is related to the following Real World Activities:

- Receive images from remote hosts

All the remote DICOM applications must be manually configured on the preference setting of PACSPLUS Clinic Server.

2.2 Functional Definitions of AE's

PACSPLUS Clinic Server supports the following functions:

- Access to patient demographics and pixel data in the local database
- Respond to DICOM associations to receive images from remote hosts

2.3 Sequencing of Real World Activities

Not Applicable

3. AE Specifications

3.1 PACSPLUS Specifications

PACSPLUS Clinic Server provides Standard Conformance to the following Storage SOP Classes as an SCP.

SOP Class	SOP Class UID
Computed Radiography Image Storage	1.2.840.10008.5.1.4.1.1.1
CT Image Storage	1.2.840.10008.5.1.4.1.1.2
Ultrasound Multi-frame Image Storage (Retired)	1.2.840.10008.5.1.4.1.1.3
Ultrasound Multi-frame Image	1.2.840.10008.5.1.4.1.1.3.1
MR Image Storage	1.2.840.10008.5.1.4.1.1.4
Ultrasound Image Storage	1.2.840.10008.5.1.4.1.1.6.1
Secondary Capture Image Storage	1.2.840.10008.5.1.4.1.1.7
X-Ray Angiographic Image Storage	1.2.840.10008.5.1.4.1.1.12.1
X-Ray Radiofluoroscopic Image Storage	1.2.840.10008.5.1.4.1.1.12.2
Nuclear Medicine Image Storage	1.2.840.10008.5.1.4.1.1.20
Positron Emission Tomography Image Storage	1.2.840.10008.5.1.4.1.1.128
Digital X-Ray Image Storage Presentation (presentation, processing)	1.2.840.10008.5.1.4.1.1.1.1 1.2.840.10008.5.1.4.1.1.1.1.1
Digital Mammography X-Ray Image Storage (presentation, processing)	1.2.840.10008.5.1.4.1.1.1.2 1.2.840.10008.5.1.4.1.1.1.2.1
Digital Intra-oral X-Ray Image Storage (presentation, processing)	1.2.840.10008.5.1.4.1.1.1.3 1.2.840.10008.5.1.4.1.1.1.3.1
VL Endoscopic Image Storage	1.2.840.10008.5.1.4.1.1.77.1.1
VL Photographic Image Storage	1.2.840.10008.5.1.4.1.1.77.1.4

Table 3.1 Storage SOP Classes

SOP Class	SOP Class UID
Implicit VR Little Endian	1.2.840.10008.1.2
Explicit VR Little Endian	1.2.840.10008.1.2.1
Explicit VR Big Endian	1.2.840.10008.1.2.2
JPEG Baseline (Process 1)	1.2.840.10008.1.2.4.50
JPEG Lossless, Non-Hierarchical (Process 14)	1.2.840.10008.1.2.4.57
JPEG Lossless, Non-Hierarchical, First-Order Prediction (Process 14 [Selection Value 1])	1.2.840.10008.1.2.4.70
JPEG 2000 Image Compression (Lossless Only)	1.2.840.10008.1.2.4.90
JPEG 2000 Image Compression	1.2.840.10008.1.2.4.91
RLE Lossless	1.2.840.10008.1.2.5

Table 3.2 Transfer Syntax

3.1.1 Association Establishment Policies

3.1.1.1 General

Before any SOP Classes can be exchanged between PACSPLUS Clinic Server and other DICOM applications, an association stage takes place to negotiate and exchange the capabilities of the SCU and SCP. PACSPLUS Clinic Server and other DICOM applications establish an association by using the Association Services of the DICOM Upper Layer. During association establishment stage, PACSPLUS Clinic Server negotiates the supported SOP classes.

The DICOM Application Context Name (ACN), which is always proposed is:

Application Context Name	1.2.840.10008.3.1.1.1

The Maximum Length PDU negotiation is included in all association establishment requests. However, the Maximum Length PDU for an association can not be greater than:

Maximum Length PDU	16384 bytes

The SOP Class Extended Negotiation is not supported. The user information items sent by this application are

- Maximum PDU Length
- Implementation UID
- Implementation Version

3.1.1.2 Number of Associations

The number of supported associations depends on the SCU/SCP role of PACSPLUS Clinic Server. The number of associations as an SCU is always 1 (one). This means PACSPLUS Clinic Server makes only one association to the other DICOM application. Also PACSPLUS Clinic Server does not make multiple associations when transferring images to multiple DICOM applications. The number of associations as an SCP is virtually unlimited, but it may be confined due to the system resource limit.

3.1.1.3 Asynchronous Nature

Asynchronous mode is not supported. All operations will be performed synchronously.

3.1.1.4 Implementation Identifying Information

The Implementation Version Name and the Implementation Class UID are as follows:

Implementation Version Name	MEDICAL_STANDARD_3.00
Implementation Class UID	1.2.410.200013.1.300

3.1.1.5 Called/Calling Titles

The default calling title that PACSPLUS Clinic Server will use is **"PacsPlus".** This parameter can be configured before application startup.

3.1.2 Association Initiation by Real World Activity

3.1.3 Association Acceptance Policy

3.1.3.1 Real World Activity – Storage SCP

3.1.3.1.1 Associated Real World Activity

PACSPLUS Clinic Server is always waiting for a remote host to send images to itself. The received images are stored in the local database and local file system.

3.1.3.1.2 Presentation Context Table

Abstract Syntax		Transfer Syntax	Role	Ext. Neg.
Name	UID			
Verification	1.2.840.10008.1.1	All from Table 3-4	SCP	NONE
Computed Radiography Image Storage	1.2.840.10008.5.1.4.1.1.1	All from Table 3-4	SCP	NONE
CT Image Storage	1.2.840.10008.5.1.4.1.1.2	All from Table 3-4	SCP	NONE
Ultrasound Multi-frame Image Storage (Retired)	1.2.840.10008.5.1.4.1.1.3	All from Table 3-4	SCP	NONE
Ultrasound Multi-frame Image Storage	1.2.840.10008.5.1.4.1.1.3.1	All from Table 3-4	SCP	NONE
MR Image Storage	1.2.840.10008.5.1.4.1.1.4	All from Table 3-4	SCP	NONE
Ultrasound Image Storage (Retired)	1.2.840.10008.5.1.4.1.1.6	All from Table 3-4	SCP	NONE
Ultrasound Image Storage	1.2.840.10008.5.1.4.1.1.6.1	All from Table 3-4	SCP	NONE
Secondary Capture Image Storage	1.2.840.10008.5.1.4.1.1.7	All from Table 3-4	SCP	NONE
X-Ray Angiographic Image Storage	1.2.840.10008.5.1.4.1.1.12.1	All from Table 3-4	SCP	NONE
X-Ray Radiofluoroscopic Image Storage	1.2.840.10008.5.1.4.1.1.12.2	All from Table 3-4	SCP	NONE
Nuclear Medicine Image Storage	1.2.840.10008.5.1.4.1.1.20	All from Table 3-4	SCP	NONE
Positron Emission Tomography Image Storage	1.2.840.10008.5.1.4.1.1.128	All from Table 3-4	SCP	NONE
Digital X-ray Image Storage (presentation, processing)	1.2.840.10008.5.1.4.1.1.1.1 1.2.840.10008.5.1.4.1.1.1.1.1	All from Table 3-4	SCP	NONE
Digital Mammography Image storage (presentation, processing)	1.2.840.10008.5.1.4.1.1.1.2 1.2.840.10008.5.1.4.1.1.1.2.1	All from Table 3-4	SCP	NONE
Digital Intra-oral X-ray Image Storage (presentation, processing)	1.2.840.10008.5.1.4.1.1.1.3 1.2.840.10008.5.1.4.1.1.1.3.1	All from Table 3-4	SCP	NONE
VL Endoscopic Image Storage	1.2.840.10008.5.1.4.1.1.77.1.1	All from Table 3-4	SCP	None
VL Photographic Image Storage	1.2.840.10008.5.1.4.1.1.77.1.4	All from Table 3-4	SCP	None

Table 3.3 Presentation Contexts

3.1.3.1.3 Specific Conformance

3.1.3.1.3.1 SOP Specific Conformance to Verification SOP Classes

PACSPLUS Clinic Server provides standard conformance to the DICOM Verification Service Class.

3.1.3.1.3.2 SOP Specific Conformance for Image Storage SOP Classes

PACSPLUS Clinic Server conforms to the SOP's of the Storage Service Class at Level 2 (Full), as described in Section B.4.1 of Part 4 of the DICOM Standard document. In the event of a successful C-STORE operation, the image has been stored in PACSPLUS Clinic Server database. The duration of the storage of the image is determined by the user of PACSPLUS Clinic Server. PACSPLUS Clinic Server does not modify the pixel value of the stored images. PACSPLUS Clinic Server stores all private attributes it receives without any change.

The C-STORE operation has been unsuccessful if PACSPLUS Clinic Server returns one of the following status code:

Service Status Code	Further Meaning	Protocol Codes	Note
Refused	Out of Resources	A700	No disk space left.
Error	Invalid Dataset	A900	Invalid attribute tags found.
	Cannot understand	C000	Cannot understand image.
	Processing Failure	0110	Internal processing failed.
Success		0000	

Table 3.4 Service Status Codes for the Image Storage SCP

Three kinds of timers are related to the Image Storage SCP.

3.1.3.1.4 Presentation Context Acceptance Criterion

Not applicable since only a single presentation context for each Storage Service Class is supported.

3.1.3.1.5 Transfer Syntax Selection Policies

Transfer syntaxes are accepted in the following order:

Transfer Syntax Table - Proposed	
Name	**UID**
Implicit VR Little Endian	1.2.840.10008.1.2
Explicit VR Little Endian	1.2.840.10008.1.2.1
Explicit VR Big Endian	1.2.840.10008.1.2.2
JPEG Baseline (Process 1)	1.2.840.10008.1.2.4.50
JPEG Lossless, Non-Hierarchical (Process 14)	1.2.840.10008.1.2.4.57
JPEG Lossless, Non-Hierarchical, First-Order Prediction (Process 14 [Selection Value 1])	1.2.840.10008.1.2.4.70
JPEG 2000 Image Compression (Lossless Only)	1.2.840.10008.1.2.4.90
JPEG 2000 Image Compression	1.2.840.10008.1.2.4.91
RLE Lossless	1.2.840.10008.1.2.5

Table 3.5 Transfer Syntax Acceptance Priority

4. Communication Profiles

4.1 Supported Communication Stacks

DICOM Upper Layer (Part 8) is supported using TCP/IP.

4.2 TCP/IP Stack

The TCP/IP stack is inherited from the Microsoft Windows Socket implementation.

4.2.1 API

Not Applicable

4.2.2 Physical Media Support

DICOM is indifferent to the physical medium over whichTCP/IP executes (e.g. Ethernet, Fast-Ethernet, FDDI, ATM, etc)

4.3 Point-to-Point Stack

Not Applicable

5. Extensions/Specialization/Privatization

5.1 Standard Extended/Specialized/Private SOPs

None Supported

5.2 Private Transfer Syntaxes

None Supported

6. Configuration

6.1 AE Title/Presentation Address Mapping

The Local AE Title is configurable in the Preference setting menu.

6.2 Configuration Parameters

The following fields are configurable for this Store SCP:

- Local AE Title
- Local IP Address
- Local TCP Port Number

7 Support of Extended Character Sets

This implementation supports the following extended character set:
ISO-IR 100 = Latin alphabet No. 1, supplementary set
ISO 2022 IR 87 = JIS X 0208: Japanese kanji, hiragana, katakana
ISO 2022 IR 13 = JIS X 0201: Japanese katakana
ISO 2022 IR 14 = JIS X 0201: Japanese romaji for delimiters
ISO 2022 IR 159 = Supplementary Japanese kanji (ideographic) characters

찾아보기

가

나

다

라

마

바

사

아

자

차

카

타

파

하

경기도 성남시 수정구 수진동 2216번지 수산타워 1001호
www.bnbhealthcare.com
TEL. 031) 733-8657 FAX. 031) 733-8658

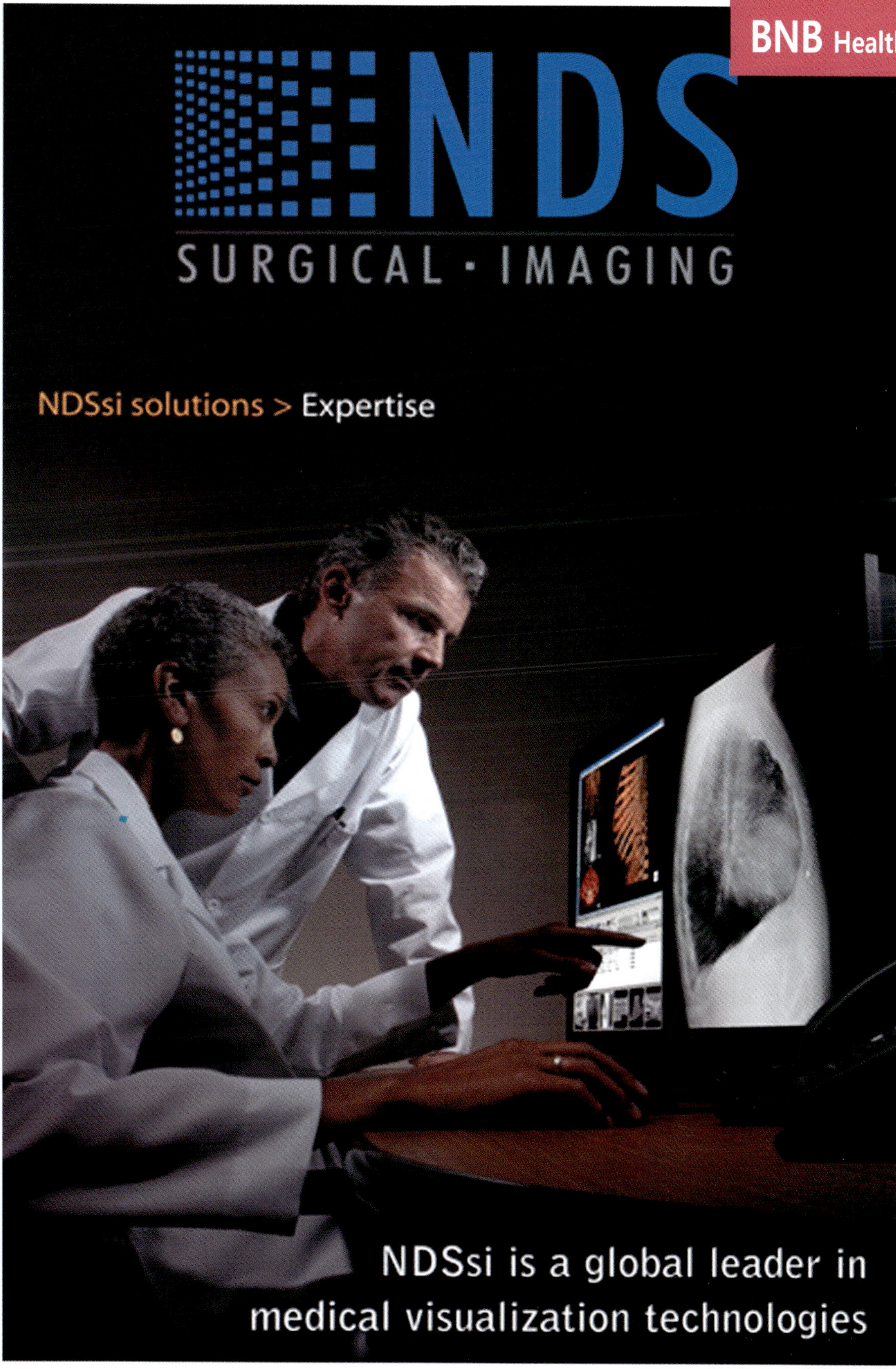
NDS
SURGICAL · IMAGING
NDSsi solutions > Expertise
NDSsi is a global leader in
medical visualization technologies

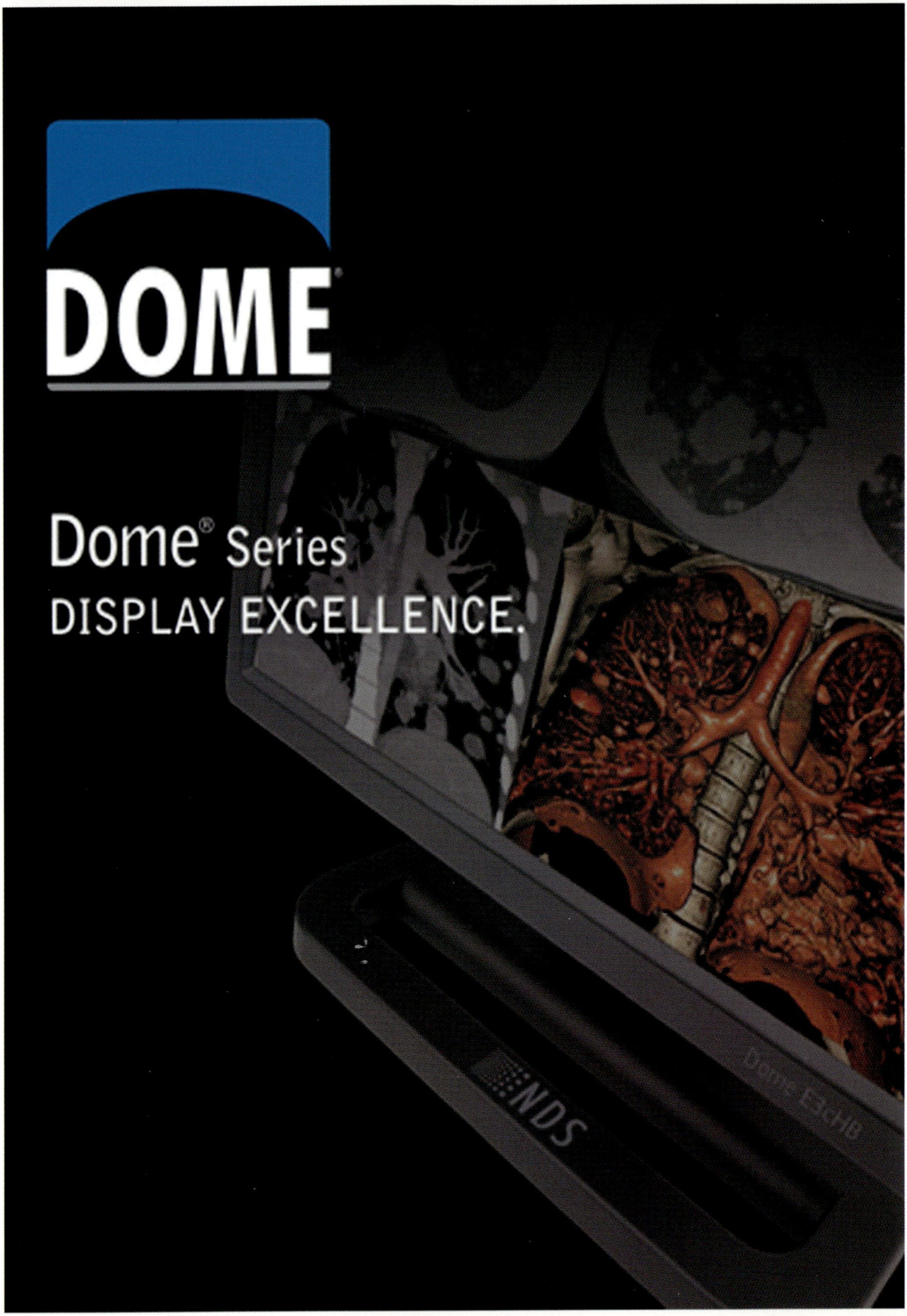
DOME
Dome® Series
DISPLAY EXCELLENCE.
NDS
Dome E3cHB

메디칼스탠다드

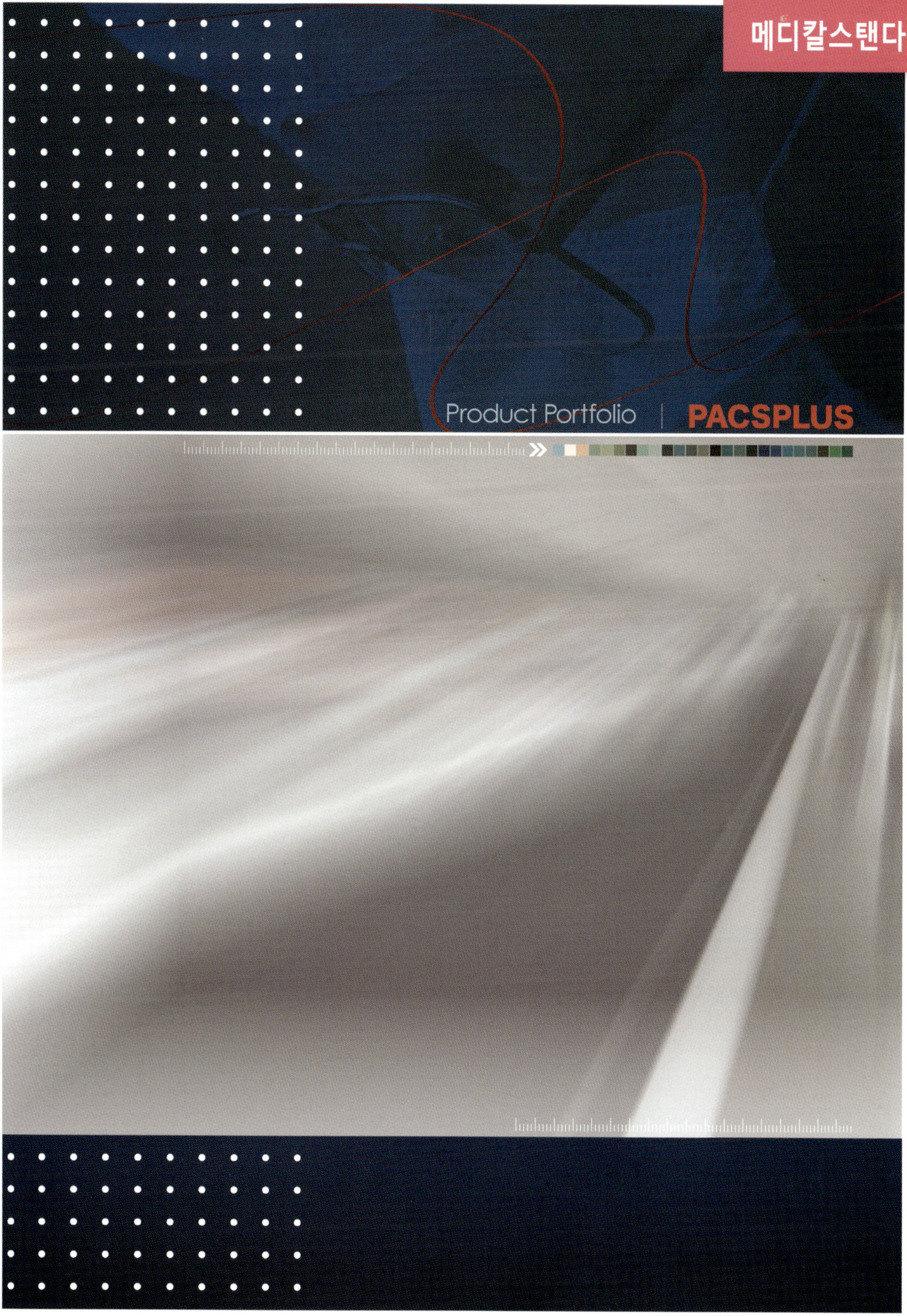

신뢰와 기술로 고객에게 감동을

(주)메디칼스탠다드는 신뢰와 기술을 바탕으로 고객에게 감동을 주는 PACS와 Teleradiology 솔루션 (상표명 PACSPLUS) 전문업체입니다.
25년간의 임상 경험과 의공학 기술을 기반으로 개발된 PACSPLUS는 방사선과, 건진센터, 유방전문, 안과 및 임상 전문분야별 다양한 솔루션을 제공합니다.

PACSPLUS는 국제표준 DICOM, HL7, IHE를 준수하며, ISO 9001과 ISO 13485를 기반으로 미국 FDA (식약청) 과 유럽 CE 인증을 받았습니다. PACSPLUS는 영상화질 개선, 판독 및 유방영상처리 방법에 관한 다수의 국내외 특허를 획득하였습니다.

PACSPLUS는 국내는 물론 일본, 중동과 구미의 의료진들로부터 좋은 평가를 받고 있습니다. 회사는 고객에게 만족을 주는 최상의 제품을 경제성 있는 가격에 제공하고자 항상 노력하겠습니다.

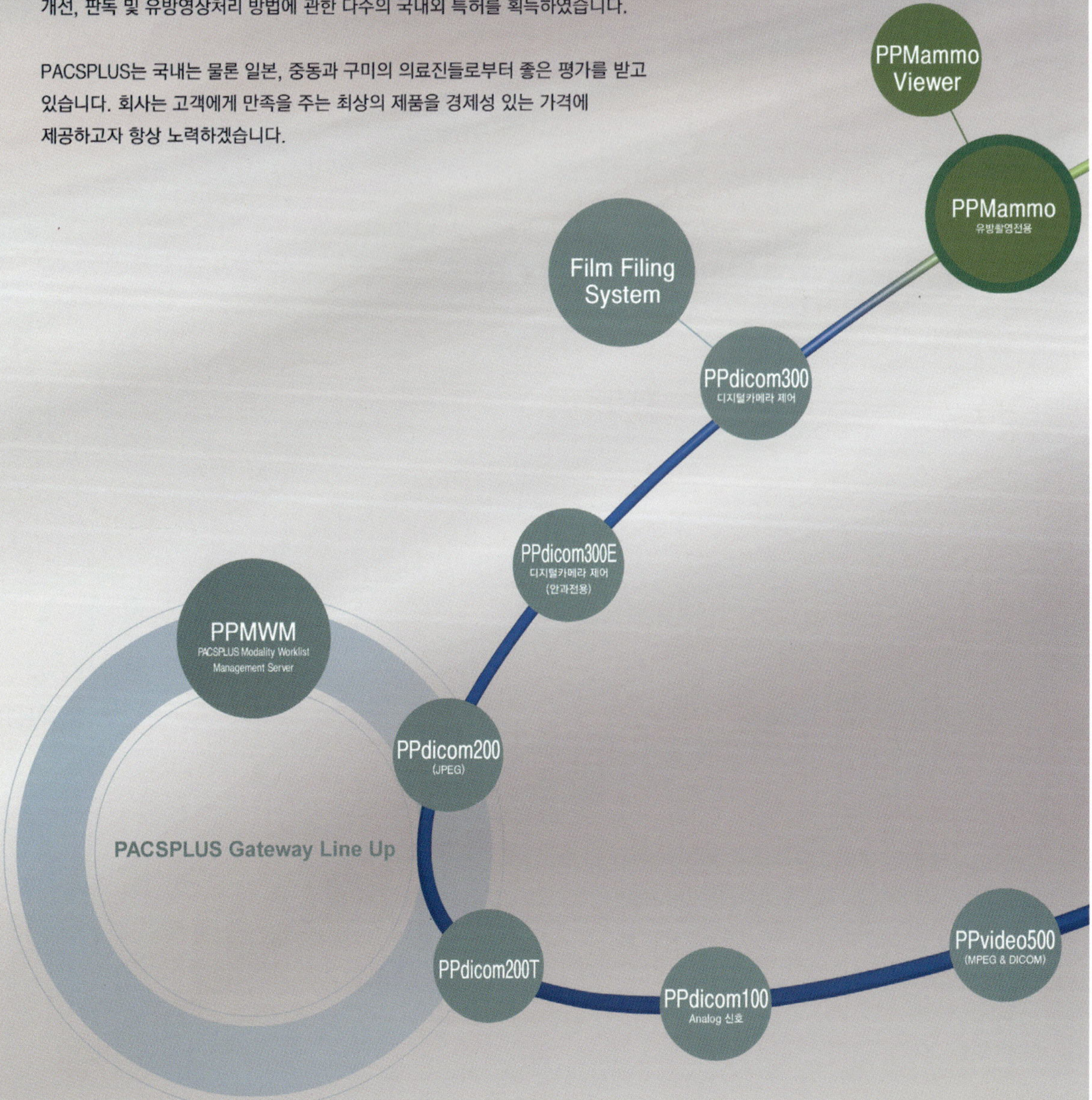

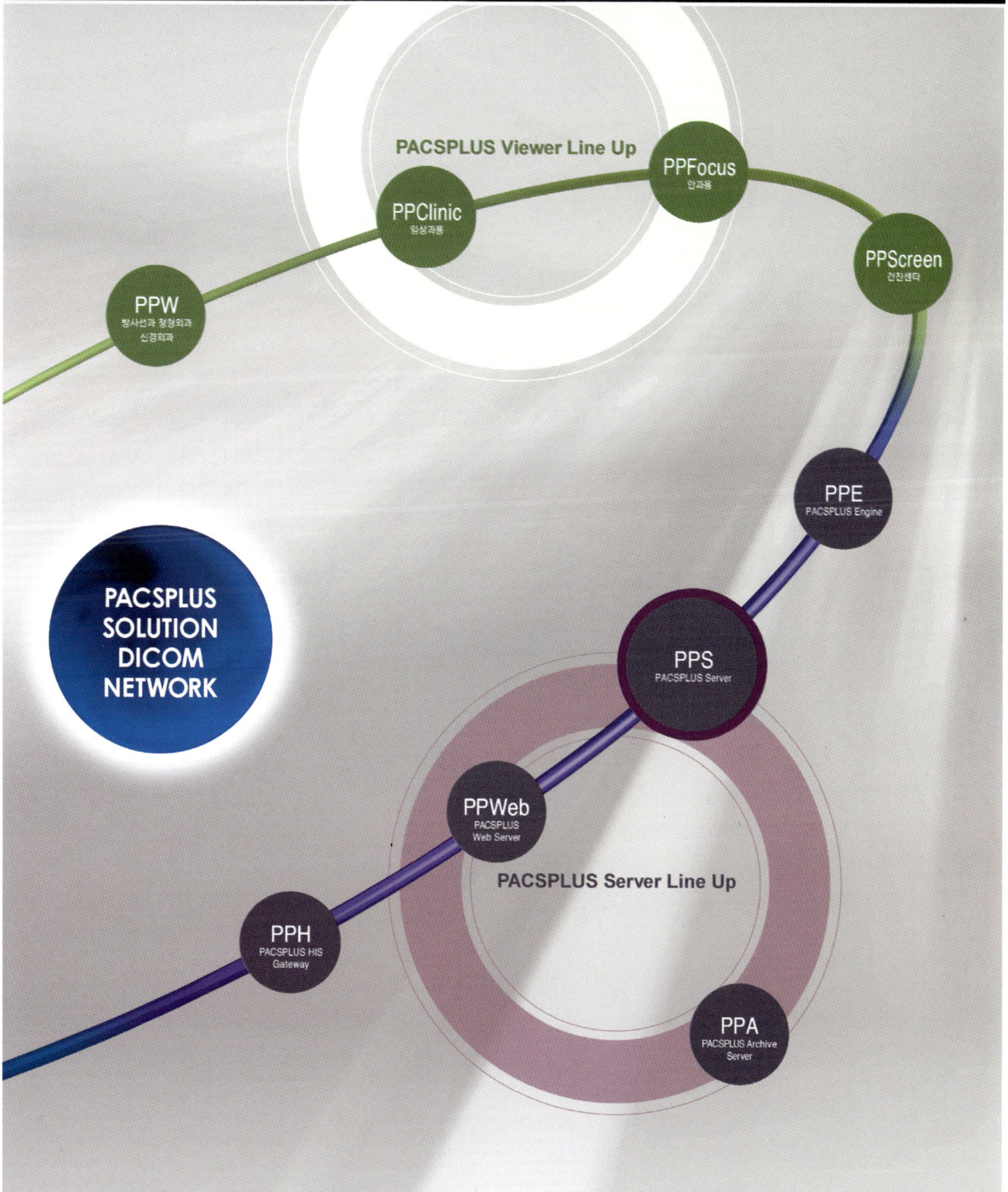

※제품명의 PP는 PACSPLUS를 뜻합니다.

Viewer 제품군

PPW

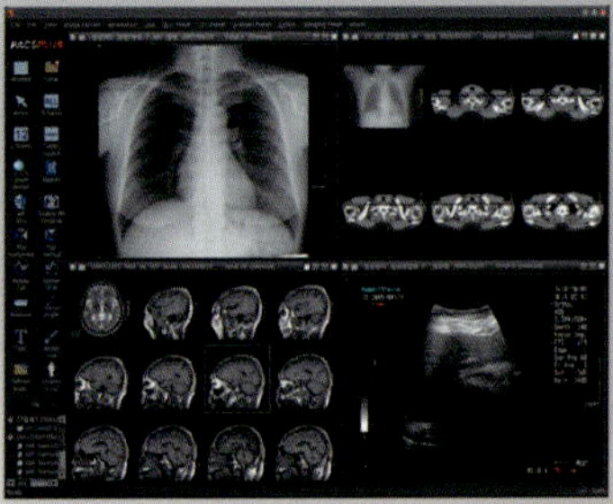

▶방사선과, 정형외과, 신경외과 전문 뷰어
▶고기능 및 다양한 옵션
▶전자차트와 편리한 연동

PP Mammo Viewer

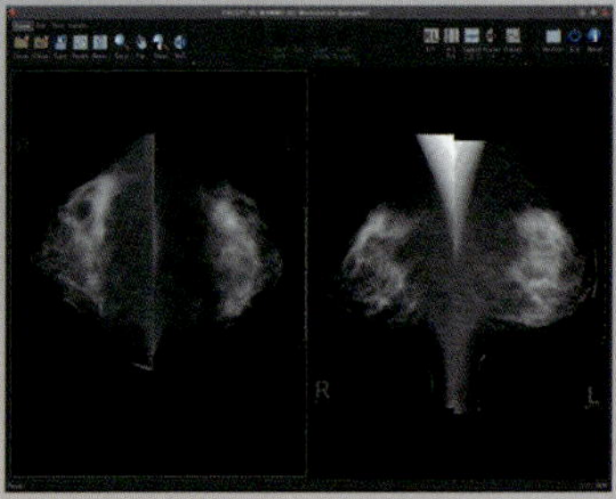

▶원본 화질로 빠르고 편리하게 판독
▶여백 자동 절단 및 좌우대칭영상 stitching
▶저장용량 대폭 절감 및 신속한 전송조회 속도

PP Clinic

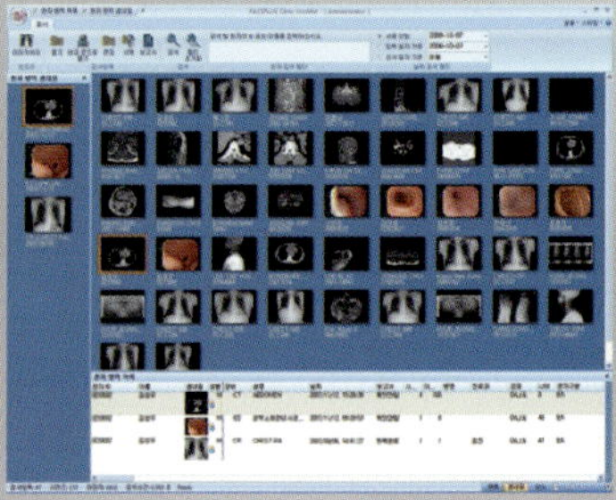

▶임상의를 위한 간편한 조작
▶과거 검사와 비교모드
▶전자차트와 편리한 연동

PP Screen

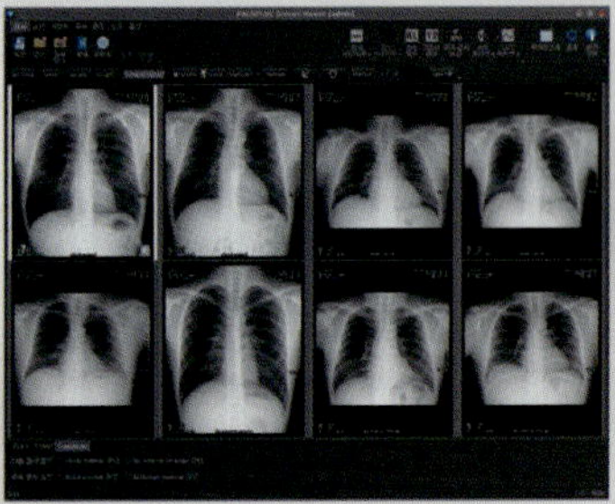

▶건진버스 및 종합병원 X선 검사 판독
▶진단 코드를 이용하여 묶음 판독 가능
▶판독즉시 판독코드가 하단에 표시

PP Focus

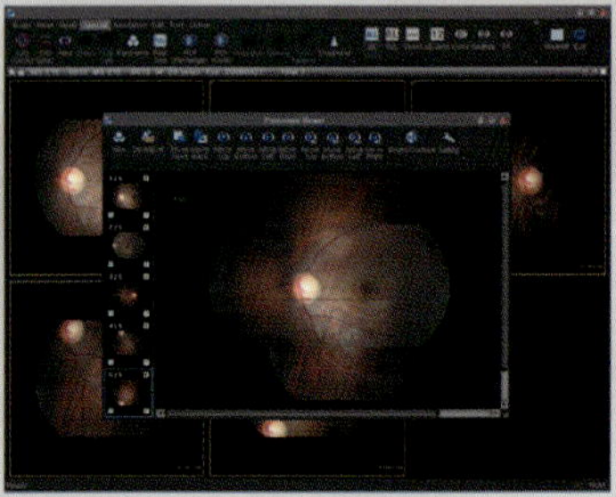

▶안과 전문 뷰어
▶Panorama, Stereo, RGB split views
▶Timer 제공으로 FA, ICG 조회 편리

PPP

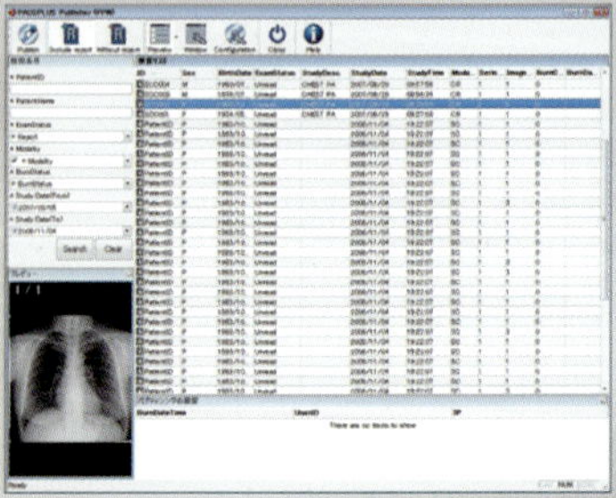

▶손쉽게 환자 발급용 CD 제작
▶Autorun viewer 탑재로 편리한 조회
▶병원홍보 및 홈페이지 연결 가능

Viewer 비교표

구 분	PPW	PP Mammo	PP Clinic	PP Screen	PP Focus	PPP
Key Role	방사선과 판독용	유방 검진특화	임상용	건진센터용	안과 전용	CD Publisher
진료과	방사선과 신경외과 정형외과	방사선과 유방외과 건진센터	내과 ,외과 임상과	방사선과 건진센터 원격판독	안과	환자 전원시 CD/DVD 발급
특장점	•다양한 영상처리 •고기능, 안정성 •Hanging protocol	•좌우유방 대칭조회 •단순한 유방 •Hanging protocol	•우수한 디자인 •Thumbnail 로 검사 검색 •글자크기 화면 색 조정	•동시에 여러 검사 조회 및 판독 •판독시간 단축 •판독 즉시 하단표시	•Color, red free, FA, ICG 등 Stereo, RGB split, panorama views	•손쉬운 CD발급 •CD 뷰어 탑재 •병원홍보 가능
Stand alone	○	○	○	○	○	○
Server client	○	○	○	○	○	

DICOM Gateway 제품군

PPdicom 100

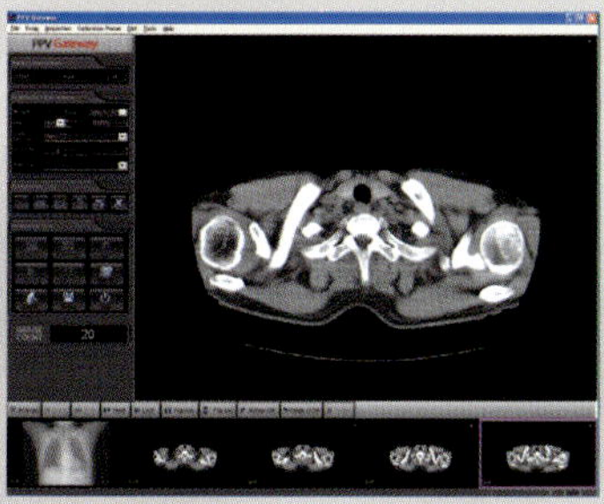

▶Video 영상을 캡쳐하여 DICOM 파일로 변환
▶풋스위치를 이용하여 편리한 캡쳐
▶고화질 및 편리한 GUI

PPdicom 200

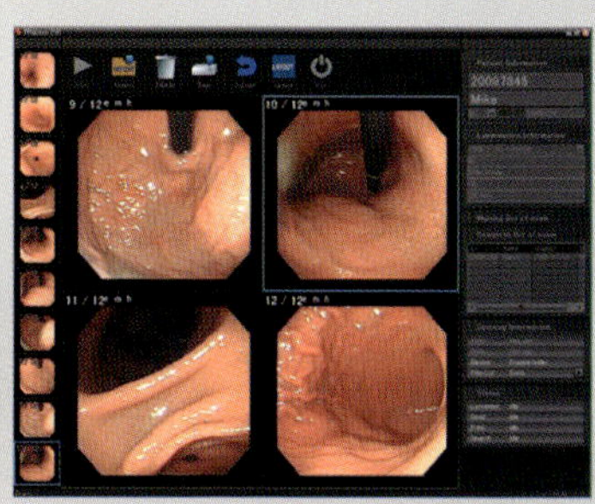

▶JPEG 의료영상을 손쉽게 DICOM 변환
▶MWM 기능으로 편리하게 환자 확인

PPdicom 200T

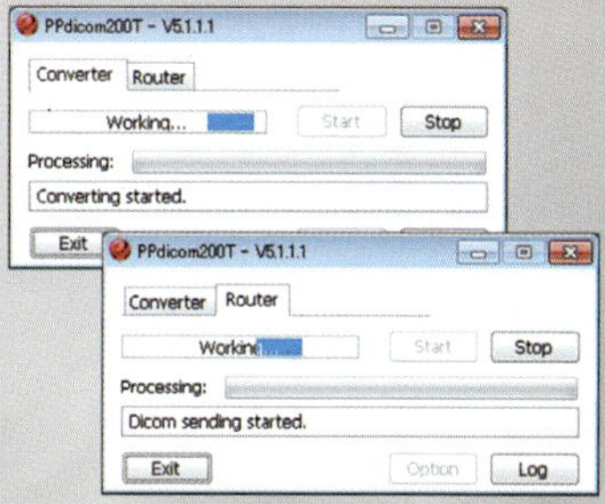

▶JPEG + text 정보 이용하여 DICOM 자동 변환 후 PACS server/viewer 로 routing

PPdicom 300

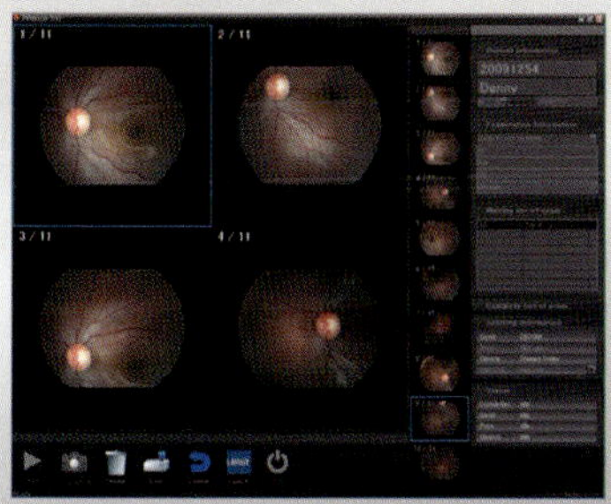

▶Canon/Nikon Camera 직접 제어
▶촬영 즉시 조회 가능
▶DICOM변환 후 자동 전송

PPdicom 300E

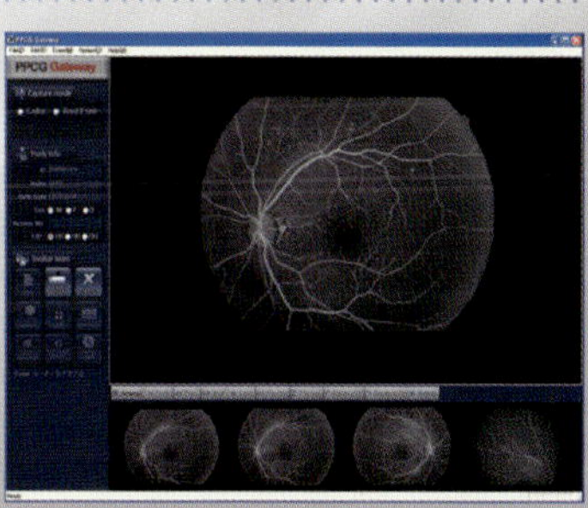

▶Timer 기능 탑재로 안과 FA, ICG 지원
▶안과 의료기기를 DICOM화

PPvideo 500

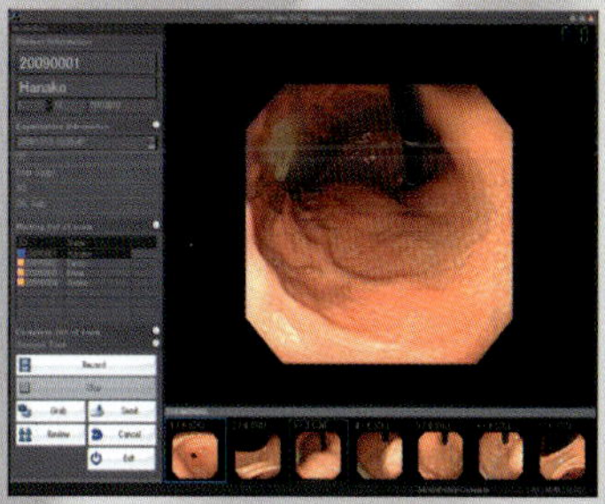

▶동영상 (MPEG) 및 DICOM 정지 영상
▶동영상 모드에서 DICOM 영상 획득
▶우수한 화질과 간편한 조작

DICOM Gateway 비교표

구 분	PPdicom 300	PPdicom 300E	PPdicom 200	PPdicom 100	PPvideo 500
Key Role	디지털 카메라 DICOM 획득장치	안과장비 전용 DICOM 획득장치	JPEG to DICOM Converter	Analog 입력 DICOM 획득장치	동영상 및 DICOM 획득장치
의료장비	안과장비, 현미경, 피부과 등	Fundus/retinal camera, slit lamp등 timer 기능(+)	EKG, BMD, scanner, 내시경, 초음파 등 JPEG 의료장비	내시경/초음파 및 구형 CT/MR 비디오 장비	내시경, 초음파, 수술현미경, 안과장비 등
필수 장비	Canon/Nikon camera	Canon/Nikon camera	공유폴더에 표준영상 (JPEG,BMP,TIFF)	비디오 신호 (S-Video, BNC 등) 캡쳐 보드	비디오 신호 (S-Video, RGB 등) 캡쳐 보드
Local DB	X	X	X	O	O
MWM 지원	O	O	O	O	O
검사정보 입력	O	O	O	O	O
바코드	O	O	O	O	O
Paper Print	O	O	O	O	O
여백 Cutting (shuttering)	O	X	O	X	X
영상 Viewer	O	O	O	O	O
풋스위치	X	X	X	O	O
동영상 (MPEG)	X	X	X	X	O

Server 제품군

PPS (PACSPLUS Server)

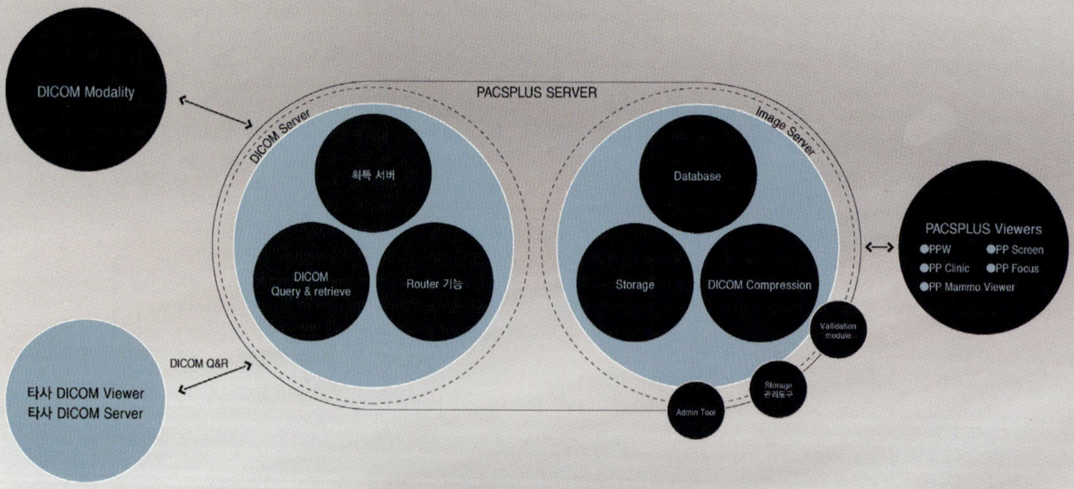

모든 DICOM 의료 영상 통합 관리

▶CR, DR, CT, MR, DSA, DF, RI, PET, US, ES 등 고화질 대용량의 영상을 하나의 통합 데이타베이스로 관리
▶시스템이 안정적이며, clustering 및 system backup 지원
▶시스템 확장이 용이하며, 관리자 툴 제공
▶PACSPLUS의 다양한 뷰어 (PPW, PPClinic, PPScreen, PPFocus, Mammo viewer 등) 연결 가능
▶전자차트시스템과 연동
▶Remote on-line service 로 유지보수비 절감

고기능으로 한층 더 발전한 서버시스템

▶원내에서 발생하는 방대한 의료 영상 데이터를 안정적으로 운영하기 위한 최적의 플랫폼과 운용 시스템 제공
▶병원규모에 따라 유연한 확장성이 있는 PACS Server
▶부하를 줄이고 기능확장을 고려한 모듈로 구성

각종 옵션

PPWeb Server 모듈 (Web PACS 지원)
PPS Backup Server (PACS 서버 시스템 백업)
PPH 모듈 (MWM server 탑재)

PP Web Server

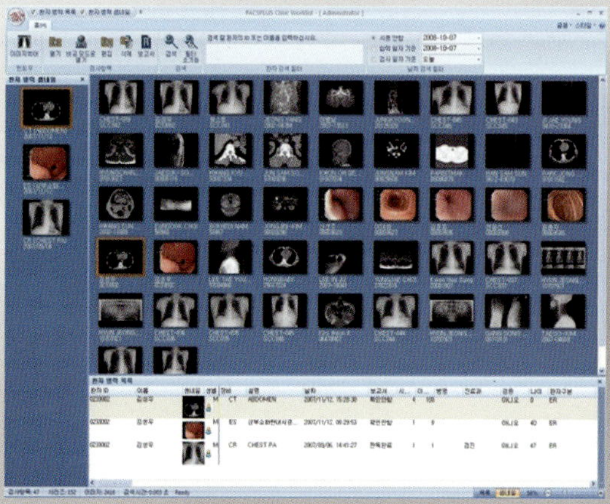

▶인터넷이나 네트워크에 연결된 어느 PC에서도 영상 조회가 가능
▶사용하기 쉬운 web browser 기능 제공
▶저가의 enterprise PACS 구현 및 시스템 관리의 편리성
▶안정성과 보안성이 우수함

PP MWM Server (Modality Worklist Management)

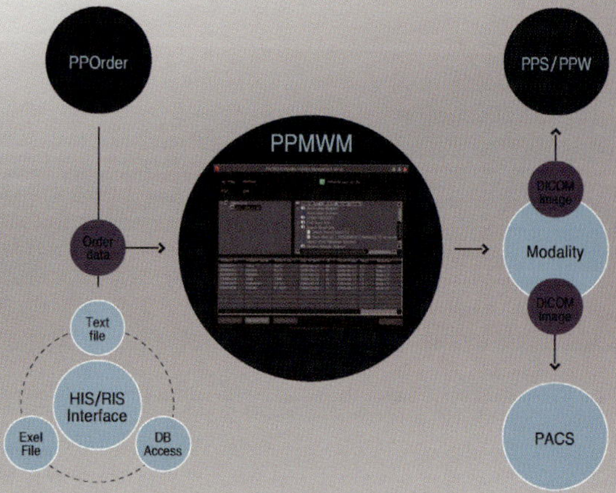

▶환자/ 검사정보를 DICOM 의료장비에 전달함
▶의료장비에서 타자 입력에 따른 에러를 없앰
▶전자 차트(HIS) 와 연동하여 검사 오더를 가져옴
▶전자차트가 없는 경우는 PPorder 를 이용하여 오더 생성
▶2D바코드 라벨 인쇄 지원

Mammo QC 및 Viewer

PP Mammo (유방촬영 QC Station)

▶원본영상으로 편한 판독 (불편한 클릭조작 없음)
▶자동 QC 처리 (2번 클릭)

▶획기적인 전송/조회 속도 개선 (2배 이상 빠름)
▶데이터 저장 용량 대폭 축소 (평균 50% 이상)

여백 자동 절단 (일본 특허 공개 2008-000360)

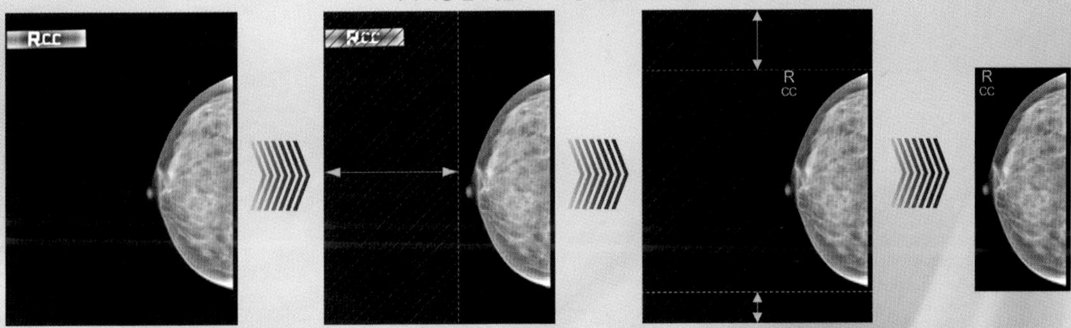

원본영상 / 배경절단 (좌우) / 배경절단 (상하) 후 Mark 삽입 / 적용 후 영상

자동으로 유두높이 맞추고 2on1 stitching (한국 특허번호 10-0849163)

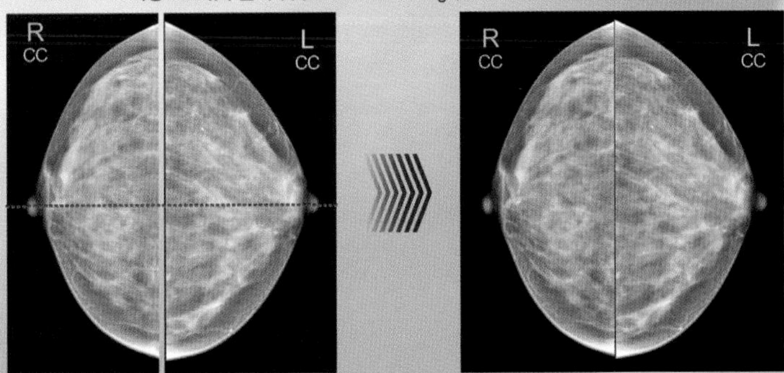

유두 자동 맞춤 및 2on1 stitching 과정 / 완성된 2on1 stitching 영상

PP Mammo Viewer

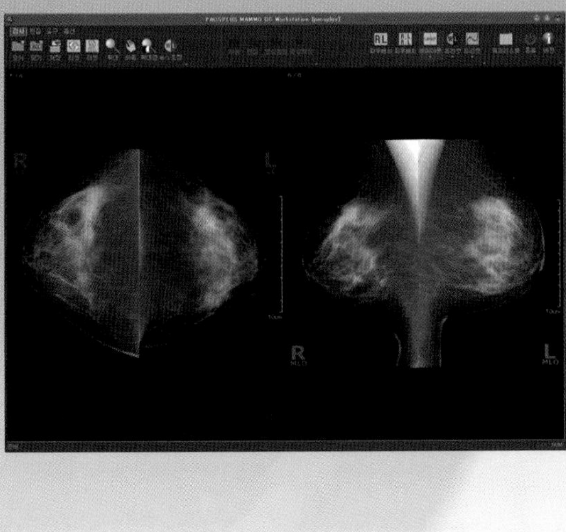

복잡한 유방 hanging protocol 을 간단하게 처리

▶원본 화질로 빠르고 편리하게 판독
▶여백 자동 절단 및 좌우대칭 영상 조회
▶저장용량 대폭 절감 및 신속한 전송조회 속도
▶일측면(unilateral) window / level 조정

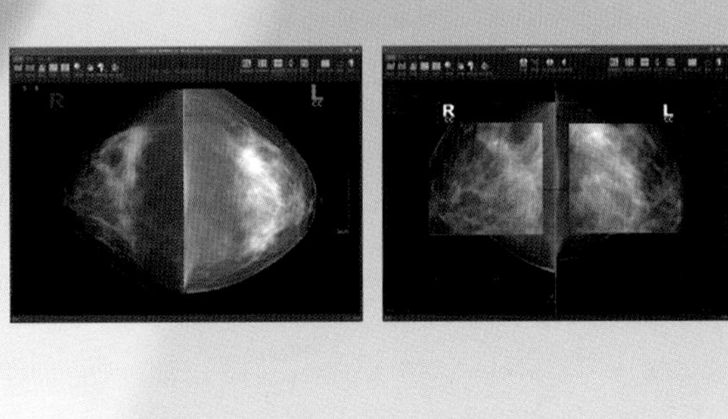

Hardware Specification

구분	HW	Viewer	Server	PPmammo	Gateway
		PPW, PPClinic, PPScreen, PPFocus	PPS	Mammo QC,Viewer	PPdicom 100, 200, 200T, 300, 300E
최적 권장 사양	CPU	Pentium, 3GHz 이상	Xeon processor Dual Core 3GHz 2ea 이상	Intel Xeon Quad Core 2GHz 이상	Pentium, 3GHz 이상
	Memory	1GB 이상 (Vista 사용시 2GB 이상)	4GB 이상	4GB 이상	2 GB 이상
	HDD	160GB 이상	Internal disk(RAID0): 146 x 4ea=250GB 이상 External disk (Raid5): 300GB x 14ea =2TB이상	4TB SATA 이상	160 GB 이상
	Ethernet Network Card	100/1000Mbps	100/1000Mbps	100/1000Mbps	100/1000Mbps
	OS	Windows XP Professional/ Vista	Windows 2003 server standard 이상	Windows XP	Windows XP Professional/ Vista
	Monitor 해상도	•1280*1024 이상, 32bit Color 17" 이상 •3M 또는 5M pixel grayscale monitor 2대 접속 가능 (PPClinic은 1대 접속)	1280*1024 이상, 32bit Color 17" 이상	•1280*1024 이상, 32bit Color 19" 이상 •5M pixel grayscale monitor 2대 접속 가능	1280*1024 이상, 32bit Color 17" 이상
최소 사양	CPU	Pentium, 3GHz 이상	Xeon processor 1.6 GHz이상	Pentium, 3GHz 이상	Pentium, 3GHz 이상
	Memory	1GB 이상 (Vista 사용시 2GB 이상)	1GB 이상	1GB 이상 (Vista 사용시 2GB 이상)	1GB 이상 (Vista 사용시 2GB 이상)
	HDD	80GB 이상, MSDE 500GB	Internal disk (RAID0): SATA500GB x 2ea=1TB 이상	HDD 160GB 이상	HDD 80GB 이상
	Ethernet Network Card	100/1000Mbps	100/1000Mbps	100/1000Mbps	100/1000Mbps
	OS	Windows XP Professional/ Vista	Windows 2003 server standard 이상	Windows XP Professional/ Vista	Windows XP Professional/Vista
	Monitor 해상도	1280*1024 이상, 32bit Color 17" 이상	1280*1024 이상, 32bit Color 17" 이상	1280*1024 이상, 32bit Color 17" 이상	1280*1024 이상, 32bit Color 17" 이상

PACSPLUS제품에 대한 상세정보는 www.medicalstandard.com과 www.pacsplus.com에 있습니다.

PACSPLUS

■㈜메디칼스탠다드

서울시 성동구 행당동 17번지 한양종합기술연구원 3층

TEL : 02-2282-6600 FAX : 02-2282-6690

http://www.medicalstandard.com

sales@medicalstandard.com

■문의처